中华医学百科全书

中医药学

中医心理学

国家出版基金项目
NATIONAL PUBLICATION FOUNDATION

中国协和医科大学出版社
北京

图书在版编目（CIP）数据

中华医学百科全书·中医心理学 / 何裕民主编 . —北京：中国协和医科大学出版社，2021.6
ISBN 978-7-5679-1727-9

Ⅰ . ①中… Ⅱ . ①何… Ⅲ . ①中医学－医学心理学 Ⅳ . ① R229

中国版本图书馆 CIP 数据核字（2021）第 071835 号

中华医学百科全书 · 中医心理学

主　　编：何裕民

编　　审：张之生

责任编辑：孙文欣

出版发行：中国协和医科大学出版社
　　　　　（北京市东城区东单三条 9 号　邮编 100730　电话 010-6526 0431）

网　　址：www.pumcp.com

经　　销：新华书店总店北京发行所

印　　刷：北京雅昌艺术印刷有限公司

开　　本：889×1230　1/16

印　　张：23.25

字　　数：680 千字

版　　次：2021 年 6 月第 1 版

印　　次：2021 年 6 月第 1 次印刷

定　　价：388.00 元

ISBN 978-7-5679-1727-9

《中华医学百科全书》编纂委员会

总顾问　吴阶平　韩启德　桑国卫

总指导　陈　竺

总主编　刘德培　王　辰

副总主编　曹雪涛　李立明　曾益新　吴沛新

编纂委员（以姓氏笔画为序）

丁　洁	丁　樱	丁安伟	于中麟	于布为	于学忠	万经海
马　军	马　进	马　骁	马　静	马　融	马安宁	马建辉
马烈光	马绪臣	王　伟	王　辰	王　政	王　恒	王　铁
王　硕	王　舒	王　键	王一飞	王一镗	王士贞	王卫平
王长振	王文全	王心如	王生田	王立祥	王兰兰	王汉明
王永安	王永炎	王成锋	王延光	王华兰	王旭东	王军志
王声湧	王坚成	王良录	王拥军	王茂斌	王松灵	王明荣
王明贵	王金锐	王宝玺	王诗忠	王建中	王建业	王建军
王建祥	王临虹	王贵强	王美青	王晓民	王晓良	王高华
王鸿利	王维林	王琳芳	王喜军	王晴宇	王道全	王德文
王德群	木塔力甫·艾力阿吉		尤启冬	戈　烽	牛　侨	毛秉智
毛常学	乌　兰	卞兆祥	文卫平	文历阳	文爱东	方　浩
方以群	尹　佳	孔北华	孔令义	孔维佳	邓文龙	邓家刚
书　亭	毋福海	艾措千	艾儒棣	石　岩	石远凯	石学敏
石建功	布仁达来	占　堆	卢志平	卢祖洵	叶　桦	叶冬青
叶常青	叶章群	申昆玲	申春悌	田家玮	田景振	田嘉禾
史录文	冉茂盛	代　涛	代华平	白春学	白慧良	丛　斌
丛亚丽	包怀恩	包金山	冯卫生	冯希平	冯泽永	冯学山
边旭明	边振甲	匡海学	邢小平	达万明	达庆东	成　军
成翼娟	师英强	吐尔洪·艾买尔		吕时铭	吕爱平	朱　珠
朱万孚	朱立国	朱华栋	朱宗涵	朱建平	朱晓东	朱祥成
乔延江	伍瑞昌	任　华	任钧国	华　伟	伊河山·伊明	
向　阳	多　杰	邬堂春	庄　辉	庄志雄	刘　平	刘　进
刘　玮	刘　强	刘　蓬	刘大为	刘小林	刘中民	刘玉清
刘尔翔	刘训红	刘永锋	刘吉开	刘芝华	刘伏友	刘华平

刘华生	刘志刚	刘克良	刘更生	刘迎龙	刘建勋	刘胡波
刘树民	刘昭纯	刘俊涛	刘洪涛	刘献祥	刘嘉瀛	刘德培
闫永平	米玛	米光明	安锐	祁建城	许媛	许腊英
那彦群	阮长耿	阮时宝	孙宁	孙光	孙皎	孙锟
孙少宣	孙长颢	孙立忠	孙则禹	孙秀梅	孙建中	孙建方
孙建宁	孙贵范	孙洪强	孙晓波	孙海晨	孙景工	孙颖浩
孙慕义	严世芸	苏川	苏旭	苏荣扎布	杜元灏	杜文东
杜治政	杜惠兰	李飞	李方	李龙	李东	李宁
李刚	李丽	李波	李勇	李桦	李鲁	李磊
李燕	李冀	李大魁	李云庆	李太生	李日庆	李玉珍
李世荣	李立明	李永哲	李志平	李连达	李灿东	李君文
李劲松	李其忠	李若瑜	李泽坚	李宝馨	李建初	李建勇
李映兰	李思进	李莹辉	李晓明	李凌江	李继承	李森恺
李曙光	杨凯	杨恬	杨勇	杨健	杨硕	杨化新
杨文英	杨世民	杨世林	杨伟文	杨克敌	杨甫德	杨国山
杨宝峰	杨炳友	杨晓明	杨跃进	杨腊虎	杨瑞馥	杨慧霞
励建安	连建伟	肖波	肖南	肖永庆	肖培根	肖鲁伟
吴东	吴江	吴明	吴信	吴令英	吴立玲	吴欣娟
吴勉华	吴爱勤	吴群红	吴德沛	邱建华	邱贵兴	邱海波
邱蔚六	何维	何勤	何方方	何绍衡	何春涤	何裕民
余争平	余新忠	狄文	冷希圣	汪海	汪静	汪受传
沈岩	沈岳	沈敏	沈铿	沈卫峰	沈心亮	沈华浩
沈俊良	宋国维	张泓	张学	张亮	张强	张霆
张澍	张大庆	张为远	张世民	张永学	张华敏	张宇鹏
张志愿	张丽霞	张伯礼	张宏誉	张劲松	张奉春	张宝仁
张建中	张建宁	张承芬	张琴明	张富强	张新庆	张潍平
张德芹	张燕生	陆华	陆林	陆小左	陆付耳	陆伟跃
陆静波	阿不都热依木·卡地尔		陈文	陈杰	陈实	陈洪
陈琪	陈楠	陈薇	陈士林	陈大为	陈文祥	陈代杰
陈尧忠	陈红风	陈志南	陈志强	陈规化	陈国良	陈佩仪
陈家旭	陈智轩	陈锦秀	陈誉华	邵蓉	邵荣光	武志昂
其仁旺其格	范明	范炳华	林三仁	林久祥	林子强	林江涛
林曙光	杭太俊	郁琦	欧阳靖宇	尚红	枭德安	
明根巴雅尔	易定华	易著文	罗力	罗毅	罗小平	罗长坤
罗颂平	帕尔哈提·克力木		帕塔尔·买合木提·吐尔根			

图门巴雅尔	岳伟华	岳建民	金　玉	金　奇	金少鸿	金伯泉
金季玲	金征宇	金银龙	金惠铭	周　兵	周永学	周光炎
周灿全	周良辅	周纯武	周学东	周宗灿	周定标	周宜开
周建平	周建新	周春燕	周荣斌	周福成	郑一宁	郑志忠
郑金福	郑法雷	郑建全	郑洪新	郑家伟	郎景和	房　敏
孟　群	孟庆跃	孟静岩	赵　平	赵　群	赵子琴	赵中振
赵文海	赵玉沛	赵正言	赵永强	赵志河	赵彤言	赵明杰
赵明辉	赵耐青	赵临襄	赵继宗	赵铱民	赵靖平	郝　模
郝小江	郝传明	郝晓柯	胡　志	胡大一	胡文东	胡向军
胡国华	胡昌勤	胡晓峰	胡盛寿	胡德瑜	柯　杨	查　干
柏树令	柳长华	钟翠平	钟赣生	香多·李先加		段　涛
段金廒	段俊国	侯一平	侯金林	侯春林	俞光岩	俞梦孙
俞景茂	饶克勤	施慎逊	姜小鹰	姜玉新	姜廷良	姜国华
姜柏生	姜德友	洪　两	洪　震	洪秀华	洪建国	祝庆余
祝陈晨	姚永杰	姚克纯	姚祝军	秦　川	袁文俊	袁永贵
都晓伟	晋红中	栗占国	贾　波	贾建平	贾继东	夏照帆
夏慧敏	柴光军	柴家科	钱传云	钱忠直	钱家鸣	钱焕文
倪　健	倪　鑫	徐　军	徐　晨	徐云根	徐永健	徐志云
徐志凯	徐克前	徐金华	徐建国	徐勇勇	徐桂华	凌文华
高　妍	高　晞	高志贤	高志强	高金明	高学敏	高树中
高健生	高思华	高润霖	郭　岩	郭小朝	郭长江	郭巧生
郭宝林	郭海英	唐　强	唐向东	唐朝枢	唐德才	诸欣平
谈　勇	谈献和	陶广正	陶永华	陶芳标	陶·苏和	陶建生
黄　钢	黄　峻	黄　烽	黄人健	黄叶莉	黄宇光	黄国宁
黄国英	黄跃生	黄璐琦	萧树东	梅　亮	梅长林	曹　佳
曹广文	曹务春	曹建平	曹洪欣	曹济民	曹雪涛	曹德英
龚千锋	龚守良	龚非力	袭著革	常耀明	崔　蒙	崔丽英
庾石山	康　健	康廷国	康宏向	章友康	章锦才	章静波
梁　萍	梁显泉	梁铭会	梁繁荣	谌贻璞	屠鹏飞	隆　云
绳　宇	巢永烈	彭　成	彭　勇	彭明婷	彭晓忠	彭瑞云
彭毅志	斯拉甫·艾白		葛　坚	葛立宏	董方田	蒋力生
蒋建东	蒋建利	蒋澄宇	韩晶岩	韩德民	惠延年	粟晓黎
程　伟	程天民	程仕萍	程训佳	童培建	曾　苏	曾小峰
曾正陪	曾学思	曾益新	谢　宁	谢立信	蒲传强	赖西南
赖新生	詹启敏	詹思延	鲍春德	窦科峰	窦德强	赫　捷

《中华医学百科全书》学术委员会

主任委员　巴德年

副主任委员（以姓氏笔画为序）

汤钊猷　　吴孟超　　陈可冀　　贺福初

学术委员（以姓氏笔画为序）

丁鸿才	于是凤	于润江	于德泉	马　遂	王　宪	王大章
王之虹	王文吉	王正敏	王邦康	王声湧	王近中	王政国
王晓仪	王海燕	王鸿利	王琳芳	王锋鹏	王满恩	王模堂
王德文	王澍寰	王翰章	毛秉智	乌正赉	尹昭云	巴德年
邓伟吾	石一复	石中瑗	石四箴	石学敏	平其能	卢世璧
卢光琇	史俊南	皮　昕	吕　军	吕传真	朱　预	朱大年
朱元珏	朱晓东	朱家恺	仲剑平	刘　正	刘　耀	刘又宁
刘宝林（口腔）		刘宝林（公共卫生）		刘敏如	刘景昌	刘新光
刘嘉瀛	刘镇宇	刘德培	闫剑群	江世忠	汤　光	汤钊猷
阮金秀	孙　燕	孙汉董	孙曼霁	纪宝华	严隽陶	苏　志
苏荣扎布	杜乐勋	李亚洁	李传胪	李仲智	李连达	李若新
李钟铎	李济仁	李舜伟	李巍然	杨　莘	杨圣辉	杨宠莹
杨瑞馥	肖文彬	肖承悰	肖培根	吴　坚	吴　坤	吴　蓬
吴乐山	吴永佩	吴在德	吴军正	吴观陵	吴希如	吴孟超
吴咸中	邱蔚六	何大澄	余森海	谷华运	邹学贤	汪　华
汪仕良	沈竞康	张乃峥	张习坦	张月琴	张世臣	张丽霞
张伯礼	张金哲	张学文	张学军	张承绪	张洪君	张致平
张博学	张朝武	张蕴惠	陆士新	陆道培	陈子江	陈文亮
陈世谦	陈可冀	陈立典	陈宁庆	陈在嘉	陈尧忠	陈君石
陈育德	陈治清	陈洪铎	陈家伟	陈家伦	陈寅卿	邵铭熙
范乐明	范茂槐	欧阳惠卿	罗才贵	罗成基	罗启芳	罗爱伦
罗慰慈	季成叶	金义成	金水高	金惠铭	周　俊	周仲瑛
周荣汉	赵云凤	胡永华	胡永洲	钟世镇	钟南山	段富津
侯云德	侯惠民	俞永新	俞梦孙	施侣元	姜世忠	姜庆五
恽榴红	姚天爵	姚新生	贺福初	秦伯益	贾继东	贾福星
夏惠明	顾美仪	顾觉奋	顾景范	徐文严	翁心植	栾文明
郭　定	郭子光	郭天文	郭宗儒	唐由之	唐福林	涂永强
黄洁夫	黄璐琦	曹仁发	曹采方	曹谊林	龚幼龙	龚锦涵

盛志勇　　康广盛　　章魁华　　梁文权　　梁德荣　　彭名炜　　董　怡

程天民　　程元荣　　程书钧　　程伯基　　傅民魁　　曾长青　　曾宪英

温　海　　裘雪友　　甄永苏　　褚新奇　　蔡年生　　廖万清　　樊明文

黎介寿　　薛　淼　　戴行锷　　戴宝珍　　戴尅戎

《中华医学百科全书》工作委员会

主任委员　吴沛新

副主任委员　李　青

顾问　罗　鸿

编审（以姓氏笔画为序）

司伊康　　张之生　　张立峰　　陈　懿　　陈永生　　呼素华　　郭亦超
傅祚华　　谢　阳

编辑（以姓氏笔画为序）

于　岚　　王　霞　　尹丽品　　孙文欣　　李元君　　李亚楠　　吴翠姣
沈冰冰　　陈　佩

工作委员

蔡洁艳　　谢　阳　　张　凌　　左　谦　　韩　鹏　　张　宇　　吴　江
李志北　　陈　楠

办公室主任　吴翠姣

办公室副主任　孙文欣　　沈冰冰

中医药学

总主编

　　王永炎　　中国中医科学院

　　曹洪欣　　中国中医科学院

本卷编委会

主　编

　　何裕民　　上海中医药大学

副主编

　　梁治学　　甘肃医学院

　　孙增坤　　上海中医药大学

　　罗亚萍　　河北省中医院

　　程　程　　中国中医科学院望京医院

编　者（以姓氏笔画为序）

　　王　秀　　皖南医学院

　　王志红　　云南中医药大学

　　王剑锋　　宁夏医科大学中医学院

　　刘焕强　　河北省中医院

　　孙娜娜　　中国健诺思医学研究院

　　孙增坤　　上海中医药大学

　　孙丽红　　上海中医药大学

　　李亚天　　上海中医药大学

　　吴艳萍　　河北中医学院

　　何裕民　　上海中医药大学

　　宋红普　　上海中医药大学

　　罗亚萍　　河北省中医院

　　金泉克　　中国健诺思医学研究院

赵若琳　　中国人民解放军海军军医大学

倪红梅　　上海中医药大学

席　斌　　河南中医药大学

姬晓兰　　北京大学第三医院

黄文强　　重庆市江北区中医院

龚　鹏　　上海中医药大学附属曙光医院

梁治学　　甘肃医学院

程　羽　　云南中医药大学

程　程　　中国中医科学院望京医院

蒙玲莲　　南京中医药大学

主编助理

张燕洁　　中国健诺思医学研究院

前　言

《中华医学百科全书》终于和读者朋友们见面了！

古往今来，凡政通人和、国泰民安之时代，国之重器皆为科技、文化领域的鸿篇巨制。唐代《艺文类聚》、宋代《太平御览》、明代《永乐大典》、清代《古今图书集成》等，无不彰显盛世之辉煌。新中国成立后，国家先后组织编纂了《中国大百科全书》第一版、第二版，成为我国科学文化事业繁荣发达的重要标志。医学的发展，从大医学、大卫生、大健康角度，集自然科学、人文社会科学和艺术之大成，是人类社会文明与进步的集中体现。随着经济社会快速发展，医药卫生领域科技日新月异，知识大幅更新。广大读者对医药卫生领域的知识文化需求日益增长，因此，编纂一部医药卫生领域的专业性百科全书，进一步规范医学基本概念，整理医学核心体系，传播精准医学知识，促进医学发展和人类健康的任务迫在眉睫。在党中央、国务院的亲切关怀以及国家各有关部门的大力支持下，《中华医学百科全书》应运而生。

作为当代中华民族"盛世修典"的重要工程之一，《中华医学百科全书》肩负着全面总结国内外医药卫生领域经典理论、先进知识，回顾展现我国卫生事业取得的辉煌成就，弘扬中华文明传统医药璀璨历史文化的使命。《中华医学百科全书》将成为我国科技文化发展水平的重要标志、医药卫生领域知识技术的最高"检阅"、服务千家万户的国家健康数据库和医药卫生各学科领域走向整合的平台。

肩此重任，《中华医学百科全书》的编纂力求做到两个符合。一是符合社会发展趋势：全面贯彻以人为本的科学发展观指导思想，通过普及医学知识，增强人民群众健康意识，提高人民群众健康水平，促进社会主义和谐社会构建。二是符合医学发展趋势：遵循先进的国际医学理念，以"战略前移、重心下移、模式转变、系统整合"的人口与健康科技发展战略为指导。同时，《中华医学百科全书》的编纂力求做到两个体现：一是体现科学思维模式的深刻变革，即学科交叉渗透/知识系统整合；二是体现继承发展与时俱进的精神，准确把握学科现有基础理论、基本知识、基本技能以及经典理论知识与科学思维精髓，深刻领悟学科当前面临的交叉渗透与整合转化，敏锐洞察学科未来的发展趋势与突破方向。

作为未来权威著作的"基准点"和"金标准"，《中华医学百科全书》编纂过程中，制定了严格的主编、编者遴选原则，聘请了一批在学界有相当威望、具有较高学术造诣和较强组织协调能力的专家教授（包括多位两院院士）担任大类主编和学科卷主编，确保全书的科学性与权威性。另外，还借鉴了已有百科全书的编写经验。鉴于《中华医学百科全书》的编纂过程本身带有科学研究性质，还聘请了若干科研院所的科研管理专家作为特约编审，站在科研管理的高度为全书的顺利编纂保驾护航。除了编者、编审队伍外，还制订了详尽的质量保证计划。编纂委员会和工作委员会秉持质量源于设计的理念，共同制订了一系列配套的质量控制规范性文件，建立了一套切实可行、行之有效、效率最优的编纂质量管理方案和各种情况下的处理原则及预案。

《中华医学百科全书》的编纂实行主编负责制，在统一思想下进行系统规划，保证良好的全程质量策划、质量控制、质量保证。在编写过程中，统筹协调学科内各编委、卷内条目以及学科间编委、卷间条目，努力做到科学布局、合理分工、层次分明、逻辑严谨、详略有方。在内容编排上，务求做到"全准精新"。形式"全"：学科"全"，册内条目"全"，全面展现学科面貌；内涵"全"：知识结构"全"，多方位进行条目阐释；联系整合"全"：多角度编制知识网。数据"准"：基于权威文献，引用准确数据，表述权威观点；把握"准"：审慎洞察知识内涵，准确把握取舍详略。内容"精"："一语天然万古新，豪华落尽见真淳。"内容丰富而精练，文字简洁而规范；逻辑"精"："片言可以明百意，坐驰可以役万里。"严密说理，科学分析。知识"新"：以最新的知识积累体现时代气息；见解"新"：体现出学术水平，具有科学性、启发性和先进性。

《中华医学百科全书》之"中华"二字，意在中华之文明、中华之血脉、中华之视角，而不仅限于中华之地域。在文明交织的国际化浪潮下，中华医学汲取人类文明成果，正不断开拓视野，敞开胸怀，海纳百川般融入，润物无声状拓展。《中华医学百科全书》秉承了这样的胸襟怀抱，广泛吸收国内外华裔专家加入，力求以中华文明为纽带，牵系起所有华人专家的力量，展现出现今时代下中华医学文明之全貌。《中华医学百科全书》作为由中国政府主导，参与编纂学者多、分卷学科设置全、未来受益人口广的国家重点出版工程，得到了联合国教科文等组织的高度关注，对于中华医学的全球共享和人类的健康保健，都具有深远意义。

《中华医学百科全书》分基础医学、临床医学、中医药学、公共卫生学、军事与特种医学和药学六大类，共计144卷。由中国医学科学院/北京协和医学院牵头，联合军事医学科学院、中国中医科学院和中国疾病预防控制中心，带动全国知名院校、科研单位和医院，有多位院士和海内外数千位优秀专家参加。国内知名的医学和百科编审汇集中国协和医科大学出版社，并培养了一批热爱百科事业的中青年编辑。

回览编纂历程，犹然历历在目。几年来，《中华医学百科全书》编纂团队呕心沥血，孜孜矻矻。组织协调坚定有力，条目撰写字斟句酌，学术审查一丝不苟，手书长卷撼人心魂……在此，谨向全国医学各学科、各领域、各部门的专家、学者的积极参与以及国家各有关部门、医药卫生领域相关单位的大力支持致以崇高的敬意和衷心的感谢！

《中华医学百科全书》的编纂是一项泽被后世的创举，其牵涉医学科学众多学科及学科间交叉，有着一定的复杂性；需要体现在当前医学整合转型的新形式，有着相当的创新性；作为一项国家出版工程，有着毋庸置疑的严肃性。《中华医学百科全书》开创性和挑战性都非常强。由于编纂工作浩繁，难免存在差错与疏漏，敬请广大读者给予批评指正，以便在今后的编纂工作中不断改进和完善。

刘德培

凡　例

一、《中华医学百科全书》（以下简称《全书》）按基础医学类、临床医学类、中医药学类、公共卫生类、军事与特种医学类、药学类的不同学科分卷出版。一学科辑成一卷或数卷。

二、《全书》基本结构单元为条目，主要供读者查检，亦可系统阅读。条目标题有些是一个词，例如"本能"；有些是词组，例如"本能调控论"。

三、由于学科内容有交叉，会在不同卷设有少量同名条目。例如《中医心理学》《中医内科学》都设有"内伤发热"条目。其释文会根据不同学科的视角不同各有侧重。

四、条目标题上方加注汉语拼音，条目标题后附相应的外文。例如：

_{zhōng yī xīn lǐ xué}
中医心理学（psychology of traditional Chinese medicine）

五、本卷条目按学科知识体系顺序排列。为便于读者了解学科概貌，卷首条目分类目录中条目标题按阶梯式排列，例如：

中医感知觉学说……………………………………………………………
　五脏开窍说…………………………………………………………………
　　肺开窍于鼻………………………………………………………………
　　肝开窍于目………………………………………………………………
　　脾开窍于口………………………………………………………………
　　心开窍于舌………………………………………………………………
　　肾开窍于耳………………………………………………………………

六、各学科都有一篇介绍本学科的概观性条目，一般作为本学科卷的首条。介绍学科大类的概观性条目，列在本大类中基础性学科卷的学科概观性条目之前。

七、条目之中设立参见系统，体现相关条目内容的联系。一个条目的内容涉及其他条目，需要其他条目的释文作为补充的，设为"参见"。所参见的本卷条目的标题在本条目释文中出现的，用蓝色楷体字印刷；所参见的本卷条目的标题未在本条目释文中出现的，在括号内用蓝色楷体字印刷该标题，另加"见"字；参见其他卷条目的，注明参见条所属学科卷名，如"参见□□□卷"或"参见□□□卷□□□□"。

八、《全书》医学名词以全国科学技术名词审定委员会审定公布的为标准。同一概念或疾病在不同学科有不同命名的，以主科所定名词为准。字数较多，释文中拟用简称的名词，每个条目中第一次出现时使用全称，并括注简称，例如：甲型病毒性肝炎（简称甲肝）。个别众所周知的名词直接使用简称、缩写，例如：B超。药物名称参照《中华人民共和国药典》2020年版和《国家基本药物目录》2018年版。

九、《全书》量和单位的使用以国家标准GB 3100—1993《国际单位制及其应用》、GB/T 3101—1993《有关量、单位和符号的一般原则》及GB/T 3102系列国家标准为准。援引古籍或外文时维持原有单位不变。必要时括注与法定计量单位的换算。

十、《全书》数字用法以国家标准GB/T 15835—2011《出版物上数字用法》为准。

十一、正文之后设有内容索引和条目标题索引。内容索引供读者按照汉语拼音字母顺序查检条目和条目之中隐含的知识主题。条目标题索引分为条目标题汉字笔画索引和条目外文标题索引，条目标题汉字笔画索引供读者按照汉字笔画顺序查检条目，条目外文标题索引供读者按照外文字母顺序查检条目。

十二、部分学科卷根据需要设有附录，列载本学科有关的重要文献资料。

目　录

zhōngyī xīnlǐxué

中医心理学（psychology of tra-ditional Chinese medicine） 运用中医学理论及方法研究人类心理活动及其与健康和疾病关系的学科。是中医学的分支学科。

简史 中医心理学源远流长，早在秦帝国时期已有雏形。在秦汉时的医学典籍及文献资料中日渐丰富，体系初现。此后，随着认识的深化和诊疗的发展，相关内容及实践经验不断丰满。晋唐以后几乎所有的医学著作中都有涉及中医心理问题，且诊疗及应对方法也日趋体系化。但中医心理学真正作为一门学科提出，则是源自 20 世纪后半叶，因西方大量相关译著的进入而唤醒了中医学沉睡的知识，并很快涌现出一大批类似的著作，如 1985 年王米渠的《中医心理学》，1987 年马朋人和董建华的《实用中医心理学》，1987 年朱文锋的《中医心理学原旨》，1988 年叶锦先和何裕民的《情志疾病学》，1988年王米渠的《中国古代医学心理学》，1990 年何裕民和叶锦先的《心身医学概论》，1994 年李浚川的《情志医学》等。需要指出的是，中医学界创立中医心理学，很大程度还受启于中国国内心理学界对中国古代心理学思想的研究。1981 年燕国材的《先秦心理思想研究》和 1983 年潘菽和高觉敷的《中国古代心理学思想研究》，都起到了启迪之功。就现状而言，中医心理学只是个统称，其他还有中医医学心理学、中医情志病学、中医情志医学、中医心身医学、中医心身医学思想、中医临床心理学、中医精神病学、中医精神医学等。尽管名称不一，但所指内容相近，都涉及中医学中的精神心理问题及健康和疾病防治中如何规避负性心理的消极干扰，尽可能促使患者形成积极的心理活动，以达到协助康复的目的；以及如何纠治临床上突出表现为精神心理方面异常之病症的理论认识、诊疗要点和操作纠治技巧等。

研究内容 中医心理学之所以源远流长，主要源自对研究对象本质特点的认识和研究方法的不同。作为以实用见长的应用性学科，中医学只能且必须关注整体的人。而在临床完整地观察人的生老病死全过程，一定会注意到人的复杂属性特征，特别会注意到他的脏腑气血（躯体或生理/病理）功能发挥的同时，总有精神心理及情绪（又称情志）波动等现象相伴随，这是学科研究对象——"人"的本质属性决定的。中医学中，不管是涉及疾病防范与健康维护的预防医学（治未病），还是关乎疾病治疗或痛苦消解的内外妇儿、骨伤、针灸推拿等临床医学，或试图提升人生活品质、延年益寿的养生康复等，都有着强调人的精神心理，并把人的精神心理与躯体脏腑置于同等重要地位的传统。而且，追寻心理学源头，在中国古代绝不迟于医学及医疗。早在远古时期，中国古贤对人自身本性及错综复杂心理现象之关注，丝毫不晚于且不弱于对生理和躯体变化之观察及应对。燕国材就曾专门讨论过先秦时期古代中国丰富的心理学思想。潘菽、高觉敷就中国古代心理学思想做过专题研讨。正是传统文化中这些深厚的思想积淀，铺就了中医心理学的文化根基。而在那个以混沌眼光看世界的上古年代，将心身两者结合起来考察人及其健康疾病等问题，是再自然不过的事了。因为多数情况下，人的心身原本就是密不可分、形影相伴的。加上古人思维具有"同一"化倾向，尚不具备必要的细分缕析能力，遂习惯于且本能地将身与心、形与神整合为一体，以至于成为一以贯之的久远而根深蒂固的传统。这类认识有时或许略显粗疏，但从博物学或自然史的角度看，它却有着认识发展的逻辑必然性和相当的合理性。因为心身关系确实你我难分，要科学全面深入地揭示"人"及其生命、健康与疾病的真相，就必须整体地关注、分析、揭示心身之间的种种互动机制与过程，其前提是不应该人为地割裂心身的客观联系。而且，数千年延绵不断地悉心观察所积累的知识财富，正是当今深入探究及破解揭示心身之谜的、具有中国原创优势的科技资源。正因为这些因素，中医心理学的相关认识，在今天具有特别值得珍视的科学意义和应用价值。

中医学和中国文化的这份历史财富是极其厚重且涉及多层次、多方位的。现存于经史子集等典籍中的关乎"心神"现象之论述和分析，汗牛充栋，尚无人可以通览。仅就荀子的"心论"而言，便内涵丰富，后世至少解读出"物质心""情欲心""认知心""道德心""主宰心"等多重意蕴，皆颇具高明深邃之处。又如，就形神/心身关系研究言，东汉·桓谭将形、神喻之为烛与光，"烛灭而光逝"；东汉·王充则倡立"形朽神亡"论，指出"人死血脉竭，竭而精气灭，灭而形体朽，朽而成灰土，何用为鬼？"都十分精当。魏晋南北朝时期，慧远对"薪火之喻"作了新解释，宣扬精神是独立之实体，不仅可暂住于形体之中，且可由此形转到另一形中去。他说："火之传于薪，犹神之传于形。火之传异薪，犹神之传异形"，倡导"形灭神不灭"说。南宋·何承天则继续用"薪火之喻"坚持形死神灭，"形神相资，古人以譬火薪，薪蔽火微，薪尽火灭，虽有其妙，岂能独传"。南朝的范缜又创"形质神用"论，认为形是物质实体，神是形之功能作用，他以"刃利之喻"代替"薪火之喻"，强调"神即形也，形即神也。是以形存则神存，形谢则神灭也""神之于质，犹利之于刃；形之于用，犹刃之于利。利之名非刃也，刃之名非利也。然而舍利无刃，舍刃无利。未闻刃没而利存，岂容形亡而神在"，从而完成了理论飞跃。后世医家在此基础上不断深化认识，直至明清时期最终确立了以中医学界为主导的"形质神用""后天神可御形"的形神/心身关系之共识。这些，也成为了中国文化的一大原创性思想财富。

结合医学临床而言，医学心理的历史积淀更为丰硕。如历代医籍中，针对《黄帝内经》医学心理思想的后世集注、校释和阐发，不少于30万字，关于七情学说的理论解释和发挥有20万余字，用非药物的心理治疗之有效验案近600例，借助针药等治疗情志病的典型医案有6 000~10 000例；许多心理治疗的成功案例，可以成为今天临床诊疗疾病时之借鉴参考。正是这些可贵的思想财富，才让中医心理有着辉煌的过去和活水清渠的良好发展远景。

受中国传统文化启发，古代中医学家对错综精神心理活动有着自成体系的认知，创立了精气神学说，以较好地对总体生命现象作出理性阐述。并对精、神、魂、魄、意、志、思、情、性、欲等心理活动分别作了详尽讨论，尤其对意、志、思等感知思维过程及喜、怒、忧、思、悲、恐、惊等情志活动进行了深入的阐发，形成了相应的一系列学说。而且，这些讨论都是紧扣五脏六腑、气血津液等生理功能展开的，体现在形神/心身相关、形神合一等思想理论之中。延至宋金，中医学家在早先认识基础之上，进一步深究了元神、识神、欲神等重要概念及其相互关系，并基于传统文化根基，提出了中医本能结构说及形神之间关系层次理论。始自金元的刘完素，其中经历明朝的张介宾，后及清初的绮石等名医大家，相继深入讨论了形神/心身的先后天及主次关系，认为就先天生成之体论：则精生气，气生神；就后天运用之主宰论：则神可御气，气可御精，从而构筑起了形具神生、形质神用、神可御形的先后天辩证关系。这些思想，至今仍熠熠生辉。近年来，在国家重大支撑项目的研究中，人们借助流行学方法和结构方程模型等，利用上万例对象的第一手资料，清晰地勾勒出了心身/形神之间的共轭关系，提出了心身共轭现象，为古老而深邃的中医形神关系理论，提供了由流行学调研及数理分析方法支撑的事实支持。这些认识，也是中医心理学延绵数千载至今依然具有勃勃生机的理性根蒂所在。

中医学还独创性地诞生了体质学说。从《黄帝内经》起，医著中大多都有不少篇幅涉及这些问题，较系统地阐述了体质、气质（气禀）及不同体质类型的分类方法，如五态人、五行人、五形志分类、阴阳二十五人等，并分别就其生理、心理（行为）及病理特点等进行细述。而且，这些讨论结合了刚柔、勇怯、狂狷、中行者等品行倾向及其与健康呵护和疾病防治的关系等。这些，不仅丰富了对人类自身复杂特征的认识，并有助于针对个体特性、因人而异地防范疾病，养生保健，增进健康。

睡眠及与睡眠相关的诸多问题，如梦的现象等，一直是人们关注的重点。从《黄帝内经》起，中医学便重视这一重要又令人疑惑的生命现象。且对睡眠现象详细进行分析，做出了理性解读；还结合健康需求及疾病诊疗等的问题，提供了针对睡眠异常的临床症状的相应改善措施。面对纷繁的梦境，中医学也加以归类剖析，总结了六梦说、九梦说、十梦说等，并分析其生理病理意义，提出了应对措施等。

情志是历代中医学家特别关注的重点，也许是因为其波动有显著的心身表现可以直接被觉察。始自《黄帝内经》，这方面的理论认识及实践操作就十分丰富。《黄帝内经》确立了"五脏五志说""七情致病说"等，并就情志致病的复杂机制作出解释，提出了内伤七情论、疏泄相火论等，归纳认为情志病变的核心机制是"郁""滞""结"等，主要累及脏腑是肝、心、脾等脏，并强调药物治疗中疏肝解郁是主导方法之一，创造了独树一帜且颇成体系极为丰富的、以情胜情等的心理疗法——情志疗法。关于情志致病的现代中医研究不少，何裕民提出了情志树学说，认为情绪波动呈现出树状结构，离根部越近，越受脏腑气血影响而症状平和稳定，越是接近树梢，情绪波动幅度越大，症状越是夸张明显；稳定脏腑气血功能，则属于情志病的求本之治。乔明琦提出情志致病时多种情志的交叉性特点，临床上67%的情志病有两重以上情志交合而成，一定程度上也佐证了情志树学说。近年关于情志病的实验研究虽很多，但离解开情绪致病之谜，尚有不小的差距。正因为情志在中医心理学中占据显赫地位，故不少学者径直以中医情志病学、中医情志医学、情志疾病学等指代中医心理学。

从《黄帝内经》开始，中医学就强调在诊疗中首先须呵护患者心理，并把它列为第一原则，提出了上工守神论。《黄帝内经》中还专列许多篇章，专题讨论此类难题，如《征四失论》《疏五过论》等都力主诊疗中需考虑患者心理，并就因此而引起的失误，逐一剖析，以免重犯。后世医家在这方面也留下了丰富的思想，明末李中梓的不失人情论被奉为这方面的典范，至今仍有现实指导意义。中医学的心理诊断内容同样丰富，且渗透在望闻问切等具体诊疗操作中和理法方药的实施过程中。

养生学也是中医学的一大特色。英国生物学家、科学史学家李约瑟（Joseph Terence Montgomery Needham，1900~1995年）在《中国科学技术史》中称此为中国古人所独创的。这一庞杂知识体系中，始终贯穿着心身合一思想。历史上"养生"有着诸多同义词，如摄神、摄身、道生、养性、养心、养形、调养、延命等。但历代养生家几乎都主张养心在养身之先，养性在养形之先。《黄帝内经》开卷之初，便以大量篇幅讨论了养性以增进康宁寿域问题。

未病是中医学的重要概念之一，最早见于《黄帝内经》，指的是尚未有病症的状态。《素问·四气调神大论》曰："是故圣人不治已病治未病，不治已乱治未乱，此之谓也。"因20世纪80年代，苏联学者布赫曼（N.Berhman）提出"第三状态"一词后，中国学者在未病概念基础上，提出的中国式名称亚健康和治未病学说，如今已成为一大学科体系。而对治未病和亚健康等的认识，是源自中医心理学相关认识，只不过不断深化而已。根据现代研究，当下促进健康转向亚健康的因素，以社会适应不良、抑郁焦虑等为主，临床常见的多种病症，大都发端于社会及精神心理因素。研究发现，促使从健康转向亚健康状态或病态的"撬动因子"，从主到次依次为满意感欠缺、睡眠不良、疲劳感、注意力欠缺、社会生活不良等。此外，男女略有差异，男性还有压力大，女性则有抑郁等。如此看来，社会心理因素在现代人类健康生活中，的确占据着非常突出的地位。这些也彰显了中医心理学的现代实用意义。

同邻近学科的关系 理想中的中医心理学既不同于传统的中医学和现代医学心理学及心身医学，也有异于中国古代的医学心理学思想。它应在当今多学科研究、整合、互渗的过程中逐步完善起来。应以中医核心价值及基础理论为指导，认真研究疾病（特别是心身疾病）变化的总体趋势及特点，积极吸纳多学科的最新进展，且与现代心理学和心身医学相互学习、渗透及交叉，并以解决临床疾苦问题为指向，运用一切合理方法手段，努力使其成为一门具有很强实用性的边缘性综合性学科。

应用和有待解决的重要课题
中医心理和心身相关的思想认识，尽管十分丰富，有的颇为深刻，但尚不能说已自成系统而完整或完美无瑕。严格意义上，这些认识与经验尚够不上体系化、学科化水平。许多认识只能说是闪光知识的"毛坯"、思想之萌芽、理论之滥觞，一些临床经验也只能说是个体的经验，还有待于上升到临床共识或规律性层面。正因如此，一些较为严谨的著作只是把相关知识体系归纳定位在"研究"上，如中医心理的"临床研究"，或中医心身医学的"思想"等，预留出了进一步建构学科理论体系的充分空间。

20世纪80年代末，中医学界就有学者明确指出：在中国，医学心理及心身医学思想源远流长，经过了几十年，又得到了迅速发展，已成为医学科学领域中相对独立的一门分支学科。悠久的历史和广泛的实践与研讨，使其得以揭示和确定疾病发生发展过程中精神因素的重要作用，为全面认识疾病发生发展的规律及影响因素拓展了思路，积累了知识，并为众多心身疾病的防治提供了依据和手段，指出了康复的方向与途径。因此，中医学中有关内容对于心身医学乃至整个医学科学事业意义深远。正因为这样，"把心身医学视作为中西医学的交汇之处。认定在这一领域，中医学将对世界医学科学的发展做出重大贡献"。

在中医心理学和心身医学领域中西医学可以携手共进、努力发掘、不断提升，可从心身理论认识、心身互动的具体机制及临床诊疗等方面，获得突破性进展。因为深厚的历史积淀、丰富的经验、独特的视角、迫切的临床需求，已为这一切创造了非常好的客观条件。中医工作者很有可能创造出中国人基于中国传统文化与中医学的世界性贡献，产生具有中国思想烙印的新思想、新观念、新成就。

（何裕民）

zhōngyī qíngzhìbìngxué

中医情志病学 （traditional Chinese medicine study of emotional disease）

基于中医学理论中关于情志的理论学说，以研究情志因素对人体健康的影响及其在疾病发生、发展和预后中的作用，并指导临床防治情志病症的学科。它起源很早，《黄帝内经》中关于情志的丰富论述是其明确的医学源头。但作为学科的提出，则在 20 世纪 80 年代末，1988 年叶锦先、何裕民的《情志疾病学》，1994 年李浚川的《情志医学》，可以视为代表。客观地说，情志疾病学和情志医学均隶属于中医心理学，是中医心理学中偏重于临床情志疾病诊疗的知识体系。且情志疾病之内涵外延，并非十分清晰，既涉及临床的情绪异常，也包括神经系统病变，还与精神疾病甚至认知障碍等有关（见中医临床心理学、中医神志病学、中医精神医学、中医心身医学）。

（何裕民）

zhōngyī shénzhìbìngxué

中医神志病学 （psychiatry of traditional Chinese medicine）

基于中医学关于神与志等的理论学说，以研究神志及精神异常等病证的病因、病机、病症和诊治要点，以预防、诊断、治疗该类病症，并促使其康复的学科。其与情志医学的情况类似。

本学科的倡导始于 2009 年，赵永厚、蔡定芳《中医神志病学》及 2015 年曲丽芳、张苇航推出的

《中医神志病学》可谓是标志。2014 年，经国家人力资源和社会保障部、全国博士后管理委员会批准，黑龙江神志医院还正式设立博士后科研工作站。然而与情志医学类似，神志病症的内涵外延并不十分明确。理论上，倡导者界定为该类病症以脏腑气血失调或精神心理刺激等引起脑的神志功能失常，导致诸如癫、狂、郁等为主，兼及现代医学的精神分裂症、强迫症等，是偏重于精神异常类病症。但这一区分并不清晰，至少这些教材的病种介绍中，神志、情志、心理异常等常相互重叠。因囿于中医理论原本的先天性逻辑分析欠缺，要清晰区分情志、神志这些概念的界限似无可能。只可粗略地说，神志隶属于情志，概念更窄，偏于精神异常类病症，而两者都属于中医心理学的组成部分（见中医临床心理学、中医情志病学、中医精神医学、中医心身医学）。

（何裕民）

zhōngyī jīngshén yīxué

中医精神医学 （psychiatry of traditional Chinese medicine）

基于中医学理论，研究精神类疾病的病因、病机、病症和临床要点，以及预防、诊断、治疗和康复等问题的知识体系。

中医精神医学与情志医学、神志医学的情况相类似。《黄帝内经》中相关认识不少，但真正提出学科概念，始于 20 世纪 90 年代，1995 年何裕民的《中国传统精神病理学》中，提出该学科概念。匡调元在该书序中指出"精神病比形体病更为复杂。本书根据中医学理论，临床病案和现代心身医学有关的观点对中国精神病理学作了全面、深入的阐发，材料丰富，颇具特色"。10

年后，杨秋莉、薛崇成在《中国中医基础医学杂志》发表《〈内经〉时期我国的精神医学与医学心理学》。不久，刘雅芳、程伟先后共同在《中医药学报》和《四川中医》发表了《中医精神医学面面观》《简论中国哲学对中医精神医学的影响》，认为《内经》奠定了中国精神医学的理论基础，并给中医精神医学留下了大量的实证经验。"对这些问题的探讨，有利于更好地理解我国精神医学的发展，探索适合中国人精神疾患的治疗方法"。然而，中医精神医学与中医神志医学是个高度重合的概念，至少提出神志医学概念者的初衷，是创立中医的精神医学。而中医精神医学的内涵，似乎较神志医学更为确切。因此，中医精神医学可以视同为神志医学（见中医临床心理学、中医情志病学、中医神志病学、中医心身医学）。

（何裕民）

zhōngyī xīn-shēn yīxué

中医心身医学 （psychosomatic medicine of traditional Chinese medicine）

基于中医学理论、临床病案和现代心身医学观点，对中医学的相关内容进行整理、阐发的学科。以 1990 年何裕民、叶锦先的《心身医学概论》为主体，借助心身医学视野，着重介绍中医的相关内容，其实是中医心理学的一个别称。而 1986 年在上海中医学院（现上海中医药大学）开设且持续至今的同名课程，则为推广相应学科人才积累了队伍。稍后，1991 年，董连荣、李彦华、刘兴仁、辛瑛等推出的《中医形神病学》一书，该学科名称也有类似含义，是中医心理学的别称。2016 年，倪红梅的《中医心身医学研究》则更为严谨些。

至少，少讲体系，多谈思想是熨帖的。总之，中医心身医学、中医形神医／病学，都可归入中医心理学之列（见中医临床心理学、中医情志医学、中医神志病学、中医精神医学）。

（何裕民）

zhōngyī línchuáng xīnlǐxué

中医临床心理学（clinical psychology of traditional Chinese medicine）
基于中医心理学理论，应用中医临床方法，对心理行为问题进行诊断与评估，调整患者心理、行为问题，提高其心身健康水平的学科。该学科的代表著作有 2006 年张孝娟、黄小玲的《中医临床心理学》。其实，这也可看成中医心理学的同名词。该书大部分内容都属于中医心理学，且该书自述适合于临床中医师及中医心理学工作者参阅。2010 年，受国家卫生部委托，何裕民联合全国部分高等中医药院校主编了《中医心理学临床研究》，其宗旨与前述类似，但视野及深度更为宽广深邃，并成为第一本部颁的全国中医院校研究生规划教材。中医临床心理学可以说是从属于中医心理学，只是更偏重临床运用。

中医临床心理学作为一门历史悠久，内涵丰富的学科，其突出意义首先体现在历代医学家及思想家集腋成裘的理论学说方面。这方面内容十分丰富，且不少依然具有现实启迪性。其主要内容为探讨生命总体规律，着重阐述物质、功能与精神关系的精气神学说；探究形神／心身关系的形神相关学说；阐述精神心灵活动的神魂魄意志学说；分析感知觉过程及其机制的天官感知论，提炼了中医认知智慧说；探讨深层次生命现象的性情欲学说，并诞生了中国本土的本能结构说。由于临床上情志问题时时显现于外，因此，中医学关于情志的学术思想十分丰富，除有多种分类方法外，更有五脏五志学说，脏情互动学说，脏情特异联系说和脏情非特异联系说等。而从病理学角度看，则又有内伤七情论、干扰气机论、伤及脏腑气血论、肝失疏泄论等；在传统认识基础上，现代中医学者在深入研究基础上又发展出了心身共轭论、心身关系层次说、情志树学说及情志诱发疾病的两环节诱发说等。这些理论认识虽不一定都有充足的实证研究支撑，但却对认识精神心理的生理病理问题以及作出相应的防范纠治等，都具有积极的指导意义。

（王志红　何裕民）

jīng qì shén xuéshuō

精气神学说（theory of essence, qi and shen）
中医学研究生命过程中精气等生命物质之内涵及其功能活动规律，并用以阐释生命现象及宇宙万物之间关联性的一种古代哲学理论。该学说是中国传统文化对生命认识中的最重要思想理论。它虽然为医学、哲学及宗教（如道家）等所重视，但本质上是中国古代先贤对生命规律的总体把控、揭示及独特阐述，涉及对许多生命之谜的感悟和体验，且充满理性成分，并不虚空玄秘。故称之为中国特色的传统生命科学。

精、气、神是构成生命活动的基本三要素，泛指人体生命活动中错综的物质基础、功能活动及其调控能力三者之间的有序互动及整合，从而表现出盎然的生机和种种心身现象。此学说中的"精气"，系从春秋·李耳《老子》的道论中脱胎而出。《老子》在道的框架内，既言精，又讲气。而"精气"合称，则最早见于稷下学派的《管子·内业》，其曰："精也者，气之精者也。"在这里，精是气的精粹及精华部分。其实，先秦时期，精、气、神都已出现，但原本各有不同的含义。《老子》中精、气、神 3 字，只是独立使用；战国·庄周《庄子》中精、气、神 3 字散见于各篇，未能看出其间相互关系。西汉《淮南子·原道训》指出："夫形者，生之舍也；气者，生之充也；神者，生之制也。一失位则三者伤矣……此三者，不可不慎守也。"提出了"形气神"之说，此为后世精气神学说之滥觞。至东汉《太平经》，始出现类似后世的精气神学说。《太平经·圣君秘旨》云："夫人生本混沌之气，气生精，精生神，神生明。"指出：先有气，后有精，再后才有神。并认为"三者相助为理"，三者之间存在着相互依存的关系。

（王志红）

jīng

精（essence; semen）
世上一切精细微小的物质。古贤认为万物皆由精微物质构成。渗入中医界后，延伸出两层含义：①广义指维持人体生命活动的一切有形的精微物质。②狭义指男女生殖之精。《易经·系辞上》曰："精气为物，游魂为变，是故知鬼神之情状。"即精微之气聚而成物形，气游散而有变化。寻此考察，则能了解"鬼神"的真实状态（此鬼神，泛指已知晓或尚未知晓的各种现象）。《黄帝内经》多处谈及"精"，皆指有形精微之物。如《灵枢·本神》曰："生之来谓之精，两精相搏谓之神。"此"精"即维系人生长、发育与生殖的有形的精微物质。因此，后世言"精"与"形"，常具有同等意义。而视"精"为有形的具体物质，其义又类同"水"液（精液）。男女媾精，才能诞生新的生命。故常把精归之为先于生命的物质存在。

（王志红）

qì

气（qi）　构成人体及维持生命活动的最基本要素。是中国传统文化所特有的类似哲学"物质"的概念。中国古贤认为：气是组成万物的本原。故气又被称为原气、元气。中国古贤强调自然界存在两种基本的物质形态：有具体形态的为有形，未见具体形态的为无形。无垠的宇宙虚空也充满着气，是气的原本存在形式。"夫有形者生于无形"（《易纬·乾凿度》）。无形之气聚合，产生了各种有形万物，并表现出一定性质。形散质亡又复归于气。故"有形亦是气，无形亦是气，道寓其中矣。有形，生气也；无形，元气也"（《慎言·道体篇》）。"太虚不能无气，气不能不聚而为万物，万物不能不散而为太虚。循是出入，是皆不得已而然也"（《正蒙·太和篇》）。人身亦源于气。"气者身之充也"（《管子·心术下》）。"气者，人之根本也"（《难经·八难》）。"人未生，在元气之中；既死，复归元气"（《论衡·论死》）。"盖人之生死，全由乎气"（《景岳全书》）。生死过程归根到底，就是气的聚散过程。

哲学的气，渗透进医学，则延伸出3层含义：①构成大体的一切物质。②不断运动着的物质（如血、津液等）。③活力很强，最为活跃，且肉眼难以看见的极细微物质，是构成和维持人体生命活动的基本物质。三层关系一层比一层更具体，更狭义。其中，最后一层含义最为中医临床医师所关注。通常说的气虚、补气、气滞、理气、针灸得气、断气（死亡）、气血对举时的气等，都是指该层意义上的"气"。

此外，气有时又延伸为泛指各种功能活动。精气神中的气，很多情况下，主要是指活力很强的气发挥作用时所表现出的种种生命功能活动。借助现代语言，也可理解为是不断发挥特定功能的物质、能量与信息之总括。

（王志红）

jīngqì

精气（vital essence）　气的精华部分，也有学者把精气近似地定义为生命本源。《管子·内业》："精也者，气之精者也。"精气与一般的气略有不同，通常的气，多指无形态的（肉眼难见），而精气则通常呈现凝聚的液态，与精可以视为同一概念。精与气，相对而言都是物质概念，但存在着有形与无形、具体与抽象之别。

（王志红）

shén

神（general rule; vitality; mental activity）　有三重含义：①万物运动的变化及其内在规律。即《素问·天元纪大论》说的"阴阳不测谓之神，神用无方谓之圣"。②人体内在生命活动的外在综合表现，并对全部心身功能活动有着协调控制之功。《素问·移精变气论》："得神者昌，失神者亡"，通常说的神气、神色、神采奕奕、炯炯有神等，皆是。③泛指人的所有精神心理活动。精气神学说中的"神"，多数是指神的后两种含义，且很多情况下是指精神心理活动。

（王志红）

jīngshén

精神（spirit）　物质之"精"与心理之"神"的合称，且系名词性偏正结构，偏重于"神"。笼统地说，精为神之本，神为精之用，指人体正常生命活动的外在表现，简称神。但"精神"合称时也有特殊意义。战国·庄周《庄子·列御寇》描述"至人"生活状态时，曰"彼至人者，归精神乎无始，而甘冥乎无何有之乡"，指的是人的精神意识总体状态。《素问·生气通天论》："阴平阳秘，精神乃治；阴阳离决，精气乃绝。"讲的也是精神意识的总体状态。大凡精神对举时，往往指的是人精神意识等的总体状态。

（王志红）

xīnshén

心神（heart spirit）　在中医心理学中有两重含义：①是心主神明的简称，指心对包括精神心理在内的总体生命活动之主导功能。②是"神"的习惯称谓（见精神、神）。

（王志红）

xīn

心（heart; brain; spirit）　在中医学中是个复合概念，常有多重含义：①指脏腑器官中的心脏。②指包括脑功能在内的"心"，如南宋·朱熹《朱子语类》："心，主宰之谓也。"然后进一步区分出形而下的脏器之"心"和形而上的主持精神和操舍存亡之"心"。其曰："如肺肝五脏之心，却是实有一物；若今学者所论操舍存亡之'心'，则自是神明不测。故五脏之心受病，则可用药补之。这个'心'则非菖蒲、茯苓所可补也。"后一个被朱熹称作形而上之"心"的，主要是包括"脑"的功能，它既与精神有关，又"操舍存亡"，对维持生命至关重要。明·李梴《医学入门》明确将心一分为二：一为血肉之心，即心脏；二为神明之心，可粗略地看作脑。稍后于李梴的李时珍则明确地提出"脑为元神之府"，把这一认识确定下来。由于这一认识朦胧地存在于先秦时期，而脑又和精神心理关系密切，故心还笼统地指心神、精神。

(王志红)

shénmíng

神明（mental activity）　人的精神、意识、思维等心理活动，等同于神。但神与明又有细微差别：神指人们难以觉察、了解的精神心理；明指已经有所明了的心理情绪活动等（见神、心神）。

(王志红)

yángshén

阳神（soul）　精神心理（神）中偏于活跃的、主动的、外向的活动。其属性特点归为阳，此为中医学借助阴阳学说对精神心理活动作出的分类，就魂、魄两者比较而言，魂即阳神。

(王志红)

yīnshén

阴神（corporeal soul）　精神心理（神）中偏于宁静的、收敛的、内向的活动。其属性特点归为阴，此为中医学借助阴阳学说对精神心理活动作出的分类，就魂、魄两者比较而言，魄即为阴神，又称为体魄。

(王志红　吴艳萍)

yuánshén

元神（primordial spirit）　在神分类中属自主发挥作用，是先天性、主导性的。宋明以后，中医学家在道家及养生家的影响下，对神作了进一步细分，分成元神、识神与欲神等。如明·李时珍就有名言"脑为元神之府"，张介宾《类经》也说："神有元神，气有元气""元神见则元气生，元气生则元精产"。这认识实则本于养生家和道家。道家认为"元神"来自先天，"先天神，元神也"，是生命的主宰。清·黄元吉《乐育堂语录》："元神者，即吾真心中之主宰也。"它依附于人之形骸则人活，离乎形骸则人死。故道家特别看重元神，主张养生修炼当"以元神为用"。明·赵台鼎在《脉望》中强调："人能握元神，栖于本宫，则真气自升，真息自定。所谓一窍开而百窍齐开，大关通而百关尽通也。"并主张"日用工夫，以元神为主。何为元神？内念不萌，外想不入，独我自主，谓之元神"。内念不萌，可理解为各种欲望未萌动；外想不入，即识神等处于静憩时。此时发挥作用，主宰生命的便是元神。

元神有几大特点：①先天与生俱来的，有了它，便有生命；元神离去，生命旋即终止。②不受意识等支配，可自主地发挥作用；而识神（意识等）则赖其以产生，产生后虽不能支配元神，却可以干扰元神，影响其对生命的调控作用。③元神在脑中，而非心中。《脉望》中说："脑为上田，元神所居之宫。"清·张锡纯《医学衷中参西录》："人之元神在脑，识神在心。心脑息息相通，其神明自湛然长醒。"④元神时时在发挥作用，是生命活动的主宰，其健全则"真气自升，真息自定""独我自主"。而入静、调息等气功坐禅等有促进元神更好地调控生命的作用（入静时排除了欲神、识神对元神的干扰，故有此功效）。基于上述特征，结合对大脑结构特点的了解，可近似地认定元神是古代医贤对大脑皮质下调控内脏活动的各级生命中枢功能的粗略把握，包括进化层次较低的内侧皮质（主要是边缘系统）以及层次更低的下丘脑、脑干等结构。它基本上是自主、自律的，较少受意念控制（"独我自主，谓之元神"），类似于自主神经系统。但修炼有素者在一定条件下可借助意念做出某种程度的自我反馈调控。就像训练有素的气功师或练功者常可一定程度调控自我的某些脏腑功能一样，也是冥想疗法、正念疗法等的脑及生物学机制。很显然，元神这类调控功能确实存在。它与生俱来，是维持生命的关键。

(王志红　吴艳萍)

shíshén

识神（brain cognition）　轮回学说中承受因果报应的精神实体。原系佛教概念，道家借来表示思虑、意识等心理活动，故有时又称为思虑神。归纳各家论述：其为元神基础上产生的一种活动；产生后却又能干扰元神（元神泪没在情识中）。故道家之养生，力主排斥识神，"内炼丹道，以元神为用""用神用元神，不用思虑之神"。

结合现代研究，识神可近似地看作是大脑皮质神经电化学活动所产生的感知觉、思维、意识等高级精神心理活动，即认知活动，且主管意识思维等；它们基于皮质下较低层次脑（元神）活动，并感受外界情境刺激后而产生。但产生后又常会干扰皮质下较低层次的中枢调控功能，影响这些中枢（元神）的自主调控功能，包括可能干扰脏腑器官有序的生理功能，故养生家和道家主张排斥识神，强调恪守元神。

(王志红　吴艳萍)

yùshén

欲神 (desire)

人的各种内在欲求冲动。北宋道家张伯端《金宝内炼丹诀》曰："夫神者，有元神焉，有欲神焉。元神者，乃先天以来一点灵光也；欲神者，气禀之性也。欲神者，乃后人所染气禀之性也。"其实，类似概念早在《素问·上古天真论》中已述及："今时之人不然也，以酒为浆，以妄为常，醉以入房，以欲竭其精，以耗散其真，不知持满，不时御神，务快其心，逆于生乐，起居无节，故半百而衰也。"欲神之妄动，可干扰元神。故谆戒"夫上古圣人之教下也，皆谓之虚邪贼风，避之有时，恬淡虚无，真气从之，精神内守，病安从来"。食色性等都是由欲神调控的。节制欲神，防止其对元神骚扰，以免元神虚耗，是养生防病的重要环节。

欲神，是调控欲望冲动等的神经机制，亦在边缘系统中。边缘前脑行使着两类调控功能：一是维持个体生存的活动，包括食欲、消化、趋利避害等；二是维持种系繁衍生存的反应，主要就是性的冲动和生殖行为。可谓本能冲动皆受控于边缘系统。

欲神与元神虽同为皮质下中枢调控，但前者主要涉及个体和种系延续等生物功能。它或自主萌动，或为外界刺激所诱（通过识神）而发动。欲神萌动是维持个体与种系必需的；但过于频繁或强烈，又干扰了元神，使其虚耗而变弱。中医学及养生家所谓的养神、守神，其实是守住元神同时，尽可能管控识神与欲神。

（王志红　吴艳萍）

xíng

形 (body)

看得见的身体构造，包括五脏六腑、毛发官窍、血、津、液、精等。常与气（形气）、体（形体）、神（形神）、精（形精）等搭配而用。《素问·五运行大论》曰："形精之动，犹根本之与枝叶也。"即有形物质及其精华，关系至为密切，就像根本与枝叶一样。中医学领域，形与其他词搭配而用时，最受关注的是形神。

（王志红）

xíngshén

形神 (body and spirit)

躯体形骸与精神心理。此处之形，指看得见的身体构造，包括五脏六腑、毛发官窍、血、津、液、精等，可等同于躯体/肉体，或曰形骸；此处之神，主要是精神心理活动。形神是中医学及中国传统文化相当常用之词，类似的词有灵肉、精神、心理与躯体、神形、身心等，也包括现代常用名词"心身"，大都含义相同，仅各自前后顺序有所差异而已，可以互换。

（王志红）

xíng qì shén sāncáishuō

形气神三才说 (three elements theory of body, qi and spirit)

形气神三者的互动，构成了勃勃生机之关键，任何一方的失常（失位），都可导致生命的伤损。《淮南子·原道训》指出："夫形者，生之舍也；气者，生之充也；神者，生之制也。一失位则三者伤矣……此三者，不可不慎守也。"提出了形气神三才说，又称为形气神三宝说。此说为后世的精气神三宝说之滥觞，两学说意蕴相同，也是整个精气神学说的核心内容（见形、气、神）。

（王志红）

jīng qì shén sānbǎoshuō

精气神三宝说 (three elements theory of jing, qi and shen)

生命过程始自混沌状态中的气，而后形成精，再后才产生出神。东汉《太平经·圣君秘旨》明确提出精气神三宝说："夫人生本混沌之气，气生精，精生神，神生明。"此处的精，即形也。精气神三者则被后人视为人身之三宝，生命之根本。

中医学认为，生命的起源是"精"，维持生命动力的是"气"，生命的总体状态即"神"的活动。精充则气足，气足神则旺；精亏则气虚，气虚则神弱。反之，神旺则气足，气足则精充。评判个体的健康状态，或病症之顺逆，都需根据这三要素以从总体作出把握。因此，中医学强调精、气、神为人身三宝，"精脱者死，气脱者死，失神者死"。精气神三宝说遂成中国传统生命科学理论中独特的核心思想。

精气神三宝说着重于探讨精气神三者之间的两层关系：①无形之气和有形物体（精）与生命活动（神）三者间的错综互动联系。②气与精和精神心理活动间的辩证关系。就精与气的关系而言：气可生精，无形之气可聚合成有形之物，"精乃气之子……积气以成精"（金·李杲《脾胃论》）；有形之精生成后，又可重新转化为无形气，"盖精能生气"（明·张介宾《类经》）；精和气之间的互动关系，体现出了无形（如功能）与有形（如物质）之间的相互转化。可部分比喻为今天所说的合成和分解之类方向相反却相互依赖的基本代谢活动。"人生之本，精与气耳"（《类经》）。精以气为源，气以精为体，精又以气为用，"精能生气，气亦生精"。故养生保健须注重惜精保气，"善养生者，必宝其精，精盈则气盛"（《类经》）。"凡在万形之中，所保者

莫先于元气。"（宋·陈直《寿亲养老新书》）

就是在这一有形与无形（精与气）的相互转化中，显现出各种生命活动（气），产生了精神心理（神）过程。因此，神的产生以精（物质）和气（功能）为前提。但"虽神由精气而生，然所以统驭精气而为运用之主者，则又在吾心之神"（《类经》）。尽管功能活动（气）和精神心理（神）是在形体和物质（精）运动基础上产生的，但它产生后又可以反馈地作用于"精""气"，影响着整个生命过程。清·袁开昌在《养生三要》中强调"神散则气消"。

结合现代认识来看，健全的精神心理和协调的功能活动既依赖躯体物质代谢过程，又反过来影响着躯体功能；精、气、神三者的有机整合和协调，使整个生命过程处于更为有序的活泼且生机盎然状态。因此，保持良好而稳定的精神心理（神）和协调的功能活动（气），对养生保健、延年防病具有重要意义。

（王志红　何裕民）

xíngshén xiāngguān xuéshuō

形神相关学说（concerned theory of body and spirit）　讨论躯体形肉与精神心理之间内在关联性的理论学说。是中医学及中国传统文化中重要内容，极其丰富但又颇具争议的学术思想；也是人类争执不休，至今仍莫衷一是的认识领域。始自《易经》、孔子、老庄、荀孟等先秦时代，直至近现代，许多学者及中医学家，都关心形神关系这一命题。与形神关系相类似的术语有灵肉关系、神形关系、身心关系、心身关系、精神关系、心理与躯体关系及躯体与心理关系等。这一领域的学术争讼聚集于3方面：第一，形神的先后天问题及各自所本（来源）；第二，活人的形神内在关联性，且呈现何种互动方式；第三，形亡（人死）后，神能否离形而独自存在。

中国传统文化的形神之争，见解纷呈，仁智互见，无法纳入一体，其间不乏神灭论、形质神用等深刻洞见，但有一条心身二元论的主线隐约贯穿始终：形为府舍，形安则神来寄藏。即躯体提供了一藏舍神魂之场所，神魂可进出躯体。如被认为是精气学说的创始人、稷下学派的宋钘、尹文曰："人之生也，天出其精，地出其形，合此以为人，和乃生，不和不生。"天，提供了精（灵魂）；地，滋生了肉体（形）；合此两者而为人。且灵魂不会随意宁居于躯舍，只有"洁其宫，阙其门"，才能使精神安宁地舍藏于内脏。"宫者，谓心也；心也者，智之舍也，故曰宫"（《管子·心术上》）。据燕国材分析，庄周同样把精神和形体看作是两个独立的实体。战国·荀况《荀子》论及精神心理与躯体关系时，多处提及"藏"。如《荀子·天论》曰："天职既立，天功既成，形具而神生，好恶、喜怒、哀乐臧焉，夫是之谓天情。"肯定了先具备形体脏腑，才产生精神心理；但"好恶、喜怒、哀乐臧焉"的"臧"，可作"藏"解。《荀子·解蔽》曰："心未尝不臧也。"神藏于心，精神魂魄藏于躯体，也体现了上述观念。东汉·司马迁《史记·太史公自序》中说："凡人所生者神也，所托者形也。"包含了以形为寄托，形神二元而合一的思想。东汉·桓谭《新论·形神》提出"精神居形体，犹火之然（燃）

烛矣"。强调神"不能独行于虚空"，须依赖形体才能延续，被后世认为是唯物主义形神观。但深究之，神与形仍是舍居的二元关系。遂南北朝时僧人僧祐在其论点基础上提出：烛薪虽尽，火却可从此烛薪传到另一烛薪，论证了灵魂可以从此人的躯形转移到他人的躯形，故灵魂不灭（《弘明集·卷五》）。东汉王充的形神观被认为极有意义，他认为神与形的关系，是神藏于舍的关系，犹如米之贮于米袋中。折射出的仍是形为府舍，精神来依附的二元论痕迹。南北朝·范缜《神灭论》强调："神即形也，形即神也；形存则神存，形谢则神灭，"提出了形质神用论，并把形神关系喻之为刀口与锋利之刃的关系，"神之于质，犹利之于刃；形之于用，犹刃之于利""未闻刃没而利存，岂容形亡而神在"。是比较彻底的形神相互依附一体论。惜此时中医理论早已定型，无法扭转早先的定论，而形为府舍，精神来依附的二元观点渗透进中医学理论，并成为基本认识之一。所谓"形神相俱""心藏神""肝藏魂""心者……精神之所舍也""五脏藏五志"，以及病理上"神不守舍""魂魄飞扬"等，都留有这类观念的印记。

故关于第一个问题：形神的先后天及各自来源上，中医学的主流性认识强调形神来源各自不同，形来源于地，神来源于天；形发展到一定程度，神来依附和寄藏于形；但同时强调形在先，神在后。

第二个问题：生命过程中形神之间呈现何种互动关联形式。中医学结合临床长期观察，给出了理性阐述：就生命过程中形神之间呈现何种互动关联形式，中医学在整体观、恒动观的指导下，把形神两者视为是既对立又统一的范畴，并从联系的普遍性和特异性两大方面，结合不同层次来进行分析、把握它们之间的错综关联性。归纳中医学中的形神观，在形神合一的核心思想下，进一步体现出形神相即、形质神用、神可御形、心整合形神等主要思想。

第三个问题：形神能否分离，神是否能离形而独在，中医学的回答是含混不彻底的。如直至明清时期的重要医著中，魂魄飞扬、招魂、安魂等内容还屡有所见。直至今日，这些领域的科学研究还都难以给出清晰、确凿而令人信服的定论。

（王志红　何裕民）

xíngshénhéyī

形神合一（integration of body and spirit）　人的形体和精神相互统合。是中医学讨论人的生命物质与精神活动之间相互统合关系的理性认识。具体形式为形具神生、形质神用、神可御形等。南北朝·范缜《神灭论》提出："神即形也，形即神也；是以形存则神存，形谢则神灭也""形者神之质，神者形之用，是则形称其质，神言其用，形之与神，不得相异也。"等，是其哲学上的高度概括。但形神合一论并不是一般意义上的形神/心身一元论之同义词。它并未涉及形神各自的本原（本体）问题。在中医学及中国传统文化主流认识中，神形分别来源于天地，只是生命发展过程中形神相俱（相即）后，统合为一，表现为相互依存，不可分离；形神分离便为病态，或可导致生命的终止。故并非本体意义上的形神一元论，而只是生命过程中形神功能意义上的和合与协调统一（见形神、形神相关学说）。

（王志红）

xíngjùshénshēng

形具神生（after the physical development, the development of spirit）　形体发育后，逐步产生了精神心理，并随着个体的成熟，形神日趋统合。战国·荀况《荀子·天论》指出"形具而神生，好恶、喜怒、哀乐藏焉"。《灵枢·经脉》："人始生，先成精，精成而脑髓生。"《灵枢·平人绝谷》："气得上下，五脏安定，血脉和利，精神乃居。"明·张介宾《类经附翼》释"神依形生""无形则神无以生""血脉和则精神乃居"。《素问·天元纪大论》指出"人有五藏化五气，以生喜怒思忧恐"。这些认识体现了精神心理产生于形体物质及其功能活动之上及之后，是脏腑气血等功能活动的产物，明确了形神之间的先后关系，促使了形神相关学说的自洽。

（王志红）

xíngyǔshénjù

形与神俱（psychosomatic harmony）　有形之躯体（含气血津液、脏腑器官等）与精神心理等各种生命活动的相互协调统合。形神，分别指人的形体和精神；俱，偕同、协调之意。语出《素问·上古天真论》："法于阴阳，和于术数，饮食有节，起居有常，不妄作劳，故能形与神俱，而尽终其天年，度百岁乃去。"其意类似于形神合一。强调形与神俱，可促使健康少疾，尽享天年（见形神、形神相关学说）。

（王志红）

xíngshénxiāngjí

形神相即（body and mind close to each other）　形神相互靠拢，相互依存，不可分离。即，有接近、靠近、就是等的含义。荀子就有类似的表达，后世这类说法更多。南北朝·范缜《神灭论》指出"神即形也，形即神也"。这些均为形神合一的同义词（见形与神俱）。

（王志红　吴艳萍）

shényīxíngcún

神依形存（psychological rely on internal organs activity）　精神心理等需依附形体功能而存在。没有形体根基，就没有精神心理；心神不能脱离形体而独立存在；且其活动需在形体健康情况下，才得以正常发挥。中医学诸如"肝藏血，血舍魂""心藏脉，脉舍神""肾藏精，精舍志""神藏气中，气载乎神"之类说法十分丰富。明·张介宾注解《内经》："人身血气为本，精神为用，合是四者以奉生，而性命周全矣。"认为"形神相即""形神俱备，乃为全体"。只有神形有机合一，且心神依附于躯体时，才构成人的完整生命。《内经》有"形体不敝，精神不散"说，指出"百岁，五脏皆废，神气皆去，形骸独居而终矣"。神与形的分离，也就意味着神的消亡。死亡过程就是形神分离过程。假若神与形分离，纵然形骸尚存，生命也已完结。故神又被视作生命的总特征及生命活力的总概括。

（王志红　吴艳萍）

xíngzhìshényòng

形质神用（physical basis and the role of spirit; body essence and the mind utility）　南北朝·范缜《神灭论》首倡之说，认为"神即形也，形即神也；是以形存则神存，形谢则神灭也"。并比喻说：形神就是刀刃与锋利关系；主张形是根基，神是功用；形与神是对立之统一。精神从属于躯体，形在神就在；神旺躯体也就健壮。人死后，神也随之消亡。故创"形质神用论"一说。他的这些观点渗入中医学理论，成为核心思想之一。明·张介宾《类经·针刺类》认为："形者神之体，神者形之用；无神则形不可活，无形则神无以生。"神依形生，但神又对形及整个生命都起着调控作用；两者存在体用一源却又相互制约的关系。

（王志红 吴艳萍）

shénkěyùxíng

神可御形（mind controls the body）

精神心理一旦产生后，神可驾驭调控形体脏腑功能。这是中医学家在形质神用基础上发展的形神关系中重要思想。金元名医刘完素在形质神用基础上，进一步探索两者间更深层次的互动关系。他在《素问玄机原病式》序中说："精中生气，气中生神，神能御其形。"精神心理产生于躯体活动过程中，是躯体功能的产物；但一旦产生后，又可"御其形"：控制或驾驭躯体及气血等的生理过程，强调神对脏腑气血、形体结构的统摄调控作用。正是这一辩证认识，既回答了时时可见的形神之间密切的互动现象，又对情绪、认知、意识等每可左右或操控个体病症之进退等临床常见事实，给出了清晰的理论解释；并突出了"上工守神""不失人情"，治内伤杂病往往需从治心着手等认识的重要性。形质神用、神可御形等完善了形神合一理论，使之高度自洽且富有实用意义。

（王志红 吴艳萍）

xíngshén xiānhòutiānshuō

形神先后天说（body first, followed by spirit）

在神可御形基础上完善而来，进一步区分先后天，对形神关系加以深入阐述的学说。如明·汪绮石在《理虚元鉴》归纳后认为"以先天生成之体论，则精生气，气生神；以后天运用之主宰论，则神役气，气役精"。就生成过程而言，精神心理依赖形体（精）及其功能活动（气）而产生；但一旦产生后，精神心理又有着驭统躯体生理的、强有力的主动/主宰性作用；而这种作用是通过反馈性地作用于功能（神役气）实现的，并对后一过程给予了突出强调。美国神经生物学家罗杰·沃尔科特·斯佩里（Roger Wolcott Sperry，1913~1994年）在脑功能的现代研究中得出类似结论，并因此获得了1981年诺贝尔生理学或医学奖。可见此说不仅有助于科学发现，且有着突出的理论意义和应用价值。因为神能御形，故临床必须注重精神心理。正是这些认识，促使历代中医学家对精神心理格外关注。

（王志红 何裕民）

xīnzhǔzhěnghéshuō

心主整合说（brain, integrating the mind and body function）

阐述形神两大功能通过心的整合作用，表现出形神相即、形神合一，形神高度有序、协调和谐状态的学说。《素问·灵兰秘典论》："心者，君主之官也，神明出焉。"《灵枢·邪客》："心者，五脏六腑之大主也，精神之所舍也。"都指出了心的这种整合功能：心不仅是脏腑形体之主管，也主司精神心理；不仅调控各生理过程，还主宰各类精神心理活动。形神正是借助心，被有机地整合成一体，中医学借此理论建构，使形神之间构成了一个系统的网状结构，既突显了中医学的整体观念，又类似于现代的格式塔心理学（Gestalt psychology）。不同的是，格式塔仅就心理而言；中医学的此类思想，既涉及心理学内在整体性，又指生理意义上的整体性，更包括心理、生理之间在"心"的整合后的双方成系统的协调且整体性。心对形神功能的主宰和整合作用，其实体现了"心"包含着脑的功能之意蕴（见心神）。如能联系到现代揭示的大脑各中枢的调控功能，"心"的整合作用就容易理解了（图1）。

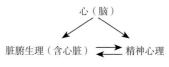

心（脑）

脏腑生理（含心脏）⇌精神心理

图1 心整合形神功能

（何裕民）

xīn-shēn guānxì céngcìshuō

心身关系层次说（different level of theory of mind-body relationship）

阐述不同层次形神/心身之间有不同对应关系的理论。

内容 表现在以下3方面。

低层次的欲神 体现心身之间多重不同的作用特点。欲神泛指源于生物本能的欲求冲动，如食、色（性）及趋利避害等，它与个体的生存和种群的繁衍密切相关。本质上，这类行为在动物中纯属躯体性，为神经系统控制下的生理性行为反应，是"身→身"的过程，躯体因素起着决定性作用。人类中情况稍异。中医理论认为：识神可以诱发/抑制欲神，此时，表现为"心→身"。此外，中医学家还强调欲神可上行干扰元神，干扰生命中枢的调控过程，影响脏腑生理；又可扰动识神，影响大脑皮质的感知、思维和意识等，表现为"身→心"。但就主次而言，这一层次主要表现为生理性的"身→身"及识神对欲神支配的"心→身"过程。

元神　可近似地看作对大脑皮质下调控中枢功能的认识。它与欲神在脑调控中枢结构中所处的位置相近似。这些部位主要通过自主神经系统和内分泌等对内脏功能进行调控。这种调控功能与生俱来。故元神是一种神经电化学反应/活动，属于"身→身"范畴。但这种功能又受大脑皮质的制约，识神亦可干扰甚或驾驭元神。此时，即表现为"心→身"。由于部位相近，欲神也可干扰元神，如《黄帝内经》所言"以酒为浆，以妄为常，醉以入房，以欲竭其精，以耗散其真，不知持满，不时御神，务快其心"之谓。此即表现为"身→心"。

识神　似可视作大脑皮质神经电化学活动所产生的感知觉、思维、意识等高级精神心理活动，是基于皮质下较低层次的神经活动（如元神），并感受外界情境刺激后所产生。这类精神心理现象是以大脑皮质乃至全脑整体的神经活动为机制而"突现"的；皮质下的结构起着信息上传下达，并维持皮质觉醒状态等的作用。这些对于思维、意识等的产生具有基础性意义。而大脑半球后部的皮质和神经电化学活动则是直接引起感知觉和意识等的最终整合部位，其他部分的神经活动只有通过引起这部分大脑皮质的神经电化学活动才能"突现"出心理现象。这些部位是人脑进化的最高层次。

相互关系　识神层次的心身关系是最高层次，也是最为错综复杂的。感知、思维、意识等是大脑皮质及整个脑部神经电化学

活动基础上"突现"的特性，故身（大脑等）是心（感知觉和意识等）的生物机制，心赖身而"突现"；但感知觉和意识等一旦产生，又对脑的神经及电化学反应等过程起着某种原因性的调控作用。它不仅通过新皮质、边缘系统、丘脑前核及下丘脑等环路，调节着情绪反应，控制着内脏活动；还通过大脑皮质相应的运动区、锥体系、锥体外系及运动神经等对肌肉和运动器官等做出及时、精确而有效的支配。在这些过程中，识神所萌生的感知觉和意识等对包括皮质在内的躯体反应过程都起着主导性的调控作用。基于对这层关系的天才直觉，中医学家从功能角度强调了神能御形。一个"御"字（驾御、控制义），远比辩证唯物论所说的"精神对物质的反作用"惬意和精辟。就这一层心身关系言，表现出"身→心→身"的回路样过程，身（大脑皮质下活动）是基础，心（思维、意识等识神）是身"突现"后的特性或产物。但心（识神）一旦"突现"后，反过来又对身及低层次的心身有着支配和调控作用。后者正是识神影响元神，识神诱发或抑制欲神等的事

实基础。

（何裕民）

xīn-shēn gòng'è xiànxiàng

心身共轭现象（psychosomatic conjugate phenomenon）　心灵与肉体，精神与肉身共同具有一套相同的规律而支配二者共同活动的现象。"十一五"期间，中国学者以传统形神关系认识为线索，利用流行学方法和结构方程模型等，通过对1.5万例亚健康人群的调查，发现心身/形神相互之间存在着这类共轭关系；且可借数理方式，清晰显示其作用方向及强弱等，故提出了心身共轭现象。学者们在对亚健康现象的国家重大科技支撑项目研究中，整合对社会-心理-躯体等要素的分析，将躯体领域常见的状态或症状分成疲劳、消化、睡眠、功能失调、免疫力、过敏、衰老、疼痛、便秘9类；将心理领域常见倾向简化为抑郁、焦虑两大类；而社会领域则分成社会支持、生存压力、社会适应、自信心和满足感4大方面；借助规范的量表对这些要素之间的关系，运用结构方程模型等进行分析评估，最终显示：心理-躯体之间存在明确的共轭现象——心理因素影响

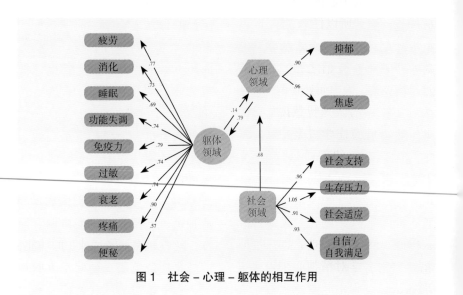

图1　社会-心理-躯体的相互作用

躯体领域的路径系数为0.79，非常高；躯体对心理的影响为0.14，稍弱。而社会因素对躯体生理的影响，常并非直接作用，需要通过心理的"中介"，而后才能间接地作用于躯体。社会因素对躯体生理的间接作用效应为两个路径系数的乘积，即$0.68 \times 0.79=0.54$，影响也比较强烈和明显（图1）。

（王志红 何裕民）

shén hún pò yì zhì xuéshuō

神魂魄意志学说（theory of spirit, soul, inferior spirit, will and consideration）

《黄帝内经》对精神心理活动及过程等所做出的系统阐述。由于精神心理活动及其过程错综复杂，层次高低不一，涉及诸多领域及环节，需要一定的归类方法。故该书首先借五行等理论方法，对精神心理活动及其过程进行大体分类，总结提炼了神、魂、魄、意、志5类最重要的精神活动，认为它们分别与五脏生理活动有着内在密切的关联性，遂有心藏神、肝藏魂、肺藏魄、脾藏意、肾藏志等学说。在此基础上，《黄帝内经》还逐一阐述这些精神心理活动的各自特点及表现，阐发了性情欲等中国传统的本能结构说，以及以五行分类方法为中心的天官（心神）感知说，以"所以任物者谓之心，心有所忆谓之意，意之所存谓之志，因志而存变谓之思，因思而远慕谓之虑，因虑而处物谓之智"为内在联系的认知智慧说等。因此，神魂魄意志学说是中医心理学理论体系中的重要组成部分，其内容丰富、见解独特且深邃，既是对精气神学说及形神相关学说的具体化且深刻化，又是对情志学说及情志致病理论的有益铺垫，在中医学对精神心理活动的理性认识过程中起着承上启下之

功，完善了中医心理学对精神心理问题的理论建构。

（倪红梅）

wǔzàngshén

五脏神（spirits of five viscera）

人的5种精神活动（即神、魂、魄、意、志）及其与五脏的关系。又称五神，是神的概念的具体化。五神分别为五脏所藏，《素问·宣明五气篇》曰："五脏所藏：心藏神，肺藏魄，肝藏魂，脾藏意，肾藏志。"藏有两重含义：一是指脏腑；二是指收藏及居所。简言之，五脏神既是精神心理活动赖以产生的场所，又是精神心理过程的主要活动场地，还指五神与相应脏腑有着至为密切的内在关联性，你中有我，我中有你。似乎可简要地说，五脏分别是五神产生的生理学基础，五神又对五脏有着重要作用。

五神，作为生命中至关重要的组成部分，既是由五脏精气所化生，又具有整体协调的特点，从而使形神之间密切地相互作用且高度自洽。通过五脏与五神之间相互影响及协调，使机体的形神诸多方面都能发挥其繁杂、生机益然而有序协调的功能。五神从整体论角度系统阐发了脏腑与神志的内在关联性，其实质在于既把五脏看作一个有机整体，同时，又把精神心理活动也归为其密不可分的整体之部分，强调认识生命活动及机体处理应对事物的整个过程是在五脏神的系统协调配合作用下才能完成的。神藏于五脏，各种致病因素伤及五脏，可引发神（精神心理）的病变，又可累及形体，使形神俱病；五神有疾，五神之间不能协调、配合，既可影响整体"神"的功能，也每每伤及五脏。因此，五脏神一说，具有重要的理论意义及操

作价值。

（倪红梅）

xīncángshén

心藏神（heart storing spirit）

人的一切生命活动（精神心理活动和脏腑生理功能）都在（心）神的主宰下有规律而协调地进行着。是五脏神的具体体现之一，首见于《黄帝内经》。《素问·宣明五气篇》《素问·调经论》以及《灵枢·九针》等均明确提及"心藏神"。此说有两层含义：神为整个生命的主宰，心为五脏六腑之大主。《素问·灵兰秘典论》曰："心者，君主之官也，神明出焉"，可解读为，心身诸多功能活动，都是在心的整合下，协调一致，高度有序地进行着。这个心，其实包含了脑的功能在内（见忆）。

神主管着人所有的精神、意识、思维、情感等活动，《灵枢·本神》："所以任物者谓之心"，即指心能接受外界客观事物刺激，在观察外界事物的基础上，产生魂、魄、意、志、思、虑、智等思维意识活动。

心藏神，具有主持脏腑的生理活动，主导精神心理活动，并有序地协调双方功能等的多重作用。生理上，心为脏腑气血津液、组织器官等活动的主宰者，使人机体之各部分功能协调有序；精神心理上，则心接受外界信息刺激，综合自我特征及反应机制，从而产生各种神志及情志活动，为人精神活动之主导。心具有统摄整合人之生理性活动及精神心理活动之关键作用，故心为人生命之中枢。

（倪红梅）

xīnzhǔshénmíng

心主神明（heart governs mental activity）

古代中医学家认为

人的精神心理虽分属于五脏，却主要由心所主宰。与心主神、心藏神、心主神志同义。神明（神志）泛指人的精神心理，而智慧也是精神活动的产物。因此，将心灵、心神、智慧等均归属此类。《素问·灵兰秘典论》曰："心者，君主之官，神明出焉。"

心主神明有两层含义：①心主宰着精神心理活动。②形神诸多功能由心来整体统摄，整合协调。就第二层含义言，中医学借助类比方法，将心比拟成一国之君主，为全身（含形神诸多功能）之主宰。《黄帝内经》把人的生命过程看成是一个能进行自我调控的复杂性系统，犹如一个完整且自我运作自如的国度；心则是其中的控制中枢。各脏腑的功能活动须分秒协调，不能相互脱节；形神之间也须时时相互配合，不能须臾有阻隔。《素问·灵兰秘典论》又指出："故主明则下安……主不明则十二官危……形乃大伤。"可见，君主的"明"与"不明"（心的功能状态的好与坏），对整个生命机体有截然不同的影响，是一国长治久安或某个体健康长寿的关键所在（见心藏神）。

（倪红梅）

màishěshén

脉舍神（vessel storing spirit）

血脉是精神心理所居住之地，引申之意指神的活动以脉管及血液为基础。心藏神，主血脉，故脉为血之府，而神亦舍于其中。《灵枢·本神》："心藏脉，脉舍神。"这里，心（脏器）、精神、血液、血管（脉）是四位一体的，四者生理上、病理上密切地互为关联，相互影响。因此，心血的盛衰及其变化常影响着精神心理，而心神的变化也常使心主血脉发

生异常。如心血不足，可表现心烦、失眠、多梦、健忘、心神不宁等神志异常；又如营血有热，反映在神志上，可表现为神识昏迷，谵语狂言等。反之，若因某种原因精神受刺激，神不安宁，也可引起心脏异常及血在脉中流速快，表现出脉率增加等。

（倪红梅）

húnpò

魂魄（soul and inferior spirit）

两类既有联系又有区别的精神心理活动。是中医心理学的重要概念。《左传·昭公二十五年》："心之精爽，是谓魂魄；魂魄去之，何以能久？"《灵枢·天年》也提出："血气已和，荣卫已通，五脏已成，神气舍心，魂魄毕具，乃成为人。"可见，魂魄是人必定具备的一些心理活动，产生于血气、荣卫、脏腑等形体功能之上。

《灵枢·本神》曰："随神往来者谓之魂，并精而出入者谓之魄"，提出了有着内在联系的精神魂魄概念。《左传·昭公七年》曰："人生始化曰魄。既生魄，阳曰魂。用物精多，则魂魄强。"唐·孔颖达疏注："魂魄，神灵之名。本从形气而有。形气既殊，魂魄各异。"这表达了多层含义及其区别：①魂与魄都是与生俱来，皆基于形和气，自然而成。②魂魄与形体功能强弱有关，遗传或禀赋不同，可造成魂魄有异；亦可视为有着某种遗传特质。③"用物精多，则魂魄强。"它们还有着后天习得性的差别。这些均是魂魄共有的基本特点。

中医学的论述中，魂魄虽时常并称，有着一些共性特点，但又有不同，属于两类既有联系但本质上又有所区别的心理活动。传统认识中常以阴阳动静做出区分。

《左传》即提到"魂阳而魄阴，魂动而魄静"。概言之，魄是与身俱来的，一旦形体出现便已基本具备。故有"魄属形体""并精而出入"等说。后世还有体魄一词，均从此义延伸而得；魂则是建立在神气活动基础上，是逐步发展完善的、活跃的。故有魂属精神、随神往来等说及灵魂概念。

南宋·朱熹《朱子语类》不同篇幅中多次指出"魄能记忆在内""魂能发用出来""会思量忖度的便是魂""人之能思虑计划者，魂之为也；能记忆辨别者，魄之为也"。归纳为，魂是以魄的活动为基础，但比魄更高级的精神心理活动，类似于今人所说的思维、想象、评价、决断和情感、意志等心理活动。此外，朱熹认为："运用动作底是魂，不运用动作底是魄。"《内观经》说"动以营身谓之魂，静以镇形谓之魄"。明·张介宾《类经附翼》亦指出"魂强者多寤，魄强者多眠"。这表明魄具有抑制性、被动性特点；魂则有兴奋性、主动性的特点。

概言之，神是对各类心理活动的总括。其之下又可分作阴阳两大类：与生俱来的、本能性的、较低级的，偏于抑制、被动的为魄；后天发展而成的、较高级的，偏于兴奋、主动的为魂。因此，魄属阴神，魂为阳神。分类虽较粗略，却不无深刻和可取之处。

（倪红梅）

hún

魂（soul）

随心神活动所做出的思维意识活动。与"灵魂"在中医学中意义基本类同。《灵枢·本神》说："随神往来者谓之魂。"东汉·班固《白虎通》中把感情、情志等心理活动归为魂之功能。唐·孔颖达《左传注疏》"附形之灵为魄，附神之灵

为魂……附气之神者，谓精神性识渐有所知，此则附气之神也"。《道藏精华录·诸真语录》强调："随魂往来谓之识。"明·张介宾《类经·藏象类》注："魂之为言，如梦寐恍惚，变幻游行之境皆是也。神藏于心，故心静则神清；魂随乎神，故神昏则魂荡。"魂依附于神，辅助神的活动，亦步亦趋，如影随形。简言之，后天发展而成的高级的、偏于兴奋而主动性的精神心理活动，属于魂的范畴。

（倪红梅）

línghún

灵魂（spirit） 简称灵，古作"靈"；字从雨降落，下为巫。雨，古人认为它是来去无影踪的风、云、气等中化生而成。风、云、雨、气均被认定由神灵操纵，而古代观念中的神灵，亦来去无踪。故"靈"字"像神灵下附于巫之状"。东汉·许慎《说文解字》曰："靈，巫也，以玉事神。"魂字，则从风从鬼。因人之灵魂不可状，以烟云之气状之，故曰魂。遂灵魂往往互称。《说文解字》："魂，阳气也。"它虚无缥缈，不可捉摸。古人将梦幻中的表象误以为就是客观存在，遂产生了此类观念。无影无踪之幻象，又是古贤所认定的云气类东西。它源自天，复归于天，故曰"魂，阳气也"。既然灵魂寄存于躯体，需频繁出入，以与外界神灵沟通。出入需通道，古人就以窍（孔穴）来表征这种供灵魂进出的通道，遂有五窍、七窍、九窍等说。窍的开闭与多少，决定了该人之灵魂能否顺畅地与外部神界沟通，也造成了主体是智是愚，是慧是拙，有灵性抑或粗鲁笨拙等的差异。古人认为灵魂主要入舍于心。故《管子·心术》

喻心为宫，神灵所居之处，"智之舍"也；战国·庄周《庄子·庚桑楚》中则把心称作灵台、在《庄子·德充符》中把心称作灵府。

（倪红梅）

gāncánghún

肝藏魂（liver storing soul） 随心神活动所做的思维意识活动需受血之养，如肝血虚则易出现梦寐恍惚及梦游等异常意识活动。是五脏神的具体体现之一，指肝与魂的关系密切。《素问·灵兰秘典论》："肝者，将军之官，谋虑出焉。"肝，功能上主动、主升、主出击，谋虑等高级精神心理活动与之相关。具体而言，肝还有贮藏血液和调节血量等生理功能，肝的藏血功能正常，则魂有所舍。《灵枢·本神》曰："肝藏血，血舍魂。"唐·王冰注《素问》曰："人静则血归于肝脏"，安静时，血归于肝，则魂得血养而不妄动。可见肝藏魂，不仅是肝的秉性特点决定的，而且还与其物质基础相关，凭借肝藏血，充沛的阴血作为物质中介而发生的。故《素问·六节藏象论》云："肝者，罢极之本，魂之居也"。

肝不藏血，魂失肝血之涵养与镇摄，不能"随神往来"，可常见"梦寐恍惚、变幻游行"等。宋·许叔微《普济本事方》："平人肝不受邪，故卧则魂归于肝，神静而得寐。今肝有邪，魂不得归，是以卧则魂扬，若离体也。"说明人的睡眠与肝魂有着密切关系。魂不能随神往来，不能与神相互呼应，可出现多梦噩梦等。若神魂不得养，醒时则思维不能集中，表现为恍惚，甚至产生各种幻觉，如幻视、幻闻、幻听等精神问题。更有甚者，出现梦游的情况。

（倪红梅）

yánghún

阳魂（yang soul） 即魂也，只不过借助阴阳来区分，魂为阳，遂称阳魂。魂魄的阴阳之分，早在春秋战国即有端倪。春秋《左传·昭公七年》："人生始化曰魄，既生魄，阳曰魂。"古人认为，初生时魄是重浊的阴气，遂演化成人的感觉形体等与身俱来的本能及形体。魂是阳气，出生后逐步发展而成，构成人的思维才智等，是后天获得的较高级的精神心理活动。东汉·许慎《说文解字》曰："魂，阳气也"，唐·孔颖达《左传注疏》："附气之神曰魂，"都有这个含义。且魂还可视作为抽象精神（即灵魂）。魂，又常用来特指显示出主动、主升而有勃勃生机的少阳之气。东汉·班固《白虎通·情性》："魂，犹伝伝也，行不休与外也。少阳之气，故动不休。"南宋·朱熹《朱子语类·卷一》曰："魂神而魄灵，魂阳而魄阴，魂动而魄静；生则魂载于魄，而魄检其魂。死则魂游散而归于天，魄沦坠而归于地。"又曰："阴主藏受，故魄能记忆在内，阳主运用，故魂能发用出来，二物不相离。"基于这些特征，魂属阳，被归为阳神之列，故有阳魂之说。中医学并强调，肝是借助藏血功能以主魂的。《灵枢·本神》就明确指出"肝藏血，血舍魂"。而且肝的功能特点"体阴而用阳"——体阴，指藏血，用阳，含主阳魂——也是从这些特点中延伸出来的。

（倪红梅）

pò

魄（inferior spirit） 不受意识等所支配，属人本能性的感觉和动作等。《灵枢·本神》曰："并精而出入者谓之魄。"明·张介宾《类经·藏象类》："魄之为用，能动能作，痛痒由之而觉也。"清·叶霖《难经正义》曰："人之初生，耳目心识，手足运动，啼呼为声，皆魄之灵也。"南宋·朱熹《朱子语类·卷八十七》："魄盛则耳目聪明，能记忆。所以老人多目昏耳聩，记事不得者，便是魄衰而少也。"归纳而言，与生俱来的、本能性的，较为低级的一类神经感知觉活动——如新生儿啼哭、嘴触及乳头会吮吸等非条件反射性动作，以及四肢运动、耳听、目视、冷热痛痒等感知觉和一些初级记忆等，属于魄。

(倪红梅)

tǐpò

体魄（physique） 与躯体发育密切相关的、与生俱来的本能性感觉和活动。中医学及中国传统文化常以阴阳动静来区分魂魄。春秋《左传》提到"魂阳而魄阴，魂动而魄静"。概言之，魄是与生俱来的，一俟形体出现便基本具备，故有"魄属形体""并精而出入"等说，体魄一词，就是从此义延伸而得（见魄）。其中，包括了一些本能性的神经心理活动。西汉·戴圣、戴德《礼记·礼运》："天望而地藏也，体魄则降，知气在上。"后世更将其等同于体格和精力，甚至是死后的尸体。南宋·朱熹《朱子语类·卷七十四》："人身虽是属阳，而体魄便属阴……盖死则魂气上升，而魄形下降。"清·康有为《大同书》绪言"既受乐于生前，更求永生于死后；既受乐于体魄，更求永乐于神魂"。清末杨度在梁启超《中国之武士道》叙言中说"人之所以异于禽兽者，不独其体魄之异也，尤在其精神之异。"因此，体魄是与精神灵魂相对举

的身躯肉体，也涉及一些本能性的初级神经心理活动等。体魄，有时又称阴神。

(倪红梅)

fèicángpò

肺藏魄（lung storing inferior spirit） 肺与魄关系密切。魄为五脏精气所化生，为肺所藏。肺司呼吸，主一身之气，摄取自然之清气，宣发五脏之精气，以维持机体基本生命功能，是五脏神的具体体现之一。《素问·灵兰秘典论》："肺者，相傅之官，治节出焉。""相傅之官""犹之宰辅"，指汉时期的宰相太傅等位高近君的最高级官员，隐含着肺协助心脏，治理调节全身的功能。或曰：肺有治理调节全身脏腑及其功能的作用，包括一些本能性的神经及感知觉等。类似于政治上宰相太傅等辅佐皇帝主持朝政之意。这是借助肺的宣肃之性，进行有规则呼吸运动实现的。《素问·六节藏象论》："肺者，气之本，魄之处也。"魄为先天而来，伴随着形体出现而获得。理论上，魄，以肺之气为依附，为充养。肺主气以养魄，气是魄的物质基础。

肺之为病，可引起魄之有疾。如皮肤冷热痛痒感觉不明显，听觉、嗅觉、味觉减退或失能，视觉模糊等。或反过来，皮肤冷热痛痒感、嗅感、触感等过于敏感或失能等，均属魄之疾病征兆。动作失衡或失于协调，记忆明显减退等也属肺及魄之病变。

(倪红梅)

yì

意（idea） 注意、记忆、思维和推理等精神心理活动。如"心有所忆谓之意"（《灵枢·本神》），"意者，记所往事"（南宋·陈言《三因极一病证方论》，

原名《三因极一病源论粹》，简称《三因方》），都是指记忆，这是其主要含义。有时，意又指注意，表现为对某类事物的指向和集中，它和记忆有着内在联系。如明·张介宾《类经·藏象类》曰："一念之生，心有所向，而未定者，曰意。"清·吴谦《医宗金鉴》亦指出"意者，心神之机动而未形之谓也"。这些都带有注意性质，或可以理解为进行思维活动的初始状态。

意的另一层意思通"思"，即思考、思虑。《黄帝内经》中既讲"脾藏意"，又强调"脾在志为思"。《三因方》中释曰："脾主意与思，患者记所往事，思则兼心之所为也。"正因为脾主思虑，智谋出焉，故托名战国扁鹊的《难经·廿四难》称"脾藏意与智"。此外，意还有推测、臆度、分析义。东汉·许慎《说文解字》释："意，志也。从心察言而知意也。"明·王文禄《医先》释："医者，意也，度病之起，意而治之"均含上述意蕴。由于注意、记忆、思虑、推测与分析等均属于前后相互贯连的思维之过程，故意之主要含义与思维有关，便不难理解。

意不仅是思维活动之不同过程，亦是情感欲念赖以萌生的前提条件。《道藏精华录·诸真语录》说"心有所从谓之情，情有所属谓之意"即此意。

(倪红梅)

pícángyì

脾藏意（spleen storing idea） 脾之功能活动与注意、记忆、思虑、推测与分析等思维有关。是五脏神的具体体现之一。意等思维活动产生于后天。"心之任物"，接受外界刺激，这只是产生意等思维活动的外部条件；能否产生

意，还取决于心神支配下的思维活动全过程之内在积极配合。而其内在配合因素虽与先天禀赋有关，但后天通过脾胃等消化食物，吸收营养物质，化生气血，加以充养更为重要。只有后天营养充沛，思维等才能进行，意才能表达充分，注意力集中，记忆力强，思路宽广而敏捷。故《素问·刺法》引申曰"脾者，谏议之官，智周出焉"。智周，又作知周，即考虑周全后形成的智慧（知识）。由此，后天之本的脾与意具有了特殊的相关性，确立脾与意之间密切相应的形神对应关系。

《素问·灵兰秘典论》中，脾胃被合称为仓廪之官。脾之所以藏意，一大因素在于脾主运化水谷，化生营气，以营养意，此乃仓廪之官，源源不断提供营养之功，也是"脾藏营，营舍意"的深刻含义。临床上，脾气的盛衰及健旺与否，常可直接影响意等思维活动正常与否。脾虚则易引起健忘、注意力不集中、思维不敏捷及智力下降等症。可见，脾藏意，全赖于脾气健旺，功能良好，营血等的充盛。归脾汤能治健忘就是例证。而益气聪明汤，实验证明其有益气助耳聪目明，改善脑血供，提升记忆力，增进智商，促进智慧等功效，基础方则是从补脾入手、健脾益气的补中益气汤，更是一大佐证。

（倪红梅）

pícángyíng

脾藏营（spleen storing nutrients） 脾运化水谷精微而生成营气。《灵枢·本神》曰"脾藏营，营舍意"，是从脾能运化水谷精微、化生血液，从而为精神活动提供物质基础的角度论述的。此处的"营"通"荣"。《素问·痹论》："荣者，水谷之精气也，"

和调于五脏，洒陈于六腑，乃能入于脉也，故循脉上下，贯五脏，络六腑也。"营即营气，也就是饮食物中富有营养的成分。这些由脾胃吸收、加工后化生而成。因此说脾藏营，营舍意。营气是精神思维活动（尤其记忆等一系列相关活动过程）赖以进行的主要物质载体。《灵枢·邪客》："营气者，泌其津液，注之于脉，化以为血。"《灵枢·决气》："中焦受气取汁，变化而赤，是谓血。"营气和津液行于脉中，在心的作用下变化而赤，以成为血，为精神思维活动提供源源不断的能量基础。血液的生成和运行正常，精神意识思维活动才能正常。故对记忆力下降、思维迟钝、健忘等，中医药临床着重从补益脾胃，益气养血等环节切入，有较好的改善之功，归脾汤、益气聪明汤、扶老丸等都是例证。

（倪红梅）

xīnyǒusuǒyì wèizhīyì

心有所忆谓之意（an initial idea on a thing originated in the heart being intention） 出自《灵枢·本神》，前面为"两精相搏谓之神，随神往来者谓之魂，并精而出入者谓之魄。所以任物者谓之心"，其后紧接着"心有所忆谓之意，意之所存谓之志，因志而存变谓之思，因思而远慕谓之虑，因虑而处物谓之智"。这段话内容深刻丰富。仅就这句话而言，提示心可以接受外界刺激（任物），并作出相应的反应，即进行一系列的感觉及认知活动，并产生忆与意。此处的意，南宋·陈言《三因极一病证方论》（简称《三因方》）释曰："意者，记所往事，"意即记忆，这是它的主要含义。而此意又含注意的意思，表现出对某些事物有明确指向和

集中聚焦。注意和记忆有着内在联系，它们都是进行思维活动的前提。故此处之意，可确切地理解为心脑感知外物刺激后所产生的思维活动的初级阶段。此时大多刚萌发出一些意念，尚未形成明确而成熟的思维产物。明·张介宾《类经》："一念之生，心有所向，而未定者，曰意。"在此把"心有所忆谓之意"单列，则是突出其将意与心相联系，蕴含着记忆思维等意的活动，依赖于心之实体，启动于"任物"（接受刺激），往往是以记忆为开端，逐步展开的系列过程。

作为一个佐证，西汉·董仲舒《春秋繁露·循天之道》云："故养生之大者，乃在爱气。气从神而成，神从意而出。心之所之谓意，意劳者神扰，神扰者气少，气少者难久矣。"其称心之所之谓意，即心理活动所产生意念和想法就是意。

（倪红梅 何裕民）

zhì

志（will） 有着明确目标的意向性心理过程。亦即现代心理学所说的动机和意志。志在中文中意义丰富，除上述所指及情志（如五志）外，还有多重意思，如地方志、标志、墓志、旗志（通帜）、仁人志士等，各有所指。春秋·孔子《论语·为政》中"吾十有五而志于学"，南宋·朱熹《四书章句集注》中"志者心之所之"的志，均指有着明确目标的意向性心理过程，与本处志主要之义相同。明·张介宾《类经·藏象类》："志为意已决而卓有所立者。"明·王肯堂《证治准绳》中亦指出："志意并称者，志是静而不移，意是动而不定。"也是就这层含义而言。中医理论认为肾藏志，此志亦为此

意；即肾中精气充盈强弱与否，与人的毅力、坚韧性、坚定与否的意向过程密切相关。

(倪红梅 何裕民)

zhìyì

志意（will and idea） 个体确定行动目标及其为实现目标而自觉克服困难的心理过程。东汉·许慎《说文解字》："意，志也。志，意也。"表明志意有相类同之处。其基本之义为志气、意愿，心之所向，或未表露出来的长远而宏大的计划打算等。明·王肯堂《证治准绳》中将志、意进行对比，称"志意并称者，志是静而不移，意是动而不定"。明确指出了两者之间意思的细微差异：从意到志，即由不太坚定的意向性活动发展到稳固而坚韧的志向性追求过程。志意是人类特有的高级功能，是大脑反映和分析活动的过程和功能。在志意的调节下，人才能主动地适应自然界的种种变化，并自觉地调整精神情绪、行为动作，动机目标等，使之趋于平衡协调。

志意在中医心理学领域又有其独特的内涵：志意反映了个体确定行动目标及在为实现目标而自觉克服困难的心理过程。《灵枢·本藏》曰："志意者，所以御精神，收魂魄，适寒温，和喜怒者也。"通过御、收、适、合4个字，全面地描述了志意的生理心理作用。可以说，志意在协助个体完成精神心理活动，调畅情志，适应外界环境，协调形神等诸多方面，都起着重要作用。

(倪红梅)

shèncángzhì

肾藏志（kidney storing will） 稳固而坚韧的志向性追求的高级心理过程受制于肾，需要肾精气的有力支撑。是五脏神的具体体现之一。肾功能之好坏，肾之精气充沛与否，直接影响志向性高级心理过程。中医体质学的现代流行病学研究提示：伴随着增龄和衰老，肾中精气有所衰减，行为上也常同步显现出意志力等的退化及不足。隋·萧吉《五行大义》进一步分析：肾主水，水的主要特征为藏伏、终结。志则为人的思维过程终结后进而形成的坚定不移的志向性追求。这一目标的实现，需要靠自觉而坚韧地努力，含有藏伏持久之性，类似于水之特征。又，肾主冬、主藏、为春季升发之基础。志的确定也是人们有能力完成一类事情的前提，故曰肾藏志。《素问·灵兰秘典论》中还指出"肾为作强之官，伎巧出焉"。把伎巧之智也归属于肾。这些则与肾主骨生髓、髓藏于脑等有关。

(倪红梅)

yìzhīsuǒcún wèizhīzhì

意之所存谓之志（persistent intention being called aspiration） 在有初步的意念，思索良久后，有了本质性的升华，从所存之意进入了坚定不移的志向性追求阶段。《灵枢·本神》："心有所忆谓之意，意之所存谓之志。"意是心思、心愿，是产生了欲达到某种目的的想法和意愿，可理解为思维想法之端倪，充其量只是种意向性活动，还未形成坚定且明确志向性追求。或者说只是通过追忆和联想而有了初步的意念。"意之所存谓之志"则有了根本性的升华，"意之所存"进入志的阶段，形成了坚定不移的志向性追求。明·张介宾《类经·脏象类》曰："意已决而卓有所立者曰志。"彰显了这一特征。此处的志，指专意不移之志意，反映了人们明确了既定目标，

并愿意为达到此目标而自觉努力的心理状态和过程。从现代心理学角度看，志意是一种认知活动，是对人的意识思维活动过程的集中论述。志又是信息和经验的储存。意则是与信息、回忆、意识等有关的心理现象，它既是内容，又是活动过程。古今认识还是有着契合之处的。

(何裕民 倪红梅)

sī

思（thought） 常见的心理活动之一，有思考、思虑、思慕等多重含义。《黄帝内经》中思就至少包含有两个概念和范畴：①一则属于认知范畴：《灵枢·本神》曰"因志而存变谓之思"，属思维意识活动，为实现某种意愿，认清某物而反复研究、思考，属心主导下的精神活动（认知）的一部分，因此往往与心并提。如"思则心有所存"（《素问·举痛论》），"心怵惕思虑则伤神"（《灵枢·本神》）等。②另一则属于情感（情绪）范畴：可归属情志（情绪）的变化，常与其他情绪如怒、忧、恐并提，这是情感之思。故《素问·天元纪大论》有"人有五脏，化五气，以生喜怒思忧恐"之说。前者属于"脾藏意"范畴，后者属于"七情"范畴。认知之思，更多的隶属于"脾藏意"，而情感之思也由脾所主。《素问·阴阳应象大论》所述的脾"在志为思"，提出了"脾主思"，此思主要属于情感之思。

据潘光旦翻译《性心理学》考证，思的本意最早是苦恋、思慕，"思字富有性爱的意味"。《诗经·国风》是早期最富性爱情绪的文献，其中无亲切地表达恋爱之词，却多用思和怀来表示。该文献中，思大多有思慕异性的

恋爱色彩和含义。此用法一直延续至今，后世诗人喜用"闺思"描绘思妇的情态。"所以就中国文字的源流说话，最接近西洋所称 Romantic love（浪漫的爱情）的字，不是'恋'，不是爱，而是思，或习用的'相思'"。此思就属于情感之思。杜文东探讨思的实质，发现思与哀、忧、愁、怨等消极性情绪相通而并用，病理上"思伤脾"而易"气结"，此思类同于抑郁情绪。此思，也属于情感之思。

（何裕民　倪红梅）

sīwéi

思维（thinking）　属于认知范畴。又称思惟、思忖。中医学认为，脾主思，此类认知思维活动与脾的关系较为密切。《灵枢·本神》曰："因志而存变谓之思。"指明了其为思维意识活动，为实现某种意愿而反复研究、思考、推敲，"因思而远慕"，在由近及远，从具体到抽象的推敲琢磨过程中，常会伴生各种疑窦和顾虑。明·张介宾《类经·藏象类》说："深思远慕，必生忧疑。"此思，属于心主导下，由脾参与的认知思维活动一部分。

（倪红梅　何裕民）

xiāngsī

相思（lovesickness）　带有明显情感色彩的情绪变化。思的早期本意是苦恋、思慕、相思等，属于情感范畴，与其他情绪如喜、怒、忧、恐并提，就包含有情感之思在内。《素问·天元纪大论》："人有五脏，化五气，以生喜怒思忧恐"，其中之思，很大程度讲的是苦恋、思慕、相思等情感活动。相思，后世还成为临床病症名称，用于思慕失意所患之病症。

（何裕民　倪红梅）

pízhǔsī

脾主思（spleen governing thought）　中医学认为，无论是哪一种思，皆为脾所主，是脾在心的主导下，参与精神心理活动的具体体现。"思"就大类言，有认知之思和情感之思（见思），都是对外界事物的内在心理转变，表现为思考、思虑、思慕等。只是认知之思，是为了实现某种意愿而反复研究、思考的心理过程。而情感之思，是对外来情景刺激作出应答性反应，表现出或喜、或悲、或忧、或恐等的情绪变化。

从情志及精神心理与脏腑气血关系而言，思与五脏都有关，但与脾的关系更为密切。因为脾为土脏，居中央，灌四旁，为后天之本，提供饮食营养供养五脏，故五脏中皆有脾气。宋·林亿《黄帝内经·新校正》曰："思者脾也，四脏皆受成焉。"现代学者王米渠认为："思为七情时空之合。思属脾土，主四时四方，思为七情时空的中心，是七情的出发点和归宿点。"可存为一说。中医学认为，思的心理变化只有以脾释之，才较为符合心理与五脏的对应关系。因为脾属土，居中，为机体内在气化升降之枢。脾思之变化，可影响各脏；反之亦然。

脾主思，无论是情感之思，还是认知之思，都对其他精神心理活动产生明显（甚至是瞬间）影响，常是其他精神心理活动之先导或"方向舵"。因此，思常与喜、怒、悲、忧、恐等情感活动相提并称，或先后兼见；且是整个认知过程的枢轴阶段。因为是认知，左右着后续行动及意向，情感（特别是思慕类强烈情感）主导着其他情绪变化。这也是中医学强调"中土"之脾在整个精

神心理活动中的枢轴及调节制衡作用的深层次原因所在。而"思伤脾"也不难理解，无论是苦恋无果、相思不得的强烈情感障碍，还是苦思不解、困于思忖窘迫的认知疑惑状态，首先（或最鲜明）干扰的就是饮食等消化功能，表现为厌食纳呆等脾胃功能障碍。此时，为思所困苦，就有可能进入抑郁状态。

（何裕民　倪红梅）

zhōngyī gǎnzhījué xuéshuō

中医感知觉学说（theory of sense perception of traditional Chinese medicine）　中医学对感知觉问题形成的系统理论。古人认为感觉十分丰富，其产生源自4大环节：自然本身存在丰富的不同之物；人有天官可以辨其异同；天官在心征知状态（心神在意、注意）时，天官意识到异同并辨析之；再有五脏内阅五官，参与这些丰富信息的解读分析，综合之下形成了种种感觉。而丰富的感觉又是进一步知觉及形成认知和智慧的基础。

中医感知觉学说是一大系统理论，每一官窍（天官）不仅与心神及脾、肝等脏腑密切关联，而且每个官窍都与相应脏器有着特定的联系，如目为肝之窍，肝目关系特殊；但视觉（目）又与心、脾、肾等相关，需诸脏参与才能明视。体现出了网络状的局部与整体之统一。而这种关联性又往往是双向的：目与肝在生理病理上互相影响及交互反映，但以脏为主导；目与他脏的关系亦然，只是稍微次要一些。

中医感知觉学说的弊端主要表现为：以五行为理论架构，难免一些说法有牵强附会之嫌。早期认识中，各种识（感觉）与脏器关系有多种版本。如《管子·水

地》："酸主脾，咸主肺，辛主肾，苦主肝，甘主心。"传言周公旦（实为汉代始见）《周礼·天官冢宰第一》："凡药以酸养骨，以辛养筋，以咸养脉，以苦养气，以滑养窍，凡有疡者，受其药焉。"此中除甘养肉相合外，余皆不合。又如西汉·刘安《淮南子·精神训》说"肺主目，肝主耳，肾主鼻，胆主口"，与上述说法皆异，强行对此说进行解释，也常难以自圆其说。提示：后世信奉的五脏五官说，只是东汉后理论建构而成的产物，可参阅但不可拘泥。

（何裕民）

tiānguāngǎnzhīlùn

天官感知论 （theory of perception by orifice）

人体各种感官（天官）接受外界刺激而形成了感知觉等的理论。中医学认为，感知觉是人类认知活动的前期环节，对其他心理活动或过程都有影响。其中，感觉是人对客观事物的个别属性之感受与反映，是人类最简单、最基本的心理过程。知觉则是在感觉基础上产生的，对客观事物整体性的归纳反映，它构成了对观察对象较完整的认识。中医学和中华古贤时常把感知觉简称为识。把与感知觉有关的精神心理活动称为识神。

中华古贤认识到：感知觉通常是外物通过（刺激）感官而产生的，遂形成了天官感知论。生活在各种情景中，不时地与外界接触，外界万物可通过刺激感官而产生各种反应，这些反应就是感知觉。而人体接受刺激，需要通路，这些通路又称为感觉器官（感官）。对于感官，古人有不同称谓，墨子称五路，荀子称五凿、天官，医家则多称为窍（五窍、七窍等），或五官等。路、凿、窍都有连接外内的通道之意。在古人看来，感官似乎只是一类"通道"，或"窗户"，供外在刺激（常以无影无踪之气的方式）出入。当外物刺激存在时，"将审察于物而心生"（《灵枢·逆顺肥瘦》），在心神主导下，遂产生了种种的感觉、感受和各种体验、认知等。因此，中医感知觉学说可以提炼为心神感知论：在心神主导下，外界刺激借助通路（感官），分别作用于相应脏器，遂产生了五彩缤纷的感知觉世界，令人的生命过程丰富而多彩。而天官感知论更准确地说，应该是天官心神感知论。

（何裕民）

wǔguān

五官 （five apertures）

"官"通常指有特殊功能（官能）的生理结构，如器官、感官等，引申为一些连接内外、接受信息刺激并作出初步分析的特殊结构，人们初期认为它主要有五类，故曰五官。《灵枢·五阅五使》："官之为言司也。所以闻五臭，别五色，受五谷，知五味，听五音。乃五脏之气，外应于五窍，而五窍之各有所司也。"战国·孟子《孟子·告子》："耳目之官不思而蔽于物"，意即这些特殊器官如果长期废用，不接受刺激，不加以分析（思），则蒙蔽而失能。所谓五官，就是指这类器官，至于具体分类，并没有统一说法。

以中医学理论言，多数情况指耳、目、鼻、唇、舌。《灵枢·五阅五使》中记载："鼻者，肺之官也；目者，肝之官也；口唇者，脾之官也；舌者，心之官也；耳者，肾之官也。"《素问·阴阳应象大论》："肝主目、心主舌、脾主口、肺主鼻、肾主耳。"这些器官还分别与内脏密切关联。

以内心感知外界事物刺激之途径言，指耳、目、鼻、口、身。战国·荀况《荀子·天论》："耳目鼻口形，能各有接而不相能也，夫是之谓天官。"今人或谓之耳、目、鼻、舌、肤，分别司听、视、嗅、味、体（触、压、冷、热）等多种感觉。

以人在活动（尤其是高级活动）中使用最多的外部器官言，指耳、目、口、手（唐·魏徵等《隋书·列传第四十·刘炫传》），主要用来聆听、观看、讲述和操作。双手各有其用而为两官。但耳目则不然，因为通常双眼不能各视一物；双耳不能各听一侧。

与五官类似的称谓很多，如五路，始见于战国墨子及其弟子等《墨经·经说下》，指五类接触刺激并作出反应的"通路"。包括视、听、嗅、味、触五官。但该篇同时也认为有非感官所能直接认知的，如时间。故又曰"知而不以五路，说在久（时间）"。

《荀子·天论》称耳、目、鼻、口、形为天官，分别"能各有接而不相能也"，凭借各自天就的特殊功能，能各自接受不同的刺激，相互间协调配合不抵触。荀子的天官与墨子的五路基本一致，不同仅仅在于形（体觉）与触（觉）的细微差异。

荀况还提出了五凿说，《荀子·哀公》："五凿为正，心从而坏。"凿，有挖孔、确凿、相通意。杨倞注"凿，窍也。五凿，谓耳、目、鼻、口及心之窍也"。历史上，此五凿说还有一种解释，即五情，意为喜、怒、哀、乐、怨。五凿的前一种含义与同为荀况的天官说比较，"形体觉"（形）易成了心之窍，此心窍是否同为感官的舌，不好断然下定论，后世确有"心开窍于舌"一说（《黄帝内经》），但原文"心从而坏"，似乎指心参与后有所改变，不是单纯指感官的舌。

（何裕民）

qīqiào

七窍（seven orifices）

中医学中对感官的描述更多的借用"窍"字。窍，本意有窟窿、孔洞、诀窍（关键）、窍门等，并引申为贯通等意，颇合特殊感觉器官的功能特征。故官窍泛指感官，常可通用互换。但对于感官（窍）究竟为多少，却说法多种，有五窍、七窍、九窍等说。五窍在《黄帝内经》指目、舌、口、鼻、耳五种感官；与上述分类比较多了个"舌"，少了形（触觉）。七窍始见于战国·庄周《庄子·应帝王》，其曰："人皆有七窍，以食、听、视、息。"指耳、目、鼻、口等感官，其中，前三者都成双，故为七窍。《灵枢·脉度》宗其意，曰"五脏常内阅于上七窍也"，"五脏不和，则七窍不通"。"九窍"也始自庄周《庄子·齐物论》："百骸、九窍、六藏，赅而存焉，吾谁与为亲？"即指人的两眼、两耳、两鼻孔、口、前后阴。《黄帝内经》效仿之，如《素问·生气通天论》曰："天地之间，六合之内，其气九州、九窍、五脏十二节，皆通乎天气。"

（何裕民）

guānqiào

官窍（orifice）

官，器官，常指有特殊功能之器官；窍，本意即"孔窍"，供内外信息及物质交换之通道。因"官"和"窍"生理功能上有所类似或相通，故常可互换或统称，但又有所不同。官，有五官等说，指舌、鼻、口、目、耳等五官。此外，咽喉也属官之范畴。窍，也有多种说法。清·怀远《古今医彻》说："人之九窍，阳七，阴二，皆五脏主之。"阳窍有七，简称七窍，是头面部双眼、双耳、双鼻孔，加上口之合称。头面七窍，又称上窍、清窍、阳窍。故"清阳出上窍"之说，指清轻之阳气借助上述官窍而出入内外。阴窍有二：前阴尿道和后阴肛门。又称下窍、二阴。人体气化之终极产物（尿便等），皆从二阴而出，故称"浊阴出下窍"。头部七窍加下部二阴谓"九窍"。《黄帝内经素问注证发微》曰："头有七阳窍，下有二阴窍，人身止有此九窍耳。"这一说法相对比较多地被接受。其实，无论官窍（感官）名称是什么，数量有多少，分别包含哪些具体器官，对应哪些内在器官都不重要，重要的是它们有着共性：①都是通道，供内外信息及物质进出。②能否保持畅通无阻，最为关键；常决定着生命过程的正常与否。③各有特点，主管着某一大类特殊的功能；一有碍阻，便见失能，其可危及整个生命过程（如目塞则失聪、前阴不畅则癃闭）。④它们都受制于内在特定脏器之功能，是该脏器功能的一种体现（见五脏阅五官）。

（何裕民）

tiānguān biàn yìtóng

天官辨异同（differentiation between similarity and difference by orifice）

各种感官通过对外物不同方面差异的辨析，可察知其异同的能力。战国·荀况《荀子》认为："形、体、色、理，以目异"，通过眼睛，可从形状、质地、大小、色泽、纹理等辨出"异"来。"声、音、清、浊、调、竽（调为小声，竽为大声）、奇声（特殊音响），以耳异。甘、苦、咸、淡、辛、酸、奇味（特殊性味），以口异。香、臭、芬、郁、腥、臊、漏、庮、奇臭（怪臭味），以鼻异。疾（指'痛'）、养（指'痒'）、凔（即'冷'）、热、滑、铍（不光滑）、轻、重，以形体异。"其中，最后一类——以形体异，指的就是触觉和躯体觉等。到了两汉时期，由于五行说的成熟，古贤和古医家又每每以五为划分方法，对感知对象的色泽、性味、音调等做出辨析，遂有五色、五嗅、五味、五音等理论。

（何裕民）

xīnyǒuzhēngzhī

心有征知（perception by mind）

需要在心的关注之下，天官辨别不同外物刺激之异同才能被主体感受到。各脏腑中，犹以心在感知过程中的作用最为突出。战国·墨翟《墨子·经上》说："闻，耳之聪也，……循所闻而得其意，心之察也。"荀子说"心有征知。征知，则缘耳而知声可也，缘目而知形可也"。《黄帝内经》："目者，心之使也。""快于耳，不解于心。"如景色声音一晃而过，心不在焉，或未见，或未闻，依然不明不白，没有感觉。可见，接受刺激过程虽主要由感官来完成，但感觉的形成还须有"心"的参与。而且，知觉过程更多地依赖于"心"。《灵枢·癫狂》说："狂，目妄见，耳妄闻"，《荀子·解蔽》："心不使焉，则白黑在前而目不见，雷鼓在侧而耳不闻。"心不在焉，感知觉活动就没法完成，或感知觉会出现大的谬误。总之，中医学强调：精神心理状态可以干扰感知过程。

（何裕民）

wǔzàng yuè wǔguān

五脏阅五官（correspondence between five zang-viscera and five apertures）

此处之阅，有察阅之意。此说有着互为关联的两层含义：①五官接受的外界信息刺激后，需五脏参与，才能完整地阅读解答。②可通过观察五官的表象来推断五脏病变：五脏内在变化，常形之于外在官窍。

《灵枢·五阅》曰："五官者，五脏之阅也。"《灵枢·脉度》说："五脏常内阅于上七窍也"，提出了"五脏阅五官"之说。其第一层含义：五官获得的信息，需在心的"征知"下，再加上五脏"察阅"之，方能完成。《灵枢·脉度》："五脏常内阅于上七窍也。故肺气通于鼻，肺和则鼻能知臭香矣；心气通于舌，心和则舌能知五味矣；肝气通于目，肝和则目能辨五色矣；脾气通于口，脾和则口能知五谷矣；肾气通于耳，肾和则耳能闻五音矣。五脏不和，则七窍不通。"强调的就是这层意思。第二层含义：中医学认为藏于体内的五脏与体表五官分别相互络属贯通，五脏的荣华分别显露在体表不同部位，当五脏发生病变时，则可在相应的官窍部位上出现异常反应。因而，临床诊断和治疗时，即可根据五官、七窍所反映的病状，作为诊断和治疗的依据。这是五脏疾患（或五官疾病）可以调治五脏的理论根据之一，也是中医学独特的整体观念之体现。

（何裕民）

wǔshí

五识（five sense）

感官所产生的五大类感觉：眼识、耳识、鼻识、舌识、身识。又称五觉。与现代所谓的视觉、听觉、嗅觉、味觉和躯体觉类同。在中医学，

它们分别是相应感官与某些脏腑综合作用的结果。托名战国扁鹊的《难经·三十七难》说肺参与了鼻的知香臭、肝参与了目的知黑白、脾参与了口的知五谷味、心参与了舌的尝百味、肾参与了耳的知五音。而在各脏腑参与的同时，心的感知作用最为突出（见五脏阅五官、心有征知）。借助目（"形、体、色、理，以目异"）获得眼识（视觉）；借助耳（"声、音、清、浊、调、竽，以耳异"）获得耳识（听觉）。战国·荀况《荀子·荣辱》："鼻辨芬芳腥臊，骨体肤理辨寒暑疾养。"《荀子·正名》："香臭、芬郁、腥臊、漏庮、奇臭，以鼻异（嗅觉）。疾、养、沧、热、滑、钑、轻重，以形体异（身识，即骨体肤理辨；或触觉和躯体觉）。说、故、喜、怒、哀、乐、爱、恶、欲，以心异。"心所感知的是整体的情绪/情感状态。五识（五觉），所指基本类同，各家的细微差异仅仅在于眼、耳、鼻三识外，口舌是否相分，还是合一；相分则每每缺"身识"，合一则往往多了"身识"。而《荀子·正名》则更多个"心异"（整体的心理感受）。

（何裕民）

wǔsè

五色（five colors）

青、赤、黄、白、黑不同的颜色。受五行学说影响，自然界不同的颜色被归为"五种"。真赝参半的《逸周书》中，已有五行配五色之说。考证为西汉刘向所著的《逸周书·卷三·小开武解》记"周公旦曰：在我文考，顺明三极，躬是四察，循用五行。五行：一黑位水，二赤位火，三苍位木，四白位金，五黄位土"。多数考证者认为《小开武》确是先秦的早期文献。五色理论在《黄帝内

经》中已经成形。《素问·阴阳应象大论》云："东方生风，风生木……在色为苍"，"南方生热，热生火……在色为赤"，"中央生湿，湿生土……在色为黄"，"西方生燥，燥生金……在色为白"，"北方生寒，寒生水……在色为黑。"《灵枢·五色》："青为肝、赤为心、白为肺、黄为脾、黑为肾。"根据五色与五脏的关联性以推断病位所在；还可依据五色变化来了解脏腑精气盛衰。五色五行说虽有明显而刻板套用五行机械分类之特征，但作为一种早期的分类方法，且与五脏生理病理及诊断治疗相联系，有一定的参考价值。

（何裕民）

wǔxiù

五臭（five kinds of stink）

各种不同的气味，通常不局限于五种。且并非特指污秽难闻之气味的"臭"。此臭通嗅，是名词。托名周公旦的《诗经·大雅·文王》就有"无声无臭"。《易经·系辞》："其臭如兰。"战国·荀况《荀子·王霸》："口欲綦味，鼻欲綦臭。"自然界的气味远不止五种，五臭，则类似于五色，是借五行学说对不同气味的分类。五臭，就其主要所指而言，包括臊臭、焦臭、香臭、腥臭、腐臭等不同气味。臭（嗅），通过鼻而为人所感知。

中医学讨论五臭，是置气味于五行之框架内，结合五脏与天地相应关系而论。《素问·金匮真言论》："东方青色，入通于肝，……其臭臊；入通于心……其臭焦；入通于脾……其臭香；入通于肺……其臭腥；入通于肾……其臭腐。"意味着五臭是五脏与天地相感应而产生的不同的气味。故曰五臭为自然之气味。

每一种气味都有"常味"与"变味"之异：常味者，香；变味者，秽。但人们以常味者香为习用和喜用；其实，秽则是香的变质易性（变味），是常味的特殊情况。只有知常，才能达变。

《素问·金匮真言论》的五臭，也是五种食物之气味在五行上的归类。用于医学，同五味一样，对应五脏。常则表示健康，是生理性的，可以养身；亢（过分）或变味了，则提示其异常，可伤其体，显示其病理性，体现着病态（如嗜食异物）。以常味者香而适宜，以之调养，也是中医饮食疗法的原则之一。

（何裕民）

wǔwèi

五味（five flavours）　酸、苦、甘、辛、咸5种味觉。是古人根据五行学说对自然界物质特性的某种概括。五味源于自然，《素问·六节藏象论》指出："草生五味，五味之美，不可胜极。"除五味外，其实还有淡味等也很常见。惜囿于五行框架之限，人们较少提及。

春秋战国时期的文献中已对五味有广泛的认识及实践记载。春秋《左传》："昭公元年、二十年、二十五年"均记载有"天有六气，降生五味""先王之济五味""气为五味""以奉五味"等说。《周礼·天官》有"以五味、五谷、五药养其病"之说，为中医学五味理论的形成和发展，奠定了基础。

《黄帝内经》的五味理论是在阴阳五行学说基础上建立起来的，认为五味分入五脏，各有阴阳偏性。《素问·至真要大论》曰："辛甘发散为阳，酸苦涌泄为阴，咸味涌泄为阴，淡味渗泄为阳。"五味（六味）属性不一，且与五脏一一相配属。如《素问·至真要大论》云："夫五味入胃，各归所喜。故酸先入肝，苦先入心，甘先入脾，辛先入肺，咸先入肾。"由于五脏与形体各部位有特定联系，故五味与人体各部位亦有相应关联性。《灵枢·九针》曰："五走：酸走筋，辛走气，苦走血，咸走骨，甘走肉，是谓五走也。"所以筋、气、血、骨、肉之病，可运用五味之性的偏嗜来治疗。根据五行相克原理，《素问·五脏生成篇》论述了五味太过可伤及五体的概况，"是故多食咸，则脉凝泣而变色；多食苦，则皮槁而毛拔；多食辛，则筋急而爪枯；多食酸，则肉胝䐢而唇揭；多食甘，则骨痛而发落。此五味之所伤也"。

中医学的五味理论类似于五色说等，既是中医理论的重要组成部分，其存在及研究又带有阴阳五行学说的痕迹；在疾病的诊断、治疗及养生康复中，既具有一定的指导意义，又因为五行等的某些拘泥和局限性，而难免有牵强附会之处。

（何裕民）

wǔyīn

五音（five notes）　中国古代五声音阶中的宫、商、角、徵、羽5个音级。又称五声。五音既可由嗓音唱出，又是乐器定音的标准。考古实物证明，早在新石器时代，就已有能吹奏3个音阶的乐器——埙，其后，又发展到5个音阶。至殷商时期，五音基本定型。在先秦以五声音阶占主导地位，与当时盛行五行学说有很大关系。

《素问·阴阳应象大论》指出木"在脏为肝，……在音为角"，火"在脏为心，……在音为徵"，土"在脏为脾，……在音为宫"，金"在脏为肺，……在音为商"，水"在脏为肾，……在音为羽"。基此，人之五音有变，可略知五脏有疾。如《灵枢·外揣》曰："五音不彰，五色不明，五藏波荡，若是则内外相袭。"《素问·五脏生成篇》又曰："五脏之象，可以类推；五脏相音，可以意识。"这里的五脏相音，指一脏一音相呼应的生理及病理关系。

五音原是音乐界的概念，随五行学说兴起而渗入医学。《黄帝内经》归纳了五音的角、徵、宫、商、羽，分别与五脏的肝、心、脾、肺、肾相对应的观点。这类似于五色、五味等说，既有五行框架的局限性，在一定条件下也对临床起着指导意义。

（何裕民）

liùlǜ

六律（six bamboo pitch pipes among the twelve）　中国古贤所创造的一种乐音律制。按照乐音的高低标准，把乐音分为六律和六合，合称为十二律，并形成了古乐十二调。从低音算起，12个音阶中，排列奇数的6个调，称"律"；排列成偶数的6个调，称"吕"；各有固定的音高和名称。

先秦诸子中，从李耳（老子，字聃）、孔丘（孔子，字仲尼）、庄周（庄子）、墨翟（墨子）、孟轲（孟子，字子舆）、荀况（荀子，字卿）等对此均有论及。如《尚书·益稷》："予欲闻六律，五声，八音，在治忽；以出纳五言，汝听。"战国·孟子《孟子·离娄》："不以六律，不能正五音。"六阳律是指黄钟、太簇、姑洗、蕤宾、夷则、无射；六阴律（吕）是指大吕、夹钟、仲吕、林钟、南吕、应钟。它与宫、商、角、徵、羽5个音阶（五音）合在一起，从而构成完整的音乐体系，故六律也泛指乐曲（音乐）。东汉·班固《汉书·武帝纪赞》："协音律，作诗乐。"由于律吕发音，阴阳相生，左右旋转，能发出许多声音；周而复始，循环无端；故古人常用六律来比拟十二经脉周身循环的统一性。《灵枢·经别》："六律建阴阳诸经，而合之十二月、十二辰、十二节、十二经水、十二时、十二经脉。"《灵枢·邪客》："天有六律，人有六府。"正因如此，中国古代音乐疗法，也常称为乐律疗法。

（何裕民）

xíngtǐyì

形体异（body difference）

自我对躯体内部及外部感觉的统称。如饿觉、渴觉、胀觉、坠觉、平衡觉、运动觉等。又称身识、触觉、躯体觉、骨体肤理辨等。这些感受均反映着内在功能变化或肌肤接触时获悉的重要信息，虽带有某些不确定性，且易被外部感觉所掩盖，却揭示着肉眼难察的内在变化或感受。它们既是中医学的重要理论认识，也是中医临床辨证施治的一大依据。

中医学对身识等有着较多认识。文献中有大量内容涉及触觉、痛觉、机体觉和温度觉等主要触觉类型。《素问·举痛论》讨论了14种疼痛的临床表现、辨证要点和病因病机等，以及不同体质类型的人对疼痛的耐受差异等问题。切脉就是利用触觉的一大典范。古代医学家不仅区分出数十种脉象，并可通过变换触点和压力，悉心体察，而有浮、中、沉3法。尺肤诊则主要是辨温度觉，除正常肤温外，还可分辨出寒、凉、温、热数种。这些也是中医诊断学的重要内容之一。

（何裕民）

wǔzàng kāiqiàoshuō

五脏开窍说（theory of the relationship between five zang-viscera and orifice）

中医学对五脏与人体官窍关系的理论。包括：肝开窍于目、心开窍于舌、脾开窍于口、肺开窍于鼻、肾开窍于耳。它既是五脏阅五官的具体体现，参与丰富感觉信息的处理分析；又存在生理病理上的反馈/负反馈机制，互为因果，形成复杂的生理病理现象。

（吴艳萍）

fèi kāiqiào yú bí

肺开窍于鼻（lung opening at nose）

肺主呼吸，通过鼻与自然界相贯通，肺之经脉与鼻相连，肺的生理和病理状况，可由鼻反映出来。语出《素问·金匮真言论》"肺开窍于鼻"。中医学理论中，五脏各有特指的开窍。开窍，指内在脏器特异性地通过一些特殊器官（官窍），与外界相贯通、联系。

《灵枢·口问》曰："口鼻者，气之门户也。"肺主气，司呼吸，鼻窍即为肺呼吸的通道。肺气贯通于整个肺系，上达鼻窍，与大自然贯通；肺气充沛，则肺气之宣降功能正常，鼻窍得以濡养，气道得以通畅，呼吸顺畅。南宋·严用和《严氏济生方·鼻门》："夫鼻者，肺之所主，职司清也，调适得宜，则肺脏宣畅，清道自利。"而若肺气虚弱，卫表不固；或鼻窍失养，即可导致鼻病，影响肺气之吐纳及宣发肃降。《灵枢·本神》："肺气虚则鼻塞、不利、少气。"隋·巢元方《诸病源候论》："肺脏为风冷所乘，则鼻气不和，津液壅塞而为鼻齆。"

《灵枢·脉度》曰："五脏常内阅于上七窍也：故肺气通于鼻，肺和则鼻能知臭香矣"，提示肺鼻的共同作用下，可以主嗅觉。肺鼻功能和谐，嗅觉才能正常。而肺主人之宗气，《灵枢·邪气脏腑病形》肺"其宗气上出于鼻而为臭"。《诸病源候论》也说"肺主气，其经手太阴之脉也，其气通鼻。若肺脏调和，则鼻气通利，而知臭香"。

此外，肺鼻协调还有助发音。《素问·六节藏象论》："天食人以五气，地食人以五味。五气入鼻，藏于心肺；上使五色修明，音声能彰。"《灵枢·五阅五使》："鼻者肺之官也……故肺病者，喘息鼻张。"临床上，肺鼻相通且密切协调：肺的某些病变常反映于鼻，如肺气不利则鼻塞，肺热则鼻涕黄浊等；而鼻的功能也关联到肺。观察鼻的某些异常体征，常可推断肺的病变，如鼻翼煽动，多为肺热；鼻塞流清涕，多为风寒犯肺等。

（吴艳萍）

gān kāiqiào yú mù

肝开窍于目（liver opening at eye）

类同于肺与鼻的关系，肝与目的生理功能和病理变化密切相关联。所谓开窍，指内在脏器特异性地通过一些特殊器官（官窍），与外界相贯通、联系。《灵枢·五阅五使》："五官者，五脏之阅也。目者，肝之官也。"《素问·金匮真言论》："开窍于目，藏精于肝。"《灵枢·脉度》："肝气通于目，肝和则目能辨五色矣。"说明肝与目在生理病理上密切关联。目有疾病多宜从肝着手治疗；肝有疾也每每反映于目，故有"肝开窍于目"之说。肝开窍于目，首先由肝的经脉上连目系所致。《灵枢·经脉》："肝足厥阴之脉……属肝，络胆，上贯膈，布胁肋，循喉咙之后，上入颃颡，连目系"。

理论上，肝藏血，目得血而能视。《素问·五脏生成篇》："肝受血而能视。"肝脏与目在生理病理上关联性通过血而强化。清·叶霖《难经正义·十七难》："肝开窍于目。闭目不欲见人，肝病也。"

（吴艳萍）

pí kāiqiào yú kǒu

脾开窍于口（spleen opening at mouth）

类同于肺与鼻的关系，脾与口的生理功能和病理变化密切相关联。开窍，指内在脏器特异性地通过一些特殊器官（官窍），与外界相贯通、联系。《素问·阴阳应象大论》："脾主口……在窍为口"；《灵枢·脉度》："五藏常内阅于上七窍也，……脾气通于口，脾和则口能知五谷矣。"《灵枢·五阅五使》："口唇者，脾之官也"，脾开窍于口，饮食、口味等皆与脾之运化功能有关。脾主运化，脾气健旺，则津液上注口腔，唇红而润泽，食欲旺盛，口味正常。口味与脾在生理功能上互相配合，才能完成腐熟水谷、输布精微的功能。脾主肌肉，口唇为脾之外候，故脾的生理病理常可从口唇的变化反映出来。

（吴艳萍）

xīn kāiqiào yú shé

心开窍于舌（heart opening at tongue）

类同于肺与鼻的关系，心与舌的生理功能和病理变化密切相关联。开窍，指内在脏器特异性地通过一些特殊器官（官窍），与外界相贯通、联系。中医学认为舌为心之外候，舌为心之苗。心经的经筋和别络，均上系于舌。心的气血通过经脉，流注而上承于舌，以保持舌体的正常色泽、形态、运动自如，以发挥正常的生理功能。

《素问·阴阳应象大论》："心主舌，……在窍为舌。"舌能辨五味，助食物吞咽；它又是发音的重要器官。它的生理功能与心有密切的关系。《灵枢·脉度》："心气通于舌，心和则舌能知五味。"认为心与舌在生理功能上紧密相连。心的经脉上系于舌，心气充足，心血充盈，上荣于舌，舌才能辨五味；心神健旺，则舌的活动灵活、自如，语言畅利；心之气血充足，则舌色淡红。故有"舌者，心之官"，舌为"心之苗窍"等说。临床上，察舌可以部分地测知心（脑）的生理功能和病理变化。心（脑）的功能正常，则舌体红活而荣润，柔软灵活，味觉灵敏，语言流利，反应敏捷。若心（脑）有病变，则可以从舌上反映出来。

（吴艳萍）

shèn kāiqiào yú ěr

肾开窍于耳（kidney opening at ear）

类同于肺与鼻的关系，肾与耳的生理功能和病理变化密切相关联。所谓"开窍"，指内在脏器特异性地通过一些特殊器官（官窍），与外界相贯通、联系。《灵枢·五阅五使》："耳者，肾之官也。"《灵枢·脉度》："肾气通于耳，肾和则能闻五音矣。"《素问·阴阳应象大论》："肾主骨……在窍为耳。"《灵枢·海论》："髓海不足，则脑转耳鸣。"肾藏精，精生髓，髓聚于脑，精髓充盛，髓海得养，则听觉才会灵敏。托名战国扁鹊的《难经·四十难》有"耳为肾之外候"，故称肾开窍于耳。临床上，肾与耳的关系的确特别密切。例如，急性或慢性肾衰竭或不及，常会出现暴发性耳聋；老年耳背失聪，往往是肾虚的表现之一。因此，中医学常把耳的功

能（听觉）变化，视为推断肾气盛衰的一个标志。而且，在形态学研究中也发现：胚胎发育过程中肾实质的一些重要组织与内耳具有某种同源性。

（何裕民　吴艳萍）

zhōngyī rènzhī zhìhuìshuō

中医认知智慧说（cognitive and wisdom theory of traditional Chinese medicine）

中医学关于记忆、思维及智慧等产生过程及其相互关联性的理论认识。其中，感知觉包括感觉和知觉，两者既前后贯联密不可分，但又是性质不尽相同的两种心理活动和过程。中医学认为，感觉过程中，虽有"心有征知"，五脏的"内阅"等参与其间，但感官起着更大的作用；而认知过程中，则"心有征知"是主导性的，常起着举足轻重之功。故战国·荀况《荀子·解蔽》有"心不使焉，则白黑在前而目不见，雷鼓在侧而耳不闻"之说。

对于记忆和思维等过程，《灵枢·本神》有一段经典而精辟论述："所以任物者谓之心，心有所忆谓之意，意之所存谓之志，因志而存变谓之思，因思而远慕谓之虑，因虑而处物谓之智。"不仅阐述了记忆、思维、想象、智慧及意向性活动的产生过程，并探讨了各心理活动之间内在的逻辑联系。

（何裕民）

jì

记（remember）

对事物的识别和记住，并形成一定印象的过程。是记忆过程的第一个基本环节，具有选择性的特点，是记忆的前提与关键。记忆的基本过程由识记、保持、回忆和再认3个环节组成，识记是记忆活动的开端。

脑主先天之神，脑髓来源于

先天之精，"脑为髓海"是以肾之所藏先天之精为基础的外延。清·林佩琴《类证治裁·健忘》："脑为元神之府，精髓之海，实记性所凭也。"指出脑为"记性"的功能承载器官，脑主记忆。肾精不足，髓海失充，会导致脑神机失养，记忆力减退而健忘。所以，脑神与记忆功能的产生、维持有着密切的关系。然而，脑为"元神之府"建立在心神主宰脑神的基础之上。与脑主先天之神相对，心主后天之神，人体的心理活动由心统帅，当人体面对外界事物或者环境刺激时，首先由心作出感应和应答，产生一定的印象和识记。

（何裕民）

yì

忆（recall）　思念、回想。北宋·陈彭年、丘雍编修《广韵·职韵》云："憶，念也，记也。"《黄帝内经》有"心有所忆谓之意"。从文字学的研究看：忆，回忆、忆想、念想之意；即心在"任物"过程中而形成的记忆和回忆。心的"任物"功能即心有接受外来信息，感知、感应外在事物的功能。现代心理学认为对外界信息的接收一般是脑的功能。在中医学中，脏腑的划分一般是以功能为边界而非实质脏器，故一般将脑的功能归于心。心（脑）为五脏六腑之大主，君主之官，主管人的精神意识和神志活动。心（脑）接收外来信息，感受、感知外界事物所产生的记忆和回忆，往往又会给人带来多种经验、心得、创伤等，对大的思维、情感和行为等均具有重要的意义。

忆源自之前经由"任物"而留下来的回忆。西方关于此的心理学观念："人是其自身经验的混合物。"西方心理学中，这是一个基准点与起点，为精神分析学派的核心观念。其关注点就是一个人成长历程中积累在潜意识中的东西，常决定了人一生的命运。人是经验的混合物，是说人之所以有今天的思维、情感和行为的一系列模式，它的原因在于人的经验历程。忆，可以说是认知过程中的一个重要环节。

（何裕民）

cóngyìdàoyì

从忆到意（from recall to consideration）　心脑感知刺激后产生的思维活动的初级阶段，萌发出一些意念。此处的意，既有记忆之义，又含注意之义，表现为对某物的指向和集中。而注意和记忆有着内在联系，都是进行思维活动的前提。明·张介宾《类经·藏象类》："一念之生，心有所向，而未定者，曰意。""心有所忆谓之意"专列，突出了意与心的关联性，体现出记忆思维等活动（意），依赖于心之实体；启动于接受刺激（任物）后逐步展开的系列过程（见忆、意）。

（何裕民）

cúnyìwèizhì

存意谓志（from consideration to will）　意进入志的阶段后，有了很大的升华，形成了坚定不移的志向性追求。明·张介宾《类经·藏象类》："意已决而卓有所立者曰志。"战国·墨翟《墨子·经上》："勇，志之所以敢也。"《墨子·修身》："志不强者，智不达。"《灵枢·本藏》："志意者，所以御精神，收魂魄，适寒温，和喜怒者也。"强调志意可驾驭其他心理过程或活动。

（何裕民）

zhìbiànwèisī

志变谓思（from will to thought）　其反复计度思忖（志），产生了思维活动的初步结果（思）。志与认知过程有关，亦是认知活动的产物。有了志向性追求，人可进行思维活动。而"思维则或迁或改"。识记虽定，仍"复有反复计度"。故《灵枢·本神》说："因志而存变谓之思。"强调在志向性追求过程中，反复计度推敲，遂产生了思维活动的某些初步结果。

（何裕民）

lǜ

虑（anxiety）　疑虑不断产生，又不断消解；在这过程中，思考日渐成熟。思维是人脑对外物概括的、间接的反映。思考过程常离开具体事物，借助了形象、概念、词语等，故曰"因思而远慕"。在由近及远，从具体到抽象的推敲琢磨过程中，常会伴生各种疑窦和顾虑。如明·张介宾《类经》中："深思远慕，必生忧疑。"这就是虑。故曰"因思而远慕谓之虑"。这又比"因志而存变"的初步思考结果进了一步，因为在疑虑中"深思远慕"，有了深刻反复的思忖、推敲、计度，思维的初步结果更成熟了。

（何裕民）

zhì

智（wisdom）　掌握了许多事物的内在规律和特点，并可由此及彼，认识他物。如《灵枢·本神》曰"因虑而处物谓之智"。战国·荀况《荀子·正名》曰："知有所合谓之智。"即知须与客观事物相合。晚清民国时丁福保编辑的《道藏精华录·诸真语录》也说"事无不知谓之智"。思并非就是知（智），只能通过"思虑而求知之"（《荀子·性恶》）。借助思维的不断深化，才能达到智。产生忧疑，并非坏事。从无疑到有疑，是认识的深化；再到疑释，更是飞跃。这是思维过程的自然规律。经过深思熟虑，疑窦渐释，心中遂明，并由此找到处理问题的恰当方式和途径，此时，即达到了智。故明·张介宾云："疑虑既生，而处得其善者，曰智。"合此数论，"智"之概貌可谓全也。

古贤常说："人为万物之灵"，人"最为天下贵"。因为"人为贵，贵其识知也""人，物也，万物之中有智慧者也"（东汉·王充《论衡·辨祟》）。故《灵枢·本神》把"智"视为认知过程的最高阶段。

（何裕民）

xìng qíng yù xuéshuō
性情欲学说（theory of sex, love and desire）
中国传统文化对人的精神心理中性、情、欲相互关系，及三者在对生命的维持和健康疾病中不同意义进行阐述的理论。性情欲三者虽不能说是对精神心理活动的系统分类，却因涉及精神心理活动中最基本、最重要问题，故是古代贤哲及中医学家重点探究的命题。它亦关系到人的心身健康。战国·荀况《荀子·正名》中"性者，天之就也；情者，性之质也；欲者，情之应也"之说，开创了讨论性、情、欲三者相互关系之先河。

（何裕民）

xìng
性（nature）
人及事物的本质。结合历史言，人之性，在中国传统文化中博大精深。始自先秦，贤哲们对此便纷纷作出阐述。与心身健康关系密切的性，大致有以下几层含义。

自然质性 指源自人之动物天性，亦可称为生（动）物本能、天性、气禀之性、天命之性。战国·孟子《孟子·告子上》："食、色，性也""生之谓性"，战国·荀况《荀子·正名》："生之所以然者谓之性""性者，天之就也"，《荀子·性恶》："今人之性，饥而欲食，寒而欲暖，劳而欲休"，南宋·陈言《三因极一病证方论》（简称《三因方》）："七情，人之常性。"诸如此类，都是指人的生物学质性。它与生俱来，与生命的维持和延续休戚相关；可视作动物生存本能的一种发展或进化。

气质之性 指个体的特性，内含智力、性格、气质等，类似于现代心理学所说的人格（个性）概念。对此，先秦学者已有涉及。荀子谓"注错习俗，所以化性也"（《荀子·儒效》）便有此意。《素问·至真要大论》谓："性用有躁静"，晚清民国时丁福保编辑的道家著作《道藏精华录·七部语要》中有"性有愚智……夫清净恬和，人之性也""人性怀慧"等阐发，均属此类。南宋朱熹提出了"气质之性"概念，认为"人所禀之气虽皆是天地之正气，但衮来衮去，便有昏明厚薄之异……便自有美恶"。并主张："学以变化气质。"（南宋·朱熹《朱子语类·卷四》）指出人性仍有改变的可能。

人的此等之性，既与禀赋有关，因禀气偏秉所造就，但又有习得性特点，是禀赋加习性而成。朱熹在《宋文公文集》中指出"习染"是人性形成和改变的重要途径。"变化气质方可言学。"清·王夫之《尚书引义·卷三》亦强调："性……日生则日成也。"《思问录·俟解》："性者天道，习者人道。"《道藏精华录·七部语要》亦说："人性怀慧，非积学而不成"。通过学习，可改变人之禀性。而后天的各种社会人伦因素亦可影响人之禀性。《灵枢·师传》所说"王公大人，血食之君，骄恣纵欲，轻人"，可为一证。

性爱之性 专指与性爱、性欲有关的性。此用法早期，偶有所见。如东汉·班固《白虎通·嫁娶》："情性之大，莫若男女，……人承天地，施阴阳。"孟子的"食、色，性也"。色亦即性欲、性爱，这也许是使它们发生联系的文化源头之一。性欲、性爱本系趋于成熟之男女的生物质性之一。其自然萌生，萌动时往往掀起强烈的情欲冲动，故后世以"性"指代性欲、性爱、性行为日见增多。但归根寻源，性爱之性仍属于自然质性范畴。

此外，还有人伦道德之性，即仁义礼智信等。争辩甚多，因其主要属社会道德范畴，与形神健康的关系比较间接。

人的生物质性和个体特性，既与遗传相关（禀气偏颇），又有习得改变的特点。这两种"性"并非截然可分，而是相互影响、相互制约。

（何裕民）

qíng
情（emotion）
见情志。

（何裕民）

yù
欲（desire）
希望、想要。指人的"欲望""欲求"等。战国·荀况《荀子·礼论》："人生而有欲""欲不待可得，所受乎天"。《荀子·荣辱》："凡人有所一同：饥而欲食，寒而欲暖，劳而欲息，好利而恶害，是人之所生而有也，是无待而然者也，是禹桀之所同也。"此"欲"同样与自然质性相关，为性（自然质性）的一个组成部分。也是后世"欲神"概念的源头。

人的欲求具体表现不一。凡主观上企求的满足或驱使人们为达到某一目的而进行各种努力的心理动因，都属于"欲"的范畴。其中，一些欲望满足后，又会产生新的更高层次的欲求。故元·朱震亨《格致余论》曰："人之情欲无涯。"

（何裕民）

性情欲互动关系（interaction of sex, love and desire）　中医学关于自然质性、情绪及欲望冲动之间关系的理论解释。性（自然质性）乃天生的，情是性之组成，欲是情对事物作出的反应。战国·荀况《荀子·正名》："性者，天之就也；情者，性之质也；欲者，情之应也。以所欲为可得而求之，情之所必不免也。以为可而道之，知所必出也。故虽为守门，欲不可去，性之具也。虽为天子，欲不可尽。欲虽不可尽，可以近尽也。欲虽不可去，求可节也。"概言之，情指偏于主观的一种心理冲动，欲则是基此而向客观转化的确定性倾向。追求欲望兑现过程中，必然产生情绪活动，即便是低卑的门卫，亦无法摈弃欲望，此乃人之自然质性所具备的；即使是至高无上的帝王，欲亦不可能完全得到满足；但可接近于满足；去欲不能，亦可以有所约束和节制。《荀子·天论》又曰："人生而有欲，欲而不得，则不能无求；求而无度量分界，则不能不争；争则乱。"此争乱，不仅指人际冲突、道德悖背和社会矛盾，同样也包括情欲过分对自身躯体和情性造成的可能戕损。故唐·王冰注释《素问·上古天真论》时指出："快于心欲之用，则逆养生之乐也。"

相互制约、相互促进　晚清民国丁福保编辑的《道藏精华录·七部语要》中，对性、情、欲之间的互动制约关系作了精辟比喻："人之禀气，必有情性。性之所感者，情也；情之所安者，欲也。情出于性而情违性，欲由于情而欲害情。情之伤性，性之妨情，犹烟冰之与水火也。烟生于火而烟郁火，冰生于水而冰遏水。故烟微而火盛，冰泮而水通；性贞则情销，情炽则性灭。"此比喻是深刻的。然而，此"性"含义广而较为抽象，不仅指情欲所出的自然质性和可影响情欲的气质之性，亦暗含社会人伦道德之性等在内。

如何协调三者　中国古代贤哲还阐释了性情欲互动的特点。

首先强调在这过程中"心为之择，定其欲恶而取舍，制礼义以分之"。既然情欲是人的自然质性，无法去除，亦无法尽欲，且有时可引发"争""乱"等冲突，包括戕害情性和身心，如何协调性、情、欲之间的互动关系，避免冲突，就成了众多哲贤（包括医家）关注的问题。

荀况主张"见其可欲也，则必前后虑其可恶也者；见其可利也，则必前后虑其可害也者；而兼权之，熟计之。然后定其欲恶取舍；如是则常不失陷矣"（《荀子·不苟》）。情也同样，《荀子·正名》曰："情然而心为之择，谓之虑。"即首先对自然萌动的情欲要借助心加以考量、权衡、熟计、选择，择其可行而求之。不可全凭本能的野性冲动而不顾后果。这已开子后世理学讨论人心、道心与人欲关系之先河。

其次，他进一步指出"故制礼义以分之，以养人之欲，给人之求，使欲必不穷乎物，物必不屈于欲，两者相持而长"（《荀子·礼论》）。既不因物匮乏而使情欲受限，又要以社会伦理加以规范、约束（制礼义以分之），使"两者相持而长"。这一认识极其深刻，较之欲恶论、纵欲论、寡欲论、禁欲和无欲主义等，都要合理得多，有利于人们尽可能避免因性情欲的冲突所引发的心理异常和心身疾病。

中医学家对性、情、欲的主导性观念是节欲、少欲。认为情欲系人之常性，既不可无，又不可纵。因为情欲波动危害甚大。《黄帝内经》推崇"志闲而少欲，心安而不惧，形劳而不倦，气从以顺，各从其欲，皆得所愿。故美其食，任其服，乐其俗，高下不相慕，其民故曰朴"（《素问·上古天真论》）。这一观点是中医学界的主旋律，它更多地接受了老庄道家寡欲思想之影响。

情欲有善恶之分　中国古代贤哲分析指出：情欲有善恶之分，发而中节得其正。如朱熹对性、情、欲也有深刻的阐述。他认为"喜怒哀乐，情也，其未发，则性也"（南宋·朱熹《中庸章句》注）。性是静也，其发动为情。朱熹又分析了性、情、欲与"心"的关系。喻之曰："心如水，性犹水之静，情则水之流，欲则水之波澜。"（《朱子语类·卷五》）情，只是水之流；欲，却是水之波澜；欲是比情更为激烈炽热的心理活动。即使是欲，朱熹认为还可进一步作出区分："波澜有好底，有不好底。欲之好底，如我欲仁之类；不好底，则一向奔驰出去，若波涛翻浪；大段不好底欲，则灭却天理。如水之壅决，无所不害。"（《朱子语类·卷五》）就是说，有好的欲，其中既包括"饥而欲食，渴而欲饮"等与生命延续相维系的需求，也包括欲仁、欲善等合乎人伦天理之欲。不好的欲则为人欲、私欲、物欲，非分之欲，过度之欲求。"饮食者，天理也；要求美味，人欲也。"（《朱子语类·卷五》）后者便属"不好底欲"。

情也有善恶之分，如愤怒之情（"血气之怒"）为恶，义愤之情（"义理之怒"）为善。前者不可有，后者不可无。善的情欲，发而中节的情欲，是人不可少的；恶的情欲，发而太过的情欲则波及人心之正，可导致危害，引起一系列人伦道德和身心健康问题。"心有喜怒哀乐则不得其正，非谓全欲无此。此乃情之所不能无，但发而中节则是；发不中节则有偏而不得其正矣"（朱熹《中庸章句》）。对于好的情欲，不主张采取措施，可顺其情性。而对于不好的欲，动而失中节之情欲，则主张"存天理，灭人欲"。具体可通过"敬"和"学"两条途径，提高自身认识水平，加以"惩室消治""人之心性，敬则常存""敬则天理常明，自然人欲惩室消治"（《朱子语类·卷十二》）。"既知学问，则天理自然发见，而人欲渐渐消去"（《朱子语类·卷十三》）。其次，还可通过其他手段来养性情以去"不好底欲"。如"以为歌舞八音之节，可以养人之性情，而荡涤其邪秽，消融其渣滓"（《论语·泰伯》朱熹注）。元·朱震亨就是在朱熹的观点基础上，提出了"疏泄""人心""道心"等说，从而草创了为中医学家所遵奉的中医本能结构说。

（何裕民）

zhōngyī běnnéng jiégòushuō

中医本能结构说（theory of instinctive structure in traditional Chinese medicine） 中国本土

关于本能问题较为系统的理论。它发轫于先秦，成熟于元明。前述的性情欲理性认识，是本能结构说的直接来源。元·朱震亨及其诸弟子私淑朱熹等的理学传统，并承启其相关学识，结合临床实践，建构了中医学的本能结构说。此学说一俟确立，便对后世学界产生巨大影响，成为人们在探讨临床形神问题及情志病症时的指导思想。

（何裕民）

běnnéng

本能（instinct） 生来就具有的内在特征及倾向。它既缘于人本身的动物属性，同时也是一类心理活动和行为反应模式；又与人的社会属性有着千丝万缕的联系；且受制于个体生存的社会环境及文明规范。本能涉及性、情、欲等诸多命题；本能与理性，欲求与现实，动机与行为之间的冲突，是多种心身障碍、心身病症和临床心理问题的深层次根源。

在奥地利精神病医师、心理学家西格蒙德·弗洛伊德（Sigmund Freud，1856~1939年）等西方学者的理论中，本能主要属于潜意识范畴。中国传统文化中，虽没有明确的潜意识一词，但宋明许多学者（尤其是朱熹、张载等）在对梦的探讨中，在继承先前认识的基础上，提出了诸如"神蛰、神藏、无接、缘旧、志隐"之类近似的概念或术语。对此，现代学者刘文英指出："神蛰、神藏一类概念，虽然就其抽象程度尚未达到潜意识概念的水平，但与之相联系的许多规定，诸如形闭、无接、缘旧、志隐等，却大大超出了潜意识概念的范围。"这些为中医本能学说的确立提供了理论思想基础。

中医学界受程朱理学的启发，

元明时期逐渐确立了以肝主疏泄为主体的本能说，创新了人欲、欲神、相火、疏泄等诸多概念，并形成了条达、舒畅、升发、相火、君火、道心、人心、闭藏、郁滞等一系列专业术语，逐步建构起成体系的中医本能结构理论。

（何裕民）

rényù

人欲（human desire） 人的欲望嗜好。首见于《礼记·乐记》："人化物也者，灭天理而穷人欲者也。于是有悖逆诈伪之心，有淫泆作乱之事。"意即人的欲望过度，为所欲为，则嗜好泯灭天理，危害不浅。《黄帝内经》针对于此，有大量的针砭告诫。人欲，类同于欲、欲神。宋明时期重新成为学者关注的重点。程朱倡导"存天理，灭人欲"。南宋·朱熹《朱子语类·卷十一》指出："圣贤千言万语，只是教人明天理，灭人欲。"遂成为理学的核心思想之一。其中心思想是，人欲不可免，但对人的欲望需掌控一个度。

（何裕民）

xiānghuǒ lǐlùn

相火理论（theory of ministerial fire） 中医学关于生命原动力的一种理论解释。中医学认为，人体存在一种本原性的"动力（火）"，它推动各项重要的生理功能，包括各种情欲等，遂为生命原动力；此火又易轻举妄动，危害健康；故把此原动力称为相火。其为元·朱震亨所提出的中医理论之一，朱氏将此动力命名为相火，写下著名的《格致余论·相火论》。其实，相火主要是指人源自自我本能的情欲等，可视为人欲（欲）的同义词。而原本相火一词，出自《素问·天元纪大论》："君火以明，相火以

位。"本意是指与君火相对而言的一类动力，这是一种比拟化的表达。此处，君指最高主持，君火指掌控事物生长变化的最高决策者（也与后世说的"天理"暗合），所以说"君火以明"；相即宰相，相火暗喻宰相的动机与能力，是在君主宰下具体完成推动自然界生成、发育、变化之动力，故曰"相火以位"。意即其应在"君火"的掌控下，守其位地行使原动力之类的推动作用。此说暗喻：相火（人欲）应在君火（天理）的掌控下行事。

相火与情欲　朱震亨对人之本能的两重性及其与健康和疾病的关系有着深刻理解。宗理学的"人欲说"，指出"人之情欲无涯""夫温柔之盛于体，声音之盛于耳，颜色之盛于目，馨香之盛于鼻，谁是铁汉，心不为之动"？这些本能性的情欲（人欲）冲动，与人之自然质性相关联，是抑之不得，纵之为害的；且正是依赖这类冲动，人得以生存和充满活力，种系赖以延续（"人有此生，亦恒于动"）。朱震亨借用《黄帝内经》中的术语"相火"，来表征这种冲动。"人非此火（相火），不能有生"。但相火又有着两重性：一方面，是生命个体及种系延续的内在动力；另一方面，本能性欲求冲动（相火），常易妄动，"相火易起，……妄动矣"。频繁、强烈的欲求冲动，损形折寿。故有"相火，元气之贼"之说。朱氏遂主张对相火要有所掌控，既不可令相火泯灭（生机会大受影响），又不能让其妄动（干扰正常功能）；应使其成为生生不息之"少火"，而不是肆意妄行之"壮火"。而少火、壮火也是《黄帝内经》比拟性地提出的两个重要概念：

少火指恰到好处，不亢不卑的生理活力；壮火则是指亢奋有余，超越了代谢需求的过分之功能活动，且往往会成为病理性的；强调了相火的两重性特点。

相火与肝肾功能　朱震亨进一步把相火与肝肾联系起来，指出"肝肾之阴，悉具相火"。缘由有二：①生命之动力及生命之本，特别是生命之延续，根源在于肝肾（主要是肾）。②从肝主升主动，喜外达，恶抑遏特性出发；各种欲求都有类似特点，都是由内而外；且都由肝之升发所引动。朱氏阐发"主闭藏者，肾也；司疏泄者，肝也。二脏皆有相火。而其系上属于心。心，君火也，为物所感则易动。心动则相火亦动，动则精自走，相火翕然而起，虽不交会，亦暗流而疏泄矣"。这里表面上讲的是性欲释放过程及其机制，却形成了中国"本能说"之雏形。相火（本能性欲求），根于肾，为肝之升发所引动（即欲神）；"其系上属于心"，心感物而易动，又涉及识神。各种欲望冲动、本能活动，既发端于心的感知（识），又应受制于心（此处含识神、君火之意）的认知与思维活动等，从而构成了一个涉及本能（性、情、欲等）的内在相互关联的结构。

相火与疏泄　朱震亨在阐发相火时，两次提及了疏泄"主闭藏者，肾也；司疏泄者，肝也。二脏皆有相火。而其系上属于心。……心动则相火亦动，动则精自走，相火翕然而起，虽不交会，亦暗流而疏泄矣"。这里的疏泄，即疏通发泄。或更直白地说，情欲释放，精液排泄。按其原意：相火动，才会有疏泄；相火为主，疏泄为从。但晚明以后，相火说逐渐退出/淡出专业文献，疏泄说

成了主流性认识。到了现代，疏泄成为公认的藏象学说之核心要点。其实，就本意而言，两者都是对本能（欲）的表征，但学术地位却前后颠倒。究其原因，大致有3点：①相火虽脍炙人口，但太俗了，民间一谈"相火旺"，就联想到"性欲亢奋"，故君子不齿。②疏泄似可更好地表征本能及其所涉及的各方面活动和表现。③相火，总有火之征象，而很多情况下，本能受压抑，非但没有火热之征象，而见一派寒凉、低落、虚损之象。故疏泄一词，似乎词更可达意些。

其实，疏泄一词，与相火一样，都是朱震亨借用《黄帝内经》原有之词而赋予新含义的。《素问·五常政大论》云："发生之纪，是谓启陈，土疏泄，苍气达"，并无后世之意，只有疏通发泄之意。但朱氏借此来表达新的、更广的词意。

(何裕民)

shūxiè lǐlùn

疏泄理论（dispersion theory）

元·朱震亨《格致余论·阳有余阴不足》："主闭藏者，肾也；司疏泄者，肝也。"后世据此而有肝主疏泄一说。通常此说可解释为：肝主疏泄，有疏通气机、促使气血畅行功能、调畅情志、促进脾胃运化和胆汁分泌、促进性及生殖功能等的生理效用。

疏泄的含义　字面之意为疏通发泄，引申为推动促进。按中医学理论，疏泄所推动的，大致分两类。

其中一类主要涉及3方面：①调畅情志，使人愉悦快乐（情）。②促进食欲良好（食）。③性功能勃勃有生机（色、性）。食、色、情，皆本能欲求。三者又相互关联：食，维系生存；食之满足，

既令人得以活着，使人产生愉悦；在条件成熟时，又滋生色与性（延续后代）。而性之满足，亦令人舒畅满足，食欲良好。情，本身就建立在所愿已遂的基础上，愉悦又助食欲大增，性欲勃发。食、色（性）、情之三者，涵盖了人最基本且最重要的本能（人欲），相互关联和促进。

与此同时，疏泄还推动着：①气机调畅。②津液与血液的输布畅达。③脾升胃降，胃纳脾运。④胆汁分泌排泄正常。⑤男精女血，按时而行。其中，气机指气的升降出入之运行。有赖气机之调畅，诸脏腑经络器官等的功能活动，才得以顺畅正常。故第一、第二个环节，决定着全身各项功能的正常与否。第三、第四个环节，决定着消化功能是否健旺。第五个环节，则决定着性及生育功能是否良好。这些，综合性地奠定了本能性欲求的脏腑气血之生理基础。

疏泄既与食、色（性）、情等本能活动相关联，又与诸多脏腑气血生理功能相维系。这，体现了内在功能高度的整体性、整合性、关联性、形神合一性。

疏泄与气机　中医理论认为：内在诸多功能整体协调的关键性枢纽是气机，以上各环节中，调畅气机最为重要。气机调畅，作为一种稳定、和谐的基本功能状态，影响着众多生命活动及过程。气机，类似于现代医学的支配内脏的自主神经 - 内分泌轴，且偏向于自主神经系统。气机紊乱，可类似地看作自主神经系统功能（自主神经 - 内分泌轴）之失调。临床上，其之失调确与本能欲求及诸多内脏功能失常休戚相关。中医学调理气机之方法，也确有稳定自主神经系统功能及协

调自主神经 - 内分泌轴的良好效果。因此，"疏泄"的核心，是通过疏通发泄之性，以调畅气机，协调并整合着本能欲求与脏腑气血生理之间的功能状态。故中医学强调，气机逆乱，百病生也。

宋明以后医学界把行使疏泄功能看作肝的主要生理职能。中医理论素来认为"肝为刚脏"，其本性刚烈特强，极易萌动勃发，酷似"武夫"，故《黄帝内经》喻肝为"将军之官"。其性喜升动而外达，喜条达而恶抑遏；如同树木，好在自然空间中任意舒展、发散，枝叶条达。犹如春天的生发冲和之气，利于四季万物生长一样。借助类比推理，宋明后医家遂把具有上述特性的肝，与疏泄及气机等的概念相联系，提出肝主疏泄。肝之萌动升发、舒展外达之性，有助气机之条达，本能之勃发冲动，亦可助气血宁和，五脏安康，遂各项生机健旺。

其实，疏泄与肝相关联，具有颇深刻的文化意蕴。中国传统文化认为：凡生物（含人、动物、树等一切生物）皆有其源自生物质性的本能冲动，这类冲动是生命内在动力，维系着该生物的生机。在人类，这类本能抑之不得，纵之为害；其每每表现为由内（内心）向外（外界）的追求、索取等（见欲）。疏泄便含蓄地意指这类冲动。因肝性喜升动，类似于春的生发之气而有冲和之性，故这类冲动为肝所主（肝主疏泄）；一身之生机也就系于肝。"食、色，性也"，饮食男女是最基本的本能冲动。最早提出肝主疏泄说的朱震亨，正是在讨论性欲时，提及"司疏泄者，肝也"。疏泄也与饮食正常与否密切相关。又因欲求冲动的满足遂愿与否，常伴随着情感上的体验，故肝主疏泄

又和情志调畅有关。

疏泄属肝，肝主管着人的生物本能，并借此同步地疏通气机，调畅气血运行，它属人的一大类重要的生命现象和生理过程。且元明以后，疏泄理论逐渐成为中医情志学说的核心思想之一。

后世演变　历史地看，疏泄、相火都是指代本能的；但疏泄日趋成为表征本能之主导，却体现着中医学家认识之升华。主要体现在两方面：①从本能较多地着眼于欲（性），转向更多地关注情（情志/情绪）；不仅元明以后医学文献中涌现了大量讨论内伤七情、七情致病机制等（如"郁为百病之源"）内容，情志致病也在人们关注下，尤其显得多发；从而促使中医情志学说得以完善。与此同时，讨论性欲等，则相对趋于冷寂。这不能不说是种进步。至近现代，人们更看重"情"之问题。现代学者李泽厚更是直接提出"情本体"之命题。②疏泄，日趋成为最重要的概念，也促使人们意识到可借助改善疏泄这一关键环节，通过种种方法，对本能加以自我控制和自我调节。相火/疏泄理论揭示本能之冲动，上系于心，受制于心识，故学识的、认知的、自我修养的，都有助于调控，朱震亨总结的对本能的多环节防范约束机制，就是这方面努力的成果。本能欲求与肝肾有关，又有着气机等生理基础，通过药物等的调整，也能够起到很好的作用。这一时期问世的逍遥散，就是恩泽于后世的代表性方药。

（何裕民）

běnnéng tiáokònglùn

本能调控论（theory of instinctive regulation）　中医学针对本能性欲求容易亢奋过激之情景，

制定的一套防范约束机制。鉴于因欲求冲动太多，相火过亢，疏泄失调而引起的病理情况普遍存在，元·朱震亨提出一整套控制欲求频繁萌动（疏泄太过）的防范约束机制，不仅使中医的本能结构说趋于自洽完善，而且具有现实的操作及指导意义。

减少刺激　朱震亨认为，防止相火妄动，欲求偏亢，对本能适作约束的具体措施首先是"不见所欲，使心不乱"。亦即外界各种令人眼花缭乱的刺激最好有所规避，减少"识神"受刺激的概率，从而减少诱发妄动的可能性。他认为理想的是回到春秋·老子《道德经》所推崇的"塞兑闭门"之境界，如此能使内心静谧，心绪安宁，识神不被骚扰，欲神不被诱起，相火则不易妄动。

令心主静　是"令人心主静"。前者"不见所欲，使心不乱"是消极被动的。他还强调要"教人收心养心"。所谓收心，指兴趣有所收拢，聚焦于学识礼仪等方面。也包括尽可能减少或避免与外界声、色、馨香等刺激的频繁接触。所谓养心，含义精深。朱震亨向往《黄帝内经》所描述的"圣人"生活准则，并引北宋·周敦颐《太极图·易说》："圣人定之以中正仁义而主静，立人极焉。"也就是借儒家，包括新儒家（理学）的教义来熏陶心，强化自身内在的管控力量，从而能自发地抵制和约束本能的欲求冲动，即自我主动克制、削弱相火之妄动。南宋朱熹等的教诲，朱震亨特别强调，加强自我学习修养，优化气质，是令"人心主静"的重要环节。

听命于道心　强调"人心听命乎道心"。围绕着本能与收心养心问题，朱震亨《格致余论·相火论》进一步引进了人心、道心

等概念，指出"善处乎（相）火者，人心听命乎道心，而又能主之以静，彼五火之动皆中节，相火惟有裨补造化，以为生生不息之运用耳"。并引朱熹语"必使道心常为一身之主，而人心每听命焉"，以作依据。

所谓人心、道心，出自先秦历史文化汇编《尚书·大禹谟》："人心惟危，道心惟微。"对此说宋以前争议不大，宋以后争议颇大。在此，可借类似的弗洛伊德本能结构说作出阐述，因为东西方这两种学说有暗合之处。可以说，朱氏论述中的"相火"，与奥地利精神病医师、心理学家西格蒙德·弗洛伊德（Sigmund Freud，1856~1939年）所说的"本我"（id）类同，指缘于本能的寻求欲望满足之动力，可视为生命内驱力；且主要与性有关[弗氏称（libido，力必多）]。朱震亨所说的人心，指个体清醒的自我意识，与弗氏理论中的自我人格和理性力量，与弗氏所谓的"超我"（super ego）异曲同工。所谓"人心听命乎道心"，就是要使自己的清醒意识（人心），服从于理学家所说的社会文明规范（道心），以达到道心能时时主宰自身的所有行为，包括各种本能性欲求冲动（相火）；再加上"人心""又能主之以静"，主动强化着自身内在的调控作用。这样就可有效防范时时欲动之本能对健康的危害。可见，朱氏制定的防范约束机制包括3大环节：①"不见所欲，使心不乱"。②人心主静。③"人心听命乎道心"。形成了较完整的本能活动结构说。

清泻相火　唯恐仍无法调控强烈的欲望之火，朱震亨又加上了生物学措施，借苦寒之药以泻相火。认为很多情况下上述众多

环节仍不足以驾驭勃勃生机、随时易于妄动的本能（相火）之冲动，故他倡导以知母、黄柏等苦寒药物来"泻相火""坚肾"。所谓泻相火、坚肾，其含意就在于借用药物手段，通过生理环节，减弱本能性的欲求冲动，减少肾精疏泄等（图1）。现代研究表明：知母、黄柏等苦寒类中药可抑制性功能，减少性激素等的分泌，并影响食欲。这就达到了所谓的泻相火，抑欲神之功效。

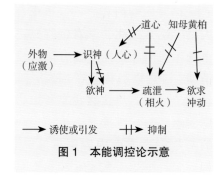

图1　本能调控论示意

（何裕民）

zhōngyī qíngzhì xuéshuō

中医情志学说（emotional theory of traditional Chinese medicine）

中医学及中国传统文化关于情志问题的理论认识。是一大庞杂的学术思想体系，内容丰富。它较为系统地阐发了情志的心理属性特点；纷繁的情感、行为及其生理表现；丰富的情志体验及其表现的大致分类；情志与其他心理活动及脏腑气血等的内在联系；情志之所以产生的机制，其与健康长寿及疾病发生发展或逆转的内在密切关联性；情志所致病症的临床诊治要点；养性（养心、养生）等保健过程中如何对情志加以呵护、保养及兼顾，使大众能够情志"动而中节"；情感丰富且稳定，进而心神康宁，以助于守住健康等的一系列理论及操作问题。

情志学说是中医心理学及中医情志医学等学术思想中的核心内容之一，也是传统文化中关于形神关系等的具体体现。它充分体现了中国传统学术思想的特色及其现代价值，是当今促进健康事业的珍贵思想财富和提升后可以借鉴的操作指南。

（程 羽）

qíngzhì

情志（emotion） 心情、情绪。俗语言"人非草木，孰能无情"。情志（情绪）是人类体验中最中心、最普遍的内容之一。不仅文人墨客特别关注，学者贤哲们也十分留意。《诗经》就有丰富的情绪/情性之类描述，周时《诗经·子衿》："悠悠我心""悠悠我思"等，都脍炙人口。一般的文献中这方面内容更是丰富。如西汉·戴德、戴圣《礼记》有"七情"说，指的是喜、怒、哀、惧、爱、恶、欲。春秋《左传·昭公二十五年》有"六情"说："民有好、恶、喜、怒、哀、乐，生于六气，是故审则宜类，以制六志。"此处，情与志已通用。战国·墨翟《墨子》主张"六辟"说，即"喜、怒、乐、悲、爱、恶"；并强调"必去六辟"。战国·荀况《荀子·正名》主"九情"说，谓："说、故、喜、怒、哀、乐、爱、恶、欲，以心异。"此处说（通悦）、故（通苦、也通痼，有不适之意）。《天论》中，荀子在《左传》"六情"基础上又加上"欲"，主张七情说。可见，早在先秦时期，关于情志的分类，就认识丰富且繁杂，积累了厚重的历史遗产。

历史沿革 中医学讲究形神合一，情志作为神的一部分，对生命过程起着重要作用，故情志也是历代中医学家特别关注的。

《黄帝内经》中情志方面的内容已十分丰富，但"情"与"志"并未合并讨论。情志最早合用的，当是汉末诗词中，古诗十九首东汉《东城高且长》有"荡涤放情志"之佳句。而医学界之合并同论的，则在宋明以后。《黄帝内经》中分别有五脏五志说、七情致病说等理论。此类理论中"情""志"含义类同，故后世常将其视为相同的表达，"情志"一词也就在不经意中得到传播。

情志含义的解析 细析之，"情"，在《荀子·正名》中："性之好、恶、喜、怒、哀、乐谓之情。"如欲对其下定义，可指接受外界事物刺激后引起的喜、怒、爱、憎、哀、惧、恶等的波动及其状态。与它含义类同或部分接近的有情绪、感情、情感、情性、性情、情怀、情义、情致、情操、情谊、情趣、情愫等。其中，与现代认识最为近似的是西方心理学所说的情绪。志，中文本义为志向、心之所向等。东汉·许慎《说文解字》曰："志，意也"，意思是带有情感倾向的志向（意向）性心理活动。因此，很多情况下表明，志、意两字常可通用。但志在古代使用很广，也是个多义词（见志、意之所存谓之志、存意为志、志变谓思）。在《黄帝内经》及后世许多中医学著作中，五志学说中的志，类同于情，情、志在中医学中可以互换。因此，情志统称时都是指情绪类体验，可以近似地借助现代心理学的情绪，来诠释中医学的情志。

在传统文化中，情是一组使用非常广泛而常见的词。包括上述所说的感情、情绪、情性、性情、情义、情趣等；也包括习惯所说的真情实意、情投意合、情景交融等；有时则专指男女相爱的情感状态或其延伸之事物，如情人、情书、情侣、情诗、情歌、殉情等；又泛指对异性的欲望与冲动，如情欲、爱情、发情等。还可专指思想、精神等，如情物、情抱、情怀、情神、神情等；另外，常表征心愿、兴趣、意向等，如情趣、情兴等。这些，都涉及自我的心理体验和感受。

情志的基本特点 情志（情绪）作为人的一类丰富的本能性生理现象，有一系列的特殊属性，对此人们还没有完全清晰揭示。中国古代学者对其有较为深刻的认识，这对现代人们加深相关问题的探究及理解具有重要意义，主要体现在以下几方面。

情，弗学而能 《礼记·礼运》在回答"何谓人之情"时，指出"喜怒哀惧爱恶欲七者，弗学而能"，《荀子·正名》"性者，天之就也"。战国·吕不韦《吕氏春秋·上德》在注释中指出"情，性也"。南宋·陈言《三因极一病证方论》（简称《三因方》）强调"七情，人之常性"。这些，都清晰无误地揭示了情志（情绪）的一大基本特征：情是本能性的（弗学而能、天之就也），情绪活动属于正常人的自然反应之一。

情，感物而动 情的产生，大多非凭空而起，乃"感物而动"。接受了外界刺激后所激发。西汉·刘安《淮南子·原道训》："知与物接，而好憎生焉。"南宋·朱熹《朱子语类·卷九十八》："喜怒哀乐，乃是感物而有。犹镜中之形，镜未照物，安得有影。"战国·孟子《孟子·滕文公上》："夫物之不齐，物之情也。"各种外物均可激起情志波动；但不同的外物，不同的个体，情的反应不一。

情必不免，需动而中和 《荀子·正名》提出了"情必不免"命题，正常人无法规避或阻击情绪反应。而《中庸·天命》曰："喜、怒、哀、乐之未发，谓之中；发而皆中节，谓之和。"又强调了"发而中节，谓之和"原则。这是"中庸"思想在情绪命题中的深刻体现。它奠定了情志与健康、情志与疾病关系的中国传统理论认识之核心：情是人类天性，否定其则有违本性；放纵其则有害健康；惟行"中庸"之道，既应该顺应其常性，更需讲究"发而皆中节"，守住中和，方为健康之大道。

情志，从心而发；借肝疏泄调畅之 中医学家进一步分析了情志波动的生理及脏腑基础，指出：人的情志波动并非凭空起浪，大多"感物而动"，为某些刺激所诱发。在其萌动过程中，五脏功能起着极其重要的作用。这通常体现在 3 方面：①任何情志萌动，"无不从心而发"（明·张介宾《类经》）。各种刺激作用于心，才会激起情志波动。"心有征知"（《荀子·天官》）、"心之察也"（《墨子·经上》），心对于各种刺激因素还有着选择、过滤和评价作用。通过这些作用，同样的刺激在不同个体（或处于不同环境的同一个体），可激起不尽相同的情志反应：令某人极度悲伤的因素，对另一人来说有可能是愤怒，而对第三个人来说有可能是幸灾乐祸。此外，对于情志反应，"心止之也"。心还可在一定程度加以调控。②五脏功能也都不同性质地参与了情志反应过程（见脏情互动学说），并在心的主导下表现出某脏与某种情志活动之间的特异性联系。如《类经》说："忧动于心则肺应，思动于心则脾应，怒动于心则肝应，恐动于心则肾应。"这是"人有五藏化五气，以生喜怒思忧恐"（《素问·天元纪大论》）理论的具体化。从而形成了五脏主五志说。③肝的疏泄在情志产生、维持及波动中，起重要的调控作用，且情志之伤，每易从肝而起。故中医理论强调，肝主疏泄，不仅指肝的疏通气机和促使气血畅行等的功能，而且重在疏通调达情志（见肝失疏泄论）。

情的错综性 情绪/情性/情志错综复杂，表现在多个方面：①情，本身异常错综复杂。②情与其他精神心理活动或过程，关系复杂。《荀子·正名》曰："性者，天之就也；情者，性之质也；欲者，情之应也。"仅就性、情、欲而言，关系纠缠错综。③情志与脏腑气血的关系复杂，而且表现出错综的互动关系；五脏主五志学说、脏生情、情调脏学说等都体现了这一点。④情绪致病的复杂性，内伤七情论从病因角度，粗略揭示了其致病之复合性；"多情交织"也是其致病复杂性的表现。情的错综性特点，要求人们应对情志与健康疾病问题时，须摒弃简单性思维，善于从多个维度、多种方法考虑或解决问题。

情的两重性 情志具有两重性特点；而且，两重性体现在多方面。就情志本身而言，尽管情绪活动千姿百态，但古贤认为无非出自两大端：西汉戴德、戴圣《礼记·礼运》归纳："欲恶者，心之大端也""故情七而欲恶可以该（赅）之。"它的启动因子无非两类：喜（欲）、恶（憎）。且欲诱发的情，通常有助于健康；恶引起的情，常可招致疾病，有损健康。

就情志与健康疾病关系而言，也具备了两重性：①"发而皆中节"的情志活动可以减少疾病，增进健康，延年益寿。②发而失节，尤其是劣性情志波动，则招惹百病，戕害健康，折寿损命。如清·费伯雄《医醇賸义》指出："夫喜、怒、忧、思、悲、恐、惊，人人共有之境。若当喜而喜，当怒而怒，当忧而忧，是即喜怒哀乐发而皆中节也。此天下之至和，尚何伤之有。"

情志的临床意义 结合传统中医学认识，并借助现代常识，情志（情绪）可定义为自我对一系列主观认知经验及感受的通称，是多种感觉、思想和行为所产生的心理反应及相伴随的脏腑气血等生理状态之综合体验。就情志（情绪）本身而言，它是个无限纷繁复杂的问题：既是时刻发生在每个个体内隐的体验，又是人们所熟知的一大类综合反应；既是一种冲动，亦是一类行为。因此，心理学家认为它是一种复合状态，是以特殊方式表现出的心理现象。尽管关于情绪（情志）的研究持续不断，相关理论有十余种，但心理学家依然对其迷惑不解，并无公认的界定和阐说，以至于有专门研究情绪的心理学家不无揶揄地说："除心理学家以外，每个人都知道情绪是什么。""每个人都知道一些，但都不能准确地知道情绪意味着什么。"因此，只能退而求其次，取些折中的、为较多人所接受的理论和观点，以作为分析中国传统情志一说的参照对象。

情志的组成 现代学者倾向于认为情绪心理（情志）由情绪体验、情绪表现和情绪生理 3 方面组成。它的体验和表现有平静缓和与明显激动、细微难察与剧烈外显、轻松愉悦与紧张焦虑等多种截然不同的形式。情绪与环境、情绪与认知、情绪与行为等都相互密切关联：它不仅和众多不同层次的生理过程相联系，而且广泛地与其他心理过程相维系。正因如此，它在心理疾病和心身疾病的发生及发展中具有突出意义，被认为是心理因素导致心理疾病和躯体疾病的重要而不可或缺的"中介"环节。而情志（情绪）又每每比内在的变化更容易被自我或他人体验到、觉察到，因此，从古至今，情志（情绪）一直是人们关注健康疾病等问题的焦点。

现代学者对情绪体验又进一步区分出情绪、情感两个既有联系，又有区别的概念：情绪可通俗地界定为机体对生理需要是否获得满足的体验；情感则是与人的社会性、精神性需要和意识活动相关联的体验。至于情绪，又可细分为心境、激情与应激3大类：①心境指比较微弱而持久的、具有感染性的情绪状态。它常不是某一事件的特定体验，而是一定时期主导性的情绪色彩。②激情指一类迅速、猛烈的，具有暂时勃发特点的情绪状态。它常伴有明显的，甚至过分剧烈的机体内外反应或变化。③应激则是出乎意料的情境引起的紧张性的情绪状态。

情感也可具体分为美感、理智感、道德感等。还有学者把原始的情绪分成快乐、悲哀、愤怒、恐惧4种基本形式。每种原始情绪还可派生出许多形式的情绪，如悲哀可表现为遗憾、失望、难过、悲伤、忧愁、哀痛、哭泣等。

（程　羽　何裕民）

qíngzhì liǎngfēnfǎ

情志两分法（emotional dichotomy）

中国古代贤哲借助两分法对错综的情志表现所作出的早期分类方法。情的表现形式虽多样不一而繁杂，但先秦思想家已注意到可用两分法加以归纳，以便提纲挈领、执简驭繁，以利于认识与掌控。

春秋《左传·昭公二十五年》开此先河，曰："喜生于好，怒生于恶……好物乐也，恶物哀也。"稍后，西汉·戴德、戴圣《礼记·礼运》也持"欲恶者，心之大端也"的两端说："饮食男女，人之大欲存焉，死亡贫苦，人之大恶存焉。故欲恶者，心之大端也。"从最本质上说，所有情绪，都起源于欲（喜欢、需要）和恶（厌恶、讨厌）这两大内心的基本点（"心之大端"）。清·孙希旦注解《礼记集解》："情虽有七，而喜也，爱也，皆欲之别；怒也，哀也，惧也，皆恶之别也。故情七而欲恶可以该（赅）之！故曰欲恶者，心之大端也。"战国·商鞅《商君书·错法》承启此说"人君而有好恶，故民可治也"。战国·韩非《韩非子·八经》也强调"凡治天下，必因人情。人情者，有好恶，故赏罚可用"。西汉·董仲舒《春秋繁露·保位权》又一次突出"民无所好，君无以权也。民无所恶，君无以畏也"。将情分为基本的两大类，符合意向活动的最基本形态，即积极的与消极的两端——正意向（正性的、积极的）性和反意向（负性的、消极的）性。这种概括，体现了中华古贤对情绪认识的深刻性。其实，在情志的其他分类中（如六分法中）也有类似思想：六情中好、乐、喜为一极；恶、怒、哀为另一极；两端性质差异鲜明。

中医学家结合临床医疗实践，利用阴阳学说的两极性特点，对情绪与健康之间的错综复杂关系，提纲挈领地作出了阐发。《黄帝内经》把肯定性情感：喜，归之为阳；否定性情感：怒，归之为阴；并探讨了它们在病因病机中的不同意义。《素问·调经论》曰："神有余则笑不休，神不足则悲。"《素问·阴阳应象大论》认为"暴怒伤阴，暴喜伤阳"。《灵枢·行针》指出"多阳者多喜，多阴者多怒"。这种对人之极其复杂的情绪活动，执简驭繁地作出定性分类，符合人们大致的情绪体验，其方法具有一定的科学价值和实用意义。

（程　羽）

qíngzhì liùfēnfǎ

情志六分法（six methods of emotion）

中国古代贤哲对错综的情志表现所作出6种类型的区分方法。对于情持六分法的学者有多家，且都比较早。如春秋《左传·昭公二十五年》就有"六情"说："民有好、恶、喜、怒、哀、乐，生于六气，是故审则宜类，以制六志""天有六气，在人为六情，谓喜、怒、哀、乐、好、恶""喜生于风，怒生于雨，哀生于晦，乐生于明，好生于阳，恶生于阴"，把人之情与自然气候相对应，认为是人受自然气候影响所产生的不同情感。魏晋时杜预在《左传昭公二十五年》注曰："为礼以制好恶喜怒哀乐六志，使不过节。"把人之情，与社会礼仪教化相联系，且强调"使不过节"，要求中庸有度，似乎更为符合儒家思想要求。

战国·荀况《荀子·天论》的六情分类则为"好、恶、喜、怒、哀、乐"。此说后世影响不小。东汉·班固《白虎通·情性》中也主张六情说："六情者……喜、怒、哀、乐、爱、恶谓六情。"

细微差异仅在于把"好"改成了"爱"。佛教传入中国后，讲究六情，不过其之六情，说的是"眼、耳、鼻、舌、身、意"6种感知觉，故又称六根。晋·天竺国昙无谶（意译法护）《金光明经·空品》："心处六情，如鸟投网"，说的就是这六者。此后，"六根清静"成为佛家修炼的重要境界与标准，意即各种感知觉都已静寂不动，人已没有任何欲念，进入远离烦恼的境界。如隋·隋炀帝《宝台经藏愿文》说："五种法师，俱得六根清净。"

与上述六情（六根）相近似的战国期间还有"六欲"说，指人的6种欲望或需求。战国·吕不韦《吕氏春秋·贵生》中首先提出此概念："所谓全生者，六欲皆得其宜者。"意即人的"全生状态"，需"六欲"得到合理满足。东汉高诱对六欲有进一步解释，指：生、死、耳、目、口、鼻。后世也有人把它引申为"见欲／视觉、听欲／听觉、香欲／嗅觉、味欲／味觉、触欲／触觉、意欲"。此后，佛家有六欲之说：色欲、形貌欲、威仪姿态欲、言语音声欲、细滑欲、人相欲，所指略有不同，似乎主要是现代人所说的情欲之类，或一般人对异性的本能性的六种欲望。不管是六志、六情、六欲、六根，都可以引发情绪（情志）活动，因此，引起了古代学者的广泛关注。

法国哲学家、数学家勒内·笛卡尔（René Descartes，1596~1650年）也倡导情绪六分说，他在《世界（论光和论人）》提出：人有惊奇、爱悦、憎恶、欲望、欢乐和悲哀六种最基本的原始情绪，其他情绪都只是它们的排列组合或分化而成的。此说虽简赅，但爱悦、欲望与欢乐之间，仍有所重合。

（程羽）

qíngzhì jiǔfēnfǎ

情志九分法（nine methods of emotion）

中国古代贤哲对错综的情志表现所作出的9种类型的区分方法。战国·荀况《荀子·正名》在提出六情说外，增加了"说"与"故"，即"说、故、喜、怒、哀、乐、爱、恶、欲，以心异"。有人据此认为这是荀子提出的九情。这里荀子不仅罗列了多种情绪活动，而且强调情绪因人自我的心灵感受不同而大相异趣（"以心异""心有征知"）。此处，"说"，通"悦"，指的是愉快的情感；"故"此处作"烦闷"解。东汉·许慎《说文解字》注："说，释也。"《辞海》（1979版）："说，通脱。"因此，"说"是指开释、开脱后的愉快心情（愉悦）。"故"训为"锢"，指心中郁结不愉快的情绪。九情说虽后世追从者不多，但因为倡言较早，影响颇大。

（程羽）

qíngzhì sìfēnfǎ

情志四分法（four methods of emotion）

中国古代贤哲对错综的情志表现所作出的4种类型的区分方法。战国·孔伋《中庸》提"喜、怒、哀、乐"四分法。《中庸·天命》："喜、怒、哀、乐之未发，谓之中。发而皆中节，谓之和。"这是子思为论述"中庸"之道而以情为命题作出的颇为深刻的阐述，折射出了情志中和理论。未发谓中，发而中节谓和，不只成为宋·陈言的"七情，人之常性""动而中节，本不致病"的思想源头；更奠定了情志与健康、情志与疾病的中国传统理论认识之核心：情是人类天性（本能），否定其有违天理，放纵其则有害；惟行"中庸"之道，既应顺其常性，更需讲究"发而皆中节"，守住中和，方为大道。

孟子从另一个角度阐发了情志四分法。《孟子·公孙丑》曰："恻隐之心，仁之端也；羞恶之心，义之端也；辞让之心，礼之端也；是非之心，智之端也。人之有是四端也，犹其有四体也。"孟轲认为人生来就具有恻隐、羞恶、辞让、是非4个"善端"，广义而言，也都是情。这个四分法，把情的内涵大大扩充了，不仅涉及自我内在的情之本体（恻隐、羞恶、辞让、是非），而且延伸到仁、义、礼、智等社会道德及伦理行为层面。此说影响更为广泛。

《黄帝内经》还有值得高度重视的情志四分法，《灵枢·本神》归纳"喜乐者，神惮散而不藏；愁忧者，气闭塞而不行；盛怒者，迷惑而不治；恐惧者，神荡惮而不收"。无独有偶，现代西方心理学家倾向于把情绪分为快乐、悲哀、愤怒、恐惧4种基本形式。其中，愁忧与悲哀本系同类。可见，这些论述只是巧合，而是体现了对基本情绪分类和概括的较高水平。这一说法与法国哲学家、数学家勒内·笛卡尔（René Descartes，1596~1650年）的原始情绪六分说相比较，一是更简洁；二是承认恐惧是独立情绪因子（笛卡尔未提恐惧，可能是把恐惧列为复合情绪，但恐惧肯定是独立的情绪因子）；却少了惊奇。两种说法相互参照，也许更合理（见情志六分法）。

（程羽）

qíngzhì wǔfēnfǎ

情志五分法（five methods of emotion）

中国古代贤哲对错综的情志表现所作出的5种类型的

区分方法。历史上，情志五分法也很流行。战国·吕不韦《吕氏春秋·季春纪·尽数》中提出喜、怒、忧、恐、哀五志过激，可以为害而致病。其曰："大喜、大怒、大忧、大恐、大哀，五者接神，则生害矣。"其中，大是指情志反应剧烈；接神则指干扰心神，"则生害矣"。曹植倡导"五情"说，其曰"形影相吊，五情愧赧"（三国魏·曹植《文选·曹植·上责躬应诏诗表》）。刘良注"五情，喜、怒、哀、乐、怨"。晋·刘琨《劝进表》："且悲且惋，五情无主。举哀朔垂，上下泣血。"唐·孟郊《感怀》有诗云："五情今已伤，安得能自老。"清·唐甄《潜书·厚本》指出："人有五情：思、气、味、饮、色也，过则为灾。"文人墨客好以五情泛指人的情感，但五情究竟指什么，各家未有一致的看法。

佛教也讲五情，指的是眼、耳、鼻、舌、身5种感官所接受的感知觉。龙树撰，鸠摩罗什译《大智度论》卷四十八："眼等五情，名为内身；色等五尘，名为外身。"佛教讲五情，与六情相类似，有时又称五根。五情与六情的不同仅在于缺意（意欲）。

五情分类方法中，影响最大的是中医学的五情（五志）理论。《黄帝内经》倡言"五志"说，《素问·阴阳应象大论》指出"人有五脏化五气，以生喜怒悲忧恐"。此后，五志说就成为一种主要学说，与七情说一起，构成了关乎情志（情绪）的主导性的历史认识。

清·黄元御在《四圣心源》的《五情缘起》中，对上述五志说进行了系统的理论阐发，曰："肝……其志为怒。心……其志为喜。肺……其志为悲。肾……其志为恐。脾……其志为思。""木生而火长，金收而水藏。当其半生，未能茂长，则郁勃而为怒。既长而神气畅达，是以喜也。当其半收，将至闭藏，则牢落而为悲。既藏而志意幽沦，是以恐也。物情乐升而恶降，升为得位，降为失位，得位则喜，未得则怒，失位则恐，将失则悲，自然之性如此。……生长则为喜怒，收藏则为悲恐，若轮枢莫运，升降失职，喜怒不生，悲恐弗作，则土气凝滞而生忧思。心之志喜，故其声笑，笑者气之升达而醋适也。肾之志恐，故其声呻，呻者气之沉陷而幽菀也。肝之志怒，故其声呼，呼者气方升而未达也。肺之志悲，故其声哭，哭者气方沉而将陷也。脾之志忧，故其声歌，歌者中气结郁，故长歌以泄怀也。"此长篇大论，可作为中医学家对五志产生之机制的一种认识。

（程羽　何裕民）

qíngzhì qīfēnfǎ

情志七分法（seven methods of emotion）

中国古代贤哲对错综的情志表现所作出的7种类型的区分方法。对于情持7种分类方法的有多家，老子（李耳）就持有七情说："喜、怒、忧、悲、好、憎、欲"，并提出若情志过激，则"疾乃成积"。如元·杜道坚《文子缵义·道原》中曾引老子所言"夫喜怒者，道之邪也；忧悲者，德之失也；好憎者，心之过也；嗜欲者，生之累也。人大怒破阴，大喜坠阳，薄气发暗，惊怖为狂，忧悲焦心，疾乃成积"。又如西汉·戴德、戴圣《礼记·礼运》有七情说："何谓人情？喜、怒、哀、惧、爱、恶、欲，七者弗学而能。"并强调七情是不学自有的本能性活动。荀子则有多种分类方法，在同一篇《天论》中，他在六情说的基础上，又加"欲"，而成七情说（好、恶、喜、怒、哀、乐、欲）。与《礼记》的七情相比较，荀子的七情说差异仅在于易"惧"为"乐"。在春秋·管仲《管子》和东汉·班固《白虎通》等典籍中，都有类似七情学说的零星记载。此分类方法一直在文人骚客中延续着，如在唐代，一说到"情"，几乎都指喜、怒、哀、惧、爱、恶、欲这七者，如唐·韩愈《原性》说："情之品有上中下三。其所以为情者七：曰喜、曰怒、曰哀、曰惧、曰爱、曰恶、曰欲。"唐·李翱也在《复性书上》指出："喜怒哀惧爱恶欲七者，皆情之所为也。"此外，佛家也有七情说，指"贪嗔痴恨爱恶欲"，又称七罪，此说有一定影响，但主要局限于佛教徒之中。

历史沿革　七情分类说中影响最大的当属中医学的主张。其之七情，指喜、怒、忧、思、悲、恐、惊七种情志。然虽《素问·阴阳应象大论》主张"人有五脏化五志，以生喜怒悲忧恐。"《素问·举痛论》中有怒、喜、悲、恐、寒、热、惊、劳、思等九气说，较五志多了"惊"；但其中寒、热、劳不属情志因素。尽管《黄帝内经》其他篇章里大谈忧：如"忧伤肺"（《素问·阴阳应象大论》）"忧思伤心"（《灵枢·百病始生》）"忧恐忿怒伤气"（《灵枢·寿夭刚柔》）"忧恐悲喜怒令不得以其次"（《素问·玉机真藏论》）等，但未见喜、怒、忧、思、悲、恐、惊合并一起系统论述的。故《黄帝内经》并没有形成完整的七情学说。最早合成此七情概念的，当推南宋·陈言在《三因极一病证方论》

（简称《三因方》）中将喜、怒、忧、思、悲、恐、惊七者确定为七情，并明确提出七情学说，认为病之发生"内所因惟属七情交错，爱恶相胜而为病"。在论及衄血、咳嗽、腰痛、眼病、舌病、妇科杂病等的病症时，他"推而明之"，进行了七情病机的论证分析。此后，明·李梴在《医学入门》重点对七情脉理及过喜、过怒、过思等几种情志的致病特点等，进行阐发。明·张介宾在《类经·会通类》中，从《内经》里精选关于七情的几十条经文，专作"情志病"一大类，并力求融会贯通。清·俞震《古今医案按》专列"七情类"，分别以喜、怒、忧、思、悲、恐、惊进行类似医案的分析。由于陈言的病因三因立论，后世影响巨大，其内伤七情论也作为不刊之论广为传播。可以说，七情说发端于《黄帝内经》，定型和成熟于宋金；并成为宋明以后中医病因学说的基本内容，一直沿用至今。且此七情说对明清以后之影响，很快超过文人墨客的"喜怒哀惧爱恶欲"七情说。

特点分析　分析两种同属主流性的七情学说，有3点可以明确：①中医学的内伤七情论，很大程度受到社会七情说的影响，而后再整理《黄帝内经》等的相关认识而成的。②两种认识，不仅是"喜怒哀（喜怒悲）"类同，"惧爱恶欲"与"忧思恐惊"截然不同；中医学的忧与悲接近，恐与惊类似；而社会认识中的爱与欲类同，故这几种都非原始性最基础的情志，还可以再提炼浓缩。③思是中医学七情说（也包括五志说）的特点，它在五志七情中均占据中央（核心）之位。且在所有的情志理论中，唯中医学强调思，可见思在中医学的情志学说中意义突出。分析提示，思并非是简单的情绪活动，更多的是认知评价，故对各种情绪都起着启动与否的决定性作用：思而否定为怒，思而肯定为喜，思而疑虑为忧，思而伤心为悲，思有险境为恐，思索不及为惊。中医学的七情学说高明地将思列于喜、怒、忧、悲、恐、惊6种情绪之核心，暗藏着"情绪认知中心说"之意蕴。

（程　羽　何裕民）

五脏五志学说 (theory of five zang-viscera govern five will)

中医学提出的脏腑与情志关系的学说。《素问·阴阳应象大论》提出了五脏生五志学说："天有四时五行，以生长收藏，以生寒暑燥湿风；人有五藏，化五气，以生喜怒悲忧恐。故喜怒伤气，寒暑伤形。暴怒伤阴；暴喜伤阳。""喜怒不节，寒暑过度，生乃不固。"这里不仅总结了脏腑与情志生理病理上的对应关系，而且还有两点值得重视：①将"喜怒悲忧恐"等同于对生命及健康/疾病有着重要影响的"寒暑燥湿风"等自然气候生物等因素；这既肯定了情志因素与健康休戚相关，也奠定了后世内外伤病因论的理论基础。②此五志不同于通常所说的五志，"喜怒悲忧恐"有"悲"，却没有"思"。《素问·天元纪大论》又提及"怒喜思忧恐""黄帝问曰：天有五行御五位，以生寒暑燥湿风。人有五藏化五气，以生喜怒思忧恐"。脾在志对应的是"思"，肺在志对应的是"忧"。上下文对照，"喜怒思忧恐"五志说可以成立。而第一个"喜怒悲忧恐"的"悲"，只能用"思"的笔误来勉强解释。

五脏生五志学说是藏象学说的重要组成部分，开创了中医情志学说的核心思想，且能指导诊治实践。但它是中医学借助五行学说建构起的理论假说，本身还存在待弥补之处。

（程　羽）

xīnzàizhì wéixǐ

心在志为喜 (emotion of heart being joy)

心的生理功能和情志活动与"喜"有关。在志，指某脏腑与某种情志活动之间有着密切的关联性。是中医藏象学说的基本认识之一。具体体现在生理和病理两方面：生理上，心的功能健全、和谐，每使人处于愉悦、轻松，快乐而自得的心境之中；即便是有些情绪应激，也容易趋向于良性、肯定性的温和反应，较多地表现为喜悦、宽容、坦然等状态。而适度的良性反应，又促进着心功能的和谐和血脉的通畅。故《素问·举痛论》曰："喜则气和志达，荣卫通利。"在病理上，两者有类似的互动关系。心有疾，易致情志异常，表现为"心气虚则悲，实则笑不休"（《灵枢·本神》）。而情志喜乐无制，又易伤及心，使心气涣散，甚可因于过度兴奋激动而即刻诱发心疾，促使暴病。故有"喜伤心"之说（《素问·阴阳应象大论》）。唐·王冰注释：心"虽志为喜，甚则自伤。"

（程　羽）

fèizàizhì wéibēi/yōu

肺在志为悲/忧 (emotion of lung being worry)

肺的生理功能和情志活动与"悲/忧"有关。在志，指某脏腑与某种情志活动之间有着密切的关联性。是中医藏象学说的基本认识之一。七情分类中悲、忧分列，但因悲戚、忧愁二者近似，故在五志分类中，两者又合并。《黄帝内经》提及肺"在志"时，或说"在志为忧"（《素问·阴阳应象大论》），或强调"并于肺则悲"（《素问·宣明五气篇》）。肺与悲忧的关系，也体现在生理和病理两方面，但更多地表现在病理上。肺病或肺虚时，机体对外界劣性刺激的耐受性下降，容易产生悲戚忧愁之类消极性情绪活动或心境状态。"悲则气消"（《素问·举痛论》）。悲伤情感很容易耗伤脏腑之气，降低机体的抗病能力。此时，娇弱而不耐寒热的肺，又更易受外邪侵袭。故有"悲忧伤肺"之说。临床上，肺病肺虚者，大多伴随着情绪低沉和伤感不已；处于极度悲伤忧戚状态者，易为邪气所侵，伤于风寒外感、咳喘、咯血的发生率明显升高；长期处于悲忧哀伤心境者，肺虚甚至严重肺疾的情况也会增多。

（程羽）

pízàizhì wéisī

脾在志为思（emotion of spleen being anxiety）　脾的生理功能和情志活动与"思"有关。在志，指某脏腑与某种情志活动之间有着密切的关联性。是中医藏象学说的基本认识之一。思，不只是个单纯的情绪活动，更多的是个认知活动及其过程，大致包括3类情况：①长期而紧张地用心思索，如劳心阶层常见的思考过多（脑力疲惫）。②苦恋思慕，带有明显情感爱慕色彩的相思、思念等的活动。③偏执胶着地思盼、企求，带有偏执性质的意向性活动。这些虽不尽相同，却因兼有苦苦思虑等的特点，而被归纳在思之中。而后两点，都明显地夹带着情绪倾向，故现代学者杜文东认为：此处之思，与哀、忧、愁、怨等的消极情绪互通，他强调思可以解释为今人说的抑郁。此说可以成立。

《素问·阴阳应象大论》曰："脾，……在志为思。"具体体现在生理和病理两方面：在生理上表现为思虑等心理活动，有赖于脾之健运而提供充沛的血液。病理上有两种情况：①脾虚易出现不耐思虑、思维效率低下、持续时间缩短等的情况。②思虑太过，特别是相思苦思不解，容易伤及脾运，表现为纳呆、不思饮食等状态；此即"思伤脾"也。这是脾与思病理关系中最为常见的情况。其机制为，"思则心有所存，神有所归，正气留而不行，故气结矣"（《素问·举痛论》）。苦思则气结于中，升降不畅，脾胃纳运不利，消化功能常陷入困顿、迟呆等不良状态。

（程羽）

gānzàizhì wéinù

肝在志为怒（emotion of liver being anger）　肝的生理功能和情志活动与"怒"有关。在志，指某脏腑与某种情志活动之间有着密切的关联性。是中医藏象学说的基本认识之一。怒是常见的激情反应，是否定性的、偏于亢奋的情志变化。"肝……在志为怒"（《素问·阴阳应象大论》）。具体体现在生理和病理两方面：在生理上，肝为将军之官，禀性刚烈；肝和之人，事见不平，当怒则怒；怒而有节，不至于畏惧怯弱。适度有节制之怒，往往有疏展肝气，令其畅达之功，未必为害。病理上，肝与怒的关系更为密切，主要表现在两方面：①"肝气虚则恐，实则怒。"（《灵枢·本神》）故临床上慢性肝病（肝损）患者容易出现或怯懦胆小，或急躁易怒，动辄发火

等的情况。②勃然大怒或郁怒不解，很容易伤肝，故《灵枢·百病始生》说"忿怒伤肝"。后者大致可细析出两方面机制：一是怒易耗伤肝阴肝血，特别是郁怒不解，尤易损竭肝血；二是怒易触发肝气，使之升动太过，疏泄无制；两者互相为伍，终致加剧肝损伤。鉴此，清·沈金鳌《杂病源流犀烛》："治怒为难，惟平肝可以治怒。"

（程羽）

shènzàizhì wéikǒng

肾在志为恐（emotion of kidney being fear）　肾的生理功能和情志活动与"恐"有关。在志，指某脏腑与某种情志活动之间有着密切的关联性。是中医藏象学说的基本认识之一。恐是指对特定情境怀有强烈惧怕的一类情绪障碍。七情分类中还有惊，虽然中医学常惊恐并称，但中医学理论上还是区分出两者之不同：恐为自知，意识到情境的可怕，遂怯惧害怕；惊为不自知，骤遭惊吓，毫无防备，以致吓坏了，神情大乱。《素问·举痛论》说："恐则气下，惊则气乱"，表明两者的性质有较大差异。《素问·阴阳应象大论》："肾……在志为恐。"肾与恐惧的关系较为密切，主要表现在病理方面：①肾虚者多见恐怯畏惧，这与肝虚则恐相类同，因为肝肾同源，肝肾两虚的情况很常见。这也与肾藏志有一定关系，恐惧怯弱者多半志意不坚，它们同为肾虚之表现。②"恐伤肾"（《素问·阴阳应象大论》），"恐则气下"，极度恐惧时，常表现为两腿无力，软瘫于地，不知所措，甚或二便失禁。这些，都属于肾伤而失于"封藏""作强"之故。动物实验则发现：处于持续恐惧状态的

小鼠，外肾（睾丸）有明显的组织变性。

此外，突然遭惊吓的情况也很常见。肾虚易恐惧者往往胆怯，更易遭受惊吓。而惊吓是个复杂而综合的情绪反应。《素问·举痛论》说："惊则心无所倚，神无所归，虑无所定，故气乱矣。"可见，其不仅伤肾，而且惊扰心神，伤及多脏，难以简单总结出惊与内脏的特异性对应关系，只能用"惊则气乱"概括之。

(程 羽)

脏情互动学说 (theory of physiological and psychological mutual regulation)

脏腑情志之间存在着错综的互动关系。中医理论认为，情志活动属于藏象理论的一部分，是脏腑生理功能外化的一大类表现。情志与脏腑之间的错综互动关系，除了五脏生五志、主五志外，还存在着各脏腑之间相互协调、配合，共同参与并进行着情绪心理及生理等活动。现代学者陈晓鹏将这一复杂机制概括为"脏生情、情调脏"学说。该学说思想主要体现在：①心舍神，为情志之主。②肝藏魂，为情志之本。③脾藏意，为情志之枢。④肾藏志，为情志之根。⑤肺藏魄，为情志之节 5 个环节。参照《黄帝内经》之认识，结合后世医师之阐发，"脏情"互动关系还应该包含以下两方面："胆，情感生发之动力，决断出焉；脑，主元神，司精神心理，整合生命。"

(何裕民)

心为情之主 (heart control emotion)

该理论强调心舍神，为情志之主。《黄帝内经》："心藏脉，脉舍神。"心主血脉，心血充足，脉道充盈，血液在不断滋养濡润全身脏腑组织的同时，也在滋养着神，使人的精神思维敏捷。人的精神活动虽归属于五脏，却在心主神明功能的统摄下得以正常进行。明·张介宾《类经》："合言之，则神藏于心，而凡情志之属，惟心所统，是为吾身之全神也。"其在《类经》又指出："心为脏腑之主，而总统魂魄，兼备志意。故忧动于心则肺应，思动于心则脾应，怒动于心则肝应，恐动于心则肾应，此所以五志惟心所使也。"心是情志活动之主宰，心神通过统领脏腑，主持血脉，以调节各脏腑的功能活动，维持各脏腑之间协调平衡，适应内外环境需要，并产生各种情志活动。

(何裕民)

肝为情之本 (emotion derives from liver)

该理论强调肝藏魂，为情志之本。《黄帝内经》："肝藏血，血舍魂。"肝贮藏血液调节血量，肝血充沛可藏魂。肝血充足，可以生心血，可助心养神。肝主疏泄，利于心脉和畅，情志正常。因此，肝脏对情志有着调控作用：一方面，通过木火相生促进心血生成，以助心主神明；另一方面，通过肝的疏泄，调畅情志。清·唐宗海《血证论》曰："木之性主乎疏泄""肝属木，木气冲和调达，不致遏郁，则血脉通畅"。若肝失疏泄，则气机不调，血脉不畅，心主神志亦受影响。故肝对心主神以及调畅情志起着重要作用。岳广欣认为，七情的正常表达，以肝气的协调为首要前提，肝气和，则五志易和顺；肝气乖，则五志乖戾。故称肝为情之本。

(何裕民)

脾为情之枢 (spleen is an emotional hub)

该理论强调脾藏意，为情志之枢。《黄帝内经》："脾藏营，营舍意。"脾之所藏意，就在于脾主运化水谷，化生营气，以营养意。现代学者白正勇认为脾主气机之枢纽，其主情感之思，就是主司思考、思虑、思索等的思维活动，通过思考、思虑等促进认知的转变，从而具有调节、稳定其他情志的作用。而且，脾主思，"思"并非只是简单的情绪活动，更多的是认知评价过程，故对各种情绪都起着启动与否的决定性作用。清·叶霖《难经正义》："脾藏意与智者，脾主守中，故能记忆，又主运用，故能周虑。本神篇云：心有所忆谓之意，因虑而处物谓之智，盖脾主思故也。"体现了脾胃为枢纽，中土之脾在情志活动中起着调衡作用。

临床上中医医师对情志病变的纠治应着重于心、肝、脾三脏。

(何裕民)

肾为情之根 (kidney is the foundation of the mood)

基于《黄帝内经》"肾藏精，精舍志"之说，该理论强调肾是情志之根柢。中医理论中，肾藏精，其所封藏的先/后天之精，推动着人体的生长、发育与生殖，是机体生命活动之本。肾对情志的调控，体现在几方面：①肾精化生之元气，作为原动力，推动着五脏六腑功能活动；肾精充沛，五脏功能旺盛，才能化五气，以生喜怒悲忧恐。②肾主骨生髓，脑为髓海。《素问·脉要精微论》："头者，精明之府，神明出焉。"情志活动的中枢在脑，脑司五脏之神而统五志；通过各种感官，脑接受刺激而产生喜、怒、忧、思、悲、恐、惊等反应。故情绪是脑之功能，肾中精气之盛衰，直接影响着脑功能。③肾之精支撑着"志"，肾精对人的意志和记忆等起着重要的充养作用，后者又直接影响着情绪活动。临床研究提示：随着年龄的增长，人的情性会有较大改变，就是肾精有所不足，支撑乏力，肾主志，志向性活动逐渐衰减，情志之根有所动摇之故。故称肾为情志之根。

（何裕民）

fèi wéi qíngzhījié

肺为情之节（lung regulation of emotional activity）

基于《黄帝内经》"肺藏气，气舍魄"之说，该理论认为肺节制着人的情志活动。《素问·灵兰秘典论》曰："肺者，相傅之官，治节出焉。"肺主气，调控着全身气之生成，以气养魄。肺司呼吸，朝百脉而主治节，管理着全身节律性功能活动，包括气机之升降，辅助肝之疏泄以调畅情志。故简曰"肺为情志之节"。当人情绪激动时，只要做几次深呼吸，就可以慢慢冷静下来。心定则息调，息调则心亦定，临床上，调整呼吸的训练，持之以恒，常有助于自我调控情绪、稳定情性，机制就在于此。这也是东方医学的一大创造。道家有吐纳、佛家有调息之法，均可达到调心进而养生之目的。

（何裕民）

dǎnzhǔjuéduàn

胆主决断（gallbladder controls the power of decision）

胆在情志生发及决断等活动中也起着重要作用。金·李杲《脾胃论》认为："胆者，少阳春生之气，春气升则万化安，故胆气春升，则余脏从之。"胆禀少阳春生之气，具有升发之性，可给五脏活动提供生生不息之动力。战国·吕不韦《吕氏春秋·决胜》有"勇则能决断"之说，而《素问·灵兰秘典论》强调"胆者，中正之官，决断出焉"。明·张介宾阐释说："胆附于肝，相为表里，肝气虽强，非胆不断。肝胆互济，勇敢乃成。"意即胆与精神情志活动有关。胆的升发之性，助肝气以疏泄，可以调畅且稳定情志；胆气不怯，则果敢豪壮，居危不乱，勇而有定见。胆气虚怯，则善恐易惊，怯懦怕事；稍遇刺激，便魂魄不宁，失眠多梦。故《素问·六节藏象论》总结说"凡十一藏，取决于胆也"，清·沈金鳌《杂病源流犀烛》："十一经皆藉胆气以为和。"胆之升发，提供了情感之动力，并助"决断出焉"。民间也把谨小慎微，怯懦怕事，不敢决断，无主见和定见，归为"胆气虚怯"之胆小表现。现代认为：胆在"脏生情、情调脏"过程中也起重要作用，是情感生发的动力之源，并在作出判断及决定等的意志性活动中起着关键性作用。

（何裕民）

nǎozhǔzhěnghé

脑主整合（brain integrated systemic function）

脑借助主元神之力，整合整个形神生命活动。何裕民依据中医理论强调的"脑主元神"，司精神心理，补充了脑主整合说。因脑既是精神情感活动的控制中心及所有心理活动的主要发生地，也是形体/生理功能的调控核心，故脑"整合"着形神各项功能，使个体真正成为心身合一的"生命体"。

脑为元神之府 脑，因充满精髓，又名髓海。脑与脊髓相通，明·李梴《医学入门》："上至脑，下至尾骶，皆精髓升降之道路。"脑为元神之府，对整个生命活动至关重要。《素问·脉要精微论》强调："头者，精明之府"，明·李时珍《本草纲目》更明确地说"脑为元神之府"。元神是古贤对调控生命活动之中枢的认识。它藏于脑，时时发挥作用，主宰着生命，故脑不可伤。如针灸时"刺头，中脑户，入脑立死"（《素问·刺禁论》）。

脑，主司感知觉、思维、记忆、言语及情感等。虽然这些心理活动产生于不同官窍脏器，但均与脑有关。《灵枢·海论》指出："髓海不足，则脑转耳鸣，胫酸眩冒，目无所见，懈怠安卧。"《灵枢·口问》："上气不足，脑为之不满，耳为之苦鸣，头为之苦倾，目为之眩。"都体现着近似的观点。清·王宏翰《医学原始》指出："五官居于身上，为知觉之具。耳目口鼻聚于首，最显最高，便于物接。耳目口鼻之所导入，最近于脑，必以脑先受其象而觉之，而寄之，而剖之，而存之也。"清·汪昂《本草备要》也强调："人之记性，皆在脑中。"，清·王清任《医林改错》更具体地把"灵机记性""视""听""嗅"及思维言语等均归为脑之所主。

协调五脏功能 脑的诸多功能既依附于五脏，又协调着五脏，而后整合为完整自洽的生命体。这种依附与整合关系体现在多方面：①心脑相维系：心主神明，脑司元神；心主血，上供于脑；故心脑关系最密切。临床上也心脑并称，心脑同治。②肾精充养脑：脑为髓海，髓乃精所化生，故肾精充，脑髓方充；肾精亏虚，便"髓海不足"变生诸症。补益肾精，是调治脑功能的重要手段之一。③脾升清阳于脑："清阳出上窍"(《素问·阴阳应象大论》);才有脑与诸窍功能正常,否则,易见头晕、目眩、视矇、耳鸣、耳聋等"上气不足"之症。清阳赖脾气之升清功能而升腾,故补脾升清对脑及诸窍病症亦是重要的治法。④肝脑相关:肝主疏泄,司本能(欲神),又主藏血和调节血量;这些功能都影响且调控着脑。疏泄失常可干扰脑之元神,肝气上逆,可使清窍闭塞,甚至血溢于脑;肝失藏血又可见脑窍缺乏血液濡养,而有种种病变。因此,调肝也是治疗脑之病变的重要环节。

(何裕民)

zāngqíng tèyì liánxìshuō

脏情特异联系说 (specificity theory of physiological and psychological mutual regulation)

精神心理及情志活动等与脏腑功能之间存在着特异性联系;这种特异性联系既是生理性的,同样也表现在病理过程中。这是中医心理学的基本理论之一。且这种联系广泛存在,无论是感知觉过程中,还是精神活动的大体分类(神魂魄意志)中,尤其在五脏五志学说中,都有充分体现(见五脏阅五官、五脏开窍说)。

就脏腑与情志的特异性联系言,一般表现为不同的情志波动,按"五脏所主"的特异性联系,生理上常归之为所主之脏的功能所促成;病理上则对所主之脏有着选择性影响,如怒属肝志,怒易伤肝;喜为心志,喜易伤心;悲为肺志,悲易伤肺;思属脾志,思易伤脾;恐属肾志,恐易伤肾。南宋·陈言《三因极一病证方论》(简称《三因方》):"故有喜怒忧思悲恐惊,七者不同,各随其本脏所生所伤而为病。"故五志伤五脏,就是情志致病的特异性

表现之典型。

(何裕民)

zāngqíng fēi tèyì liánxìshuō

脏情非特异联系说 (non-specificity theory of physiological and psychological mutual regulation)

在精神心理及情志活动等与脏腑功能之间存在着特异性联系的同时,还存在着另一层广泛的非特异性的联系。即除五脏生五志、五脏与五志有着特异性联系外,情志还与内在脏腑功能存在着非特异性的错综联系。就情志而言,由于心为五脏六腑之大主,总统精神魂魄;肝主藏血,主疏泄,通过调畅气机,起着调畅情志的作用;脾为气血生化之源,气机升降之枢。各种情志刺激在伤及所属脏器的同时,还每每兼损他脏,特别容易累及心肝脾三脏。精神情志因素总会影响心肝脾与气血功能等,这是精神情志致病的共性特征,也是中医学临床诊治相关病症时的重要着眼点之一。

脏腑与精神情志关系的特异说与非特异说,体现了精神情志与脏腑之间关系的错综性、复杂性;既存在普遍的相关性,又有着特异性;这种双重关系是共性与特性之辩证统一。该理论有利于更好地认识精神情志与脏腑气血功能之间生理病理上的互动性,也能够在纠治精神情志病症中更好地抓住双方的侧重点。而且,这些假说既有理论意义,也有指导临床的实践价值。

(何裕民)

nèishāng qīqínglùn

内伤七情论 (internal injuries cause of seven emotions)

对因自身内在因素(主要指精神情绪)而导致功能失调,发展为疾病所作出的理论解释。是中医病

因学说的重点及一大特色。此理论发端于先秦,雏形初现于《黄帝内经》,定型于南宋·陈言《三因极一病证方论》(简称《三因方》):"三因者,一曰内因,为七情,发自脏腑,形于肢体;一曰外因,为六淫,起自经络,舍于脏腑;一曰不内外因,为饮食饥饱,叫呼伤气,以及虎狼毒虫,金疮压溺之类。"从而确立了七情可以致病的病因学地位。验之临床,当今许多慢性疾病,皆七情所致;至少,七情参与其发病之过程。内伤七情论可以为生活方式病、心身疾病、行为疾病及心因性/神经性疾病等的认识及防治,提供有益的参照。

内伤病因 中医学的内伤病因,是相对于外感或外伤而言的,有两层含义:①病因并非存在于外部世界,而是与自身的摄养行为密切相关。②病因的致病过程,先有内在的脏腑功能失调或气血失和,而后才显现于外;与外感之邪由口鼻或皮毛而入,或外伤先损,再及体内,适成对照,故称内伤。内伤病因涉及个体日常摄生行为多方面。就其大类而言,可概括为七情、饮食、劳逸、起居几方面。其实涵盖了个体日常行为及精神心理的主要方面。

内伤七情,又称情志伤,或简称心因。它是内伤病因中最常见、最重要的一类。七情,狭义地指喜、怒、忧、思、悲、恐、惊7种情绪变化;但通常更多取其广义,即各种精神心理及感知觉和情绪活动等。七情内伤,指可以引发疾病或加重病情的异常的精神心理及情绪因素。由于情绪是人正常的精神心理活动之一,情绪波动有着外显特征和易变性等特点,个体能够觉察到;且情绪又是联系精神心理和脏腑生理

病理的中介环节，情绪在心理因素致病中常起关键性作用，故中医理论以七情内伤来泛指各种心理致病因素。

作为人之常性的精神情感活动，是健全个体日常生活中始终存在着的正常过程，本身并不一定致病。如清·费伯雄《医醇賸义》指出："夫喜、怒、忧、思、悲、恐、惊，人人皆有之境。若当喜为喜，当怒为怒，当忧为忧，是即喜怒哀乐发而中节也。此天下之至和，尚何伤之有。"只有在两种情况下，它才异化成致病因素：①精神情感反应过于强烈，或曰激情勃发，如"暴怒伤阴，暴喜伤阳"（《素问·阴阳应象大论》）。②消极的情感活动持续过久，如久悲，"恐惧而不解""苦苦思念"等。

除此之外，精神情感刺激是否发病，还与个体以往的经历、认知水准及自我调节、耐受能力等相关。

情志内伤的特点 七情内伤的致病有一些共性特点。

自伤性 七情内伤病因多源于人自身摄生违和，行为不当。唐·王冰注《黄帝内经素问》指出：内伤诸疾，多由其人"常不能慎事，自致百疴""此谓自伤"（《素问·生气通天论》）；"人自为之"（《素问·上古天真论》），认识七情内伤的"自戕性"，引导人们规律生活，合理摄身，注意调养情性，就可防范其为害致病。

渐进性 虽七情勃发、强力过劳等可引起急性的损伤或疾患，但多数内伤病因其为患致病，都有渐进性特点，即需持续一定时间后才出现明显的病状。

复合性 指常由多种不良行为同时存在于某一个体身上，而损伤其健康。如《素问·上古天真论》曾批评当时不善摄生，"逆于生乐"的人"以酒为浆，以妄为常，醉以入房……起居无节，故半百而衰也"。现代学者则称其为"多情交织"，认为每因多情交织而伤及脏腑。不仅不同情志之间，也包括情志与饮食起居不当等；甚则和其他因素，如风寒、饮食相杂而复合致病。

虚损性 由于七情内伤主要通过干扰脏腑气血而致病，并存在着渐进性特点，故易在不知不觉中暗耗了气血精津，导致虚亏，伤损脏腑，且不时地干扰着正常的脏腑功能，因而内伤七情致病，大都伴有程度不等虚损性病理损伤或病变。

影响疾病全过程 精神情感异常，不仅可以引起疾病，而且对整个病理进程都可产生影响。不良情绪既可诱导疾病发生，也可影响治疗效果；治疗过程中情感剧烈波动或负性情绪持续过久，还可以加重病情。但这种影响是双向的，具有两重性特点：正性、良好、适度的情感活动，有协助治疗和促进康复的积极意义；相反，则可恶化病情，加速其发展。因此，如何引导患者正性、良好、稳定的情绪活动，便具有突出的临床意义。

（何裕民）

gānrǎo qìjīlùn

干扰气机论（interfere with functional activity of qi） 着重于从功能失常角度阐述七情致病的病机理论。中医学认为，情志活动同时，每每伴随着气机之动。《素问·举痛论》中分析"百病生于气也。怒则气上，喜则气缓，悲则气消，恐则气下，……惊则气乱，……思则气结矣"。情绪波动必定伴随着气机的某种性质和程度的改变。严重的，可表现为气机紊乱而导致或加重病态。南宋·陈言《三因极一病证方论》（简称《三因方》）中："夫五脏六腑，阴阳升降，非气不生。神静则宁，情动则乱。"

气机，指气的升降出入运动。只要脏腑气血有活动，就同步地伴随气机之动。作为人体功能之一的情志活动也是如此。脏腑气血功能协调、情志活动稳定且良好；反之亦然——脏腑气血功能协调、情志活动正性且稳定，利于气机之调畅行和顺。一旦情志过激，或持续失调，则必然同步伴随气机之失序。因此，中医学强调"百病生于气也"（《素问·举痛论》），而气机一旦失常，百病乃生；并率先探究且揭示出不同的情绪变化所对应的气机异常之特点及趋势，归纳出了一些足以指导临床诊疗的规律性现象。

干扰气机论着重探讨情志病变在病机变化上所表现出的功能性失调，除非此功能性失调已造成严重器质性损害（如气逆"薄厥"已导致心脑血管意外），大多数气机失调是一过性、可逆的。七情伤及脏腑气血之病机变化，则是器质性的，较难修复。

（何裕民）

nùzéqìshàng

怒则气上（rage leading to qi ascending） 恼怒太过，可激发气机逆行向上，甚至可诱发肝气上逆，直冲头目，严重者挟血上行的一类病理性失常。典型症状如勃然大怒后（或同时），见面红目赤，头部青筋怒张，头胀、头痛，甚可呕血、吐血等。此人平素也急躁易怒；如果平素血压偏高者，很可能诱发心脑血管意外，如见卒然昏厥等。《素问·举痛论》说："怒则气逆，甚则呕血。"《素问·生气通天论》曰："大怒则形气绝，而血菀于上，使人薄厥（卒然昏厥），"指的就是这类症状，其发生机制就是气机逆上。

怒是人类的正常情感活动。该怒则怒，怒而中节，可使压抑的情绪得到发泄，是肝气得以疏泄的一种途径，对人之心身健康是有益的。故明代张介宾《景岳全书·虚损》强调"随怒随消者，未必致病"。

（何裕民）

xǐzéqìhuǎn

喜则气缓（excessive joy leading to qi loose） 喜为愉悦、欢乐等良性的情绪反应，其所伴随的气机变化，表现为气行和缓、顺畅，裨益于心及血脉功能等，有利于全心身之健康。故有"喜则气和志达，营卫通利"之说（《素问·举痛论》）。喜为良性情感，喜则气和志达，精神愉悦爽快；但万事有度，若大喜过度，又易引起心气涣散，神不守舍。故《灵枢·本神》曰："喜乐者，神惮散而不藏。"临床可见注意力不集中，心神不宁，甚则喜笑不休，精神失常等。清·吴敬梓《儒林外史》中范进中举的故事就是例子，范进知晓自己中举后，因太欢喜而"一跤跌倒，牙关咬紧，不省人事"，醒来后即疯疯癫癫了。

（何裕民）

bēizéqìxiāo

悲则气消（excessive sorrow leading to qi consumption） 过度悲哀的情感易使正气消耗，尤其耗伤肺气。《素问·举痛论》曰："悲则心系急，肺布叶举，而上焦不通，荣卫不散，热气在中，故气消矣。"过度或持久的悲忧伤感，可使意志消沉，生命活力严重受损，情绪抑郁，肺虚气弱。故古人类比说：悲，犹如秋风扫落叶之凄凉，毫无生机，气机内敛，故属金而为肺所主；忧，因其向内向下，气机亦趋于向内收敛，同为肺所属。悲忧时，整体意志消沉，活力低下，情绪抑郁，则肺主气、司呼吸功能严重被削弱，气虚日趋加剧。临床上可见气短懒言，哀声叹息，哭泣，声音嘶哑，胸闷不舒，神疲乏力，意志消沉，且易反复伤风感冒等。

（何裕民）

kǒngzéqìxià

恐则气下（fear leading to qi sinking） 恐惧过度，伤及肾气，以致肾关不固，气下不守，甚至致使二便失禁等的病理表现。《灵枢·本神》说："恐惧而不解则伤精，精伤则骨酸痿厥，精时自下。"症见恐惧受吓后，二便失禁，两脚痿软，或滑精、滑胎等肾气不固，精气泄下之症。明代张介宾就曾诊疗"一在官少年，因恐而致病，病稍愈而阳痿，及其病复，终不可疗""又尝见猝恐者，必阴缩或遗尿，是皆伤肾之征也"（《景岳全书·虚损》）。民间俗语所谓的"吓得屁滚尿流"，指的就是"恐则气下"之情景。

（何裕民）

jīngzéqìluàn

惊则气乱（fright leading to qi turbulence） 不自知的情况下，遭受巨大惊怖事件，以至于气行紊乱，功能严重失调之剧烈应激情景。内在功能无规律可言，只能一个"乱"字概括。《素问·举痛论》曰："惊则气乱……惊则心无所倚，神无所归，虑无所定，故气乱矣。"临床上，受到大惊后，症状表现错综复杂，不一而足，通常可见心神失常，目瞪口呆，惊慌失态，大呼大叫，手足无措，甚至神志错乱，严重时可突发猝死等。

（何裕民）

sīzéqìjié

思则气结（pensiveness leading to qi knotting） 思虑太过，气行受阻，可致气机郁滞，升降失常之病机特点，从而出现多种脏腑功能失调的病理情况。《素问·举痛论》曰："思则心有所存，神有所归，正气留而不行，故气结矣。"尤其容易出现脾胃纳运失常。对此，明·张介宾《景岳全书·杂证谟》中有较详细阐发："凡此为病，脾气结则为噎膈，为呕吐，而饮食不能运。食不运则血气日消，肌肉日削，精神日减，四肢不为用，而生胀满泄泻等证，此伤心脾之阳也。夫人孰无思，而苦思难释，则劳伤致此。此养生者所当戒也。"

（何裕民）

yōuzéqìjù

忧则气聚（worry leading to qi accumulation） 过度忧愁、忧思，既可损伤肺气，致使气机的治理调节功能失常，气聚而不行，肺气虚则反复易感；也常表现为平时若有所思，若有所失，快快不快，唉声叹气，胸部憋闷，胃脘闷胀，烦躁低落等情绪倾向。忧，既是一种情绪，也是一类表现为偏于抑郁的人格特征。南宋·陈言《三因极一病证方论》（简称《三因方》）曰："预事而忧……忧伤肺，其气聚。"故忧常与思相联系，多作"忧思"解。思则气结，与"忧则气聚"相近似，都是影响气之畅行。忧亦伤脾，明·张介宾《景岳全书·虚损》云："然思本伤脾，而忧亦伤脾。经曰：脾愁忧而不解则伤意，意伤则悗乱，四肢不举，毛悴色夭，死于春。盖人之忧思，本多兼用，而心脾肺所以并伤，故致损上焦阳气。"此外，又常忧邑同用，亦作忧悒。指忧愁烦恼，闷闷不乐之状态，带有明显的抑郁倾向。

（何裕民）

shāngjí zàngfǔ qìxuèlùn

伤及脏腑气血论（theory of injuring viscera, qi and blood）

异常情志波动还常伴有器质性的病机变化，容易伤及脏腑气血。中医学对此进行了理论阐述，主要表现出 3 类情况。

直接造成伤损 激情暴发顷刻之间，即可直接导致脏腑伤损，或因功能严重紊乱而造成不可逆的病理结果，如暴喜伤心，诱发激情勃发而致血压飙升，或诱发心肌梗死，甚或癫狂等；大怒伤肝，而致"薄厥"，出现心脑血管意外；惊恐所伤，以致心脏猝死等。就七情对脏腑的伤损所及而言，有两类情况：一是造成特异性伤损，即五脏与五志特异性的生理病理联系而致的专属性伤损，如怒易伤肝、喜易伤心、悲忧易伤肺、思虑易伤脾、惊恐易伤肾等。二是造成非专属性的，或谓非特异性的伤损：由于心主神明，情志隶属于心神，故《素问·调经论》有"悲哀愁忧则心动，心动则五脏六腑皆摇"之说；肝主疏泄，司气机之行，调畅情志；脾主思，思与认知相关，各种情志勃发，都夹带着"思"的因素，故情志的非特异性伤损中，尤其容易伤及心、肝、脾。

持续功能紊乱，终致伤损 由于持续的气机紊乱，导致脏腑功能失调，终致伤损，如恐惧不解，终致肾伤；悲忧不消，终成

肺疾；明·张介宾《景岳全书·杂证谟》对思可伤脾的阐述，也是典型："凡此为病，脾气结则为噎膈，为呕吐，而饮食不能运。食不运则血气日消，肌肉日削，精神日减，四肢不为用，而生胀满泄泻等证。"

耗损精血，化火伤阴 中医学认为，精神情感活动以血为主要物质基础，持续且剧烈的情志异常波动，不断消耗着其物质基础，极易耗损精血，以致日久精血虚亏。《素问·疏五过论》："暴乐暴苦，始乐后苦，皆伤精气，精气竭绝，形体毁沮。"唐·王冰注释《黄帝内经素问》"心怀眷慕，志结忧惶，故虽不中邪，而病从内生，血脉虚减，故曰脱营"。此外，持久的情感波动，每每容易造成气机郁滞，久则化为火热，故有"五志所伤皆热也"（金·刘完素《素问玄机原病式》）之说。化火后一则更加烦躁不安；二则更易耗伤阴血，阴血耗损日渐加剧，阴更不制阳而易化火热；这些病理过程互为因果，以至于恶性循环而病重难治。故七情内伤患者中，阴血亏虚和有虚热者居多。持续越久，虚损者越多。

如果说干扰气机属于病机方面的功能性改变，伤及脏腑气血则属于器质性的病理损伤，只不过不同个体，程度可轻重不一。

（吴艳萍 何裕民）

gānshīshūxièlùn

肝失疏泄论（theory of liver dysfunction）

借助肝的疏泄对精神情绪、消化，以及气、血、水液的流通协调功能正常与否，以解释七情致病过程中所伴随的一系列症状及其机制的中医病机学理论。它建立在疏泄属肝所主的理论基础之上，同时又是对五

脏五志学说、内伤七情论、干扰气机论、伤及脏腑气血论的进一步深化。

历史沿革 中医理论中，肝与疏泄理论虽成熟不早，但借助这一理论解释，形与神之间形成了互动之枢纽。肝失疏泄可表现在多方面，且这些方面常相互影响：如因导致气机失调，致使气血失其和顺，经脉有欠通利，诸多脏腑器官功能失常；在此基础上，脾胃纳运呆滞，胆汁分泌异常；食欲不佳；津液与血的输布运行失畅，常痰湿中阻；性及生育功能（包括女子月经）可见障碍等。从中医学看来，大凡自主神经系统所支配的内在脏器之功能失调，大都可借肝失疏泄一说，得到某种程度的解释；也可借助调整气机之法，得到较好的纠治。因此，肝失疏泄是中医学病机理论中涉及脏腑及功能性病变的最重要概念之一。可以这样说：借助这一解释，形与神之间、情绪与脏腑气血之间生理病理上的错综关联性得以确立；人们的治疗也就有了确切的着眼点。如就脏腑而言，是作用于肝之疏泄；就病理机制而言，是影响气机；气机为肝的疏泄功能所主，是肝的升动外达之性所驱动。而可影响或可调控肝主疏泄之因素，首选是情绪。正因为这样，故肝失疏泄论是情志病变中的核心机制，也是元明以后医学界特别看重的病机之一。视"肝""疏泄"及"气机"为形与神之间生理病理互动之枢纽，并不为过。

肝与疏泄也是本能性欲望与生理功能及情绪变化等的链接点。中医学认为，虽情志"无不从心而发"，但肝调控着人们欲求与冲动；一有欲求冲动，不论顺意遂愿与否，必定伴随着某种情绪

体验；一些情绪反应也易诱发欲求冲动，故情、欲关系密切。肝之疏泄，有兼顾疏调情志之功。生理上，肝主疏泄，以使调控欲求冲动、疏调情志、调畅气机三者之间相互维系，相互促进：欲顺愿遂，食色满足，则疏泄适宜，情绪体验良好，心情多舒畅，促进了气机条达，五脏安和；情绪乐观，自我稳定，则气和志达，气机易于条畅，意愿欲望也易实现（或自我感到满足）；而气机畅达，脏腑安和，功能和谐，则情绪体验多呈愉悦状态，也每每感到心满意足，较少有挫折压抑之感。三者中，气机是生理过程，情绪是心理体验，欲求冲动是本能性的、兼有心身双重属性特点。

在病变中，它们之间同样有着互为因果的错综关系，常相互影响，以致形成恶性循环：意愿不遂，肝失疏泄，可表现为抑郁不舒，情绪消沉；或情志不宁，悲喜无常。前者与气机郁滞，气行不利相关；后者与气机紊乱相关。疏泄太过又可表现为急躁易怒，情绪起伏，气行逆乱。情绪受到刺激，也常可导致肝失疏泄，气机失调，清·魏之琇《柳州医话》中："七情之病，必由肝起。"气机失调，生理功能紊乱，情绪体验也大多处于失常状态，如清·尤乘《寿世青编》："气清则神畅，气浊则神昏，气乱则神劳，气衰则神去。"

肝失疏泄之因　可诱发肝失疏泄之因众多。中医学认为外感六淫、内伤七情、饮食劳逸、脏腑失调、身体失常、疾病伤损、欲求冲动不遂、境遇不良、欲望太过诸如此类，只要作用于几个环节中的一个，并借助气机而相互影响，即可引起气机失常，导致诸多脏腑功能失常，且同时会

伴发情志情绪等的波动或病态。情志病变之多发，就因于此。

而仅就致病性的心理社会因素而言，明·李中梓《医宗必读·不失人情论》曾把这一大类因素归为境缘和营求两部分："境缘不偶，营求未遂，深情牵挂，良药难医。此得失之为害也。"境缘，又称境遇，主要涉及外界社会的种种刺激；营求则主要与自我内在需求有关，其大致可归为以下几类：①社会动荡与剧烈变迁。②境遇骤变。③生活中的意外事件。④人际关系不协调。⑤欲求不遂。⑥愚昧和疑惑。此外，诸如过于钻营、精于算计，或汲汲于某事，或耿耿于心怀等个性，都有助于发展成病态。

肝失疏泄病机　肝失疏泄的病理结果也深受中医学家重视。理论上说，肝失疏泄，气机失调病机上可表现出两大类。

疏泄不及　表现为肝气升发冲动无力，或因受阻而升动不利，以致气行不畅，气机阻滞，通常称为肝气郁结、肝郁气滞，或简称气滞、气郁。其症状以胀闷不适、善太息为主，并伴有情绪的低落，抑郁等。胀闷易出现在胸胁、肝区、乳房等部位。多因本能冲动受阻或屡遭挫折所引发，或因于体虚而生机屡弱，无力萌发冲动所导致。此类情况临床非常多见，以至于围绕着郁，发展成一大类专属性的病因病机概念（见郁）。

疏泄太过　系肝的升腾外达冲动过于亢奋，以致气行逆乱，肝气上逆或横逆，凌犯他脏。此时，除急躁易怒、头目胀痛外，还可见胃脘胀痛，痛泻频作，呕呃或咳逆等；甚则可引发血随气逆而见呕血、咯血等，或卒然昏仆之"薄厥""气厥"等。疏泄

太过可因肝之阴血不足，肝阳失制所致；也可由于肝气郁结日久，勃然爆发，遂表现出一派肝之阳气升动无制、亢而为害之象。

（程　羽）

yù

郁（depression）　气机阻滞、通畅不利所导致的病理情况。是中医病机学的重要概念。郁，是多义词，既指愁闷、忧郁、郁郁寡欢等情绪倾向；又指某种症状，如《素问·气交变大论》"膺背肩胛间及两臂内痛，郁冒朦昧，心痛暴瘖，胸腹大，胁下与腰背相引而痛，甚则屈不能伸"中，"郁冒"就是神志不清的一种症状。明代后，又专指郁证，属情志病症中的典型症状。在此则主要指气机阻遏、凝滞等不太通畅的状态。《素问·六元正纪大论》有"木郁达之，火郁发之，土郁夺之，金郁泄之，水郁折之"的五郁说，即指积滞不通之状态。

郁，虽《黄帝内经》及张仲景和晋唐医学经典中都有所见，但在当时并无特殊意义。是元·朱震亨在《丹溪心法》阐发本能学说，提及疏泄气机时，赋予其新的含义。他将"郁"列为专篇，提出气、血、火、食、湿、痰六郁之说，并创制六郁汤、越鞠丸等名方。此处之郁，指积滞不通之病理状态。

朱震亨及其弟子讨论情志病症时，很注重郁滞之理，并将其逐步拓展到各种病症发生发展过程中，他在《丹溪心法·六郁》强调"一有怫郁，诸病生焉。故人身诸病，多生于郁"。其弟子王履倡言著名的"五郁论"，私淑弟子易大艮提出"百病皆生于郁"，都大大延伸了郁的临床意义。这些郁，既指情志忧郁压抑，更多是指所伴随的气机郁滞状态。

但主要是指因情志压抑所伴随的病理状态，也包括其他因素所致之病症伴发的郁滞状态。

明·虞抟著《医学正传》时首先采用"郁证"病名。此后"郁"这种病理状态加上"郁证"作为新的病证门类，不断见诸宋明之后医案或医著之中。明·张介宾《景岳全书·郁证》中："郁者，结聚而不得发越也。诸病久，亦皆有郁。"并将情志之郁称为"因郁而病"，着重阐发了怒郁、思郁、忧郁 3 类郁证之诊治。清·叶桂《临证指南医案》强调精神治疗对郁证的重要意义，认为"郁证全在病者能移情易性"。

临床上最多见的郁滞之病理状态，往往与肝的疏泄不及，气机不畅有关。故郁又时常与肝并称，如肝郁气滞、肝气郁滞、肝气郁结等，简称肝郁。由于这类情况临床十分常见，并且是许多病变之起因，故通常把七情内伤列为内伤病因之首。临床见郁滞状态时，治疗除需兼顾情志，佐用心理疗法等外，还应注重借助理气顺气之药，以助肝之升发疏泄，畅达气机，改善情性。如清·李用粹《证治汇补》指出："郁病虽多，皆因气不周流，法当顺气为先。"

（程　羽）

wǔyù

五郁（five types of depression）

心郁、肝郁、脾郁、肺郁、肾郁 5 种郁滞之病症的总称。是中医病机学说之一。《素问·六元正纪大论》中"木郁达之，火郁发之，土郁夺之，金郁泄之，水郁折之"，开创了五郁之说。

此学说是《黄帝内经》在讨论五运六气时所阐发的思想内容，其意在于说明自然界的气候变化对人生理、病理之影响。气候正常之年，疾病很少流行。而当运气太过或不及之年，气候发生异常变化，则可影响人之健康，导致相应的某种郁滞之病症发生。按照五运六气学说，某脏对应于某种运气，该运气如果过甚，且郁发持续日久，称郁发之气，可以产生对应脏腑的病变，遂分别造成心郁、肝郁、脾郁、肺郁、肾郁等，需相应的采取"木郁达之，火郁发之，土郁夺之，金郁泄之，水郁折之"等措施。而达之、发之、夺之、泄之、折之等，都是助其阻遏之气的发散通达，改善郁滞之病理状态。

临床以木郁（肝郁）最常见。

（程　羽）

liùyù

六郁（six stagnation disease）

因气、湿、热、痰、血、食等无形／有形之物所导致的壅遏不畅或郁结不舒之郁滞状态。是中医病机学说之一，为元·朱震亨最早倡导，其《丹溪心法·六郁》提出六郁说，气郁、血郁、痰郁、热郁、湿郁、食郁，积久郁滞为病。其中又以气郁为先，其后诸郁可相继而成。气郁主症：胸胁痛胀，脉沉而涩；湿郁主症：周身重痛或关节疼痛，遇阴雨即发，脉沉而细；热郁主症：瞀闷烦心、尿赤、脉沉而数；痰郁主症：动则喘息，脉沉而滑；血郁主症：四肢无力、便血、脉沉；食郁主症：宿食积滞、嗳酸、腹胀、不思饮食。六郁，总以气郁为主。朱震亨弟子戴思恭在《丹溪心法附余》阐发师之旨意："郁者，结聚而不得发越也。当升者不得升，当降者不得降，当变化者不得变化也。此为传化失常，六郁之病见矣。"强调"六郁"基本病机为气血怫郁，尤以气郁为关键。清·何梦瑶《医碥·郁》分析"丹溪分六郁……大要以理气为主，盖气滞则血亦滞，而饮食不行，痰湿停积，郁而成火，气行则数者皆行，故所重在气，不易之理也"。

针对六郁之病机，朱震亨又创制名方越鞠丸，用于"解诸郁"，药选苍术、香附、抚芎、神曲、栀子，各等分，以梧子大，每五十丸白汤下。后世评价说：治一切名利失意，抑郁烦恼，七情所伤，不思饮食，面黄形瘦，胸膈痞闷诸症，极有神效，及师尼寡妇婢外家尤宜。越鞠丸遂与逍遥丸并列为治郁之名方。

（程　羽）

yùhuǒ

郁火（stagnated fire）

因各种郁滞内结、日久化火之病机状态。是中医病机概念之一，包括情志怫郁及气、湿、热、痰、血、食等诸郁壅滞不畅日久，脏腑功能失调，遂出现各种内热之证。临床较常见。如清·罗应章《经验医库·郁火积滞呕吐症》说："郁火积滞呕吐，五心烦热，咽干口渴，有汗，神强气壮，面赤红活，脉沉滑数疾。"主张治宜宣散郁结、清泄内火，可用栀连二陈汤加减。

郁火包含两大类情况：①情志怫郁或六郁中某物郁滞日久，化而为火热之像，如湿滞日久化热，积食日久化火，痰浊滞久化热等。②郁滞日久，兼见情绪急躁、有明显的焦虑倾向。前者之治，可在辨明何郁所致基础上，越鞠丸等加重清泄内热之药；后者之治，可以加味逍遥丸为主。

（程　羽）

mùyù

木郁（hapetic qi stagnation）

木气被郁之状态。是中医病机概念之一，语出《素问·六元正纪大论》：“木郁之发，木有变，故民病胃脘当心而痛，上支两胁，膈咽不通，食饮不下，甚则耳鸣眩转，目不识人，善暴僵仆。”后世大都将其直接与肝郁相联系。如明·孙一奎《赤水玄珠》中认为木郁就是肝郁，“肝郁者，两胁微膨，嗳气，连连有声”。他主张“治宜青皮、川芎、吴萸”等疏肝理气解郁药物。明·张介宾《景岳全书·杂证谟》依据《黄帝内经》思想治郁，也持此见，认为木郁乃肝郁，“郁而太过者，宜裁之、抑之；郁而不及者，宜培之、助之。大抵诸病多兼郁，此所以至有不同也”。因此，木郁，就自然界而言，可指春生之气受阻、草木萌动不利；就人体脏腑而言，则主要表现为肝之疏泄失职，郁结不通，即肝郁也。治也多从肝郁着手，木郁达之，从加强或改善肝之疏泄切入（见肝失疏泄论、木郁达之）。

（程 羽）

mùyùdázhī

木郁达之（facilitating hepatic stagnation） 中医学治则之一，出自《素问·六元正纪大论》。王冰注：“木郁达之，谓吐令条达也。”金·李杲《内外伤辨惑论》指出：木郁，指肝气郁结；达，令其疏泄畅达。木郁，即肝郁也。肝为风木之脏，职司疏泄，性喜条达舒畅；一有抑郁，拂逆其性，便成肝郁之证。肝郁之因，虽有内外两端，但临床所见，乃以情志失调，致肝气郁结者居多。《素问·藏气法时论》：“肝苦急，急食甘以缓之……肝欲散，急食辛以散之，用辛补之。”提出了大法。东汉·张仲景强调：“夫肝之病，补用酸，助用焦苦，益用甘味之药调之……此治肝补脾之要妙也。”进一步充实了治肝

郁以“达之”的具体用药特点。

疏肝利胆、理气解郁是“达之”的主要含义，也是治疗肝郁之证的关键所在。通常，肝郁气结之症常见两胁胀痛或窜痛，胸闷不舒，或恶心、吐酸、食欲不振，腹痛腹泻，苔薄脉弦等；常以疏肝解郁方法，代表方如逍遥散之类。但“达之”是个总的指导思想，实际上并无定方，也不必拘泥于疏肝理气一法，临床需随证治之。正如清·朱应皆《吴医汇讲》所说：“肝病变幻多端，总宜从其性，适其宜，而致中和，即为达道。”语言及心理疏导疗法等也有“达之”之效，亦是疏解木郁，助肝气条达舒畅之法。

（程羽）

mùyùhuàhuǒ

木郁化火（liver depression forming fire） 由于肝郁日久，伤阴而引起肝阴亏损，或日久蕴热而出现肝火的症状。是中医病机概念之一，与郁火意义类同，只不过比郁火范围稍窄，专指肝郁化火而已。临床表现有肝气郁结化火和郁久内火炽盛两方面。

肝气郁结是肝郁化火的病理基础，如元·朱震亨《格致余论》说“气有余便是火”。情志不畅，忧思郁怒，易影响肝司疏泄之功能，肝失疏泄，气机郁结，每见久则化火；化火又可灼伤肝阴。症可见情志不舒，忧思郁怒，胸胁胀满基础上，兼见急躁易怒，焦虑不安等热象；治法上，可在疏肝解郁基础上，加清肝泻火之品，也可适当配伍甘滋润柔之品，以柔肝养肝，方可用丹栀逍遥散加味。

郁久内火炽盛之证则肝火上炎症状明显，有一派火热之像，宜径用苦寒直折之品，寒以泻火，苦降火势，方可选用龙胆泻肝汤等

加减。因肝郁化火，内火炽盛以郁火为要点，火起于郁，盛于里，故还必须配伍辛散外达，以助肝之疏泄之品，如柴胡、郁金等。

（程 羽）

mùyùhuàfēng

木郁化风（depression of wood causes wind-syndrome） 因肝郁气滞，耗伤肝血，引起血虚风动（或肝阳化风），出现诸如眩晕、头晕、跌仆、呕咳血、甚则昏迷不醒或发狂等动风之症。是中医病机学概念之一。

中医学认为，肝主风，属木，木郁即肝郁也。因肝郁常可导致肝之阴血亏损，或兼见肝阳上亢而出现肝风之症状，故有此称谓。《素问·至真要大论》：“诸风掉眩，皆属于肝。”中医学所谓的动风、化风，指病理变化过程中出现诸如眩晕、震颤、四肢抽搐、强直，乃至卒然昏仆、呕咳血等症状。类似于情绪剧烈波动而诱发脑溢血、中风、心梗、“薄厥”等危急症状。风动每可诱发血也妄动，遂骤发咳吐血等。《三国演义》中周郎被诸葛亮气得吐血而亡，虽属小说情节，现实生活中并不少见，中医学就常以肝郁化风动血来阐释。对此，中医学强调需根据症情分辨虚实：虚有阴虚动风、血虚生风，实有肝阳化风、热极生风等；但其基础都有肝郁，故参佐虚实给予补泻之际，予解郁、疏风、平肝等措施，并需配合息风、降气、宁血等对症治疗；方可分别选用大、小定风珠为主，酌情加减。

（程 羽）

zhì

滞（stagnation） 体内气血流通不畅，局部凝积状态，从而引发功能障碍。是中医病机学概念，本义为水流不畅，如《楚辞·涉

江》有"流而不滞"之词。尽管先秦文献中常用"滞"字，但《黄帝内经》讨论病机时很少涉及此字。金·张从正《儒门事亲》中宗《楚辞》义而有"君子贵流不贵滞，贵平不贵强"之名言，以此阐发"《内经》一书，惟以气血流通为贵"之理，遂开创郁、滞互用之风，常用于表述气机郁滞不通状态。如肝郁气滞、肝气郁滞，或径直称"气滞"等。因"滞"也常用于表达情感，如晋·陆机《拟青青陵上柏》："戚戚多滞念（闷结心中之思念），置酒宴所欢"；宋·苏轼《与王定国书》有："得此佳作，终日喜快，滞闷冰释"；以及滞思、滞想（挥之不去之念）、滞怒（积于心中之愤恨）、滞愤（积愤）等，与"郁"类似，故很多情况下，表述病机时郁、滞两字意义接近，常可互换。但细析之，同样表达郁滞的病机状态，郁兼见的情感色彩更浓厚些，滞强调的气（血）行障碍更明显些。

（程羽）

jié

结（knot）　气血等的郁滞不通状态。是中医病机学概念，如《灵枢·阴阳二十五人》曰："结而不通者，此于身皆为痛痹。""结"字本义为绳草等打成结，也指聚合、凝聚、流行不畅之态，并引申为忧愁、气愤积聚不得发泄之情感倾向。在中医病因病机学中，这3层含义都有：上述的"结而不通者"身有痛痹，此结即指气机郁滞不通之状态；唐·孙思邈《备急千金要方》："生于皮里膜外，结为果核，坚而不痛。"此结指的是气机郁滞，与湿痰凝结而成结（形成团块状），类似于现代医学的急慢性淋巴结炎、淋巴结核或皮下肿物等；是气郁

滞导致的病理产物。后者如西汉·司马迁《报任安书》有"意有所郁结"之说。

虽从病机看，郁、滞与结，有时意义相通，都有遏阻、凝聚而不通畅之义。但就其程度而言，郁、滞相对较轻，结则气滞程度明显较重。

（程羽）

jiézhě sànzhī

结者散之（stagnation requiring dispersion）　对气已结聚病机状态，要运用疏解、消散、外达等促使气行方法，令结聚者散开，郁滞者疏解，气行可恢复正常，病理产物得以消解。是中医学治则之一，出自《素问·至真要大论》。结者散之的具体治法很多，需根据"结"的性质表现及其程度，分别采取理气、行气、破气等不同措施。

（程羽）

bì

闭（obstructed）　气滞到了非常严重程度，以至于局部气闭阻不行，表现出十分危急之症。是中医病机学概念。闭之本义，指封存、关门、闭合、堵住、阻塞等。中医学借来，泛指气机闭塞，难以周流运行之危急情景，通常指中风昏迷之危险症状。这类危险症候首先需区分是"闭"（气机闭阻）证，还是"脱"（气行散脱、外泻、丢失）证。明·李中梓《医宗必读》："凡中风昏倒……最要分别闭与脱，二证明白。如牙关紧闭，两手握固，即是闭证。"其次，指的是大便 / 小便闭塞不通。《灵枢·九针十二原》："闭虽久，犹可决也。"气滞至闭，亟需破气开闭，醒脑开窍，促使气机得以畅行，闭塞得以疏通，内在功能遂可恢复；而气脱则当补气固脱，回阳救逆

为主。两者对策截然不同。

（程羽）

bìzhě kāizhī

闭者开之（closed ones open）　对气已闭结之病机状态者，要从速运用破气、开闭、外达等较为极端的治法，令气闭者开之，气郁滞者复常，病理产物得以消解；才能救危急于顷刻。是中医学治则之一，常用治法有降逆理气、散结启闭、开窍启闭、息风豁痰等；常用成方有六磨汤、五磨饮子、至宝丹、八味顺气散、清气化痰丸等。有时，汤剂嫌其太慢，往往先以强烈手法的针刺、灸法、按压等，从速处置。

（程羽）

qíngzhìshù xuéshuō

情志树学说（theory of emotional tree）　在历史上关于情志纷杂的分类基础上，现代提出的关于不同情志之间及情志与脏腑气血之间复杂关系的一种理论解释模型。现代学者在临床调查及结合实验分析后，认为可借助树状结构来阐释上述多重关系：人之形神（包括情志），可简单地描述为树状结构——最基础的是树干，树干下有密密麻麻之根系，树干与根系类似于情志之生理基础，一如气血脏腑等。此乃人之根（形）。树干越趋上端，接近分叉；越往上，分权越多，枝叶越细，相互交错越繁杂密集；到顶端就只是树梢了。树干及其分权之上，乃情志之变化；接近分权处，相对简单些，属基本情绪，可用两分法概括之：欲 / 喜和恶 / 憎为两大端；再往上，则进一步分叉，表现为喜、怒、哀、乐等多种情绪。但万变不离其宗，用中医学眼光看，仍可概括为阴阳两大类：偏阳，属情志偏亢奋性反应；偏阴，属情志偏退缩性反

应（见情志两分法）。越往高远端，相互间分叉交错情况越复杂，单纯性情绪越少；常表现为"多情交织"的情况。就症状看，越往上，树梢摇摆（情绪波动）就越厉害；到了顶端，即使无风也会不时地摇摆（图1）。

此理论模型提示，气血充沛，脏腑功能和谐，类似于根系深而树干粗壮，意味着整个树干树枝较为稳定而少摇摆，生理心理都较为平静稳定；但树梢尖端总会有些摇摇摆摆，就像健康人也不时有些情感活动一样，此乃正常状态。若根系浅或树干不壮实，则无风也会摇摆不停，意味着生理基础偏差，则情志欠稳定而更易于时时波动。再者，树与树之间，有的树冠大而主干不粗，有的树冠小而主干结实。前者类似于天生情绪偏不太稳定者。这提示了不同树之间的差异性，类似个体形神之间的每个人之不同。有的树冠，天生偏向一侧更茂盛些，有的则偏向另一侧，也许，这是偏阴偏阳（反应之偏亢奋、偏退缩）的秉性之异。表现在情志上，有的更易抑郁低落，有的常焦虑亢奋，秉性使然也。

最重要的是，该模型提出者结合临床和实验研究发现：稳定树干，厚实根系（充盈气血、强壮且协调脏腑功能），对情志波动有虽偏弱却持久的稳定调整之效。例如，对体质一般、情绪欠稳定者，长期配合甘麦大枣汤之类，临床和实验结果都发现可获得虽偏弱却比较持久的疗效，这可看作培基之功。而对情绪不稳定却少有极端表现者，经常给予疏肝解郁为主体的诸如逍遥丸、加味逍遥丸等，也有较为明显的疗效，类似于借协调脏腑功能，巩固树干，稳定分叉处，以消解分叉处易摇摆之倾向。

（倪红梅　何裕民）

liǎnghuánjié yòufāshuō

两环节诱发说（theory of two links induced）　在情志树学说基础上提出的诱发情志的假说。该假说认为，诱发情志常有两个相互关联的环节：①《灵枢·本神》："所以任物者，谓之心。"直接指个体通过"心"，对情景刺激作出相应情绪反应的过程，属个性/心理特点。②"树干"所反映的脏腑气血功能状态，则是生理病理基础，即脏腑气血本身偏于失调、虚弱或不稳定，即使风平浪静，仍有情志波动。两者又常一前一后，相互影响，在情志的产生和情志致病过程中共同起着作用。若素体偏弱、脏腑气血失调而不稳定，更易无风小浪，有风大浪，平素很少有风平浪静（情绪安宁）之时，脏腑气血功能因情绪之波动而只能勉强维持生理所需，难以休养生机而趋于康健；总是处在持续强烈的心理应激情景中，则树欲静而风不止，也时时暗耗气血，干扰脏腑，动摇根基，以至于素体日渐虚弱，脏腑气血在不断损耗中而羸弱加甚，失调更趋严重；最终，导致形神皆弱，病恹恹地难以自拔。

基于此假说，倡导者提出在对情志致病的干预中，要抓住两个环节同时施治：①通过优化情性，《黄帝内经》："恬淡虚无，精神内守"，提升自身情绪的稳定性，减少波动；或佐以心理疗法等，学会自我主动消解平息情绪之波动，此属偏重于心及情的治疗。②配合药物等的干预作用，稳定脏腑气血功能状态，着眼于躯体脏腑气血的巩固，培本以固其根基，属于形与体的治疗。两者不可偏废。

（何裕民）

xǐ

喜（joy）　当目的或期盼的愿望达到后，紧张感消失，期待的得以实现，或意外收获时所产生的一种愉悦、快乐、满足的情绪综合体验。中医学七情及五志说里都有喜，是人最常见的情志活动之一。与喜相近似的词有好、说、乐、悦、爱等。喜属于积极、正性的情绪活动，每可给人以良性的情感体验。故喜悦一般有益于心身，可增进健康。善喜者，每易长寿而少疾。俗语说"人逢喜事精神爽""笑一笑，百年少"。喜悦的程度，取决于愿望满足程度及当事人原本的心境状态。然而，暴喜无度，过于激动，也可

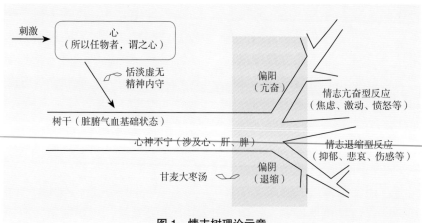

图1　情志树理论示意

注：越趋向右，情志反应越剧烈；情志交叉也越多，对脏腑气血等机体的伤害也越大。

以成为致病因素。

中医学认为，过喜则使心气过缓而散漫，甚至涣散不收；其甚者可伤及人之阳气，特别是心脏。故中医学有"暴喜伤阳、喜伤心"之说。《素问·举痛论》曰"喜则气缓"。清·费伯雄《医醇賸义》曰："过喜则心气大开，阳浮于外。"喜，伤及心神严重时，还易致神志错乱，发为癫狂之类神志病症。历史上这类记载不少，如《灵枢·本神》："喜乐者，神惮散而不藏……魄伤则狂……死于夏"。《灵枢·经脉》："心主手厥阴心包络之脉动，则病喜笑不休。"均指出了喜所致的病理损伤。清·吴敬梓《儒林外史》中的"范进中举"，就是典型的例子。

中医学认为，心在志为喜，精气并于心则喜，喜则气和志达，荣卫通利，是人的正常且良性的情绪反应。但过犹不及，过度的喜乐激情之勃发，则每易损伤心脏。其病机主要为心有所乐则动，动而气达于外则为喜。然大喜过望则脉散，心气耗散，甚可喜伤心也。从现在看来，过于兴奋激动，容易诱发心血管异常，可以导致严重的伤损。临床可见因暴喜伤阳；过度兴奋激动，心神涣散，而引起类似心肌梗死、中风之类的病症。对此，中医学专有"喜中"之病证名，专指因过喜、暴喜伤阳，心神涣散，而引起的类中风之证。

中医学还认为：不同情志之间也存在着五行相胜之类的胜克关系。故可借五行胜克关系运用于情志病症的治疗中。《素问·阴阳应象大论》曰："心在志为喜，喜伤心，恐胜喜。"恐之情志由肾所主，属水；喜之情志由心主，属火；水能克火。故可借助恐之

性，克制过喜之情志病态。此为情志相胜疗法之一。

（程 羽）

hào

好（like） 喜爱、喜好。与喜、爱、欲、乐等的意思接近；与恶（wù）之意正相反；是早期常见的情绪分类之一，早期的多种情绪分类法中均有"好"之情绪。如《左传·昭公二十五年》："民有好、恶、喜、怒、哀、乐，生于六气，是故审则宜类，以制六志""喜生于好，怒生于恶……好物乐也，恶物哀也"。后世杜预注曰："为礼以制好恶喜怒哀乐六志，使不过节。"战国·荀况《荀子·天论》的六情中有"好、恶、喜、怒、哀、乐"等。

好（有时指欲）也是情绪（情志）两分法的核心。托名战国商鞅的《商君书·错法》指出"人生而有好恶，故民可治也"。战国·韩非《韩非子·八经》："凡治天下，必因人情。人情者，有好恶，故赏罚可用。"西汉董仲舒《春秋繁露·保位权》提出"民无所好，君无以权也。民无所恶，君无以畏也"。这些都以好（欲）与恶为两端，来概括复杂情志（情绪）的基本特点。

好，就情志特点而言，与喜相同，是正性的积极情绪，但比喜更为温和平稳些；故好多为有助于心身健康之良好情绪。只是在过分喜好（又称嗜好）时，其持续的行为结果有可能为害。《黄帝内经》所批评的"以酒为浆，以妄为常"，就是一类持续行之有可能危害健康的嗜好。因此，晋·葛洪《抱朴子·至理》中曰："岂能弃交修赊，抑遗嗜好，割目下之近欲，修难成之远功哉！"

（程 羽）

lè

乐（happy） 欢喜、快活、心情愉悦，对现状或事态有信心、满意，或达到目的后产生的心理和情感上的愉快、满足及舒适样的感受。是早期常见的情绪分类之一，先秦的多种情绪分类法中均有"乐"之情绪。前所引的春秋《左传·昭公二十五年》："民有好、恶、喜、怒、哀、乐，生于六气……以制六志。"战国·荀况《荀子·天论》："好、恶、喜、怒、哀、乐。"《荀子·正名》："说、故、喜、怒、哀、乐、爱、恶、欲……"都或好、喜、乐并见；或说（悦）、喜、乐、爱、欲同举。春秋·孔伋《中庸》也提"喜、怒、哀、乐"。可见，早期乐与好、喜、爱、欲、悦等意义类同，常可互换通用。

秦汉后情况类似。东汉曹植倡导喜、怒、哀、乐、怨"五情"说，东汉·班固《白虎通·情性》："六情者，何谓也？喜、怒、哀、乐、爱、恶谓六情。"在这些论述中，喜、乐、爱这些词仍混合运用之中。细析之，乐、喜、悦三者更为接近，都是指有所外显的愉悦欢喜情感；好、爱、欲三者更为接近，都含有内心的一类主动而十分乐意的追求。

乐对于心身健康的意义，等同于喜。故《灵枢·本神》有"喜乐者，神惮散而不藏"之说。

（程 羽）

yuè

悦（delighted） 高兴、愉快。是形声字，从心，表明与人内心活动有关的体验感受。"兑"为人咧嘴之形，是愉快、欢喜时开口咧嘴欢笑之意。喜笑则发乎心，形于外，故"悦"也。悦，古又通说。南唐·徐锴《说文系传·通论》："悦，犹说也，拭

也，解脱也。若人心有郁结能解释之也。"兑也可视为说的省字，说是诉说、倾述；悦是内心有语，但未言于表。况且愉悦是一个人发自内心的感受或情绪的外化，难以用语言表达的。

《尔雅·释诂》曰："悦，乐也。"悦也是一种常见的、正性的情绪活动。战国·荀况《荀子·正名》"九情"中："说（通'悦'）、故、喜、怒、哀、乐、爱、恶、欲，以心异。"此处，说（悦）指的就是愉快的情感活动。古籍中，类似用法很多。春秋·孙武《孙子兵法·火攻篇》提到"怒可以复喜，愠可以复悦"。西汉·司马迁《报任少卿书》有"士为知己者用，女为悦己者容"之名句。西汉·枚乘《七发》："客见太子有悦色也。"都是指喜欢、高兴，发自内心的愉快等情感活动。悦对于心身健康的意义，等同于喜和乐。

（程 羽）

ài

爱（love） 一类积极的、肯定性的情感活动。与喜、欲类似，清·孙希旦《礼记集解》归纳："情虽有七：而喜也，爱也，皆欲之别；怒也，哀也，惧也，皆恶之别也；故情七而欲恶可以该（赅）之。"爱是十分常见之情绪，西汉·戴德、戴圣《礼记·礼运》："何谓人情? 喜、怒、哀、惧、爱、恶、欲，七者弗学而能。"战国·荀况《荀子·正名》："说、故、喜、怒、哀、乐、爱、恶、欲以心异。"东汉·班固《白虎通·情性》："六情者……喜、怒、哀、乐、爱"。爱，既可以指向自身，也可以恩及他人、他物等，都是源自内心的情感。由于爱往往在情感中占据首位，故常是古今中外文

学、诗歌、小说、美术等中的永恒主题。爱的反义词则是恨、恶、憎等。爱，除伴随着强烈正性的情感和积极的举措外，还常表现出一种利他的自我牺牲性行为。爱对于心身健康的意义，等同于喜、悦、乐等，但却高后者，因为许多情景下的爱，具有利他性，故除了积极的情感之外，还常兼有伦理上的较高道德水准。

（程 羽）

bēi

悲（grief） 令人伤心、哀痛、感伤的情景或境遇，及其伴随的低落之心境。属中医学中的七情之一。其字从心，从非，示违背意愿之事；非与心相合，指违背企盼及心愿之现实或结局。《诗经·小雅·鼓钟》有"忧心且悲"之词，《诗经·召南·草虫》有"我心伤悲"说。东汉·许慎《说文解字》释："悲，痛也。"三国·魏·张揖《广雅》训"悲，伤也"。悲，每每与忧、伤、哀、痛、哭等消极性情感及心境之词互用。而悲的反义词则是乐。

中医理论中"悲属金"，悲则气消。它或因外界不良情境刺激所致；或"心气虚则悲"，因脏腑虚弱、体质偏差，复因境遇欠佳而致。它总属于消极性自我情感体验，表现为情绪低落、哀伤忧愁等。悲，总属虚证，而体虚者也更易悲伤。中医学进一步认为"悲"为肺志，肺主气，悲哀太过则伤气，使真气消耗，加重虚证。肺属金，肝属木，金乘木，悲哀太过则伤肝之魂，故可"狂妄不精"；肝肺俱伤，则涕泪皆出。肝主筋，肝脉循行阴部，故阴缩而挛筋；见哭泣不止，阳痿性冷，四肢拘挛而不得屈伸等。心属火，火生金，"悲哀太甚，则胞络绝，胞络绝，则阳气内动，

发则心下崩，数溲血也"。

悲伤一症，临床症状最多，涉及诸脏，表现不一，但全是虚损耗气之证。《素问·五常政大论》："悲哀愁忧则心动，心动则五脏六腑皆摇。"《灵枢·本神》指出"肝悲哀动中则伤魂""悲哀动中者，竭绝而失生"。悲哀动中，可五脏六腑皆摇，更突出其伤及各个脏腑，可导致各种极端的症状表现。

悲，是一种消极的情感体验。如反应程度严重，或持续过久，对心身健康戕害伤损很大，应尽量避免或尽快纠治。一旦陷入悲哀状态，应努力帮助其消解。纠治方法：①尽可能远离触景伤感之境遇或情景。②给予充分的亲情呵护、陪伴及社会支持。③针对性地施以心理支持及语言疏导疗法。④可辨证施治地给予中医药汤剂或针对性地给予抗抑郁制剂（见善、悲）。

（程 羽）

āi

哀（sad） 悲痛、沮丧一类的负性情绪反应。悲哀常同称互用；哀通常是由分离、丧失和失败等引起的，其包含沮丧、哀伤、失望、气馁、意志消沉、孤独和孤立等负性的情绪体验。

明·徐春甫《古今医统大全》认为："悲哀动中则伤魂，魂伤则狂妄不精，久而阴缩拘挛，两胁痛，不举。悲哀太甚则胞络伤，而阳气内动，发则心下崩，溲数血也。""悲哀则伤志，毛悴色夭，竭绝失意""因悲而气耗不行，所以心系急而消矣"。研究发现：松果体分泌的褪黑激素在维持机体应变昼夜节律中不可或缺，但其过多分泌，则会使人情绪低落，悲哀伤感，或昏昏欲睡。故气馁、意志消沉、常昏昏欲睡者，

更易哀伤悲痛；善哀伤者，也更容易似睡非睡，缺乏激情。

《灵枢》云："悲哀愁忧则心动，心动则五脏六腑皆摇。"悲哀愁忧对心身健康的伤损很大，往往容易缠绵难消解，需积极纠治。纠治哀伤，可参见治悲之法：脱离情景、给予亲情和社会支持是关键。同时，可打破嗜睡与哀伤之间的恶性循环：以养心补血、重镇安神等治法，令其充分休息；与此同时，激励其清醒时多增加力所能及的活动，有助于克服哀伤与嗜睡消沉之间的恶性循环。

（程 羽）

kǒng

恐（fear）　惧怕、怯懦于某种情境，拼命企图摆脱、逃避该情境却又逃不了的情绪活动（或情结），也是精神极度紧张所引起的胆怯、畏缩等表现。属于中医学的七情五志之一。此类情结或情绪活动临床很常见。

中医学认为恐为肾志，恐惧为肾所主；恐则气下，也易伤肾。中医理论中，肾藏精，主志；精足则志坚而强，不易恐惧。精不足则易恐。因精伤而不能上奉，精气当上不上，退而下却，故也。而恐惧不解也易伤精；恐则精却，恐而气下，可出现滑精、大小便失禁等症状。肾主骨，故还可见骨酸痿软之症。恐极易伤肾，且常累及他脏，如肾伤则水不滋木，肝亦受累；肺为气之主，肾为气之根，肾伤则肺亦受累；肾伤则精不能供心神之用，致使心神受累，则又可出现狂言嘻笑，妄行不休等的神志异常之症状。

由于恐惧很常见，故《黄帝内经》有大量篇幅讨论"恐"，如《素问·宣明五气篇》："精气并于肾则恐。"《灵枢·经脉》："肾足少阴之脉……气不

足则善恐，心惕惕如人将捕之。"强调肾及肾所藏之精与恐的关系密切。《灵枢·口问》："大惊卒恐则血气分离，阴阳破散，经络厥绝，脉道不通。"《素问·脉解篇》："所谓恐如人将捕之者，秋气万物，未有毕去，阴气少，阳气入，阴阳相薄，故恐也"，强调恐怖境遇、内在气血阴阳严重失调等，是导致恐惧发生的内外主要之因。恐惧过度又可引发其他脏腑病变，或见于其他脏腑失调状态之中。如《素问·玉机真藏论》："恐则脾气乘矣。"《素问·藏气法时论》："肝虚则目无所见，耳无所闻，善恐。"《灵枢·本神》："心怵惕思虑则伤神，神伤则恐惧自失。"《素问·经脉别论》："有所堕恐，喘出于肝，淫气害脾，有所惊恐，喘出于肺，淫气伤心"等，都讨论了恐与其他脏腑的错综关系。

《灵枢·本神》有"恐惧而不解则伤精，精伤则骨酸痿厥，精时自下"。《素问·举痛论》："恐则气下……恐则精却，却则上焦闭，闭则气还，还则下焦胀，故气不行矣。"这些总结了恐惧所致的主要症状：因卒恐暴吓后，每每出现精神恍惚、大小便失禁、遗尿、阳痿、遗精、腹泻等，以及胫骨酸软、痿厥（腰膝腿脚酸软、疼痛的同时，兼见伸不能屈、屈不能伸之症）等。其实是恐惧反应的扩大化表现。

恐惧的治疗，仅靠药物的疗效是有限的，需同时配合心理行为疗法等，如采用系统脱敏疗法、暴露疗法等；认知疗法重在强调对患者不合理认知之纠正，效果良好；社交技能训练等也有一定帮助。金·张从正治疗1例因骤然受恐怖惊吓而恐慌不已、听不得丝毫声响者，便借助类似脱敏

疗法的行为治疗而起效，就是例证。中医学对于恐惧者，重在补益肾精，调理肾气。长期运用，有一定辅助治疗作用（见惧）。

（程 羽）

jù

惧（fear）　担心、害怕、唯恐某种事情发生的一种情绪活动。与恐属于同义词，东汉·许慎《说文解字》释："恐，惧也""惧，恐也"。恐、惧可视为同一种情感。故恐惧时常同举并用。但细析之，两者还是有细微差异，恐的行为特征更明显些，惶恐不安；惧的认知特点更鲜明些，如深怕、担心发生某事。

从比较行为学来看，惧怕属于人类和动物共有的原始情绪之一，人与动物在面临并企图摆脱某种危险情境而又无能为力时，常会产生此类情绪体验。恐怖惧怕发生时，常伴有瞬间的回缩或逃避等动作，并滋生出情不自禁的异常慌张之表现，如心慌、毛发竖立、惊叫、夸张动作、预示险情的面部表情和姿态等。

惧，为常见情志之一。西汉·戴德、戴圣《礼记·礼运》："何谓人情？喜、怒、哀、惧、爱、恶、欲，七者，弗学而能。"清·孙希旦《礼记集解》："情虽有七，而喜也，爱也，皆欲之别；怒也，哀也，惧也，皆恶之别也。"中医学认为，惧乃无缘无故产生之害怕。《灵枢·通天》："阴阳和平之人，居处安静，无为惧惧，无为欣欣。"表明导致容易惧怕有一定的生理学基础。临床上，易恐惧多见3种证型。

肾精不足：多由过劳伤肾，或久病及肾，或房劳太过，耗伤肾精，致肾精不足引起，其与恐类似。其症状除恐惧外，尚见精

神不振，心神不安，心烦失眠，或多梦健忘，腰部酸软，遗精盗汗等。治应以补肾益精为主，方可用六味地黄汤加减。

气血不足：多由脾胃生化之源不足，或久病不解，损伤气血，或气虚损而无力摄血，或失血耗气，或年老体衰，阴阳失调引起。其症状除惧怕、胆小谨慎外，常见面色不华，短气自汗，倦怠乏力，或心累心悸，舌淡苔薄，脉虚弱等。治以宜补益气血为主，方可用八珍汤加减。

肝胆虚怯：多由久病体虚，或惊吓太过，或肾精虚弱，肝失所养，肝胆俱虚，肝失藏魂，胆失决断引起。其症状多见惶恐不安，遇事紧张不已，或如人将捕之，两胁不适，平素胆小怕事，遇事多优柔寡断，脉虚无力等。治应以补益肝胆为主，方可用补胆防风汤加减。

（程　羽）

kǒngjù

恐惧（fear）　机体在面临并企图摆脱某种危险情境，而又无能为力时所产生的情绪体验。其属于常见的情绪反应。恐与惧之合称，意为畏惧、害怕。《灵枢·淫邪发梦》曰："阴气盛，则梦涉大水而恐惧。"恐惧、焦虑及敌视都是情绪心理学的重要元素，亦是神经症的重要组成部分。恐惧与焦虑都是对危险情境的情感反映，并都伴随生理上的感觉，两者虽接近却有着本质区别。

恐惧的常见表现有"惕惕然如人将捕之"之心慌、毛发竖立、惊叫、预示危险的面部表情和姿态等。有些恐怖刺激还可诱发人之心理变态，出现强迫性的恐怖症状，如恐怖症、惧高症、惧空旷症和惧不洁症等（见恐、惧）。

（程　羽）

qiè

怯（timid）　胆小、恐惧、没勇气之类的个性及性格特点。通常表现出心理行为方面的退缩、怯场、怯懦、怯弱等。其反义词为勇；故《灵枢·论勇》以勇怯来区分人之个性特征："愿闻勇怯之所由然。"西汉·刘向整理编辑《贾子道术》也有"持节不恐，谓之勇；反勇为怯"之说。

怯与恐近似，但又有区别：恐更多是根于认知方面的，常表现为对某类事物的害怕，如恐高、恐黑、恐广场人多，但其他方面可如常；怯则是个性及总体素质方面的怯懦与胆小，故同时表现在诸多方面的退缩怯场。

中医学中，怯，既用作指称个性/性格特点及其行为举止之退缩、怯懦，也常指心身同病的一些病症，如称虚劳病为"怯证"，因病瘵者血气既衰，心常恐怯，故也。胆气虚怯后有气怯症，症见气短、心烦、失眠、惊悸不安、口苦、恶心等。明·程玠《松厓医径》有"劳怯"症，体弱劳伤，劳伤心肾，阴虚内热；亦有外感大淫之气，失于祛散，久不与治，遂成劳瘵之病症。"五不男"之男子病中，怯，又指阳痿。

宋·钱乙《小儿药证直诀》重点指出了幼儿的怯病，有怯肺（又称肺脏怯、肺虚损），是指久病肺虚，面白唇淡、气怯胆小、神疲、便稀、易感冒等症。有肾怯失音（又称病后瘖），是指大病后，肾怯阳气不能上承，突然嘶哑之症。

怯病中，最常见的是因胆虚所致心中畏惧、不敢见人之症。清·陈士铎《石室秘录》："凡人胆怯不敢见人者，少阳胆经虚也。而所以致少阳胆经之虚者，肝木之衰也。而肝木之衰，又因

肾水之不足。法当补肾以生肝木，方用熟地、山茱萸、芍药、当归、柴胡、茯神、白芥子、生枣仁、肉桂。"清·沈金鳌《杂病源流犀烛》："有心胆俱怯，触事易惊，梦多不祥，虚烦不寐者，宜温胆汤。"都有助于参考。上述病症名称虽多，大凡与怯有关的，都有胆小、退缩之行为特征。

（程　羽）

jīng

惊（fright）　突然面临非常事变而致精神极度紧张，高度恐吓，惊怖失态之激情状态。属于中医学的七情之一。其之诱发，如卒闻巨声、偶见威胁之物、突临险境、卒遭无法应对之事等，均可瞬间激发惊慌失措。《黄帝内经》："惊则气乱。"突兀受惊，可致心悸动荡，慌张不已，心无所倚，神无所归，疑虑不定等难以归纳之症，故古人以气乱为其病机，以"乱"字概括。临床上，倘若大惊不止，还可导致神志错乱、举措失常，偶见痴呆、僵仆，甚至猝死等极端情况。猝死于惊恐事件的，并非偶见。

惊，从"敬（心）"从"马"，意为马骇；骡马等因骇怕而狂奔不已，难以驾驭。"惊"与"恐"虽常常互用，有类似之处；但两者却明显有别：金代张从正依据中医古代"心理疗法"云："惊者，为不自知；恐者，自知是也。平者常也，常见之必无惊。"清·叶桂《叶选医衡》指出："惊者，因外有所触而卒动""盖惊者闻响即惊；恐者自知，如人将捕之状，与夫不能独处，必须伴侣，方不恐惧，或夜无灯烛，亦生恐惧之类"。简言之，惊是不自知的情况下受骇了，有客观的刺激源存在，多属被动的；恐是主观上的担心害怕、怯懦，为主动

性的。

明·张介宾《类经》："大惊卒恐，则神志散失，血气分离，阴阳破散，故气乱矣。"惊则气乱，气机散乱则脏腑无序，经络不通，各种症状顿生，其症状之杂乱，难以一一述说。概言之，有受惊史，出现各种难以名状的心理、行为、生理等的表现，都可归为受惊后的综合反应（病症）。此外，孕妇受惊，还可以影响到胎儿，或令惊而流产，或令子发为癫疾、心理疾病等。

惊也用作病症名：遇事易惊或无故自惊之证，即称喜惊、惊伤等。清·沈金鳌《杂病源流犀烛》总结："因大惊而病者，用黄连安神丸；由肾虚而惊者，用人参、黄芪、当归等；由胆虚而惊者，用人参、枳壳、肉桂、五味子等；由肝胆俱虚者，用酒化鹿角胶；由心气不足，神不定而惊者，用妙香散；由肝虚受风，用珍珠母丸；由血虚而惊者，用朱砂安神丸；由痰盛而惊者，用加味定志丸；由思虑过度而惊者，用清心补血汤；由气血俱虚而惊者，用养心汤。"可作为参考。

对于惊的纠治心理疗法很有意义。《叶选医衡》："志定然后走失之精可固，精固则阴气用矣。若为外事惊者，子和谓'惊者平之'。平、常也，使病者时时闻之，习熟而不惊，固是良法。余谓不若使其平心易气以先之，而后安其神，定其志为得也。"（见恐）。

（程 羽）

jīngbù

惊怖（terror） 一类担惊受怕的情绪状态，与恐有相通之处。惊，指受惊吓；怖，东汉·许慎《说文解字》释："怖，惶也；从心，甫声"，恐被捕也，意即怕

也，畏惧、恐怖。惊怖合称，意在怖。受惊后产生害怕心理，遂称惊怖。清·叶桂《叶选医衡》指出："《内经》无有称惊怖者，始于《金匮要略》，有云惊怖，由是而见，为惊恐即惊怖也。"如清·尤怡《金匮要略心典》："惊怖即惊恐，盖病从惊得，而惊气即为病气也。"

惊怖互称，因惊而怖，叶桂总结"魂不安则神动，神动则惊；血不足则志歉，志歉则恐；皆因人之阴阳所动而内生者也。为治之法，惊则安其神，恐则定其志。神属阳，阳则气也，火也；志属阴，阴则精也，水也；水火既济，全在阴精上奉以安其神，阳气下藏以定其志，神安则散乱之气可敛，气敛则阳道行矣"。药物、心理纠治见恐、惊。

（程 羽）

jīnghài

惊骇（horror） 严重的惊恐骇怕的情绪状态。东汉·许慎《说文解字》释："骇，惊也。"从马，亥声；本义为马受惊。东汉·班固《汉书·梅乘传》有"马方骇，鼓而惊之"之说，鲁迅有"骇破了胆"之词。皆指骇，惊之甚者也。

《素问·阴阳类论》有"内乱五脏，外为惊骇"之说。《素问·生气通天论》："阳气者，精则养神，柔则养筋。开阖不得，寒气从之……传为善畏，及为惊骇"，都强调骇为惊之甚。故清·程国彭《医学心悟·惊悸恐》总结："惊者，惊骇也。"明·周之干《慎斋遗书·惊骇》指出"惊骇之证，乃心肾不交之故也"。病机在于严重的阴阳不和，心肾不交。他主张治宜镇定安神，养心固本，交通心肾，方可选镇心丸为主，进行加减。此说可作为

参考。

惊骇之情绪，与现代所说的惊恐障碍（惊恐症）颇为相似，后者常见症状如心跳加速、呼吸困难、颤抖、头痛头晕、肌肉僵硬、失真感等。惊恐障碍常因为预期性焦虑而发作或加剧，也常可无预警发生，造成了患者严重身心煎熬。对此，两症之间可相互参考。

（程 羽）

yōu

忧（worry） 预感到（或经历过）某种不顺意的事情后，沉浸在担忧愁郁的不良心境中。为中医学的七情之一。忧郁这种情绪如果持久得不到缓解，可以引发许多心身障碍，包括情志病症。

中医学认为，忧为肺之志，归肺属金。肺主气，愁忧不解则伤肺，使肺气消耗，气虚乏力；忧则气聚，气闭塞而不行，上下不通，则易出现噎膈胸闷；心肺两脏相毗邻，又以血脉相通，忧思不解可伤及心神，致使神志狂妄；明·张介宾《类经》："忧本肺之志，而亦伤脾者，母子气通也"，忧愁伤脾，脾失健运，可出现诸多虚弱及消化道障碍之症状。

忧是临床常见的心理病因，可导致许多病症或失调。如《素问·阴阳应象大论》："忧伤肺。"《素问·宣明五气篇》："精气并于肺则忧。"《灵枢·邪气脏腑病形》曰："愁忧恐惧则伤心"，忧伤过度，每可引起多脏腑损伤或病变。南宋·陈言《三因极一病证方论》（简称《三因方》）："预事而忧……忧伤肺，其气聚。"

中医学认为，忧多伤气。忧郁常为阴证，郁积而发，待时而作，又可能转化为各种错综之症。

忧之中医药治法不少，诸如静神散、归脾汤、逍遥丸、补中益气汤、甘麦大枣汤之属，均可酌用加减，当辨证论治选择运用。忧郁，核心是沉浸在不良心境之中，故心病还须心药医；忧郁的最合理治疗，当以心理或语言疏导为主；或以喜乐之事解之，或培育其兴趣，陶冶其情性，增添其生活情趣等非药物方法，缓缓图之。

忧与抑郁障碍（特别是忧郁型）相似，典型症状包括长期处于抑郁低落的情感状态中，对曾经感到有趣的生活和活动均失去兴趣，认为人生了无价值，时常滋生懊悔感、无助感、绝望感等。有时，患者会感到难以集中注意力，记忆力减退。此外，还可能被一些生理症状所苦，如疲劳无力、头痛、厌食、肠胃功能紊乱，旁人还可能注意到其躁动不安或无精打采等。治疗见忧。

（程　羽）

yōuhuì

忧恚（sorrow）　既忧愁抑郁，又兼见愤懑不平，心中怨恨忿怒交织的一类复合性情绪活动。是非常消极有害却比较普遍的情绪状态。正因为此类情绪状态者众多，故《黄帝内经》有专论涉及这问题。《灵枢·忧恚无言》就专篇讨论了有人因为忧郁与忿怒交织，以致不能言语（失音）之理，故篇名为"忧恚无言"。如"夫忧则伤肺，肺伤则无声矣；恚怒伤肝，肝伤则语言不清矣"。

历史记载中，困于忧恚者不少。西晋·陈寿《三国志·魏志》之注中有"既以失节屈辱，忧恚而死"记载。清·昭梿《啸亭杂录·缅甸归诚本末》记载："傅文忠因之忧恚而卒。"许多不失才华，身有抱负，聪明敏感，却终生郁郁不得志者，最终常因为忧恚愤闷，抑郁怨恨而早辞。对此，并无良策加以破解。唯有提升品行、升华情性，既胸含抱负，又善于调整，采取各种方法注重自我心理健康者，才能避免忧恚怨恨，愤世嫉俗；才能既实现抱负，又享得康宁而寿。

（程　羽）

fú

怫（depressed）　既有心情郁闷、不舒畅、不满足等的一类偏消极之情绪，也指气行等不够通畅之病机状态。东汉·许慎《说文解字》释："怫，郁也。"晋·吕忱《字林》释："怫，郁也，心不安也"，均有此意。字从"心"，从"弗"，弗本意为不平。心、弗合用，示心里不平。可引申为心情郁闷、抑郁、不舒畅。东汉·班固《汉书·邹阳传》有"太后怫郁泣血"。三国·曹操《苦寒行》有"我心何怫郁"之名句，都是指这个意思。故后世医师常"怫郁""怫忾"同用，取其通"郁"之意也。怫，有时又通拂，含愤怒之意，如战国·庄周《庄子·德充符》有"我拂（怫）然而怒"之说。

《素问·六元正纪大论》："怫之兆也。"此怫，也通郁，指气行不畅。《素问·至真要大论》："少阴司天，热淫所胜，怫热至。"清·张志聪注："怫，郁也。盖少阴之火，发于阴中，故为怫热。"元·王履《医经溯洄集》释："盖怫热自内达外，热郁腠理，不得外泄。"这些都取其通"郁"之意，既指气行不畅之病机，也含有心情怫郁不爽之义。

（程　羽　何裕民）

fúyù

怫郁（oppressive feeling）　既有心情郁闷、不舒畅类消极情绪，也指气行不畅之病机状态。怫郁合用，取郁之义，有时也称拂郁。现代学者刘渡舟讲解、罗明辉整理的《伤寒论·辨太阳病脉证并治》："设面色缘缘正赤者，阳气怫郁在表"，是就其气行不畅，阳气升散不及之病机而解的；西汉·东方朔《七谏·沉江》："心怫郁而内伤"，则是就忧郁、心情不舒畅而言的。此时，怫郁又常作怫恚、悁恚之同义词。

（何裕民　程　羽）

yuānyì

悁恚（oppressive feeling）　心情抑郁、忧愁的情绪活动或心境状态。常通怫郁（拂郁）、怫恚之意。东汉·王逸《九思·悯上》："思怫郁兮肝切剥，忿悁恚兮孰诉苦"，晋·葛洪《抱朴子·博喻》："达乎通塞之至理者，不悁恚于穷否；审乎自然之有命者，不逸豫于道行"，宋·司马光《和兴宗夜直听雨》："夫君储善价，未售不悁恚"，都是指心情抑郁、忧愁。恚本义是忧愁不安。东汉·许慎《说文解字》释："恚，不安也。"秦·李斯《仓颉篇》释："悁悁，不舒之貌也。"悁，忧闷、愁郁、忿怒也，《诗经·陈风·泽陂》有"寤寐无为，中心悁悁"，指心中郁闷不适。悁、恚、怫、郁常互用。而中医学家更习惯用郁或怫郁。

（何裕民　程　羽）

fúkài

怫忾（depressed and indignant）　气郁于内，满闷不舒的状态。怫，通郁；忾，多义词，气忿、愤怒、愤恨，叹息（读作xì）；与怫同用时读kài；指心情郁闷而忿愤不平。《灵枢·寿夭刚柔》："卫之生病也，气痛时来时去，怫忾贲响，风寒客于肠胃之中。"唐·杨上善注曰："怫忾，气盛满貌。"指既有气机不畅，郁结于内之病机，又见情绪愤懑郁闷之表现。

（何裕民　程　羽）

wǎnwǎn

惋惋（elegiac）　忧郁、凄惨、哀戚、低落、消沉之情绪或心境状态。是中医学特有的用法。《素问·著至教论》："肾且绝，惋惋日暮，从容不出，人事不殷"，《素问·解精微论》："夫志悲者惋，惋则冲阴"，吴昆注："惋，凄惨意气也"，均为抑郁消沉之意。惋惋，从"惋"字而来。惋，从心，从宛；"宛"意为"下凹的"；"心""宛"合用，示"下凹之心"，即低沉失落之心。《素问·阳明脉解篇》有："阳明厥则喘而惋，惋而恶人。"又通"悗"（音烧），郁闷之意。《素问·调经论》："血并于上，气并于下，心烦惋善怒。"烦惋，指心胸烦闷。烦悗之别称。马莳注："惋宜作悗，《灵枢经》俱用此悗字。"此外，其又有"虚心"之义，可引申为同情心，如惋惜等。

（何裕民　程　羽）

tì

惕（alert）　惊慌、惧怕、心不安宁的情绪状态。春秋《周易·乾》有"夕惕若厉"词。郑玄注"惕"曰"惧也"。南朝·顾野王《玉篇》释"惕，惧也"。"惕"还有快速之意，故通常指惊慌、害怕、心慌而悸动之感。《灵枢·本神》："怵惕思虑者则伤神"，《素问·诊要经终论》："病不已，令人惕然欲有所为，起而忘之"，《素问·阴阳脉解篇》："闻木音则惕然而惊，钟鼓不为动"，《诊要经终论》："惕惕如人将捕之"等，都描述了惊恐不安、心绪不宁之情状。

中医学还有"筋惕肉瞤"之

症状名，出自东汉·张仲景《伤寒论》。指体表筋肉不自主地惕然瘈动（俗称抽搐跳动）。金·成无己释曰："发汗过多，津液枯少，阳气太虚，筋肉失所养，故惕惕然而跳，瞤瞤然而动也。"此症除筋肉失养外，还有因病而情绪紧张等神经精神等心理因素在内。

（何裕民　程　羽）

chù

怵（fear）　胆小、警惕、恐惧、担心的一类复合性的情绪状态。从心，术声，东汉·许慎《说文解字》释："怵，恐也。"三国·魏·张揖《广雅》释："怵，惧也。"都是指其恐惧、胆小、担心之意。战国·庄周《庄子·应帝王》"劳形怵心者"之说，东汉·张衡《西京赋》描写"怵悼栗而耸兢"等；此外，怵，常与其他词合用，如怵惕、怵栗、怵悸、怵怵（戒惧、警惕）等，都是指以恐惧为主体的复合性情绪状态。此词中医学用得比较广泛。如《灵枢·本神》有"故怵惕思虑者则伤神，神伤则恐惧流淫而不止"之说。

（何裕民　程　羽）

chùtì

怵惕（fearful and alert）　恐惧、惊骇、慌张、忐忑不安之类的复合性情绪状态。是合怵、惕两字之意而成的。《灵枢·本神》："心怵惕思虑则伤神，神伤则恐惧自失。"中医学中，怵惕常与恐惧、惊骇、思虑等词合用，泛指各种可治病的七情内伤因素。如《灵枢·本藏》："有其不离屏蔽室内，无怵惕之恐，然犹不免于病，何也？"就泛指各种致病性心理情绪因素，且其往往是复合性的。临床上，怵惕与善恐之证有相似之处，以心中恐慌、畏怯不安为主要表现，多由脏气

伤损所致，尤以肾伤、心神浮越最为常见（见恐、惧）。

（何裕民　程　羽）

chóu

愁（worry）　以担忧、焦虑，遇到没法解决问题时的一类情绪活动或心境状态。愁，从心，从秋，意味着偏于低落消极的心理状态。东汉·许慎《说文解字》释："愁，忧也。"其意与忧、思类同。古代其还与"愀"互用，西汉·戴德、戴圣《礼记·哀公问》："孔子愀然作色而对"，战国·荀况《荀子·修身》："见善愀然"，此"愀"同愁，皆指悲伤、担忧、焦虑之意也。

愁，是临床常见的心理状态。《灵枢·本神》："愁忧者，气闭塞而不行"，又"脾忧愁而不解则伤意，意伤则悗乱，四肢不举"。都是指面对难解之困境时担心焦虑，忧虑不已。因愁之心理活动类同于忧，其之过度或持续的病机影响，也类同于忧，常引起气机郁滞，从而出现诸多情志病症。

（程　羽）

dàndàn

憺憺（empty sensation in heart）　忧伤、畏惧而缺乏安全感的一类情绪或心境状态。出自战国·屈原《楚辞·九章·抽思》："悲夷犹而冀进兮，心怛伤之憺憺。"明·林兆珂注："憺憺，怛伤貌。"明末清初学者王夫之释："憺憺，犹言荡荡，动而不宁貌。"都指心中忐忑，神志不安。故《灵枢·四时气》有"心中憺憺，恐人将捕之"之说。

《黄帝内经》多处提及憺憺，《灵枢·邪气脏腑病形》："胆病者，善太息，口苦，呕宿汁，心下憺憺，恐人将捕之。"《灵枢·经脉》："心主手厥阴

心包络之脉……是动则病手心热，臂肘挛急，腋肿，甚则胸胁支满，心中憺憺大动，面赤，目黄，喜笑不休。是主脉所生病者，烦心，心痛，掌中热。"憺憺，有时又作澹澹，类似于水波之漾动不宁，引申指神志不安，心中志忑。如《素问·至真要大论》："民病……心澹澹大动"，即指心神不安。《素问·刺热篇》曰："其逆则项痛员员，澹澹然。"明·张介宾注："澹澹，精神短少貌。"意即精神不振，气短息少、恹恹无精打采的精神心理状态。

憺字单用时，或用作形容词时，作安然、宁静、淡定解。东汉·许慎《说文解字》有"憺，安也，……与惔略同"（惔，作安静、安然不疑解）。有憺泊（澹泊）、憺然（安静）、恬憺等词，如《黄帝内经》有"恬淡虚无"之说。西汉·刘安《淮南子·主术训》有"是故非澹薄无以明德，非宁静无以致远"之名句。西汉·司马相如《子虚赋》："怕乎无为，憺乎自持。"李善注："憺、怕，静也""憺与澹同""怕与泊同"。憺（澹），后世又常通"淡"解。

（何裕民　程　羽）

dàndàn
淡淡（empty sensation in heart）
慌乱不安、情绪不振、意趣索然、动摇不定之情绪状态。通憺憺意。《素问·刺热篇》："肾热病者……其逆则项痛员员，澹澹然。"明·张介宾注："淡淡，精神短少貌"，隋唐时杨上善指出注"淡，动也，谓不安动也"。《灵枢·邪气脏腑病形》："胆病者……心下淡淡，恐人将捕之"，用法均与憺憺同，指慌乱不安、动摇不定之状态。

（程　羽）

tiándàn
恬淡（indifferent to fame or gain）
自我宽慰，自我疗伤，达到心安神怡，宠辱不惊的宁谧状态。又称恬惔、恬憺，是一种理想化了的情绪及心理状态，语出春秋·老子《老子》："恬淡为上，胜而不美。"战国·庄周《庄子·天道》："夫虚静恬淡，寂漠无为者，天地之平而道德之至也。"《庄子·刻意》更强调："夫恬淡寂漠（寞），虚无无为，此天地之平而道德之质也……平易则恬淡矣。平易恬淡则忧患不能入，邪气不能袭，故其德全而神不亏。"《黄帝内经》则宗庄周论而发挥："恬淡虚无，真气从之；精神内守，病安从来？"人若能恬淡虚无，清心寡欲，顺自然之势，"为无为之事"，就可使自己心平气和，志安情畅，气血调顺，益于健康无疾，享天年而长寿。这是道家所描述的理想化了的个性及心理状态。

恬，从心，从舌，甜声。其意为聚心思于舌，以感受滋美之味；又释为以舌舔心，自我疗心灵之伤。三国·魏·张揖《广雅》注："恬，静也。"南唐·徐锴《说文系传》释："恬，安也。"都是指放下其他，安心地感受滋美之味，或自我疗伤；故有恬淡之说。

（程　羽　何裕民）

kuìkuì
愦愦（confused）
烦乱、纷杂、愁闷、忧愁之复合的情绪状态。语出战国·庄周《庄子·大宗师》："彼又恶能愦愦然为世俗之礼，以观众人之耳目哉！"唐·成玄英疏："愦愦，犹烦乱也。"三国·魏·曹丕《折杨柳行》："追念往古事，愦愦千万端。"东汉·王符《潜夫论·浮侈》："妇女羸弱，疾病之家，怀忧愦愦，皆易恐惧。"都是指烦乱、纷杂、愁闷之情绪状态。《黄帝内经》也常用于指复杂的情绪。如《素问·生气通天论》有："目盲不可以视，耳闭不可以听，愦愦乎若坏都，汩汩乎不可止。"《素问·至真要大论》曰："厥阴之胜，耳鸣头眩，愦愦欲吐，胃膈如寒。"明·张介宾注曰："愦愦，心乱也。"东汉·张仲景《伤寒论》有"阳明病，脉浮而紧，咽燥口苦，腹满而喘，发热汗出，不恶寒反恶热，身重，若发汗则躁，心愦愦，反谵语"之症。其实是热盛伤津、躁扰心神所致的心中烦扰不安、神识昏乱，命之为"心愦愦"，也是指其烦乱、躁动不安之情绪表现。

（程　羽　何裕民）

cǎnqī
惨凄（tragic）
凄凉悲伤的消极心境或情感状态。战国屈原《楚辞·九辩》："心闵怜之惨凄兮，愿一见而有明。"三国·魏·嵇康《琴赋》："是故怀戚者闻之，则莫不憯懔惨凄，愀怆伤心。"都寓此意。《素问·六元正纪大论》："阴凝太虚，埃昏郊野，民乃惨凄"，则将凄凉悲伤之类抑郁心境与阴凝、埃昏之气候相联系。因为阴凝、埃昏之秋冬，的确凄凉悲伤之类消极心境更为多见。

（程　羽　何裕民）

chēn
嗔（annoyed）
怨恨、忿怒、对人（或事）不满的心理状态。《素问·上古天真论》："有圣人者……适嗜欲于世俗之间，无恚嗔之心。"嗔，本意即发怒、生气、不满意也，通"謓"；也通"瞋"。东汉·许慎《说文解字》释："謓，恚也。"恚，忿怒也。嗔与恚都包含有仇恨和愤怒等不良情绪。中医学认为，忧恚嗔怒很容易导致情绪异常，故推崇"无恚嗔之心"的养性追求。

（程 羽）

mèn

懑（melancholy） 烦闷而偏躁动、兼忿忿之情绪。懑，音闷。从心，从满；意指满心烦闷，东汉·许慎《说文解字》："懑，烦也"；北宋陈彭年、丘雍编修《广韵》指出："懑，烦闷"，当还有"愤恨"之意。晋·陈寿《三国志·华佗传》记载"广陵太守陈登得病，胸中烦懑"。清·张廷玉《明史》："烦懑不乐。"《素问·热论》："六日厥阴受之，厥阴脉循阴器而络于肝，故烦满而囊缩"；《素问·逆调论》："为之热而烦满者何也？"都是指憋闷、烦躁、忿忿不乐之消极情绪状态。

（程 羽）

fènmèn

愤懑（depressed and discontented） 不满、憋闷或怨恨之情即将喷发的状态。系愤、懑两词合用，又称愤满、愤闷等。愤，从心，从贲（bēn），贲意为"喷发"而出；心、贲合用，示憋闷愤怒之情将爆发；若不释放，则郁久会滋生他变。东汉·司马迁《报任少卿书》："恐卒然不可为讳，是仆终已不得舒愤懑以晓左右。"南朝·范晔《后汉书·蔡邕传》："臣不胜愤满，谨条宜所施行七事表左。"南朝·谢灵运《庐陵王墓下》诗："道消结愤懑，运开申悲凉。"都是类似意思。《灵枢·刺节真邪》："阳气大逆，上满于胸中，愤瞋肩息，大气逆上，喘喝坐伏，病恶埃烟，噎不得息。"描述了因愤瞋引起

的症状。中医学认为，愤懑（或愤瞋），常是导致情志病症的主要病因之一。

（程 羽）

fèn

忿（anger） 心绪散乱、郁闷烦躁，兼见愤怒不平的情绪状态。忿，从心，从分；心指心绪，分则分心、意乱。两字合用，示心绪散乱，心境糟糕。东汉·许慎《说文解字》释"忿，悁也"。悁，恼怒、忧郁、急躁也。三国·魏·张揖《广雅》释："忿，怒也。"历史上，忿基本都用作心绪散乱，郁闷烦躁，兼见恼怒愤恨之消极情绪。春秋《周易·象传》："君子以惩忿窒欲。"南朝顾野王《玉篇》释："忿，恨也，怒也。"《灵枢·百病始生》有"忧思伤心，忿怒伤肝"之说，此忿，与愤怒同义，是常见的致病的消极性情绪。忿，还常与郁、恚等词同用，有忿郁、忿恚等词。前者指怨恨忧郁之意，明代李东阳有"其何以泄忿懑而暴其奸凶？"之说。后者指愤怒、恼怒之情绪，西汉·刘向《战国策·齐策》有"去忿恚之心，而成终身之名；除感忿之耻，而立累世之功"的劝世之说。

（程 羽）

wù

恶（aversion） 讨厌、憎恶、不喜欢、怨恨等所有消极性心理活动。与"喜""好"相对而言。清·孙希旦《礼记集解》发挥西汉·戴德、戴圣《礼记·礼运》时曰："情虽有七，而喜也，爱也，皆欲之别；怒也，哀也，惧也，皆恶之别也，故情七而欲恶可以该（赅）之。"东汉·许慎《说文解字》释："恶，过也。"恶，泛指各类消极的、负性的、令人不快或不悦的情感、心境或

情绪反应等，也包括各种不利于健康安宁的个性气质等。《灵枢·本藏》在讨论不同气质类型者时，指出"凡此二十五者各不同，或善或恶，或吉或凶"，而春秋《周易·象传》有"君子之遏恶扬善"之说。研究传统心理认识的目的，就是尽可能地遏恶扬善，不管是针对情感、心境或情绪反应，还是针对气质个性，都应该优化喜、欲、爱等良性情感或个性特征（扬善），规避消解怒、哀、惧、嗔、忿等不良情感或个性特征（遏恶）。

（程 羽）

nù

怒（anger） 由于某种目的或愿望未能实现或因外界不良情境刺激，因而逐渐加深的紧张愤懑感，最终发泄而出的激情状态。为中医学的七情和五志之一，是临床较常见的激情反应。怒，归肝属木；怒，为时短暂的适度发泄之怒气，或有利于肝气之疏泄条达。但若过于愤怒（发泄强度太大），或持续时间过久之愤怒，则易致肝气疏泄功能失常而呈现亢奋的病理状态，常可招致疾病，甚至严重的病理后果。故明·张介宾《景岳全书》有"然随怒随消者，未必致病"之说。

怒病分类 怒，是七情中危害最大之情志。因其发作频繁、致病广泛，素来引起医家广泛重视，在七情中被研究得最多。按照怒的性质和程度之不同，又可分为暴怒、盛怒、大怒、郁怒、忿怒（恚嗔）、愠怒等，其致病机制主要在于瞬间促使气机暴逆上行。微怒、恚嗔等若能即刻渲解，则能促进肝气之疏泄、升发，防止气血郁滞，气机中阻；但如果暴怒、盛怒，发泄失控，则每使肝气疏泄升腾太过而暴逆上冲，

发为病害。怒之志为病，可出现各种不同病症；怒为肝之志，大怒伤肝；肝藏血，易血菀于上（菀，郁结、壅滞之意），顿见呕血、吐血等；肝气横逆，可克制脾土，脾不健运，则出现腹痛剧烈，可伴痛泄不止，或飧泄难治（飧泄，消化不良所致的泄泻）；肝肾同源，怒伤肝，肝病及肾，则"腰脊不可以俯仰屈伸"，腰背动弹不得；忧怒气逆，六输不通，气滞血瘀，则积聚渐成，数日后胸腹部可见癥瘕积聚；怒则气逆，气血瘀滞，瘀而发热，"热则消肌肤，故为消瘅"，可发为消渴（糖尿病）。因暴怒而致病者，尤以"薄厥"最为凶险。因怒则肝气暴逆上行，血随气溢，大量血液郁积于头部，常发生卒然昏厥之症。《素问·生气通天论》曰："阳气者，大怒则形气绝，而血菀于上，使人薄厥。"类似于有生命危险的脑血管意外等。血菀于心胸中，则可猝发真心痛而猝死，类似于急性心肌梗死等。也可因大怒不止，肝气上逆，血气上溢，导致面赤、气逆、头痛、眩晕，血压骤然飙升等病症。暴怒、盛怒、大怒之危害尤甚，当小心防范；一旦激情勃发，好生加以控制，以免不测。

怒病机制 中医学认为，肝气不得条达舒畅是导致大怒之主要病机。《灵枢·本神》曰："肝气实则怒"，《素问·藏气法时论》："肝病者，两胁下痛引小腹，令人善怒。"平怒息怒一则需要平素及时释放郁闷、悲愤、愤懑等，别令其郁闷日久，蓄能蓄势，化而为爆发之态。其次，要学会优化情性，提升自我品行，加强调控能力。再者，要及时治疗相关病变。如《素问·脉解篇》："所谓少气善怒者，阳

气不治；阳气不治，则阳气不得出，肝气当治而未得，故善怒。"倘若及时纠治，令阳气得出，善怒者即可有所解也。因肝胆属木，木性本直，木势必伸，稍有所郁，不能遂其直达之性，不能顺其上伸之势，常被激而成大怒。平素加强滋补肝阴肝血，借阴能滋养和制约阳气之升动，也很重要。另外，怒已勃发，则好生规劝；晓之以利害关系，也很关键。勃发当时，治当以降火降气，柔肝平肝为要。

此外，借五行生克之理运用于情志相胜疗法之中，也有一定意义。《素问·阴阳应象大论》有"怒伤肝，悲胜怒"，悲由肺主，属金；怒由肝主，属木，金克木，故悲能克胜怒之勃发状态。此乃情志相胜疗法也，巧妙运用，效果不错。

(程 羽)

yùnnù

愠怒（sulk） 一般性的恼怒、怨怒的情绪反应，而非强烈的勃然大怒之激情。东汉·许慎《说文解字》释："愠，怒也。"秦·李斯《仓颉篇》释："愠，恨。"春秋《左传·襄公二十三年》："愠而不出。"《诗经·邶风·柏舟》："忧心悄悄，愠于群小。"《论语》："人不知而不愠，不亦君子乎。"都是指轻中度的忿怒。《灵枢·通天》："见人有荣，乃反愠怒。"似乎指因为醋意而滋生不满和嫉恨。中医学认为愠怒主要由气机不畅所致。《素问·玉机真藏论》："太过则令人逆气而背痛，愠愠然。"愠，即不舒畅之感受也。愠怒之治疗，以疏肝理气为主，代表方药如柴胡疏肝散或逍遥散加减。

(程 羽)

kuáng

狂（mad） 言行过度，有失社会常态的行为举措者。可分两类情况：①属精神躁狂之病证。以精神亢奋、认知错位、狂躁刚暴、毁物打骂、不避亲疏、不畏水火等为主要临床特征，是精神失常类疾病。②指一类特殊个性气质特点者，如孔子所说的狂狷之人。狂常指肆意直言或率真直行者的掩饰词，如魏征对唐太宗引用《史记·淮阴侯列传》自称"狂愚"，他肆意批评时，说自己"狂夫之言，圣人择焉"。任情肆意而发，不遵社会规范、不恪守众人认定的生活态度，也被称为或自称为"狂"。唐·李白在其长诗《庐山谣寄卢侍御虚舟》中开篇便写到了这段故事："我本楚狂人，凤歌笑孔丘。"此外，好高骛远，喜说大话，常口若悬河者；虽表面谦和，内心抱负恢弘，有此类品性言行者，都被誉为是狂。这类狂者，比较复杂，也许是能力超群者，也许是能力与自负全然脱节的眼高手低者，还有可能是情绪起伏巨大者。总之，只有一小部分属病态，大都属于个性使然。其中，还真有一些旷世奇才。

(程 羽)

tǐzhì xuéshuō

体质学说（theory of constitution） 研究个体身心内在差异及其外显行为特征之间的关系，并根据个体的这些身心内外差异，因人制宜地优化生活方式，以防范和治疗疾病，且针对性地保健养生的学说思想及相应的操作体系。是中医学的一大思想传统和学术瑰宝，至今仍现实意义突出。就理论源头而言，体质学说始自《黄帝内经》，充实于晋唐宋，成熟于明清。因其具有独特的科学意义和广泛的实用价值，20世

纪50年代后开始重新受到学界重视。20世纪70年代起，陆续有"中医体质学说""中医体质学""体质医学"等概念被提出，相应专著或教材纷纷问世。学者们从文献整理、理论阐发、大规模流行学调研、临床观察应用总结，直至采用实验方法等，对体质现象的本质等进行了较系统的研究，使中医体质学说的内涵不断提升。近年来，更由于结合亚健康及治未病等的国家重大科研项目之支持，体质学说在临床应用方面也得到了较快的发展。养生防病和疾病治疗中需要关注自己的体质特点，已经成为大多具有保健意识民众的共识。

中医体质理论的历史梳理及现代学科体系构建过程中，学者对其概念的界定存在着一些差异。1982年，王琦、盛增秀《中医体质学说》认为"以中医理论为主导，研究各种体质类型的生理、病理特点，并以此分析疾病的反应状态，以及病变的性质和发展趋向，从而指导预防和治疗的学说，即为中医体质学说。"何裕民指出"体质学说是研究人群中不同个体的具体身心特性，及这些特性对生命延续和疾病发生、发展的影响等重要内容的理论知识"（《医学与哲学》1996）。人，既有着脏腑气血等相同的形质和功能活动，不同个体在生理、心理上又存在着各自的特殊性。生老病死等生命过程，夹带着鲜明的个体化的特异性。养生和防治疾病应了解这些特殊性。从体质学说的概念中可以看出，体质学说主要研究的是不同个体之间的差异，这种差异可以表现在"身／形"（生理病理）和"心／神"（心理特征）两大方面的异同。

（宋红普）

zhōngyī tǐzhìxué

中医体质学（constitutional theory of traditional Chinese medicine）

以中医理论为基础，以人类体质异同为研究对象，根据体质之异同以指导疾病防治和养生康复为研究目标的学科。包含了相关概念的阐述，体质异同的甄别及其具体分类，体质异同之生物学、心理学、神经科学等领域的表现形式，不同体质与疾病预防、诊断、治疗之间相关性的确定，针对性的体质干预方法，以及体质现代研究的方法学等一系列重要命题的学术体系。中医体质学是从中医基础理论中分化而出的，连接基础与临床的新兴分支学科。

简史 自20世纪70年代，随着中医体质学说研究的不断深化和理论体系的逐渐成熟，人们提出了中医体质学概念，并将其作为一门专门的分支学科。中医体质学的出现，促使中医界把体质理论纳入中医学的日常研究及教学工作中，也促进了中医体质学说研究的深化及临床应用的发展。

研究内容 包括：①体质的形成。②体质的特征。③体质分类。④体质的辨识。⑤体质与气质的关系。⑥体质差异背后的生物学、文化人类学、神经科学等的特征。⑦具体个体的体质与健康状态。⑧针对体质特点的调养。⑨不同体质的改善与优化等。

与相关学科的关系 中医体质学既是作为研究人类生命特异性，以及这一特异性在健康和疾病等方面相关问题的医学科学之重要组成部分；又属于临床医学中着重于探讨研究人类体质差异性及其与疾病、健康关系的新兴的亚学科。它还吸收了现代体质人类学、文化人类学、神经科学

及现代医学等的相关知识，故又是一门综合性的交叉学科。

中医体质学对传统中医理论也有积极的反哺作用。例如，在中医理论体系方面，中医体质理论深化后的融入，可以拓宽传统的以阴阳五行、藏象、经络、气血津液等为主要内容的基础理论框架，加深相关认识；并且有助于深入阐明中医学有关形神合一、三因制宜等思想的科学内涵。

在病因病机上，重视体质因素可拓展三因学说的内容；从禀赋体质角度，可借助形神合一认识，拓展对遗传性、过敏性等疾病的认知；通过研究体质与疾病发生发展的关系，能够在一定程度上阐明疾病发生、发展及其转归的内在规律，可大大丰富中医病机学说的内容。

在诊疗体系上，将辨体与辨病、辨证相结合，辨形与辨神相结合，既可扩展以四诊、八纲为主的诊断学内容，又可落实上工守神论、不失人情论等原则要旨，且更契合临床患者实情，为临床治疗学的丰富及发展提供了新的模式。

在防病治疗领域，体质干预思想的落实及具体方法的应用和完善，能够丰富和深化治未病、治病求本、同病异治、异病同治等的理论与实践，为个体化诊疗和预防提供充足的科学依据。

基本概念 人们在对中医体质学说的研究过程中，明确了中医体质学的一些基本概念，并就这些概念的原始雏形进行了梳理研究。这些概念或名词涉及体质、气质、人格、体质／气质特点等，也包括一些早期类似含义的用词，如禀质、赋禀、禀赋、气禀、气体、形质、性情、习性等。既体现了相关学术内容的历史积淀之

丰富性，也对理解中医体质学说和体质医学，具有基础性意义。

（宋红普）

tǐzhì

体质（constitution） 中医学中，体质一词最早见于清·叶桂的《临证指南医案》，他在《临证指南医案·呕吐门》中，有"凡论病，先论体质、形色、脉象，以病乃外加于身也"的论述，但并没有指出体质一词的明确含义。

历史演变 其实，早在《黄帝内经》时代，大量论述就涉及了体质问题，只是没有明确运用体质一词，而是以"某某人""某某之人""某某者""某某士"等词语的方式，区分出不同体质特征的人。

体质概念的争议 自20世纪70年代出现中医体质学说的命题后，中医学者对体质含义的论述仁者见仁、智者见智。如匡调元在《中医病理研究》（上海科学技术出版社，1980年）中将体质定义为："人类体质是人群及人群中的个体在遗传的基础上，在环境的影响下，在生长发育和衰老过程中形成的功能、结构和代谢上相对稳定的特殊状态。这种特殊状态往往决定着它的生理反应的特异性及其对某种致病因子的易感性和所产生病变类型的倾向性。"以《体质结构研究》为题，何裕民在《中医药学报》（1989年6月）发表论文指出："体质可界定为人群中的个体在其生长、发育过程中，所形成的形态、结构、功能和代谢等方面，相对稳定的特殊性。生理上它表现为机能、代谢，以及对外界刺激反应等方面的个体差异性；病理上表现为个体对某些病因和疾病的易感性或易罹性，以及疾病传变转归中的某种倾向性。每个

人都有自己的体质特点，这一特点或隐或显地体现于健康和疾病过程中。因此，体质实际上是在人群生理共性的基础上，不同个体所具有的生理特殊性。故可简称为'生理特性'。"王琦在《中医体质学》（人民卫生出版社，2005年）认为：体质是"人体生命过程中，在先天禀赋和后天获得的基础上所形成的形态结构、生理功能和心理状态方面综合的、相对稳定的固有特质，是人类在生长、发育过程中所形成的与自然、社会环境相适应的人体个性特征。"

中医学对体质概念的认识有差异，如匡调元、何裕民对体质的论述强调"身体素质"的差异，并以"气质"一词概括个体间心理特征的差异；而王琦则强调体质是形神合一、身心统一的。

体质特点 学者基于自己对体质概念的认识，对于体质特点有着不同的论述。何裕民认为，体质具有如下特点：①是个体基本生理特性的概括。②普遍性和复杂性。③稳定性和可变性。④连续性和可预测性。王琦提出体质的生理特点，有以下几方面：①遗传性。②稳定性。③可变性。④多样性。⑤趋同性。⑥可调性。宋红普则将体质的特征归纳为相对稳定、类型多样、群类趋同、动态可变和后天可调5个方面。这些认识虽有字面上的差异，本质却基本类同，并在关于体质的以下五方面取得了共识：是个体的特性（差异性）；与遗传有关；有一定的稳定性；有一定程度的可变性。

（宋红普）

bǐngzhì

禀质（natural endowment） 先天赋予人的身心基本素质。是

中医学的基本概念，出自唐·孙思邈《备急千金要方》："旧说凡受胎三月，逐物变化，禀质未定。"意思是怀孕3个月左右，胎儿的先天素质还没有完全定型，强调胎养（又称养胎，指科学而有益地孕育胎儿的全过程）与胎教（孕母对胎儿的感化和影响）因素对胎儿个体发育非常重要。

（宋红普）

fùbǐng

赋禀（natural endowment） 随个体出生而具有的生理特性。意同禀质，出自南宋太医局刊刻的《小儿卫生总微论方·禀受论》："……故有脾然后生肾，肾主骨，志所藏焉。……人之赋禀，自受胎至气化，自成形至生养，亦皆由焉。"强调脾肾在胎儿先天禀赋中的重要作用。

（宋红普）

bǐngfù

禀赋（endowment） 禀受于父母的生理特性。同赋禀。明·张介宾《景岳全书·传忠录》有"以人之禀赋言，则先天强浓者，多寿；先天薄弱者，多夭""脏气各有强弱，禀赋各有阴阳"等论述，指出先天禀赋各有不同，禀赋强者多寿，禀赋薄弱者多夭。

（宋红普）

qìbǐng

气禀（qi in the human body） 用来表示来自先天的个体生理特性的术语之一。同赋禀，见于明·赵献可《医贯·卷一》："有偏阴偏阳者，此气禀也。太阳之人，虽冬月身不须绵，口常饮水，色欲无度，大便数日一行，芩连栀柏大黄芒硝，恬不知怪；太阴之人，虽暑月不离复衣，食饮稍凉，便觉腹痛泄泻，参术姜桂时不绝口，一有欲事，呻吟不已。此两等人者，各禀阴阳之一偏者

也。"强调人生来体质即有偏阴偏阳之不同，其生理特征、病理变化、临床治疗常用药物也各有不同。

(宋红普)

气体 qìtǐ（natural endowment）

表示个体来源于先天的形质和功能之特性。明清医家多用，同禀质。如清·尤怡《伤寒贯珠集》："顾人气体有虚实之殊，脏腑有阴阳之异"；清·傅山《傅青主女科·产后篇》中"滑胎散"的用法中有"如气体虚弱人，加人参、白术、随宜服之；如便实多滞者，加牛膝二钱"；清·徐大椿《医学源流论·病同人异论》中有"气体有强弱，质性有阴阳，生长有南北，性情有刚柔，筋骨有坚脆，肢体有劳逸，年力有老少，奉养有膏粱（肥肉和精细粮食）藜藿（粗劣的饭菜）之殊，心境有忧劳和乐之别"等论述，强调人的生长生活环境不同，身心特质存在差异，在疾病治疗时要注意因人而异。

(宋红普)

形质 xíngzhì（form quality）

在中医学中有两种常见含义：一指人的形体结构，如清·叶桂《临证指南医案》中有"血肉有情，皆充养身中形质""俞（三七）壮年形质伟然，脉来芤虚""方（四四）形质颓然，脉迟小涩，不食不寐，腹痛，大便窒痹"等叙述。二指形态特征，如清·杨云峰《临证验舌法》中有"凡舌见黄色干燥，而形质反见胖嫩者，脾胃气血两虚也……凡舌见黄色滑润，而形质又兼胖嫩者，脾胃中气虚寒也……凡舌见赤色干燥，而形质反见胖嫩者，心与小肠气血两虚也……凡舌见赤色滑润，而形质反见胖嫩者，心与小肠火气大亏也……"的论述。

(宋红普)

气质 qìzhì（temperament）

个体胚胎发生和发育时，因感受的"气"不尽相同，所造就的个体最原始的差异。此含义与心理学的气质有所不同。心理学认为：气质是人的心理特征之一，是个体心理特征的总称。主要表现为情绪体验的快慢、强弱，外在表现的隐显和动作的灵敏迟钝等方面的心理特征，即表现在心理活动的强度、速度和灵活性方面典型的稳定的人格心理特征，是心理活动的稳定的动力特征。

概念 中医学气质一词，是中国传统文化的固有术语，源于中国古代哲学的"气一元论"思想。中医学中，气质，又称为气禀、气性、禀性等。但中医学文献中，气质有时又与体质混称。中医学所说的气质，可以定义为个体胚胎发生和发育时（包括出生之初），因感受的"气"不尽相同，所造成的最原始差异。随着身体的发育和生理的成熟，这差异可以更趋明显，遂发展成为每个人特有的人格心理特征，表现在性格、态度、智慧等方面。如南宋·朱熹《朱子语类·卷四》："人所禀之气虽皆是天地之正气，但衮来衮去，便有昏明厚薄之显。"由于种种说不清楚的自然因素，"衮来衮去"，遂个体表现出体质上和气质上的众多差异。可见，中医学早期的气质之含义，与西方心理学的气质略有不同，但存在着大量相近似之处，不仅时间上早出了许多年，而且有着丰富的内涵。

特点 着眼于"体质是在人群生理共性的基础上，不同个体所具有的生理特殊性"，以及体质气质相关理论，何裕民提出了气质有如下特点：①是个体心理特性的综合。②具有普遍性和复杂性特点。③具有相对稳定性。④与体质之间存在着密切的相关性。为此，他引用朱熹的观点。朱熹明确提出"气质之性"概念。《朱子语类·卷四》认为"人性虽同，察气不能无偏秉。有得木气重者，则恻隐之心常多，而羞恶辞逊是非之心，为其所塞而不发。有得金气重者，则羞恶之心常多，而恻隐辞逊是非之心为其所塞而不发。水火亦然，唯阴阳合德，五性全备，然后中正而为圣人也"。意即个性就其先天的可能性来说，是近似的，但落实到具体个体，由于禀气的某种偏颇，则表现出不同的气质特点。《朱子语类·卷一百一》中还强调"气质上最难救"。因为气质是由个体"禀气"差异造就的，属先天胎气孕育而成（他又称胎病），"唯胎病为难病"。然其又指出人们并非完全无能为力，并极力倡导：学习可以变化气质，优化情性。这是十分深刻而有积极意义的。

(宋红普)

性情 xìngqíng（disposition）

人的禀性与气质，思想感情和性格、脾气。又称情性。两者关系密切，故时常互称。互称时常包含有多重含义：①人的禀性和气质。②思想感情。③性格、脾气。战国·荀况《荀子·正名》："性之好、恶、喜、怒、哀、乐，谓之情。"即情是在性的基础上表现出的心理活动。个性方面的差异，自然也会反映到情绪反应等的不同上（见性、情、欲）。

(宋红普)

xíxìng

习性（habit; behaviour; habitual nature） 在某种自然条件或人文社会环境中长期适应后所养成的表现在生活/生存等诸多方面的行为习惯及其反应特性。《论语·阳货》："性相近也，习相远也"，就是这个含义。其中，"性"指个体的天然素质，"习"指受后世环境、教育等的影响而习得的特点。

（宋红普）

réngé

人格（personality） 具有一定倾向性且比较稳定的心理特征的总和，即个体所具有的与他人相区别的独特而稳定的思维方式和行为风格。此词使用十分混乱，可查询的"人格"一词就有50多种定义。它与气质、个性、性格之间颇难厘清关系，且历代中医文献中没有"人格"一词，较多谈论的是性、情性、气禀、气质。而气质、个性等词中可包容性格与人格概念在内，故应立足于气质或个性来谈个体的心身差异及心理特性。

（宋红普）

píngrén

平人（healthy person） 正常无病且无不适之人，即气血调和，健康无疾之人。是《黄帝内经》的重要概念，整部《黄帝内经》共提及平人15次，并有专篇《素问·平人气象论》讨论，从而成为中医学中健康人的同义词。该篇分析"平人何如？岐伯对曰：人一呼脉再动，一吸脉亦再动，呼吸定息脉五动，闰以太息，命曰平人。平人者，不病也。……平人之常气禀于胃，胃者平人之常气也"。明·张介宾《类经·脉色类》注："谓气候平和之常人也。"明·吴昆注《素问》："平

人，气血平调之人。"清·张志聪《黄帝内经素问集注》："平人，平常无病之人。"都强调无论从脉象、气色、症候来看，均体现阴阳均平，身体康健，心灵安宁，是理想中的身心健康状态，与孔子说的"中行者"类似。

东汉·张仲景在《金匮要略》中扩充了平人的含义。《金匮要略·血痹虚劳病》中有"夫男子平人，脉大为劳，极虚亦为劳""男子平人，脉虚弱细微者，喜盗汗也"。《金匮要略·胸痹心痛短气病》中也有"平人无寒热，短气不足以息者，实也"的论述。其中的平人，是指从外形看似无病，与常人无异，实则内在脏腑气血已有所失调或亏损之人。张仲景的这一认识，对于当今"治未病、亚健康状态"等研究，具有积极的启发意义。后世一般将平人视同于健康之人。

（宋红普）

qiángrén

强人（strong person） 身体强壮之人。东汉·张仲景《伤寒论》和《金匮要略》中均多次出现，如运用四逆汤时，常人用"附子一枚，干姜一两半"，而"强人可大附子一枚，干姜三两"；十枣汤"强人服一钱匕，羸人服半钱"；小青龙加石膏汤"强人服一升，羸者减之"；大黄附子汤"煮取二升，分温三服，若强人煮取二升半，分温三服"；通脉四逆汤"干姜三两（强人可四两）"。以上用法均强调运用药性峻猛之药物，要因人而异，身体强壮者可适当加大剂量。

（宋红普）

ruòrén

弱人（weaker person） 身体虚弱之人。与强人相对，始见于东汉·张仲景《金匮要略·腹满

寒疝宿食病》，该篇在大乌头煎的服法中指出"强人服七合，弱人服五合"，强调服用药物时，要注意因人而异，身体虚弱之人要适当减小剂量。后世泛指各种体质偏弱者。

（宋红普）

léirén

羸人（thin and weak person） 身体瘦弱之人，与强人相对。如东汉·张仲景《伤寒论》和《金匮要略》在十枣汤的服用方法时指出"强人服一钱匕，羸人服半钱"，强调服用该方时要因人而异，身体瘦弱虚羸之人应适当减量服用。羸人与弱人类同，可以参见。

（宋红普）

shèngrén

盛人（fat person with qi deficiency） 看似壮实，其实体虚肥胖，外强中干之人。东汉·张仲景《金匮要略·中风历节病》中论述历节病发病原因时提到"盛人脉涩小，短气，自汗出，历节疼，不可屈伸，此皆饮酒汗出当风所致"，意思是外形肥胖，其实体质偏弱的人，出现涩小的脉象，表明此为形盛气衰之体，易被风湿之邪侵袭而发为历节疼痛、不能屈伸之证。对此，临床需小心，别被假象迷惑了。

（宋红普）

shòurén

瘦人（lean person） 身体瘦削之人。东汉·张仲景《金匮要略·腹满寒疝宿食病》说："夫瘦人绕脐痛，必有风冷，谷气不行，而反下之，其气必冲，不冲者，心下则痞也。"《金匮要略·痰饮咳嗽病》："假令瘦人脐下有悸，吐涎沫而癫眩，此水也，五苓散主之。"临床上，瘦削之人不等同于体虚之人，不可

混淆。

(宋红普)

xūjiā

虚家（weak physique） 平素体质虚弱的人。义同羸人与弱人。东汉·张仲景《伤寒论·辨太阳病》："诸亡血、虚家，不可与瓜蒂散。"《伤寒论·辨厥阴病》有"诸四逆厥者，不可下之，虚家亦然"的论述，强调对体质虚弱之人，不可用吐下之法。

(宋红普)

shījiā

湿家（person suffering from dampness） 患湿病时间较长的人，或素为痰湿壅盛之体。东汉·张仲景《金匮要略·痉湿暍病》有"湿家之为病，一身尽疼，发热，身色如熏黄也"的论述，提示湿邪久留体内，阻遏阳气，可出现身痛，皮肤发黄如同烟熏一样的症状。临床更多见于肥胖而痰湿壅盛、诸多功能失调之体，需综合调整。

(宋红普)

huángjiā

黄家（person suffering from jaundice） 患黄疸病时间较长的人及面色萎黄无华者。东汉·张仲景《金匮要略·黄疸病》有"然黄家所得，从湿得之""腹满，躁不得睡，属黄家""诸病黄家，但利其小便"等论述，指出黄家的出现与湿邪的关系密切，可以通过利小便的方法进行治疗。黄家，还需要加强综合治疗，防范疾病发展。

(宋红普)

jiǔkè

酒客（drinker） 长期饮酒的人。东汉·张仲景《伤寒论·辨太阳病》有"若酒客病，不可与桂枝汤，得汤则呕，以酒客不喜甘故也"。《金匮要略·惊悸吐衄下

血胸满瘀血病》有"夫酒客咳者，必致吐血，此因极饮过度所致也"的论述，指出长期饮酒的人多内蕴湿热，如误服辛甘而温能够助湿蕴热的方剂，可使湿热壅滞，胃气上逆而发生呕吐。同样，由于酒毒湿热蕴蓄，积热犯肺可导致肺失肃降而咳，进而灼伤血络而致吐血。提示长期饮酒之人多属湿热内蕴之体，不宜运用甘温之剂，也容易出现吐血、黄疸等症状。

(宋红普)

shījīngjiā

失精家（person suffering from seminal loss） 经常梦遗、滑精，不断丢失了肾精的人。东汉·张仲景《金匮要略·血痹虚劳病》有"夫失精家，少腹弦急，阴头寒，目眩，发落"的描述，指出长期梦遗、滑精之人，阴精损耗而难以恢复，且日久阴损及阳，可表现为阴阳两虚的证候。故既可出现肾精亏虚所致的目眩发落，又可出现阳虚不温所致的少腹弦急而痛、外阴部寒冷等表现。

(宋红普)

nǜjiā

衄家（patient with frequent epistaxis） 经常衄血的人。衄，出血也，可见于口鼻，也可见于牙齿/牙龈及身体其他部位的慢性出血。东汉·张仲景《伤寒论·辨太阳病》及《金匮要略·惊悸吐衄下血胸满瘀血病》均有"衄家不可发汗，汗出必额上陷，脉急紧，直视不能眴，不得眠"之论述，强调经常衄血的人，因阴血亏少，虽有表证，亦不可发汗。因汗血同源，若发汗则阴血重伤，可出现心神失于濡养之危症。其实，这还有一层含义，容易出血的人，别轻易动用发汗药、气分药和活血药，以免诱发不测。

(宋红普)

wángxuèjiā

亡血家（patient with bleeding; patients suffering from frequent bleeding） 已丢失了较多血液的人。其意同于衄家。东汉·张仲景《伤寒论·辨太阳病》中有"亡血家，不可发汗，发汗则寒栗而振"的论述，指出亡血家因长期出血，不但阴血极亏，气亦无所依附而虚衰。发汗，既能伤及阳气，又可耗损阴液，故亡血家当禁用发汗。若误发汗，可因气血进一步亏耗而致寒战振摇，甚至动风等的变证。提示阴血亏虚之人当禁用发汗的治疗方法；也别轻易动用气分药和活血药，以免诱发不测。

(宋红普)

chúnyáng zhītǐ

纯阳之体（infantile body of pure yang） 小儿阳气生长迅速而旺盛的体质特征。疑出现在东汉·佚名《颅囟经》："孩子三岁以下，呼为纯阳。"宋·钱乙《小儿药证直诀》："小儿纯阳，无烦益火。"清·徐大椿《医学源流论》主张："小儿纯阳之体，最宜清凉。"意即小儿生长发育旺盛，生机蓬勃；犹如初升之旭日，充满生机。从临床上看，小儿受邪以后容易转化为热病；另外，小儿脏腑组织的修复力较强，对药物的反应敏感，也较成年人更容易趋于康复，故治疗用药需有所注意。

(宋红普)

zhìyīn zhìyáng zhītǐ

稚阴稚阳之体（immature yin and yang） 小儿发育时期，无论是属阳的各种生理活动方面，或是属阴的形质领域都不很成熟，有欠完善的体质特征。清·吴鞠通在《温病条辨·解儿难》提出小儿"稚阳未充""稚阴未长"

的生理特征。稚阴稚阳学说在理论上是纯阳学说的发展，说明小儿体质除生机蓬勃、发育迅速之外，还存在脏腑娇嫩，形气未充的一面，治疗用药需有所注意。

（宋红普）

wǔzàng yǒuyú bùzú

五脏有余不足（surplus and insufficiency of five zang-viscera）

小儿五脏具有肝常有余、脾常不足、肾常亏虚、心火有余、肺脏娇嫩等的特点。不足和有余，并非虚实，主要是指各个脏腑生理发育过程中的某种不同步，有先有后之特性，相对不够平衡。这是对小儿生理病理特点的高度概括。如小儿处于生长发育阶段，对饮食营养的需求量日益增多，但尚不成熟完善的脾胃形质和消化功能常难以适应，故小儿娇弱的五脏六腑中，脾胃不足常比较突出。肺本娇脏，外合皮毛，小儿更易被邪侵，常引起感冒、咳嗽等病变。小儿感受外邪容易化热，热盛则神昏，或动风抽搐等，这是心、肝常有余的体现。如果小儿先天不足肾气亏虚，可出现五迟、五软等病，需特别关注。

（宋红普）

wǔchí

五迟（five kinds of retardation）

小儿生长发育迟缓状态。包括站立迟缓、行走迟缓、发育迟缓、牙齿出现迟缓和语言（说话）迟缓。隋·巢元方《诸病源候论》中已见端倪。清·吴谦等编修的《医宗金鉴·幼科心法要诀》系统进行总结："小儿五迟之证，多因父母气血虚弱，先天有亏，致儿生下筋骨软弱，行步艰难，齿不速长，坐不能稳，要皆肾气不足之故。"清·张璐《张氏医通》指出其病因："胎弱也，由父母

精血不足，肾气虚弱，不能荣养而然。"故其与胎弱有所类同。

（宋红普）

wǔruǎn

五软（five kinds of weaknesses）

小儿头项软、口软、手软、足软、肌肉软等病理表现。为小儿时期生长发育障碍。与五迟有所类同，但侧重点略有不同，多因先天禀受不足，后天调护失当，气血不充，而致骨脉不强，筋肉痿弱。情况比五迟更要麻烦。明·薛铠撰，薛己增补的《保婴撮要》指出："原其要，总归于胃。盖胃为水谷之海，为五脏之本，六腑之大原也。治法必先以脾胃为主，俱用补中益气汤，以滋化源。头项手足三软，兼服地黄丸。"现代医学的脑性瘫痪、智力低下、脑发育不全、佝偻病等可属此证（见胎弱）。

（宋红普）

wǔyìng

五硬（five kinds of stiffness）

小儿头项硬、口硬、手硬、足硬和肌肉硬等病理表现。是新生儿常见的疾患之一。明·徐春甫《古今医统大全》曰："头硬不能俯视，气壅胸膈，手足心冷如冰而硬，名曰五硬。"多因禀赋不足，真阳大虚所致。本病在寒冷季节发病率较高，好发于早产、体弱儿，或伴有其他疾患之小儿，常危及小儿之生命。本病证的症状多见于现代医学的新生儿硬肿症等（见胎弱）。

（宋红普）

tāihán

胎寒（fetal cold）

小儿在母胎内感寒所致的症候。隋·巢元方《诸病源候论》卷四十七："小儿在胎时，其母将养取冷过度，冷气入胞，伤儿肠胃，故儿生之后，冷气犹在胃肠之间。其状儿

肠胃冷不能消乳哺，或腹胀，或时谷利，令儿颜色素乱，时啼者，是胎寒故也。"胎内感寒，只是一种原因性的解释，也往往可以发展成五迟、五软等较严重后果。也属于胎弱表现之一。

（宋红普）

jiělú

解颅（metopism）

小儿到一定年龄，囟门应闭合而没有闭合，头缝开解以致囟门较正常为大，或可见囟门部稍稍隆起的症候。又称囟开不合、囟解，可见于现代医学所指的先天性或后天性脑积水。出自隋·巢元方《诸病源候论·小儿杂病诸候》，曰："解颅者，其状小儿年大，囟应合而不合，头缝开解是也。由肾气不成故也。肾主骨髓，而脑为髓海；肾气不成，则髓脑不足，不能结成，故头颅开解也。"也属于胎弱表现之一。

（宋红普）

tāiruò

胎弱（fetal feebleness）

胎儿发育不良；或出生后，体质虚弱，气血阴阳不足，发育迟缓状态。又称胎怯。表现为皮肤脆薄，毛发不生，形寒肢冷，面黄肌瘦，筋骨不利，腰膝酸软等症。可见五迟、五软、五硬、胎寒、解颅等病症，需特别关注，好生调养，以利有所弥补。

（宋红普）

tāidú

胎毒（fetal toxicosis）

胎儿期间感受到的毒素。明·佚名《幼科概论》："凡初生婴儿，数月或周岁及两岁以内，头面环唇等处，忽生疮结，细如粟米粒，白脓头破裂即连成片，热胀痛痒不安，时时流出淡黄色的腥脓水。附近好的皮肤，一经流出的黄脓水浸染，旋复成疮，初起在皮肤

外间溃烂红肿，若不治，渐渐即漫延至肌肉表层，亦发淡红肿而溃烂。治不得法，日久能由头面漫延遍身，此即所谓胎毒也。"清·陈复正《幼幼集成》："凡胎毒之发，如虫疥、流丹、湿疮、痢疖、结核、重舌木舌、鹅口口疮，与夫胎热、胎寒、胎搐、胎黄是也。"由于孕母饮食、起居调摄失宜，或情志不畅等，使体内热毒偏盛，传于胎儿，引起胎黄、赤游丹、鹅口疮等疮疔痘疹之类，或严重的皮肤过敏等病证。

广义的胎毒还包括各种先天性、部分遗传性疾病等。

(宋红普)

wǔtàirén

五态人（a person with five kinds of characteristic） 基于阴阳理论，根据人形态之不同，筋骨之强弱，气血之盛衰等，各自区分为太阴之人、少阴之人、太阳之人、少阳之人、阴阳和平之人，并根据分类以指导临床论治。首见于《灵枢》。《灵枢·通天》指出："古之善针艾者，视人五态，乃治之。"这是中医学体质气质分类中最早且影响颇大的分类方法之一，有一定的实用价值。

(宋红普)

tàiyīn zhīrén

太阴之人（personality of taiyin mode） 五态人之一，属阴很多而阳极少的一种亚型。《灵枢·通天》曰："太阴之人，贪而不仁，下齐湛湛，好内而恶出，心和而不发，不务于时，动而后之引，此太阴之人也。"意为：太阴之人的气质特点为贪心而缺乏仁义，表面谦虚，内心比较阴暗，好贪得而不愿意付出，喜怒常不形于色，不识时务，比较自私而利己，习惯于后发制人；有此种个性行为者，其外在表现常面色阴沉，

假意谦虚，身体长大壮实却卑躬屈膝，喜故作姿态等。也就是民间俗话说的阴险利己而好算计者。

(宋红普)

shàoyīn zhīrén

少阴之人（personality of shao-yin mode） 五态人之一，属阴多而阳较少的一种亚型。《灵枢·通天》曰："少阴之人，小贪而贼心，见人有亡，常若有得，好伤好害，见人有荣，乃反愠怒，心疾而无恩，此少阴之人也。"意思是：少阴之人的气质特点为深沉不外露，小贪而贼心，易嫉妒，做事刻板，不轻举妄动等特征；有此种个性行为者，其外在表现常貌似清高而行动鬼祟，站立时躁动不安，走路时似伏身向前等。

(宋红普)

tàiyáng zhīrén

太阳之人（personality of tai-yang mode） 五态人之一，属阳很多而阴极少的一种亚型。《灵枢·通天》曰："太阳之人，居处于于，好言大事，无能而虚说，志发于四野，举措不顾是非，为事如常自用，事虽败，而常无悔，此太阳之人也。"意为：太阳之人的气质特点为好表现自己，惯说大话，能力不大却常言过其实，好高骛远，作风草率，不顾是非，意气用事，过于自信，事败而不知改悔；有此种个性行为者，其外在表现常高傲自满，仰胸挺腹，妄自尊大等。

(宋红普)

shàoyáng zhīrén

少阳之人（personality of shao-yang mode） 五态人之一，属阳多而阴稍少的一种亚型。《灵枢·通天》曰："少阳之人，提谛好自贵，有小小官，则高自宜，好为外交，而不内附，此少阳之人也。"意为：少阳之人的气质

特点是做事精审，很有自尊心，但爱慕虚荣，稍有地位则自夸自大，好交际而难于埋头工作；有此种个性行为者，其外在表现常行走站立都好自我表现，仰头而摆体，手常背于身后等。

(宋红普)

yīnyáng hépíng zhīrén

阴阳和平之人（people with harmonious yin-yang） 五态人之一，属阴阳相对平衡和谐的一种亚型。《灵枢·通天》曰："阴阳和平之人，居处安静，无为惧惧，无为欣欣，婉然从物，或与不争，与时变化，尊则谦谦，谭而不治，是谓至治。"意为：阴阳平和之人的气质特点为能安静自处，不务名利，心安无惧，寡欲无喜，顺应事物，适应变化，位高而谦恭，以理服人而不以权势压人；有此种个性行为者，其外在表现常从容稳重，举止大方，为人和顺，适应变化，态度严肃，品行端正，胸怀坦荡，乐天达观，处事理智，为众人所尊敬。

(宋红普)

yīnyáng sìlèi zhīrén

阴阳四类之人（four types people of yin-yang） 《灵枢·行针》中根据阴阳之气盛衰的不同及不同类型之人对针刺得气反应的不同，将体质分为4种类型，即重阳型、重阳有阴型、阴多阳少型和阴阳和调型，统称为阴阳四类之人。

(宋红普)

zhòngyáng zhīrén

重阳之人（people with exces-sive yang） 阴阳四类之人分类之一。《灵枢·行针》对此分类的人的行为和形态表现描述相对较少，对重阳之人有"重阳之人，其神易动，其气易往也。""重阳之人，熇熇叫高高，言语善疾，

举足善高，心肺之藏气有余，阳气滑盛而扬，故神动而气先行"等描述，指出重阳之人的神气禀性如同火一样轰轰烈烈，精力充沛，说话爽朗流利，趾高气扬。因为这种人的心肺脏气有余，功能旺盛，阳气充盛滑利而易发越激扬，故其神情易于激动，对针刺的反应常较为强烈。

(宋红普)

zhòngyáng yǒuyīn zhīrén

重阳有阴之人 (people with excessive yang and yin)

阴阳四类之人分类之一。"重阳之人而神不先行者"属于重阳有阴之人，又称颇有阴者。《灵枢·行针》曰："多阳者多喜，多阴者多怒，数怒者易解，故曰颇有阴，其阴阳之离合难，故其神不能先行也。"意即神情不易激动的重阳之人虽然阳气炽盛，但阴气也盛，属于阳中有阴之人。多阳的人情绪高涨，精神愉快，常喜形于色。多阴则精神抑郁，心情紧张，经常恼怒不快，好发脾气，但很容易缓解。根据上述特点说明这种人阳中有阴。所以阳为阴滞，阴阳离合困难，神气就不易激动，反应也不那么强烈。

(宋红普)

yīnduō yángshǎo zhīrén

阴多阳少之人 (people with more yin and less yang)

阴阳四类之人分类之一。《灵枢·行针》认为这种人属"针已出而气独行者""其阴气多而阳气少，阴气沉而阳气浮者内藏，故针已出，气乃随其后，故独行也"。意思是，阴多阳少之人往往经过几次针刺治疗才出现反应，这是因为这种人多阴而少阳，其气机沉潜至深，反应低下而气难至，对针刺治疗极不敏感所致。

(宋红普)

yīnyáng hétiáo zhīrén

阴阳和调之人 (people with harmonious yin-yang)

阴阳四类之人分类之一。指阴阳均衡协调，气血濡润和畅之人。《灵枢·行针》指其："阴阳和调而血气淖泽滑利，故针入而气出，疾而相逢也"，意思是这种类型的人阴阳均衡协调，气血濡润和畅，所以进针以后就很快出现得气的反应。与五态人中阴阳和平之人类似。

(宋红普)

wǔxíngrén

五行人 (person with characteristics of the five phases)

运用阴阳五行学说，根据人群中皮肤颜色、形态特征、生理功能、行为习惯、心理特征、对环境的适应调节能力以及对某些疾病的易罹性和倾向性等方面的特点，对人的体质进行分类的一种方法。又称五形人、五型人。主要包括木形之人、火形之人、土形之人、金形之人、水形之人5种基本类型。首见于《黄帝内经》，《灵枢·阴阳二十五人》有"天地之间，六合之内，不离于五，人亦应之"的论述。

(宋红普)

mùxíng zhīrén

木形之人 (wood-phase person)

五行人之一。以木的属性特点比喻人格类型，又称木形人或木型人。出自《灵枢·阴阳二十五人》："木形之人，比于上角，似于苍帝。其为人，苍色，小头，长面，大肩，背直，身小，手足好。有才，劳心，少力，多忧，劳于事。能春夏，不能秋冬，感而病生。足厥阴，佗佗然。"意即：典型的木形之人，又称上角之人，具有面色青，小头，长面，两肩宽阔，背部挺直，身体弱小，

勤劳，有才能，好劳心，体力较弱，耐受性较差等的特征。木形之人中还包括非典型的4种亚型，分别是大角之人、左角之人、钛角之人、判角之人。

(宋红普)

huǒxíng zhīrén

火形之人 (fire-phase person)

五行人之一。以火的属性特点比喻人格类型，又称火形人或火型人。出自《灵枢·阴阳二十五人》："火形之人，比于上徵，似于赤帝。其为人赤色广䐓，锐面小头，好肩背髀腹，小手足，行安地，疾心，行摇肩背肉满。有气轻财少信多虑，见事明，好颜，急心不寿暴死。能春夏不能秋冬，秋冬感而病生，手少阴核核然。"即典型的火形之人，又称上徵之人，具有面色红，小头，脸型瘦尖，肩背肌肉宽厚，髀腹匀称，身材矮小，手足小，步履稳重，对事物的领悟较快，走路时肩背摇动，背部肌肉丰满。多气而性格急躁、轻财，缺乏信心，身体虚弱，认识事物清楚，喜欢漂亮，易发生突然死亡，寿命偏短等特征。火形之人中还包括非典型的4种亚型者，分别是质徵之人、少徵之人、右徵之人、质判之人。

(宋红普)

tǔxíng zhīrén

土形之人 (earth-phase person)

五行人之一。以土的属性特点比喻人格类型，又称土形人或土型人。出自《灵枢·阴阳二十五人》："土形之人，比于上宫，似于上古黄帝，其为人黄色圆面、大头、美肩背、大腹、美股胫、小手足、多肉、上下相称行安地，举足浮。安心，好利人不喜权势，善附人也。能秋冬不能春夏，春夏感而病生，足太阴，敦

敦然。"即典型的土形之人，又称上宫之人，具有黄色皮肤，大头，圆面，肩背丰厚，腹大，腿部壮实而修长，手足小，肌肉丰满，身材匀称，步履稳重，动作轻盈，内心安定，助人为乐，独立性较强，不依附权势，广交朋友等特征。土形之人中还包括非典型的 4 种亚型者，分别是大宫之人、加宫之人、少宫之人、左宫之人。

(宋红普)

jīnxíng zhīrén

金形之人 (metal-phase person)

五行人之一。以金的属性特点比喻人格类型，又称金形人或金型人。出自《灵枢·阴阳二十五人》："金形之人比于上商，似于白帝，其为人方面白色、小头、小肩背小腹、小手足，如骨发踵外，骨轻。身清廉，急心静悍，善为吏，能秋冬，不能春夏，春夏感而病生。手太阴敦敦然。"即典型的金形之人，又称上商之人，具有白色皮肤，小头，方正面，肩背小，腹部平坦，手足小，足跟坚厚而大，好像有小骨生在足跟外面一样，骨轻，为人清白廉洁，性情急躁但刚强，办事认真，果断利索等特征。金形之人中还包括非典型的 4 种亚型者，分别是钛商之人、右商之人、大商之人、少商之人。

(宋红普)

shuǐxíng zhīrén

水形之人 (water-phase person)

五行人之一。以水的属性特点比喻人格类型，又称水形人或水型人。出自《灵枢·阴阳二十五人》："水形之人，比于上羽，似于黑帝，其为人，黑色面不平，大头廉颐，小肩大腹动手足，发行摇身下尻长，背延延然。不敬畏，善欺绐人，戮死。能秋冬不

能春夏，春夏感而病生。足少阴汗汗然。"亦即典型的水形之人，又称上羽之人，具有黑色皮肤，大头，面部不光整，颊腮清瘦，两肩狭小，大腹便便，手足好动，行路时身摇，尻骨长，禀性无所畏惧，有计谋，常欺骗别人等特征。水形之人中还包括非典型的 4 种亚型者，分别是大羽之人、少羽之人、众羽之人、桎之人。

(宋红普)

yīn yáng èrshíwǔrén

阴阳二十五人 (twenty five kinds of yin-yang person)

根据阴阳五行学说，在五行人分类的基础上，又与五音（角、徵、宫、商、羽）相结合，参照五音特点，以及手足三阳经的左右上下、气血多少之异，将五行人中的每一类型又各分为 5 类，合为 25 类，称阴阳二十五人。出自《灵枢·阴阳二十五人》："先立五行金、木、水、火、土，别其五色，异其五行之人，而二十五人具矣。"其中，木形之人分为上角、大角、左角（少角）、钛角（右角）、判角之人；火形之人分为上徵、质徵（太徵）、少徵、右徵、质判之人；土形之人分为上宫、太宫、加宫、少宫、左宫之人；金形之人分为上商、钛商、右商、左商、少商之人；水形之人分为上羽、大羽、少羽及众之人、桎之人 5 类。

(宋红普)

shàngjué zhīrén

上角之人 (typical wood–phase person)

阴阳二十五人分类之一，属木形人的主体类型。出自《灵枢·阴阳二十五人》。意即禀木之气最全的典型木形人，也可以说是木形人的主体类型，具有柔美而稳重的特征（见木形之人）。

(宋红普)

dàjué zhīrén

大角之人 (atypical wood-phase person, more amiable and modest)

阴阳二十五人分类之一，属木形人的亚型之一。出自《灵枢·阴阳二十五人》。意即禀木之气之偏的非典型木型人，是木型人中较为谦和优柔的一种人。该篇有"大角之人比于左足少阳，少阳之上遗遗然"的描述，即木形人中偏于"大角"亚型之人，具有美长而逶迤等的特征（见木形之人）。

(宋红普)

zuǒjué zhīrén

左角之人 (atypical wood-phase person more obedient)

阴阳二十五人分类之一，属木形人的亚型之一。出自《灵枢·阴阳二十五人》。意即禀木之气之偏的非典型木型人，是木形人中较为随和顺从的一种人，又称少角之人。该篇有"左角之人比于右足少阳，少阳之下随随然"的描述，即木形人中偏于"左角"亚型之人，具有处事随和而又顺从等的特征（见木形之人）。

(宋红普)

dìjué zhīrén

钛角之人 (atypical wood-phase person more enterprising)

阴阳二十五人分类之一，属木形人的亚型之一。出自《灵枢·阴阳二十五人》。意即禀木之气之偏的非典型木形人，是木形人中较为积极进取的一种人，又称右角之人。该篇有"钛角之人，比于右足少阳，少阳之上推推然"的描述，意即木形人中偏于"钛角"亚型之人，具有积极、向上、进取等的特征（见木形之人）。

(宋红普)

pànjué zhīrén

判角之人 (atypical wood-phase person more candid)

阴阳二

十五人分类之一，属木形人的亚型之一。出自《灵枢·阴阳二十五人》。意即禀木之气之偏的非典型木型人，是木形人中较为刚强直爽的一种人。该篇有"判角之人比于左足少阳，少阳之下枯枯然"的描述，意即木形人中偏于"判角"亚型之人，具有举止大方，刚正不阿等的特征（见木形之人）。

（宋红普）

shàngzhǐ zhīrén

上徵之人（typical fire-phase person, more irritable and quick）

阴阳二十五人分类之一，属火形人的主体类型。出自《灵枢·阴阳二十五人》。意即禀火之气最全的典型火形人，其特征是认识事物深刻，讲求实效（见火形之人）。

（宋红普）

zhìzhǐ zhīrén

质徵之人（atypical fire-phase person, more shallow and impetuous）　阴阳二十五人分类之一，属火形人的亚型之一。出自《灵枢·阴阳二十五人》。意即禀火之气之偏的非典型火形人，是火形人中较为肤浅浮躁的一种人，又称太徵之人。该篇有"质徵之人，比于左手太阳，太阳之上，肌肌然"的描述，意即火型人中偏于"质徵"亚型之人，其特征是为人比较轻浮，见识肤浅等（见火形之人）。

（宋红普）

shǎozhǐ zhīrén

少徵之人（atypical fire-phase person, more suspicious）　阴阳二十五人分类之一，属火形人的亚型之一。出自《灵枢·阴阳二十五人》。意即禀火之气之偏的非典型火形人，是火形人中较为多疑善虑的一种人。该篇有"少徵之人比于右手太阳，太阳之下

慆慆然"的描述，意即火形人中偏于"少徵"亚型之人，其特征是善动而多疑，情绪不稳定（见火形之人）。

（宋红普）

yòuzhǐ zhīrén

右徵之人（atypical fire-phase person, more initiative）　阴阳二十五人分类之一，属火形人的亚型之一。出自《灵枢·阴阳二十五人》。意即禀火之气之偏的非典型火形人，是火形人中较为勇猛、进取的一种人。该篇有"右徵之人比于右手太阳，太阳之上鲛鲛然"的描述，意即火形人中偏于"右徵"亚型之人，其特征是踊跃争先而不甘落后，做事积极（见火形之人）。

（宋红普）

zhìpàn zhīrén

质判之人（atypical fire-phase person, more free and contented）

阴阳二十五人分类之一，属火形人的亚型之一。出自《灵枢·阴阳二十五人》。意即禀火之气之偏的非典型火形人，是火形人中较为自得而无忧虑的一种人。该篇有"质判之人，比于左手太阳，太阳之下支支颐颐然"的描述，意即火形人中偏于"质判"亚型之人，其特征是无忧无愁，乐观，常怡然自得等（见火形之人）。

（宋红普）

shànggōng zhīrén

上宫之人（typical earth-phase person）　阴阳二十五人分类之一，属土型人的主体类型。出自《灵枢·阴阳二十五人》。意即禀土之气最全的典型土型人，其特征是诚实忠厚（见土形之人）。

（宋红普）

dàgōng zhīrén

大宫之人（atypical earth-phase person, more gentle）　阴阳二

十五人分类之一，属土形人的亚型之一。出自《灵枢·阴阳二十五人》。意即禀土之气之偏的非典型土形人，是土形人中较为婉转和顺的一种人。该篇中有"大宫之人比于左足阳明，阳明之上婉婉然"的描述，意即土形人中偏于"大宫"亚型之人，其特征是平和、柔顺，情绪常常较为稳定（见土形之人）。

（宋红普）

jiāgōng zhīrén

加宫之人（atypical earth-phase person, more optimistic）　阴阳二十五人分类之一，属土形人的亚型之一。出自《灵枢·阴阳二十五人》。意即禀土之气之偏的非典型土形人，是土形人中较为乐观开朗的一种人。该篇中有"加宫之人，比于左足阳明，阳明之下坎坎然"的描述，意即土形人中偏于"加宫"亚型之人，其特征是端庄持重、乐观无忧等（见土形之人）。

（宋红普）

shǎogōng zhīrén

少宫之人（atypical earth-phase person, more quick-witted）　阴阳二十五人分类之一，属土形人的亚型之一。出自《灵枢·阴阳二十五人》。意即禀土之气之偏的非典型土形人，是土形人中较为灵活的一种人。该篇有"少宫之人，比于右足阳明，阳明之上，枢枢然"的描述，意即土形人中偏于"少宫"亚型之人，其特征是言语圆润、婉转，善于待人接物（见土形之人）。

（宋红普）

zuǒgōng zhīrén

左宫之人（atypical earth-phase person, more on one's own）

阴阳二十五人分类之一，属土形人的亚型之一。出自《灵枢·阴阳

二十五人》。意即禀土之气之偏的非典型土形人，是土形人中较为独立、有主见的一种人。该篇有"左宫之人，比于右足阳明，阳明之下，兀兀然"的描述，意即土形人中偏于"左宫"亚型之人，其特征是独立奋进（见土形之人）。

（宋红普）

shàngshāng zhīrén

上商之人（typical metal–phase person） 阴阳二十五人分类之一，属金形人的主体类型。出自《灵枢·阴阳二十五人》。意即禀金之气最全的典型之金形人，其特征是坚强、有韧性，不会轻易屈服（见金形之人）。

（宋红普）

dìshāng zhīrén

钛商之人（atypical metal-phase person, more self-disciplined） 阴阳二十五人分类之一，属金形人的亚型之一。出自《灵枢·阴阳二十五人》。意即：禀金之气之偏的非典型金形人，是金形人中较为洁身自好的一种人。该篇有"钛商之人比于左手阳明，阳明之上，廉廉然"的描述，意即金形人中偏于"钛商"亚型之人，其特征是廉洁自好（见金形之人）。

（宋红普）

zuǒshāng zhīrén

左商之人（atypical metal-phase person, more sharp-eyed） 阴阳二十五人分类之一，属金形人的亚型之一。出自《灵枢·阴阳二十五人》。意即禀金之气之偏的非典型金形人，是金形人中较为明辨是非的一种人，又称大商之人。该篇有"左商之人比于右手阳明，阳明之上监监然"的描述，意即金形人中的"左商"之人，其特征是善于明察是非（见金形之人）。

（宋红普）

yòushāng zhīrén

右商之人（atypical metal-phase person, more easy and restrained） 阴阳二十五人分类之一，属金形人的亚型之一。出自《灵枢·阴阳二十五人》。意即禀金之气之偏的非典型金形人，是金形人中较为潇洒舒缓的一种人。该篇有"右商之人，比于左手阳明，阳明之下脱脱然"的描述，意即金形人中的"右商"之人，其特征是俊美洒脱、潇洒自在（见金形之人）。

（宋红普）

shǎoshāng zhīrén

少商之人（atypical metal-phase person, more serious） 阴阳二十五人分类之一，属金形人的亚型之一。出自《灵枢·阴阳二十五人》。意即禀金之气之偏的非典型金形人，是金形人中较为庄重严肃的一种人。该篇有"少商之人，比于右手阳明，阳明之下，严严然"的描述，意即金形人中的"少商"之人，其特征是严肃庄重、举止端庄（见金形之人）。

（宋红普）

shàngyǔ zhīrén

上羽之人（typical water-phase person, more wise and resourceful） 阴阳二十五人分类之一，属水形人的主体类型。出自《灵枢·阴阳二十五人》。意即禀水之气最全的典型水形人，具有面色黑，头腹较大，不卑不亢，有计谋等特点（见水形之人）。

（宋红普）

dàyǔ zhīrén

大羽之人（atypical water-phase person, more contented） 阴阳二十五人分类之一，属水形人的亚型之一。出自《灵枢·阴阳二十五人》。意即禀水之气之偏的非典型水形人，是水形人中较为自得的一种人。该篇有"大羽之人，比于右足太阳，太阳之上，颊颊然"的描述，意即水形人中偏于"大羽"亚型之人，其特征是神情多扬扬自得，好满足（见水形之人）。

（宋红普）

shǎoyǔ zhīrén

少羽之人（atypical water-phase person, more introverted） 阴阳二十五人分类之一，属水形人的亚型之一。出自《灵枢·阴阳二十五人》。意即禀水之气之偏的非典型水形人，是水形人中较为内向忧郁的一种人。该篇有"少羽之人，比于左足太阳，太阳之下洁洁然"的描述，意即水形人中偏于"少羽"亚型之人，其特征是好追求完美，常心情郁闷不舒（见水形之人）。

（宋红普）

zhòngzhīrén

众之人（atypical water-phase person, more self–disciplined） 阴阳二十五人分类之一，属水形人的亚型之一。出自《灵枢·阴阳二十五人》。意即禀水之气之偏的非典型水形人，是水形人中较为洁身自好的一种人。该篇有"众之为人，比于右足太阳，太阳之下，洁洁然"的描述，意即水形人中偏于"众"亚型之人，其特征是文静坦荡，洁身自好而不贪（见水形之人）。

（宋红普）

zhìzhīrén

桎之人（atypical water-phase person, more calm and composed） 阴阳二十五人分类之一，属水形人的亚型之一。出自《灵枢·阴阳二十五人》。意即禀水之气之偏的非典型水形人，是水形人中较为安然自得的一种人。该篇有"桎之为人，比于左足太阳，太阳之上安安然"的描述，意即水形人中偏于"桎"亚型之人，其特征是泰然自若，恬淡自得（见水形之人）。

（宋红普）

gāngróu zhīrén

刚柔之人（toughness and gentleness） 《黄帝内经》用以分别人的体质类别的词语。出自《灵枢·寿夭刚柔》："人之生也，有刚有柔，有弱有强，有短有长，有阴有阳"，意即人生在世，由于各人的禀赋不同，性情有刚有柔，体质有强有弱，形体有高有矮等，以至于造成诸多生理病理方面的差异。就其性质来说，人的诸多方面特性都可以借阴阳加以区分，并强调人之阴阳、刚柔等的形气之别。

（宋红普）

yǒngqiè zhīrén

勇怯之人（bravery and timidity） 《黄帝内经》根据个性的勇敢及怯懦等的特征，对人进行分类的一种方法。见于《灵枢·论勇》，该篇根据心理特点将人分为勇、怯两大类型，指出了勇士和怯夫在心理特征、外部表现及其脏腑组织形态结构等方面存在着的差异性。

（宋红普）

yǒngshì

勇士（warrior） 勇猛之人，其往往具有内在的脏腑气盛等的生理特点。见于《灵枢·论勇》："勇士者，目深以固，长冲直扬，三焦理横，其心端直，其肝大以坚，其胆满以傍，怒则气盛而胸张，肝举而胆横，眦裂而目扬，毛起而面苍，此勇士之由然者也。"意即勇猛之人具有眼睛深陷，目光坚定，长眉直竖，三焦皮肤纹理横生，心脏端正，肝脏大而坚实，胆囊盛满等的内在

特征。勇士发怒时，就会气盛而胸廓扩张，肝脏上举，胆囊横生，眼眶欲裂，目光直射，毛发竖起，面色发青等，正因为有内在脏腑气盛等的生理性支持，才产生了勇士性格和行为上的勇猛向前而不怯懦的特点。

（宋红普）

qièshì

怯士（coward） 怯懦之夫，其内在往往具有脏腑气弱等的生理特点。《灵枢·论勇》："怯士者，目大而不减，阴阳相失，其焦理纵，髑骺短而小，肝系缓，其胆不满而纵，肠胃挺，胁下空，虽方大怒，气不能满其胸，肝肺虽举，气衰复下，故不能久怒，此怯士之所由然者也。"意即怯懦之人具有眼睛大而不深陷，目光惊慌漂浮不定，三焦皮肤纹理纵生，胸骨剑突短而小，肝脏小而软弱，胆囊不饱满而胆汁少，肠胃挺直，胁肋下空虚等的特征。怯士正当大怒之时，怒气不能充满其胸腔，肝、肺等脏虽然上举，但坚持不了多久，气衰竭而即随之落下。因此，怯而不能勃然大怒，且无法持久发怒，这些是导致怯夫性格产生的内在生理性原因。

（宋红普）

wǔxíngzhì fēnlèi

五形志分类（five kinds of physique and emotion） 《黄帝内经》基于形神相关理论提出的一种体质个性分类方法。形，形体；志，情志、精神。《素问·血气形志篇》有"形乐志苦，病生于脉""形乐志乐，病生于肉""形苦志乐，病生于筋""形苦志苦，病生于咽嗌""形数惊恐，经络不通，病生于不仁，……是谓五形志也"的论述，该篇根据形体与心理特征（形志）之间的差异，将人分为5种类型，即五形志特

征：形乐志苦、形乐志乐、形苦志乐、形苦志苦、形数惊恐。不同类型的人，在发病时各有不同的表现，也有各自最适合的治疗方法。

（宋红普）

xínglè zhìlè

形乐志乐（less physical labor and leisurely mood） 形体安逸的同时而又精神愉快的一类人。见于《素问·血气形志篇》："形乐志乐，病生于肉，治之以针石"，指出形体安逸而精神也愉快的人，疾病多发生在肌肉，治疗时宜用针刺或砭石等。

（宋红普）

xínglè zhìkǔ

形乐志苦（less physical labor and mental depression） 形体安逸而精神苦闷的一类人。见于《素问·血气形志篇》："形乐志苦，病生于脉，治之以灸刺"，指出形体安逸但精神苦闷的人，疾病多发生在经脉，治疗时宜采用针灸等的方法。

（宋红普）

xíngkǔ zhìlè

形苦志乐（excessive physical labor and leisurely mood） 形体虽劳苦却精神愉快一类的人。见于《素问·血气形志篇》："形苦志乐，病生于筋，治之以熨引"，指出形体劳苦但精神很愉快的人，病多发生在筋，治疗时宜用热熨或导引疗法等。

（宋红普）

xíngkǔ zhìkǔ

形苦志苦（excessive physical exertion and mental depression） 形体劳苦而又精神苦闷、形神皆苦之人。见于《素问·血气形志篇》："形苦志苦，病生于咽嗌，治之以百药"，指出形体劳苦，而精神又很苦恼的人，病多

发生在咽喉部，治疗时宜用各种药物。

（宋红普）

xíngshù jīngkǒng
形数惊恐（horror repeatedly）

形体屡次受到惊恐刺激之人。见于《素问·血气形志篇》："形数惊恐，经络不通，病生于不仁，治之以按摩醪药"，指出屡受惊恐的人，经络因气机紊乱而不通畅，病多为麻木不仁，治疗时宜用按摩和药酒等。

（宋红普）

kuángjuàn gèxìngshuō
狂狷个性说（maniac personality theory）

根据个人志向高远及拘谨与否等作出的个性分类法。文献记载是孔丘（孔子）开此先河。孔子根据人的行为特征，对弟子们个性差异作出了分析。《论语·先进》说："柴也愚（高柴愚直），参也鲁（曾参迟鲁），师也辟（子张偏激），由也喭（子路粗莽）。""闵子侍侧，訚訚如也（态度和善）；子路，行行如也（刚强）；冉有、子贡，侃侃如也（和乐）。"这些都涉及个体的气质性格特点。其中，辟也，喭也，鲁也，愚也，均带有某种明显个性（气质）偏差；其表现甚者，常有病理意义。孔子最为后人熟悉的是把人分为即狂者、狷者和中行者3种类型（见狂狷）。

（宋红普）

kuángjuàn
狂狷（radical and ultraconservative）

始自孔子对人性格类型的一种分类，为后世民间所熟悉。根据个体的行为特征，《论语·子路》中有"不得中行而与之，必也狂狷乎；狂者进取，狷者有所不为也"的论述。他从态度、性格、情感、意志、理智等诸多方面分析了十多个学生的个性特

点，提出了狂者、狷者和中行者3大类最早且粗线条的个性分类。"狂"和"狷"虽表现为行为反应特点，但这种个性特征亦体现在他们对社会心理事件的认识和反应方面。因此，在某些情境下就可呈现出不同的病理性反应。

（宋红普）

kuángzhě
狂者（paranoids）

属孔子粗略的个性分类之一。"狂"指过也，激进也；激进者一意向前，好高骛远，敢于进取，但往往过于张扬；"过犹不及"，意谓有失中庸平和的人。病理上，"狂"者情感常起伏较大，易患焦虑狂躁等症（见狂狷、狂）。

（宋红普）

juànzhě
狷者（person with low ambition）

属孔子粗略的个性分类之一。"狷"指不及，过于保守拘谨，见难退缩，常不敢有所为的人；这同样是"过犹不及"，有失中庸平和之道。病理上，"狷"者常情绪低落，易患抑郁证、恐惧症等（见狂狷）。

（宋红普）

zhōngxíngzhě
中行者（person with impartial character）

孔子粗略个性分类中理想个性者。做事讲究中庸平和，不偏不倚，无过无不及，善于把握分寸感的人。也是孔子所推荐欣赏的个性（见狂狷）。

（宋红普）

12 lèi xíxìngshuō
12类习性说（twelve types of habit）

汉魏时学者刘劭根据人的性格特点所作出的个性分类方法。他在《人物志》中把人按性格特点分成12类，分别是强毅、柔顺、雄悍、惧慎、凌楷、辨博、弘普、狷介、休动、沉静、扑露、

韬谲等，并分别讨论了各自缺点，及各种个性与体型脏腑气血之间的关系。刘劭虽主要不是从医学角度讨论性格问题的，但这些性格类型有其一定的经验基础，且每种性格的优缺点一旦过度发展，就有了病理意义。如强毅之人，"失在激许"，易激情爆发而陡生不虞；雄悍之人"失在多忌"；惧慎之人，"失在多疑"；多忌多疑过度发展，很容易处于病理性状态。刘劭还辩证地总结了对情性等个体心理特征形成因素的认识："性质禀之自然，情变由于染习。"个体心理特征的形成，既有禀受先天自然因素，亦受到了环境感染及社会习俗等的影响。

（宋红普）

xìng zhī hàowùshuō
性之好恶说（theory of likes and dislikes of nature）

明·李中梓在《医家必读》中从"性之好恶""缓急""得失""慎疏""有无主见""成心"以及"交际特点"等对人的个性作出的分析讨论。他认为人之"动静各有欣厌，饮食各有爱憎，性好吉者危言见非，意多忧者慰安云伪，未信者忠告难行，善疑者深言则忌……"。这均属于性之好恶差异；"富者多任性而禁戒勿遵，贵者多自尊而骄恣悖理"；"贫者衣食不周，……贱者焦劳不适，怀抱可知……"，这些皆为社会角色地位（交际）之不同。此外，尚有人心无主见，"良言甫信，谬说更新"；有人成见顽固，"参术沾唇惧补，心先痞塞；硝黄入口畏攻，神即飘扬"；有人性急，有人性缓；有人处世谨慎，事事小心；有人粗疏大意，孟浪妄肆；有人患得患失，时时深情牵挂；有人隐藏曲伟，压抑情感，不愿

倾诉……。这些都可归入个性特征范畴，多少都会对健康及疾病防治产生影响（见不失人情论）。

（宋红普）

gèxìng chāyìshuō

个性差异说（theory of personality difference） 在《理虚元鉴·赵宗田序》中记录了其师王绮石对于情志致病的看法，归纳了"顾私己"与"顾大体""不及情与善钟情""任浮沉"与"矜志节"等不同的个性特点，以及"满佚""偏僻""执着""琐屑而不坦夷""慈悲而不解脱"等个性类型，并讨论了这些个性特点对于疾病易罹患性的影响及诊断治疗中的注意要点，基本反映了与临床密切相关的个性差异概况。

（宋红普）

tǐzhì liùfēnfǎ

体质六分法（six points method of constitution） 匡调元在《中医病理研究》（1980 年）倡导体质病理学研究，并进行了一些实验性探索，总结了常见的 6 种体质特点。

正常质：表现为阴阳无明显偏盛偏衰，对致病刺激之反应无过亢与不及等偏差的体质类型。临床常见禀赋特厚，体壮力强，面色润泽，胃纳佳，能耐寒暑，口微干，二便调，脉有力，舌正等。

晦涩质：表现为气血易阻、气滞血瘀的体质类型。临床常见肤色晦暗，口唇色紫，眼眶黯黑，爪甲枯槁，肌肤甲错，丝缕瘢痕；脉沉涩或弦紧，舌质瘀象等。

腻滞质：表现为痰湿易盛、腻滞较盛的体质类型。临床上常见体型偏肥胖，口甜而黏，身重如裹，口干不饮，粪便不实，血脂、血黏度等都较高；脉濡或滑，舌苔多腻。

燥红质：表现为阴血易亏的体质类型。临床上常见形体虚弱消瘦，面颊潮红，口燥咽干，内热便秘，早泄遗精，尿黄短少，喜凉饮而饮不解渴，少眠或睡眠欠佳，心易焦虑，五心烦热，耳鸣耳聋；脉细弦数，舌红少苔或无苔等。

迟冷质：表现为阳气易衰的体质类型。临床上常见形体白胖，形寒怕冷，唇淡口和，四肢倦怠，肌肤冷，易自汗，面色不华，粪便稀溏，毛发易落，夜尿频频而清长，喜热饮；脉沉迟无力，舌淡胖嫩，呈齿痕等。

倦恍质：表现为气血易虚的体质类型。临床上常见面色恍白，气短懒言，乏力眩晕，心悸健忘，动辄汗出，内脏或子宫下堕感，脱肛感，手易麻，月经量少色淡，一派虚弱之像；舌淡，脉细弱无力等。

（宋红普）

tǐzhì jiǔfēnfǎ

体质九分法（nine points method of constitution） 王琦在《中医体质学》（2005 年）中提出的 9 种体质特点。

平和质 指先天禀赋良好，后天调养得当，以体态适中，面色红润，精力充沛，脏腑功能状态强健壮实为主要特征的体质类型。该类型的人，通常体形匀称健壮，性格随和开朗，面色、肤色润泽，头发稠密有光泽，目光有神，鼻色明润，嗅觉通利，味觉正常，唇色红润，精力充沛，不易疲劳，耐受寒热，睡眠安和，胃纳良好，二便正常，舌色淡红，苔薄白，脉和有神，平素患病较少，对自然环境和社会环境适应能力较强。

气虚质 指由于一身之气不足，以气息低弱、脏腑功能状态低下为主要特征的体质类型。该类型的人，通常肌肉松软，性格内向、情绪不稳定、胆小不好冒险，平素气短懒言，语音低怯，精神不振，肢体容易疲乏，易出汗，舌淡红、胖嫩、边有齿痕，脉象虚缓，或兼面色萎黄或淡白，目光少神，口淡，唇色少华，毛发不泽，头晕，健忘，粪便正常或虽便秘不结硬，或粪便不成形，便后仍觉未尽，小便正常或偏多。平素体质虚弱，易患感冒；或病后抗病能力弱，容易迁延不愈；易患内脏下垂、虚劳等病，不耐受寒邪、风邪、暑邪。

阳虚质 指由于阳气不足，失于温煦，以形寒肢冷等虚寒表象为主要特征的体质类型。该类型的人，多形体肥胖，肌肉松软，性格多沉静、内向，平素畏冷，手足不温，喜热饮热食，精神不振，睡眠偏多，舌淡胖嫩边有齿痕，苔润，脉象沉迟。或兼面色恍白，目胞晦黯，口唇色淡，毛发易落，易出汗，粪便溏薄，小便清长。发病多为寒证，或易从寒化，易病痰饮、肿胀、泄泻、阳痿，不耐受寒邪，耐夏不耐冬；易感湿邪。

阴虚质 指由于体内津液精血等阴液亏少，以阴虚内热等表现为主要特征的体质类型。该类型的人，通常体形瘦长，性情急躁，外向好动，活泼；常手足心热，平素易口燥咽干，鼻微干，口渴喜冷饮，粪便干燥，舌红少津少苔；或兼见面色潮红，有烘热感，两目干涩，视物模糊，唇红微干，皮肤偏干，易生皱纹，眩晕耳鸣，睡眠差，小便短，脉象细弦或数。平素易患有阴亏燥热的病变，或病后易表现为阴亏症状。平素不耐热邪，耐冬不耐夏；不耐受燥邪。

痰湿质 指由于水液内停而痰湿凝聚，以黏滞重浊为主要特征的体质类型。该类型的人通常体形肥胖，腹部肥满松软。性格偏温和，稳重恭谦，和顺豁达，多善于忍耐；面部皮肤油脂较多，多汗且黏，胸闷，痰多；或兼见面色黄胖而黯，眼胞微浮，容易困倦，平素舌体胖大，舌苔白腻，口黏腻或甜，身重不爽，脉滑，喜食肥甘，粪便正常或不实，小便不多或微混等；易患消渴、中风、胸痹等病证。对梅雨季节及潮湿环境适应能力差，易被湿证所纠缠。

湿热质 指以湿热内蕴为主要特征的体质类型。该类型的人通常形体偏胖，平素面垢油光，易生痤疮粉刺，舌质偏红苔黄腻，容易口苦口干，身重困倦；或兼心烦懈怠，眼筋红赤，粪便燥结，或黏滞，小便短赤，男子易阴囊潮湿，女子易带下量多，脉象多见滑数；性格多急躁易怒；易患疮疖、黄疸、火热等病证。对湿热环境或气温偏高，尤其夏末秋初，湿热交蒸之气候较难适应。

瘀血质 指体内有血液运行不畅的潜在倾向或瘀血内阻的病理基础，以血瘀表现为主要特征的体质类型。该类型的人通常瘦人居多，性格偏内向抑郁，心情不快，易烦，急躁健忘；平素面色晦暗，皮肤偏黯或色素沉着，容易出现瘀斑，易患疼痛，口唇黯淡或紫，舌质黯有瘀点，或片状瘀斑，舌下静脉曲张，脉象细涩或结代；或兼见眼眶黯黑，鼻部黯滞，发易脱落，肌肤干或甲错等；女性多见痛经、闭经、或经色紫黑有块、崩漏。易患出血、癥瘕、中风、胸痹等病，不耐受风邪、寒邪。

气郁质 指由于长期情志不畅、气机郁滞而形成的以性格内向不稳定、忧郁脆弱、敏感多疑为主要表现的体质状态。该类型的人通常形体偏瘦，性格内向，且不稳定，忧郁脆弱，敏感多疑，平素忧郁面貌，神情多烦闷不乐。或兼见胸胁胀满，或走窜疼痛，多伴善太息，或嗳气呃逆，或咽间有异物感，或乳房胀痛，睡眠较差，食欲减退，惊悸怔忡，健忘，痰多，粪便偏干，小便正常，舌淡红，苔薄白，脉象弦细。易患郁证、脏躁、百合病、不寐、梅核气、惊恐等病证。对精神刺激适应能力较差，不喜阴雨天气。

特禀质 指由于遗传因素和先天因素所造成的特异性体质，其中又包括过敏体质、遗传因素体质、胎传体质等一系列有缺陷性的体质亚型。该类型的人，形体可无特殊（或有畸形），或有先天性生理缺陷。对外界环境的适应能力差，易引发宿疾。

过敏体质 指在禀赋遗传基础上形成的一种特异性体质亚型。这种体质的人在外来因子的作用下，生理功能和自我调适力低下，反应性增强，对不同过敏原的亲和性和反应性呈现个体体质的差异性和家族聚集的倾向性。该体质者易对药（食）物过敏，易患花粉症等过敏性疾病。

遗传因素体质 特禀质的亚型之一，指后代由于受到亲代致病因素的传递和影响，而导致的遗传性疾病之发生的特异病理体质。这类体质者常有各种类型，如先天肾精不足所致的"五迟""五软""解颅"等病症。其中，有部分类似唐氏综合征等。

胎传体质 特禀质的亚型之一，指胎儿在母体内受到某些有害因素的影响，使其出生后即表现出先天性疾病的特异病理体质。这类体质者常在出生后就表现为胎寒、胎热、胎惊、胎肥、胎痫或胎弱等疾病。

（宋红普）

tǐzhì qīfēnfǎ

体质七分法（seven points method of constitution）

1996年，何裕民借助流行病学思路，对体质现象进行调查研究，并引进模糊聚类、神经网络、结构方程等方法，依据临床聚类结果，提出体质七分法（《体质的聚类研究》《中国中医基础医学杂志》）。

形壮亢奋质 表现为形体较常人壮实，功能亢奋，主要特点有活泼好动，敏捷有力，身热不畏寒，喜冷饮食，面部易生痤疮，皮肤多油性，易脱发，性欲亢进，自制力较差等。

身瘘疲乏质 表现为形体偏虚弱，功能较低下，代谢率偏低，终日精神欠振奋，易疲乏无力，稍劳作即感到倦乏，寡言，少动，面色萎黄无华或㿠白，毛发少光泽，平素既怕冷又怕热，易感冒生病，病后不太会发高热，却多半迁延难愈等。

身热虚亢质 表现为形体偏清瘦，功能虚性亢奋，或一阵亢奋后难以持久，旋即转入低落状态，新陈代谢中分解尤见旺盛；手足心发热，手汗多，时有阵阵升火，烘热而面色呈潮红，心烦，易急躁，多焦虑，情绪不宁，易失眠，喜欢过冬天而不耐暑热，平素多口干，欲饮凉水，时有便秘，尿色偏深等。

形寒迟呆质 表现为体型可胖可瘦，以肥胖而白者为多见，功能低下，代谢明显偏弱，产热不足，四肢躯体不温，怕冷畏寒，手脚皮肤温度常年较正常人为低，喜欢夏日而不耐冬寒，行动和反应迟缓，甚至呆顿，心跳偏慢，面色或苍白或偏灰，舌唇可偏紫暗色，冷天尤其灰紫，粪便多稀溏，不能受冷或怕饮食寒性之物，否则极易腹痛泄泻等。

形胖湿腻质 表现为体型多见肥白胖嫩；功能常紊乱，代谢有障碍；肢体多困重，懒于动作，但能胜任一般劳作，反应亦见呆顿，成年人可见大腹便便；脘腹痞满，口中甜黏，舌苔厚腻，不欲饮水，潮湿雨季尤其难受，容易患水肿、泄泻、心痹、中风等病症。

瘦削燥红质 表现为体型十分瘦削，肤色偏苍老，呈暗褐色，皮肤干而粗糙，几无弹性；各生理功能有的偏低弱，有的虚性亢奋，分解代谢偏旺；口干口渴，却不欲饮水；唇舌暗红，少苔或无苔；体力差，虽欲动作，却难以持久；粪便艰难，数日一行，状如羊粪；体内津液极度亏耗，且以液亏阴伤为主等。

晦暗瘀滞质 表现为体型可正常，可偏瘦，但肥胖者少见；肤色晦暗，灰滞，可眼眶黧黑，口舌唇色暗紫，手指末端粗大青紫；皮肤粗糙，甚至鳞状脱屑，或有丝丝红缕瘀痕；功能明显紊乱，气血运行迟缓，或郁滞；新陈代谢有障碍；常有疼痛之症，诸症入冬后尤为明显等。

（宋红普）

tǐzhì lǐlùn

体质理论（theory of constitution） 中医学家在长期临床观察中，注意到体质气质现象同时，还进行了理论分析，提出了粗略的基本原理，并总结了基本理论假说：就生理方面而言，这些假说包括体质要素说、体质结构说、生命过程论、形神构成论、环境制约论、禀赋遗传论等，由此构筑了中医体质学的生理基础；其

次，病势论、质势论及同气相求则着重于借助体质学说的观点解释临床病理现象；而基址论、中兴论则偏重于指导养生保健及临床治疗。然而，体质是一个复杂且重要的生命现象，上述研究虽涉及颇多领域，但都只是初步成果，离全面认识体质特征还距离遥远。且因为实证科学相对欠缺，因此，一些研究常有相互抵牾之处，只是初步尝试而已。

（宋红普）

tǐzhì yàosùshuō

体质要素说（theory of constitutional element） 匡调元《中医病理研究》一书中提出的一种体质理论。指出构成体质的基本要素包括：构成人体的生命物质在结构、功能与代谢上反映出来的必要的且可测定的"分析单元"，它包括反映组织结构特性的分析单元，反映生理功能特性的分析单元和反映物质代谢的分析单元等。这一说法给体质研究的深入解析，提供了理论依据。

（宋红普）

tǐzhì jiégòushuō

体质结构说（theory of constitution structure theory） 何裕民在《中医药学报》（1989年）以《体质结构研究》为题，对体质结构进行了分析。认为体质既是个体生理心理特性，又是一大类复杂的生命现象。对体质现象的深究应涉及体质的内在结构（身心合一的）、组成特质、不同层次和维度的特点及其强弱问题，以及体质形成的决定或影响因素、体质现象的事实描述、发展/成熟/转化的动力因素、体质的分类和测定及评估方法等。仅就体质特质而言，他归纳提炼认为应包括自和力（自我调适能力）、卫外力（防病抗病能力）、稳定性、

反应性、过敏性、协调性、代谢率、兴奋－抑制性、流－滞度（如中医学说的气血津液运行通畅与否等）、燥－湿（润）度、发育－成熟－衰老度等。这一体质结构理论勾勒了体质问题的概貌，对于深入揭示个体间的身心差异、回答体质这一复杂生命现象的奥秘，包括增加临床防治疾病的针对性等，都具有建设性意义。

（宋红普）

xíngshén gòuchénglùn

形神构成论（theory of mind body constitution） 认为形神/心身构成论是中医"形神统一"思想在中医体质学说中的具体体现，体质则是发生在某一具体个体身上的、特定的躯体素质与某些心理素质的综合体现而已；心身/形神两者之间具有密切的互动关系，从而形成了个体体质是由个体相对特殊的体质特点构成的形神/心身构成论（见体质）。其实，这是气质体质论的不同说法而已，可以相互参照。

（宋红普）

shēngmìng guòchénglùn

生命过程论（theory of life process） 认为体质是一种按时相展开的、随着个体发育的不同阶段而不断演变的生命过程。在个体发育过程中，体质的发展经历了稚阴稚阳（幼童年的"蒸变"过程）、气血渐充（青年）、阴阳充盛（壮年）和五脏衰弱（老年）等不同的体质阶段，从而反映出个体体质发展的时相性或阶段性特征。这其实是体质结构说中"发育－成熟－衰老度"的具体化。

（宋红普）

huánjìng zhìyuēlùn

环境制约论（theory of environmental control） 认为环境对个

体体质的形成与发展始终起着重要的制约作用。即生活在不同地理环境中的人，体质类型分布不同。在个体体质发展的过程中，生活条件、饮食构成、季节变化以及社会文化、习俗特点、家庭教育等因素都可产生一定的制约性影响，有时甚至可起到决定性的作用。因此，研究体质必须考虑环境的制约及影响。

（宋红普）

bǐngfù yíchuánlùn

禀赋遗传论（endowment theory of heredity） 认为禀赋遗传是决定体质形成和发展的主要内在因素，不同个体的体质特征分别具有各自不同的遗传背景，由遗传背景所决定的体质差异，是导致体质不同的基质性因素，禀赋及遗传是维持个体体质特征相对稳定性的一个重要环节。但中医学还强调后天的合理医学措施的积极弥补意义。如明·张介宾《景岳全书》提出："凡先天之有不足者，但得后天培养之力，则补天之功亦可居其强半。"这一认识是辩证而深刻的：既承认先天的主要作用，又主张后天的积极弥补作用。

（宋红普）

yīnyáng bǐlì zǔchénglùn

阴阳比例组成论（theory of personality composed by yin-yang proportion） 认为个体的气质（人格）特征是由阴（抑制）阳（兴奋）等不同的含量所组成的，由于组成成分有差异，遂表现出一系列个性体质及气质方面的不同，如《黄帝内经》中有五态人的分类；其实，古希腊医师希波克拉底（Hippocrates，公元前460~前370年）的四体液说也有类似意蕴。

（宋红普）

qìzhì tǐzhìlùn

气质体质论（theory of temperament and constitution） 心理活动是与生理活动密切联系着的，一切心理现象必定有其一定的生理基础，因此某种气质（个性、人格）特点必定与某种体质类型有着一定的内在联系。这便形成了具有中医学特色的气质体质论（也有人称其为人格体质论/个性体质论）。气质体质论是基于形神合一理论而具体落脚在个体心身方面差异的理论阐发，强调气质与体质之间密不可分的关联性，如五态人、五行人、阴阳二十五人等都折射出这一思想根源。

（宋红普）

bìngshìlùn

病势论（theory of morbid tendency） 匡调元在《中医病理研究》一书中提出的与体质相关的概念之一。认为当不同体质类型的人接受了病因作用后，在体内会产生相应的病理变化趋势，趋势称为病势。即体质可影响病因作用后的病理发展之态势。如感受肝炎病毒后，湿盛体质者更容易趋向于迁延难愈，发展成慢性肝炎。阳虚体质者，为冠心病所困后，更容易发展成心阳不振之心衰表现。

（宋红普）

zhìshìlùn

质势论（theory of constitutional tendency） 匡调元在《中医病理研究》一书中提出的与体质相关的概念之一：他认为不同体质类型的人，有着潜在的受体质趋势影响的、相对稳定的病证转化之倾向性，这种倾向性称为"质势"。例如，湿盛体质者，感受热邪后，易从湿热而化；阳虚体质或寒性体质者，同样感受热邪后，则每每易从寒湿而化。

（宋红普）

tóngqìxiāngqiú

同气相求（sensation and response） 中医学原有的基本认识，匡调元在《中医病理研究》一书中，借助它以说明特定的体质类型，对某些邪气有着更为明显易罹患性（亲和性），更容易感受相应的邪气，从而表现为特定的病证。如阴虚燥热质者，更容易感受热毒之邪；素体阴虚火旺者，更容易患结核等。

（宋红普）

jīzhǐlùn

基址论（base address theory） 父母作为体质之基础及身体素质之本底，对下一代的体质形成具有奠基性意义。故为了求得健康之后代，父母都需要注重身体健康。此论出自明·张介宾《景岳全书·妇人规》，强调先天遗传因素及父母的身体状态，对个体体质形成的重要的基础性作用。

（宋红普）

zhōngxīnglùn

中兴论（theory for improving adult fitness） 从中年时期开始，需根据体质特点，进行一番系统调整纠治，这对后续养生保健意义突出。又称中年振基、振元。此论出自明·张介宾《景岳全书·中兴论》，他认为根据人的生长壮老之规律，"人于中年左右，当大为修理一番，则再振根基，尚余强半"。这就好比车辆，行驶了多少公里后，需经常进行大保修，以确保还可安全行驶多少年一样。张介宾指出想要"再振根基"，就必须保持肾中真阴真阳的充盛以及脾胃功能的健运。此说有现实指导意义。

（宋红普）

tǐzhì biànshí

体质辨识（identification of constitution） 运用中医学理论，通

过辨析个体的形态结构、生理功能和心理状态等方面的症状或表现特点等，结合体质的分类依据，以辨别某一个体体质状态的过程。又称辨体。体质分类过程中，都曾经运用了体质辨识等方法，而欲将体质运用于解决临床实际问题，不管是保健预防、协助诊断，还是促进康复，都需要结合体质辨识。体质辨识中的一大主要方法就是量表的设计、完善及应用。

（宋红普）

zhōngyī tǐzhì fēnlèi yǔ pàndìngbiǎo

中医体质分类与判定表（classification and determination table of constitution in traditional Chinese medicine）

2009 年 4 月 9 日，由中华中医药学会体质分会提出，中华中医药学会《中医体质分类与判定》标准正式发布（ZYYXH/T 157—2009）。其主要依据王琦的理论架构。该表包含了关于体质的术语及定义、中医体质 9 种基本类型和具体特征，中医体质分类的判定方法等。通过回答判定表中的全部问题，可依照相应的标准，判定每个个体的体质类型。

（宋红普）

zhōngguórén tǐzhì wènjuàn

中国人体质问卷（Chinese constitution questionnaire, CCQ）

始自 20 世纪 80 年代的流行学调查，何裕民提炼出了中国人体质问卷（2000 年）。此后进一步修订，2009 年形成了最终版的《中国人体质问卷》。以通行的量表方法，可以自我评定自身的体质特点及其分类属性，以指导辨体养生、辨体施食、辨体防病和辨体康复等。

鉴于体质与气质的密切相关性，何裕民等在整理文献及现代医学 / 心理学认识基础上，结合临床实践和专家意见，研制了与疾病相关的气质调查问卷（disease-related temperament and personality questionnaire，DPQ），并几经流行学调查之上下，且借助模糊聚类等数理工具，加以完善，并在 2000 年的《心身医学》专著中加以呈现。借助 CCQ 和 DPQ，既可以很好地显现临床体质气质表现及其归类特点，而且能够深入揭示不同体质与气质之间生理病理上的错综关系。这些正是了解体质学说的真正意义所在（见体质聚类、体质与气质的相关性）。

（宋红普）

tǐzhì jùlèi

体质聚类（study on clustering of constitution）

研究体质特点的一种方法。何裕民等遵循科学方法论原则，引进模糊聚类分析、神经网络等数理方法；强调从事实出发，以足够的客观资料为依据，充分利用几经修订而成的中国人体质问卷（CCQ）和与疾病相关的气质性格问卷（DPQ）为工具。利用概率和条件概论公式等，求出相关系数后，进行模糊聚类。在组别中（亦即与其他条目的相互关系中）来确定该条目的实际意义。体质和个性类别的划分亦根据模糊聚类的客观结论。研究中，以医理与专家经验对项目意义和聚类结论进行评估。因此，整个体质研究建立在可靠的客观事实及严密数理逻辑上，并能得到传统医理认同。

聚类得出的体质特点 可清晰地寻绎出 3 大体质主型和若干亚型。

强壮型 表现为精力有余，不知疲倦，好动少休息，不怕寒也较耐热，很少感冒生病，胃纳佳，说话声音洪亮。

虚弱型 表现为类似气虚质，这是基本虚弱证型；此外，存在一类虚弱亚型，近似气虚基础上，表现出精血不足等。

失调型 聚类提示存在着偏寒质、偏热质、湿胜 / 黏腻质、瘀滞质 4 类失调亚型。

此外，心烦意乱、心慌、心怦怦乱跳、失眠、常被噩梦惊醒等表现也高度正相关，隐含着中医所说的"心神不宁"和"肝郁"的客观存在；而容易紧张、一紧张即一身汗出、一紧张便脸色刷白等多个子项间也呈高度正相关，反映了容易紧张、敏感、过敏等的体质亚型。

不同体质的相关性 ①强壮质与其他类型均呈负相关。②气虚质是最常见的虚弱类型。精血不足与之高度正相关。偏寒、偏热、偏湿、瘀滞质亦与之高度正相关。提示虚弱偏寒（阳虚）、虚弱偏热（阴虚）、虚弱偏湿阻和虚而瘀滞等，均是临床常见体质亚型；或者说临床常可相互兼见。③偏湿质除与强壮呈负相关外，与其他各种体质类型均呈极显著的正相关。表明偏湿质常与一些虚弱体质或其他类型的失调质相兼存在。瘀滞质与偏湿质的相关系数绝对值最高，几近完全相关。表明（水）湿、（气）滞与（血）瘀三者互为因果，相互影响，相兼并存。④瘀滞质与虚弱有极高的正相关性，提示虚性体质者多兼瘀滞，或者说"久病入络"；体质有所恶化。

聚类得出的气质 / 性格特点 ①内外向。②时间紧迫感，或曰急性子、慢性子。③敌意与竞争（聚类中发现两者呈极高的正相关）。④抑郁。⑤忍让。⑥情绪不稳定。⑦焦虑。

不同气质间的相关性 ①外向与急性子，外向与敌意竞争，以及敌意竞争与紧迫时间感（急性子）3类气质之间，两两存在显著正相关性。②抑郁者多内向。③性子急、慢与抑郁与否无关。④抑郁者常充满敌意。⑤善于忍耐者多为慢性子，没有紧迫的时间感。⑥善于忍耐和抑郁之间，无明显的关联性可寻。⑦情绪不稳定和焦虑之间呈极显著的正相关，接近于完全相关。⑧情绪不稳定、抑郁和焦虑三者间呈极显著正相关；表明它们大多同时存在，或同因多果，或互为因果。⑨情绪不稳定、焦虑者多为急性子，有着明显的时间紧迫感。但其紧迫感主要表现为病态的惶惶不可终日、心神不宁、急躁善怒等；与快节奏、高效率和紧迫感等完全不同。⑩情绪不稳定、焦虑者多充满敌意和竞争性。也许正是敌意等伴生的不安全感，造成了情绪的不稳定和焦虑等。但这类气质性格者的敌意并不促使他们产生有效的竞争性行为，只是导致他们惶惶不安的情绪不宁和焦虑。

（宋红普 何裕民）

tǐzhì yǔ qìzhì de xiāngguānxìng

体质与气质的相关性（relationship between constitution and temperament）

聚类研究最重要的意义在于揭示体质与气质/性格之间紧密的关联性关系。这是对心身（神与形）关系的实证性探讨。刘增垣与何裕民主编的《心身医学》（2000 年）中披露了相关研究的部分结论。

外向与强壮质之间呈现出极显著的正相关，但却与所有的虚弱体质和偏颇失调体质呈显著负相关。提示强壮体质是外向的生理基础；外向者多强壮，强壮者多外向。体质变弱、变差（失调、偏颇）均会使人活泼、热情、好动、主动交往等性格特点趋于弱化、淡化。而且，外向随增龄而趋向弱化的事实也印证了这点。

相对而言，外向与偏热体质者的负相关性较与其他偏颇失调体质者为弱，这可用偏热质本有好动、喜外交等的特点来解释。

急性子与所有的体质类型都有一定的相关性。但正相关值最高的是与强壮质。似可以说，强壮体质者更多地表现出紧迫的时间感。

精血不足与紧迫的时间感也有较显著的正相关性。精血不足者似乎主要属于肝肾阴分不足，易于急躁易怒，这可以借中医学理论来解释。

敌意与竞争只与强壮体质者呈高度正相关，表明身体状态是精神心理活动的资本。只有体质壮实，精力充沛者，才会雄心勃勃，有强烈的竞争意识，并对周围许多现象保持警觉。

抑郁与所有的虚弱、失调等病理性体质类型均呈高度正相关，唯独与强壮质呈负相关。提示抑郁与体质状态密切相关。强壮体质者少抑郁，虚弱失调体质者多抑郁。

忍让与虚弱质、偏热质、偏湿质、瘀滞质等均呈负相关；与偏寒及精血不足也有负相关趋势。

唯独与强壮质没有这类关系。似可作如下解释：失调、虚弱体质者不太善于忍让。忍让也需要基于一定的体质基础。

情绪不稳定与焦虑和所有的失调、虚弱体质者均呈极其显著的正相关；唯独与强壮体质者呈负相关。这提示体质偏弱或失调时，极易出现情绪不稳和焦虑等，其中尤以虚弱体质者更易出现。相反，体质强壮者则很少出现情绪不稳定及焦虑等。

体质聚类得出的结论颇有启迪意义：体质与气质/性格密切关联；且一般情况下，身体状态（体质）是基础；良好体质，才会有稳定而良好的气质/性格/情绪等。这些又都关乎个体的健康与否。

（宋红普 何裕民）

tǐzhì léidátú

体质雷达图（radar chart of constitution）

体质特点的立体表达方式之一。朱燕波在《中国中医药报》（2011 年）以《用雷达图看体质——基于中医体质分类判定的兼夹体质综合评价思路》为题，认为可借助雷达图来表示体质特点。该图是一种能对多变量资料进行综合分析的图形，适合于在二维平面上直观、形象地反映多个指标的变动规律（图 1）。由于其可用作多指标的数量比较

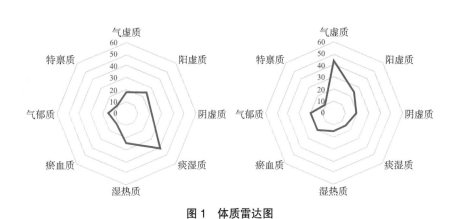

图 1 体质雷达图

和描述，故雷达图的使用，对兼夹体质的判定具有重要价值。

（宋红普）

tǐzhì zuòbiāotú

体质坐标图（coordinate diagram of constitution） 体质特点的二维表现方式之一。匡调元在《中医病理研究》一书中阐述体质要素维度时提出"体质要素两维度坐标系"，并认为"各种体质状态可以从这个坐标系中获得确定的位置"。宋红普进一步提出通过二维坐标的横、纵坐标分别代表体质量表在虚实和寒热属性上的分值，可通过坐标系中某一坐标点的坐标来描述体质的基本特征，以利于简单显示体质偏差及其所处趋势等。

图中原点部分（0，0）是寒热、虚实绝对平衡的理想状态，以原点为中心的一定范围内画圆，圆圈内的范围可以表示体质处于相对理想的平和质，第一象限可以表示属实属热的体质类型，如湿热质；第二象限可以表示属虚属热的体质类型，如阴虚质；第三象限可以表示属虚属寒的体质类型，如气虚质和阳虚质；第四象限可以表示属寒、属实的体质类型，如痰湿质（图1）。

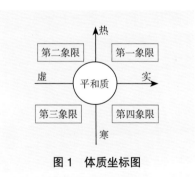

图1 体质坐标图

用坐标法来表示体质特征时，通常反映体质特征的坐标点与原点的距离越近说明体质越接近平和质。相反，距离原点越远说明

体质偏颇越明显。需要指出的是，通常体质偏颇越较明显的人，体质状况越差，越容易发生疾病，但体质的偏颇和疾病是不可等同的两个概念，平和体质的人也有可能发病，而仅有体质的偏颇也不能说属于疾病状态。

（宋红普）

biàntǐ yǎngshēng

辨体养生（health preservation based on constitution distinction）

在中医理论指导下，根据不同的体质特点，采用与之相应的养生方法和措施。辨体养生要遵循一定的原则，这些原则是在中医的阴阳五行、脏腑经络、天人相应及整体恒动观等理论的指导下提出的。这些原则包括：形神兼养，协调阴阳，和调脏腑，动静互涵，养气保精，畅通经络，综合调养，持之以恒，天人相应等。

（宋红普）

biàntǐ lùnzhì

辨体论治（constitutional differentiation and treatment） 依据个体的体质特点，制定相应防治及养生原则，并选择治疗用药等，因人（体质）而宜地实施干预措施。而且，需兼顾"病势""从化""质势"等潜在重要态势，作出前瞻性的预测及把握（见病势论、质势论、同气相求）。

（宋红普）

biànqìzhì lùnzhì

辨气质论治（temperament differentiation and treatment） 兼顾患者气质特点，治疗用药时还需针对性地采取相应的治疗措施。如考虑体质与气质的相关性，对于性情急躁者，适当运用降火、平肝之药；对于有抑郁倾向者，需兼顾调整其情性；对于情绪不稳定者，适当运用些改善体质、增强体力之药，因为体质/气质往

往相互关联，增强体质可以通过培基而稳定其情绪（见体质与气质的相关性）。

（宋红普）

biàntǐ shīshí

辨体施食（distinguished body catered facilities） 通过区别不同个体的体质状况来确定相应的饮食养生方法，并依据该方法制订饮食营养食谱。特别是针对湿盛、偏寒、偏热、偏瘀、偏滞（肝郁气滞）、偏虚体质，应分别施以有所偏重的饮食调整方案。匡调元在《体质食疗学》（1989年）、孙丽红在《生了癌，怎么吃》（2012年）作了较系统的阐发，强调无论是养生还是治病（包括治癌），都要注重饮食因素，推崇以食为药（即食疗），而食疗必须考虑对象的体质特点。

（宋红普）

biàntǐ kāngfù

辨体康复（differentiation rehabilitation） 在康复过程中，需针对康复对象的体质状态，施以不同的、个性化/个体化的康复调理措施。如对同为冠心病心肌梗死患者，急性期过后，康复调整就需要针对其体质及个性特征：体质属痰湿甚而有A型行为者，重在纠治A型行为，同时努力改善其痰湿体质特点；偏阳虚而性情焦躁者，努力改善阳虚之体同时，兼顾其稳定情性，帮助克服焦躁情绪；见瘀滞体质而偏抑郁者，又当尽力纠治其瘀滞体质的同时，尽可能帮助其愉悦情性，畅怀养心，达生而远离抑郁。唯有如此，康复才能更为有效且持久。

（宋红普）

yīnyáng shuìmènglùn

阴阳睡梦论（doctrine of sleep and dream guided by yin-yang theory） 在形神合一的整体观思

想指导下，应用阴阳学说阐释睡眠和梦机制的理论学说。该理论是中医心理学对睡眠及梦境等的基本认识。

历史沿革　阴阳睡梦论的源头，始自先秦诸子百家。战国·墨翟《墨子·经上》认为睡眠是做梦的先决条件，在睡梦中，人的感觉和认知能力处于隐藏状态。战国·荀况《荀子·解蔽》认为梦是摆脱自我控制的"偷则自行"，是与在觉醒状态下心神主"使"的思虑谋划等意识活动不同的特殊心理活动。战国·庄周《庄子·齐物》指出了睡梦是与觉醒不同的精神活动，属"魂"的范畴；并运用"形闭"与"形开"等概念来阐述睡梦与觉醒之区别。战国·列子《列子·周穆王》不仅对觉醒状态和睡眠进行了分类，还创造了"无接"与"有接"等概念，以阐述睡梦与觉醒之区别。

阴阳睡梦论之体系大致建构于《黄帝内经》时代。《黄帝内经》将睡眠状态称为"寐"，觉醒状态称为"寤"；认为"日出而作，日入而息"的寤寐交替，是人的生命活动随着昼夜阴阳变化而改变的正常心理生理现象。《灵枢·口问》明确指出："阳气尽，阴气盛，则目瞑；阴气尽而阳气盛，则寤矣。"《黄帝内经》运用阴阳学说，阐述了寤寐交替的生理机制，认为寤寐交替与生理上的卫气运行及其背后自然界的阴阳出入之日节律密切相关。因此，觉醒与睡眠的寤寐规律，是机体适应着卫气运行的阴阳出入而形成的目瞑目张之现象。在梦方面，《黄帝内经》进一步阐述了梦产生的机制，梦是客观刺激扰动脏腑气血阴阳所致。《黄帝内经》中描述的"十二

盛""十五不足"等梦境，都是人之脏腑气血盛衰、阴阳营卫虚实等的生理病理变化而在睡梦中的具体体现。

睡梦与阴阳的关系　明·张介宾的《景岳全书》论述了心神阴阳动静与睡眠的关系，认为寐是心神处于阴静之状态，而寤则是心神处于阳动之状态。他又在《类经》中阐述了梦的发生与神魂动静之间的阴阳变化。清·石寿棠《医原》按人身之神在寤寐中与五脏之间的不同关系，将寤寐过程归纳为4个阶段。这些都进一步完善了阴阳睡梦论。而阴阳睡梦论现代理论的归纳与完善，则由王克勤于2001年完成。

阴阳睡梦论的意义　中医心理学的阴阳睡梦论，是基于中医理论并借鉴古今中外的有关研究阐述睡眠与梦的心理特征和生理机制的学说。中医心理学在"形神合一""心主神明"的思想指导下，认为人是形与神的统一体，是在心神主导下的心理与生理的统一体，生命活动中心理与生理相伴而不能分离，所以占据人生命活动1/3时间的睡梦，不仅是一个生理现象，也是一个重要的心理现象。现代心理学所阐述的心理活动所包括的知、情、意3个过程，仅是人在清醒状态下的心理过程，而在睡眠状态下的心理过程却有所缺失。中医心理学立足于自己的观点，将睡梦学说纳入到基础理论框架中，从而全面阐释生命活动中的心理现象，不仅展现出中医学对人的生命过程的整体认识，体现了中医心理学的特性，也丰富中医心理学理论体系，并弥补了现代心理学缺失睡梦内容之不足。

睡梦的产生及变化，与天、地、人三方面因素皆有密切关系，

其机制非常复杂，这也是其神秘性之所在。阴阳睡梦论，抓住了"阴阳者，天地之道"这一纲要，执简驭繁地总结出睡梦阴阳变化的机制，认为睡梦是以脏腑气血的阴阳变化为物质基础，人的阴阳变化是睡梦产生的生理病理基础，而外环境的阴阳变化又是影响睡梦的重要因素；阴阳协调则维持正常的睡梦，阴阳失调便会发生睡眠障碍和梦的异常。提示睡梦异常是人自身阴阳失调及人与外环境不和谐所造成的，临床辨证论治需在"审阴阳而调之"的原则下，认真审察阴阳失调之所在，或脏腑虚实变化，或经络气血失和，或有悖于中医学的整体观，察其所因，定位定性，这样才能提高临床疗效，同时也为梦的辨析运用于临床辨证论治提供理论依据。因此，还有指导中医心理学临床实践的重大意义。

（黄文强）

shuìmián

睡眠（sleep）　机体运动和意识减弱并逐渐消失，新陈代谢功能下降，允许在能量消耗最小的条件下保证机体的基本活动。"睡"是指困倦打瞌睡，眼皮已抬不起来之困倦状态，此时，意识已模糊；"眠"是指眼睛已经闭合，感知活动及情感活动已被屏蔽，全身肌肉处于放松的熟睡状态。此时，感知觉与环境分离，并丧失大部分的反应能力，姿势则相对保持不变。

通常睡眠是人脑的功能之一，它是受睡眠—觉醒中枢调节的周期性可逆的静息现象；睡眠既是一种主动行为，也是一种知觉解除对周围环境反应的可逆性的行为状态。人的一生有1/3时间与睡眠有关，因此，关于睡眠的机制已有深入的探讨，历史文献中

留下了丰富记载。中医学借阴阳学说来阐述睡眠机制，将其分为4个环节加以认识。

睡眠－觉醒的自然昼夜节律

人类的睡眠是与觉醒交替出现的，一般都是夜间睡眠而白昼觉醒，形成一个周期性的昼夜节律。中医学认为，这是阴阳学说的典型体现：人的睡眠－觉醒节律是人类生命活动诸多节律中最普遍、最明显、最典型的生命节律，这一节律之所以得以形成其背后就是人类在长期进化过程中适应自然界天地阴阳消长变化之结果。《素问·金匮真言论》曰："平旦至日中，天之阳，阳中之阳也。日中至黄昏，天之阳，阳中之阴也。合夜至鸡鸣，天之阴，阴中之阴也。鸡鸣至平旦，天之阴，阴中之阳也。故人亦应之。"即"应之"结果就是人的睡眠－觉醒节律。自有地球以来，自然界就形成了天地日月阴阳的盛衰消长，表现出每日都有昼夜晨昏的节律性变化。昼为阳，平旦之时阳气初生；日中阳气逐渐隆盛，所以平旦至日中为阳中之阳；日中之后，阳气逐渐衰减，所以日中至黄昏为阳中之阴。夜为阴，黄昏之时阴气初生，之后阴气逐渐旺盛，所以合夜至鸡鸣之时为阴中之阴；鸡鸣之后阴气渐消而阳气复生，所以鸡鸣至平旦为阴中之阳。自然界的昼夜阴阳消长盛衰变化规律历来如此，"人与天地相应"，故人体内的阴阳之气也随天地日月阴阳消长变化而形成了昼夜消长盛衰的规律性变化；这种规律性变化，被表述为日节律运动。其实只是对中医学"人与天地相应"古老认识的现代阐述。而人的睡眠－觉醒节律则是这一节律性变化的最典型体现。平旦时人体阳气随自然界阳气生发而稍显滞后地由里出外，阳气渐长，人准备起床活动；趋于日中，阳气盛隆，人精力旺盛；黄昏之后，阳气渐消，人渐显疲惫；入夜则阳气潜藏于内，阴气趋盛，人就滋生睡意，准备上床休息。简言之，阳主动，阴主静。阳气入内而弱，阴气偏盛则寐；阳气出外而盛，阴蛰伏于内则寤。由此，形成了睡眠－觉醒的昼夜阴阳规律。

寤寐背后的卫气营血变化

中医学认为：卫气营血作为生命活动的物质基础，在人体内周流不息，不断运行，行使着营内卫外之重要生理功能。《灵枢·营卫生会》曰："人受气于谷……营在脉中，卫在脉外……阴阳相贯，如环无端。"营卫都属于人体内富有营养且功能重要的生命物质；卫气属阳主表，营血属阴主里；卫气运行于脉外，营血运行于脉中；古人认为它们一日一夜五十度而周流于全身；二者循行相会，如环无端。其阴阳交感运行的变化，影响着寤寐等的睡眠－觉醒周期性生理功能。营卫阴阳相会，气血阴阳调和，经脉通利，则可产生正常的睡眠。其中，又以卫气的运行与睡眠的关系最密切，卫气在寤寐生理过程中占据着主导地位：它昼行于体表之阳二十五度，夜行于体内之阴二十五度，出于体表则寤，入于体内则寐。它行于体表时令人兴奋，充满朝气，具有活力。《灵枢·营卫生会》："卫气行于阴二十五度，行于阳二十五度，分为昼夜，故气至阳而起，至阴而止……日入阳尽而阴受气矣……平旦阴尽而阳受气。"卫气由阳入阴，从体表进入体内则寐；卫气由阴出阳，从体内外出体表则寤。随着卫气运行之阴阳出入，形成了目暝目张的寤寐之规律。

睡眠与心神动静起伏

睡眠与觉醒（寤寐）是意识状态的不同表现形式，它既是生理过程，又是心理过程，且均受心神的主宰，与心神状态的阴阳动静变化密切相关。阳主动，阴主静，心神安静是入睡的基本条件。明·张介宾《景岳全书·不寐》说："盖寐本乎阴，神其主也，神安则寐，神不安则不寐"，心神处于阴静的状态为寐，心神处于阳动的状态为寤。心神之动与静一方面受卫气阴阳出入的影响：当卫气入阴则神安而寐，卫气出阳则神动而寤；另一方面又可控制和影响卫气之阴阳出入。出于某种需要，人们可数日不眠，正是"神动则寤"的道理。在不受干扰的正常睡眠过程中，心神的阴阳动静与昼夜阴阳消长、营卫阴阳出入是同步的。因此，凡违背昼夜阴阳之规律、影响营卫阴阳出入之各种因素，皆可影响心神之动静，从而干扰睡眠。

睡眠与脏腑气血变化

脏腑气血阴阳协调，气机升降阴阳相因，是维护心神动静的必要条件。脏腑气血阴阳和气机升降阴阳的变化，通过对营卫阴阳之出入或心神动静之变化，影响着人的睡眠过程。从脏腑功能而言：心气旺盛，心血充足，心神得养则主明而"下安"（全身脏器都安然无恙）；不仅营卫之气可正常运行，而且昼夜阴阳之动静有序，为正常睡眠提供了保证。又如，脾为气血生化之源，气机升降之枢纽，不仅为心神动静提供营养等物质基础，而且枢机运转上下畅达，则肝气升发疏泄得宜，肺气肃降得常，肾水可以上呈升腾，心火因之下潜交于肾，五脏气机升降顺畅，则呼吸调和，气息归根，精神安宁，神魂守舍，心肾相交，卫气阴阳出入有常，心神阴阳动静有序，寐寤则安。

（黄文强）

梦（dream）

mèng

梦（dream） 人在睡眠中产生的一类特殊的心理活动，以视觉、听觉、味觉、肤觉（触觉）意象为主，并具有多变、离奇、非确定性、非连续性等特点的主观体验。对于睡眠中常见的梦现象，中医学也对其作出了颇为丰富的理论解释。在形神合一整体观思想指导下，中医学主要借阴阳学说以阐释做梦及梦幻等的机制，形成了颇为自洽的阴阳睡梦论。

梦的发生与睡眠时相的变化
梦是伴随着睡眠时相的阴阳周期变化而发生的。就睡眠–觉醒而言，觉醒状态为阳，睡眠状态为阴。睡眠状态虽属阴而主静，但在其阴静的过程中又可以再分阴阳，例如，就现代研究的睡眠中脑电波之变化，可将睡眠过程分为快波睡眠（FWS）和慢波睡眠（SWS）两种时相。快波睡眠可表现为眼球快速运动，而慢波睡眠则没有快速眼球运动。这两种睡眠时相一快一慢、一动一静，提示着阴阳有别。借助中医学理论解释：睡眠中的快波睡眠属性为阳，是阴中之阳；慢波睡眠属性为阴，是阴中之阴。睡眠过程中两个时相的相互交替，实际就是阴阳交替胜复与转化。快波睡眠中的脑电变化及眼球运动，反映了该睡眠中意识活动并没有完全静止；此时，易受各种不同的刺激而触发有别于觉醒意识时的特殊意象活动，即正处于梦境之中。而慢波睡眠则无类似情况产生。可以说，快波睡眠为阴中之阳，而梦是阴中之阳的产物。

梦的发生与卫气运行变化
阴阳睡梦论认为：卫气昼行于阳而寤，夜行于阴而寐，卫气夜行于阴分也有阴之多少的不同。《素问·天元纪大论》曰："阴阳之气，各有多少，故曰三阴三阳也。"因此，一阴一阳可按其量之多少分为三阴三阳。阴有太阴、少阴、厥阴之分，其中太阴为三阴，阴气最盛，为阴中之至阴；少阴为二阴，阴气次之，为阴中之阴；厥阴为一阴，阴气相对最少，阴消阳长，故为阴中之阳。卫气夜行于阴分，经历着这三个不同的时段：在太阴之时阴气最盛，故睡得深沉；在少阴之时阴气次之，故睡得相对较轻浅；当进入厥阴之时，阴已不能制约睡眠中的阳，而时发为梦幻等的意象活动。因此，从卫气运行的角度言，梦是发生在卫气运行进入到了阴中之阳的阶段，此时，梦的活动不同于卫气行于阳分时的自主的意识活动，而是在睡眠中当阴气消长变化时，以至于不能完全制阳时所发生的无自主性的意象活动。

梦的发生与神魂动静起伏
梦是伴随睡眠所发生的自然而然的一种自发性意象活动。中医心理学认为：它也是人之心神活动的一种表现形式。睡眠中的梦，是低一层次的魂之活动表现。故明·张介宾《类经》曰："魂之为言，如梦寐恍惚，变幻游行之境皆是也。"中医心理学还认为：梦的产生，是五神之一的魂的活动表现。在觉醒状态下，魂与神同来同往，故无"白日做梦"；在睡眠中，心神处于静谧和休息（抑制）状态，魂遂可以不受心神之约束而独自行动，则发为梦幻等。在深睡眠时，魂尚能静守于内，故无梦；浅睡眠之际，为厥阴之时，卫气相对活跃，肝主厥阴而藏魂，魂受卫气之激惹，难以静谧而内守，故发为多梦。睡眠中，魂的活跃程度还受到心神宁谧及动静与否，肝之藏血盈亏与否等的影响。因此，心神不宁，肝血不足，脏不舍魂，皆可导致魂不安宁而易动多梦。此外，按阴阳之理，精神之中，精为阴而神为阳；从五神来说，神魂皆为阳，然神为阳中之阳，魂为阳中之阴；白昼神动为阳，入夜神静为阴；阴中亦再以可分阴阳，则魂随神之静谧而无梦为阴，魂离神而躁动则发为梦属阳，因此发梦仍未离阴阳之理。

梦的分类与解析 历史上，梦使人们充满了好奇、困惑、疑虑及不解。因此，中国历代讨论梦的文献很多，大都涉及梦的心身（形神）机制。这类探讨往往都先从梦的分类开始，随后再及梦境的解析。这类历史分析探讨又可分成两大类：以中医药文献为主（且集中体现在《黄帝内经》）的讨论解析，其主要围绕着梦境/梦象的医学及健康意义展开，且主要是以阴阳睡梦论为核心方法，借助阴阳对立进行分析的（见阴阳睡梦论）；还有就是一般社会文献所涉猎的，尤以《周礼》的六梦说、东汉·王符《潜夫论》的十梦说和明·陈士元《梦占逸旨》的九梦说最具代表性。这些文献阐释中相互间不无重叠之处，许多则与中医学的梦境学说多有借用或参照。尽管这些涉及梦境分析的社会文献，夹杂着少量荒谬不经的论述，但更多的是颇有见地的理性认识，有助于加深对仍神秘难解的梦学之理解。

（黄文强）

mèngjìng

梦境（dreamworld） 梦中所经历的情境。也可以说是梦中所涉及内容，或梦后回忆起的当时的场景、经历、现象等。由于梦中所经历的情景往往被认为有虚幻之色彩，故梦境与梦幻、梦象有时是同义词。梦中所经历的情境，历来是人们关注的重点，中国古代的周公解梦及近代西方学者的释梦，都是针对梦境/梦幻/梦象而言的。

中医学对梦境、梦象等的解读，特别是《黄帝内经》中的相关内容，体现了阴阳睡梦论的基本特点，主要借助阴阳之理以辩证地、一分为二地看待错综复杂的梦境（梦象），并都赋予了其相应的意义，具有较为丰富的思想内容及一定的参考价值。与古代的"周公解梦"相比较，中医学以阴阳睡梦论释梦，虽留有较多的推测臆想的成分，但更贴近临床，更多涉及梦境的病理意义，而"周公解梦"则更多的涉及社会学、民俗学的内容。

梦象暗蕴着阴阳盛衰之理
《素问·脉要精微论》曰："阴盛则梦涉大水恐惧；阳盛则梦大火燔灼，阴阳俱盛，则梦相杀毁伤。"此段经典文字明确地认为梦象蕴含着机体阴阳盛衰之理。或可以用机体阴阳盛衰之理来解释梦境。其意为：水性属阴，肾为水脏，其志为恐，故"阴盛"则梦见出现大水和恐惧等的机体阴寒之类的情景；火性属阳，阳主热，故"阳盛"梦中出现大火和燔灼等的机体阳热之类的情景；而梦见相互残杀毁伤，则正是机体内阴阳俱盛而相互交争之象。此说对后世的释梦及根据梦境以指导诊断，有较大影响。但这只是一种主观解释和推断，并无充分的证据支持，只可视为一种可资参鉴的说法而已。

梦象暗蕴着脏腑虚实 阴阳睡梦论认为：脏腑气虚为阴，气盛为阳，二者梦象各有其藏象特点；遂梦象可一定程度解释脏腑阴阳之虚实，并将其视为藏象的内容之一。《灵枢·淫邪发梦》记载"五脏气盛"的梦象特点："肝气盛则梦怒，肺气盛则梦恐惧、哭泣、飞扬，心气盛则梦善笑、恐畏，脾气盛则梦歌乐、身体重不举，肾气盛则梦腰脊两解不属。"《素问·方盛衰论》记载"五脏气衰"的梦象特点："肺气虚，则使人梦见白物，见人斩血藉藉，得其时，则梦见兵战。肾气虚，则使人梦见舟船溺人，得其时，则梦伏水中，若有畏恐。肝气虚，则梦见菌香生草，得其时，则梦伏树下不敢起。心气虚，则梦救火阳物，得其时，则梦燔灼。脾气虚，则梦饮食不足，得其时，则梦筑垣盖屋。"这些梦象的解释或推断，都是根据阴阳五行学说及脏腑功能特点。此说对后世的释梦及根据梦境以指导诊断，也有较大影响。但仍是一种主观解释和推断，并无充分的证据支持，只可视为一种可资参鉴的说法。

梦象暗蕴着邪正盛衰 阴阳睡梦论认为：邪正阴阳之盛衰也与梦境有关，梦象一定程度可体现邪正阴阳之盛衰。就邪气和正气的阴阳对立关系而言：邪气为阴而正气为阳。邪气盛而正气损伤，表现在梦中则可出现不同梦象。《灵枢·淫邪发梦》记载了"厥气"客于脏腑器官而致"十五不足"之梦象。厥气非正气之属，乃是使人致病的逆乱之气，即邪气之谓；故其侵及脏腑器官，可致正气受损，表现出"十五不足"等的梦象：如"厥气客于心，则梦见丘山烟火。客于肺，则梦飞扬，见金铁之奇物。客于肝，则梦山林树木。客于脾，则梦见丘陵大泽，坏屋风雨。客于肾，则梦临渊，没居水中。客于膀胱，则梦游行。客于胃，则梦饮食。客于大肠，则梦田野。客于小肠，则梦聚邑冲衢。客于胆，则梦斗讼自刳。客于阴器，则梦接内。客于项，则梦斩首。客于胫，则梦行走而不能前，及居深地窌苑中。客于股肱，则梦礼节拜起；客于胞䐈，则梦泄便"。这"十五不足"之梦境，都与所客脏腑部位的功能特点相关。此说多数是主观的臆测及推断，并无充分的证据支持。虽对后世的释梦及临床的梦象诊断有一定的影响，但只可视为一种可资参鉴的说法。

梦象暗蕴着受邪部位上下
阴阳睡梦论认为：受邪部位之阴阳上下也可以折射在梦境中。梦象可一定程度提示受邪部位之阴阳上下，如《灵枢·淫邪发梦》曰："上盛则梦飞，下盛则梦堕。"上为阳，阳主升，故上盛则梦见飞腾；下为阴，阴为降，故下盛则梦见坠落。此说多数也只是主观臆测及推断，并无充分的证据支持。虽对后世的释梦及临床的梦象诊断有一定影响，但只可视为一种可资参鉴的说法。

（黄文强）

liùmèngshuō

六梦说（theory of six dreams）

历史上有多种六梦说。早期文献中系统记载的六梦说，当首推西周·周公旦《周礼》。《周礼·春官》提出了六梦："一曰正梦，二曰噩梦，三曰思梦，四曰寤梦，五曰喜梦，六曰惧梦。"开创了理性讨论"梦"的先河。

周公解梦：通过对梦境中分析，来预测未来可能遇到的各种事件，并加以防范和应对，叫解梦。鉴于西周·周公旦《周礼》

最早系统讨论梦的问题，并作出了解析，而《周礼》是伪托周公所作，故后世提及梦及梦的解析，每每追溯到《周礼》，遂有周公解梦民间之说。

（黄文强）

zhèngmèng

正梦（peaceful dream） 没有明显刺激因素，正常生理和心理状态下所产生的梦。做梦同时，当事人心境怡淡平静，无任何不适感，梦后也对心理没有明显影响。此为六梦说之首，通常为自然之梦，属正常现象。

（黄文强）

èmèng

噩梦（nightmare） 做梦的内容恐怖不安，并可引起以焦虑恐惧为主要表现的睡眠障碍。又称恶梦，六梦说之一。可发生于任何年龄段，但在儿童中较为多见，学龄前期和学龄期儿童最多，常无明显性别差异。民间常认为噩梦是因惊吓而引起，如东汉·郑玄《周礼注》："噩梦者，惊愕而梦也。"但临床并不尽然。研究表明：睡前过度紧张兴奋，初次在陌生环境中入睡，各种内心冲突和焦虑情绪等均可诱发本症。睡前听讲恐怖故事、看恐怖影视也是诱因之一。此外，身体不适、卧室空气污浊、被褥过厚、睡姿不当、胸前受压等均可偶尔诱发噩梦。晚餐过饱或饮食太少而呈饥饿状态，晚睡前吃辛辣食物或白天多吃高脂肪食物，睡眠质量差者，更容易做噩梦。饮酒过多和有戒酒经历者也常做噩梦。再者，部分药物，如抗抑郁药、巴比妥类镇静剂和麻醉药等的副作用，也促使人们常做噩梦。呼吸短暂、呼吸窘迫综合征和嗜睡病等睡眠紊乱，都会增加噩梦的发生率。

噩梦发生时，由于当事人正处于睡眠中，全身肌肉松弛，故常表现为试图挣扎却无能为力，似被死死缠住一般，加剧了当事人的恐惧。这是噩梦的常见现象，无须特别渲染。只有反复出现类似情况，才需要特别注意。

（黄文强）

sīmèng

思梦（dream because of thinking） 因持续的思念、追忆而引起的梦。六梦说之一。俗语说"日有所思，夜有所梦"，即此意。思梦只是就梦的起因及内容而言的，其临床意义视思梦之起因及内容而定：常见的思梦，如因为工作压力、情感因素、思慕不遂等所致，非常普遍，一般无须特别处理，适当心理疏导即可。若严重者，已影响睡眠，或白天遗留有不适等。如因亲人离别、严重失恋、精神重大打击所致，且梦境内容涉及恐惧惊吓等，或明显出现相应症状者。

（黄文强）

wùmèng

寤梦（dream of daytime activity） 觉醒时有所见而成之梦，与无所见而全凭想象者异。六梦说之一。东汉·郑玄注："觉时道之而梦。"清·孙诒让在《周礼正义》中"案《说文》云：'寐觉而有言曰寤'。……东汉·许慎《说文解字》前一寤谓寐觉之后神志惝恍而有言也，与'六梦'寤梦无涉。后一训似即释此寤梦之义……秦·孔鲋《小尔雅·广言》云：'寤，觉也。'此义与《说文解字》'昼见'义相近。盖觉时有所见而道其事，神思偶涉亦能成梦。与上思梦为无所见而冯虚想象之梦异也"一说。强调是指半醒半睡、似睡非睡时的梦；与完全凭空想象、胡乱构思的梦迥异；后者通常叫"白日梦"。

寤梦通常没有特殊的临床医学意义和心理学价值。但常有寤梦者，提示经常处于浅睡眠状态。

（黄文强）

xǐmèng

喜梦（joyful dream） 因喜好或欢悦而引起的梦。或梦境中感受到愉悦快乐之梦。此乃正常现象。六梦说之一。俗话说"人逢喜事精神爽"。有时，会好梦连连，在此含义上，喜梦与好（hǎo）梦相通；此处的"喜""好"都作形容词。其次，是病证名称，指睡眠时多梦，并伴有睡醒后不适等的证候，出自《灵枢·淫邪发梦》："正邪从外袭内，而未有定舍，反淫于脏。不得定处，与营卫俱行，而与魂魄飞扬，使人卧不得安而喜梦。"中医学更多的是在这一意义上使用"喜梦"概念，喜梦之"喜"，用作动词，乃非常容易做梦之义，与"多梦"同义。"好梦"也有两重含义，用作形容词的"好（hǎo）"，和用作名词的"好（hào）"；后者即多梦。

（黄文强）

jùmèng

惧梦（fearful dream） 因恐惧而引起的梦。六梦说之一。东汉·郑玄《周礼注》："惊愕而梦也。"并把惧梦等同于"恶（噩）梦"，指系由惊吓而引起，且"惊为不自知故也"。此说有一定道理。惧，其意为害怕、恐惧、畏惧、担心，或曰莫名其妙的担心。惧梦多指梦的起因或梦内容涉及到惧怕、担心等；中医学也有惊梦、梦惊等说。临床上，惧梦类似于"噩梦"却其意较后者偏窄：因为噩梦之起因及噩梦之内容涉及更为广泛，不仅仅是惧怕、担心；而惧梦主要就是惧怕、担心。但惧梦（惊梦、梦惊）主要是惧怕、受惊因素作祟，有心理恐惧存在，故心理疏导时重在消解心理恐惧（见善惊）。

（黄文强）

shímèngshuō

十梦说（theory of ten dreams）

东汉·王符《潜夫论·梦列》提出"十梦"说："凡梦，有直、有象、有精、有想、有人、有感、有时、有反、有病、有性。"这10种梦，分别是就梦的性质、特点、象征意义、起因、内容等而有不同所指，大都涉及心身多层次含义，对后世有较大影响。

（黄文强）

zhímèng

直梦（straight dream）

梦中所见（或梦中的情形）在醒觉后发现确有其事的梦。十梦说之一。也就是说，梦反映了事实（或真实）情况。直梦的存在，让人们对梦的预测意义产生了浓厚的兴趣。但其临床意义，则与直梦的具体内容及性质相关。

（黄文强）

xiàngmèng

象梦（symbolic dream）

梦意不是直接明了地表达，而是通过象征性质及事物等委婉曲直地表达的梦。十梦说之一。正因为象梦的存在，且象梦（梦的象征性表达）又有正反多种意蕴可解，因此，古今中外释梦成为热门领域之一。"周公解梦"是中国历史上体现民俗学意义的典范之一，中医学"阴阳睡梦论"的释梦则是基于医学价值的经典阐释；西格蒙德·弗洛伊德（Sigmund Freud，1856~1939年）的《梦的分析》则是西方近代之代表。

（黄文强）

jīngmèng

精梦（dream of thought）

用意精深、聚焦而集中，或思念情深，以至于在梦境中突然实现或有所感悟之梦。十梦说之一。历史上，这类实例不胜枚举。如1864年，德国化学家弗雷德里希·凯库勒（Friedrich Kekule）苦思冥想着苯的结构而不得其解，昏昏欲睡中于壁炉前打盹。睡梦中，原子分子像蛇咬住尾巴一样在他眼前旋转。惊醒后，他借梦的提示，顿悟出了苯环结构。又如1869年，研究元素周期特点的俄国化学家德米特里·伊万诺维奇·门捷列夫（Dmitri Ivanovich Mendeleev）在苦苦思索中疲倦致极地进入梦乡。睡梦中，梦见一张表，元素们纷纷落在了表的相应位子中，精梦后他遂提出了元素周期表。此外，一般人在反复思念或探索中偶尔梦见之情景，有时也有类似性质。这类精梦都有积极意义。但有人偏信于梦中结论，认为就是正确答案，并固执地坚持自己的偏见。这时，精梦就会导致病理意义的偏执倾向。

（黄文强）

xiǎngmèng

想梦（missing dream）

日夜思想之事物，偶尔在梦中实现了的现象，即"日有所思，夜有所梦"。既为十梦说之一，又等同于思梦，可视为周公旦《周礼》"六梦"之思梦的同义词。

（黄文强）

rénmèng

人梦（dream of person）

因社会地位、性别、年龄、经历、资历等的不同，人所做的梦虽然相同，但其象征的意义可以全然不同。因此，古人强调梦境也需要因人而占，结合个人特点进行释梦，也是性梦的一部分含义。此属十梦说，此说有一定的合理和深刻之处。

（黄文强）

gǎnmèng

感梦（dream of foul weather）

因为感受某种特殊情况而产生的有所关联的相应梦境。十梦说之一。常见的如受阴雨干旱、大风大寒等极端天气变化之感应而梦；睡中梦见或大雨瓢泼，或赤日炎炎，或骤风酷寒等。也可以是相反的梦境（反梦）：长期生活在连绵阴雨中却梦见阳光明媚，万里晴天；凛冽寒风环境中梦见春暖花开，阳光普照。其实，感应而梦（感梦）既可能是肌肤感受外界信息刺激而梦，梦境与信息相同：如雨天湿度大，肌肤感受到潮湿而梦"雨"；酷寒肌肤受冷刺激而梦"冰雪"；也可以是长期感受境遇不良，热切企盼有所改善，"日有所思，夜有所梦"后所致，即其类同于思梦、想梦，往往梦见与现状相反的梦境，也属于反梦之一。

（黄文强）

shímèng

时梦（dream of season）

梦中做到与时令、季节、气候等相应的梦境。十梦说之一。如春天梦见春暖花开，夏天梦见赤日炎炎。其机制为肌肤感受外界时令变化等的而梦。与感梦中的第一种情况类似。

（黄文强）

fǎnmèng

反梦（opposite dream）

与直梦正相反，梦中的情形（或象征意义）与梦后的实际情形（或预兆）绝然相反的梦。十梦说之一。其与象梦、感梦等中的一部分梦境之意义有所交叉和重合。以反梦来解释梦境，是释梦的一大重要方面。反梦的现象是客观存在的，但何时为"直梦"，何时又为"反梦"，这拿捏之间的巨大随意性，既令释梦之学充满了诱惑、好奇、疑虑和不确定性，也让梦的解释很难进入科学的确定性殿堂。

（黄文强）

bìngmèng

病梦（ill dream） 因身体中某个部位不适、疾患或邪气侵犯所导致的梦。十梦说之一；也是梦境/梦象中最具有实际医疗意义的内容（见梦境）。

（黄文强）

xìngmèng

性梦（dream of disposition） 梦境因个性而变，人的性格、性情、性别之不同，其所梦见情景之提示意义及相应的解释也不尽相同。十梦说之一。与同为《潜夫论》"十梦"之一的人梦有相似之处。此外，还有一层常见意义：指与性相关的梦境或梦幻体验等，如梦遗、梦交（见梦遗症、梦交症）。

（黄文强）

jiǔmèngshuō

九梦说（theory of nine dreams） 明·陈士元在《梦占逸旨·感变》中，总结了与医学及健康相关的九大类梦境，遂有"九梦"之说："一曰气盛，二曰气虚，三曰邪寓，四曰体滞，五曰情溢，六曰直叶，七曰比象，八曰反极，9曰厉妖。"《梦占逸旨》是中国梦学方面的经典文献，认为梦是魂魄的功能，梦能预测未来（"梦者，神之游，知来之镜也"），梦属于精神心理范畴（"神遇为梦"）。书中详细讨论了占梦问题，在讨论梦境时还分析了与医学相关的梦境内容。其可视为对《黄帝内经》等的梦学内容之发展。

（黄文强）

qìshèngzhīmèng

气盛之梦（dream of abundant vital energy） 因为气盛实症，

或邪气亢盛所导致的梦象。九梦说之一。从虚实辨证言，梦的性质属于实证。这是陈士元结合了《灵枢·淫邪发梦》《素问·脉要精微论》和战国·列子《列子·周穆王》等诸篇文献中的相关内容汇集而成。阴盛、阳盛、阴阳俱盛、五脏各自气盛之梦，以及上甚、下甚、甚饥、甚饱，复加上长虫、短虫等所致之梦，都属此梦范围。陈氏梳理出的气盛之梦15种；大都见于《灵枢·淫邪发梦》："阴气盛则梦涉大水而恐惧；阳气盛则梦大火燔焫；阴阳俱盛则梦相杀。上盛则梦飞，下盛则梦堕；甚饥则梦取，甚饱则梦予……"该篇"五脏气盛"之梦又五种，分别为"肝气盛则梦怒，肺气盛则梦恐惧、哭泣、飞扬，心气盛则梦善笑恐畏，脾气盛则梦歌乐，身体重不举。肾气盛则梦腰脊两解不属"。可以说，气盛之梦是陈氏对《黄帝内经》相关实证性梦象的归纳总结。

（黄文强）

qìxūzhīmèng

气虚之梦（dream of deficiency of vital energy） 因气虚体弱而导致的梦象。九梦说之一，与气盛之梦相反。从虚实辨证言，梦的性质属于虚证。明·陈士元从《素问·方盛衰论》演绎而成。该篇文章论及"五脏气衰"而导致的五梦：如"肺气虚，则使人梦见白物，见人斩血藉藉……肾气虚，则使人梦见舟船溺人……肝气虚，则梦见菌香生草……心气虚，则梦救火阳物……脾气虚，则梦饮食不足……"再加上同篇文章中五脏"得其时"又见五梦：如"肺气虚，……得其时，则梦见兵战。肾气虚，……得其时，则梦伏水中，若有畏恐。肝气虚，……得其时，则梦伏树下

不敢起。心气虚，……得其时，则梦燔灼。脾气虚，……得其时，则梦筑垣盖屋"。加在一起，一共有10种梦象。可以说，气虚之梦是陈氏对《素问·方盛衰论》的推演而成的。

（黄文强）

xiéyùzhīmèng

邪寓之梦（dream of pathogenic factor） 邪侵犯脏腑机体，干扰脏腑机体功能后所诱发的梦象。九梦说之一，属于邪客（寓）致梦，亦属于实证范畴。明·陈士元共梳理出15种，都见于《灵枢·淫邪发梦》所论："厥气客于心，则梦见丘山烟火。客于肺，则梦飞扬，见金铁之奇物。客于肝，则梦山林树木。客于脾，则梦见丘陵大泽，坏屋，风雨。客于肾，则梦临渊，没居水中。客于膀胱，则梦游行。客于胃，则梦饮食。客于大肠，则梦田野。客于小肠，则梦聚邑冲衢。客于胆，则梦斗讼自刳。客于阴器，则梦接内。客于项，则梦斩首。客于胫，则梦行走而不能前，及居深地窌苑中。客于股肱，则梦礼节拜起；客于胞腫，则梦泄便。凡此十五不足者，至而补之立已也。"应该说，这些梦象都有一定的事实依据；但能不能上升成为规律性现象，却是大有疑问的。用作临床诊疗时的参考有价值。

（黄文强）

tǐzhìzhīmèng

体滞之梦（dream of bodily stagnation） 肉体或知/触觉凝滞羁绊于某事或某物，由此而引起的梦象。九梦说之一，明·陈士元从战国·列子《列子·周穆王》的"籍带而寝则梦蛇，飞鸟衔发则梦飞"推演而成，故其书中有"口有含，则梦强言而喑；足有绊，则梦强行而蹇；首堕枕，则

梦跻高而坠；卧藉徽绳，则梦蛇虺；卧藉彩衣，则梦虎豹；发挂树枝，则梦倒悬"等的论述。临床上，体滞之梦是客观存在，且颇为普遍。因此也常引发一些心身健康问题。但严格意义上说：此类梦境并非单纯由肉体知/触觉有所凝滞而致；更深层次上，还有心理上的"衍化"效应参与其间，是个体在"体滞"基础上推演放大而产生的特殊意象活动。故若此类梦象引发了心身障碍，应对时给予充分的心理疏导及解释就显得十分重要。

（黄文强）

qíngyìzhīmèng

情溢之梦（excessive emotional dream）

喜怒忧思等七情过度而致梦。九梦说之一。诸如"过喜则梦开，过怒则梦闭，过惧则梦匿，过忧则梦嗔，过哀则梦救，过忿则梦詈，过惊则梦狂"等，都属于此类。这种梦象纯粹是心理情绪因素诱导的。明·陈士元强调情"溢"致梦，"溢"本意是多也、盈也、超出，都是过分了，所以诱发多梦。前述的喜梦、惧梦、思梦中，都有类似痕迹。但陈氏以情溢之梦概括之，足见其认识之深刻。临床上，此类情况十分普遍，如抑郁症和癌症患者常做噩梦，梦见死亡，就是很典型，值得高度重视。应对时除了药物外，心理疏导、情感支持等的疗法，都是治本的关键。

（黄文强）

zhíyèzhīmèng

直叶之梦（straight dream）

直应之梦。九梦说之一，即为十梦说中的直梦。明·陈士元陈述"梦君则见君，梦甲则见甲，梦鹿则见鹿，梦粟则见粟，梦刺客则得刺客"等。

（黄文强）

bǐxiàngzhīmèng

比象之梦（symbolic dream）

缘象比类而梦。九梦说之一，类同于十梦说中的象梦。中医学素有"援物比类"之认识方法。明·陈士元认为"事类相似谓之比"。诸如"将升官则梦棺，将得钱则梦秽，将显贵则梦登高，将雨则梦鱼，将食则梦呼犬，将遭丧则梦白衣，将沐恩宠则梦衣锦，谋为不遂则梦荆棘泥途"等；都有"比类"意蕴在内。如"棺"与"官"、"鱼"与"雨"，声相类也；据陈氏之见，"秽"和"钱"均为脏物；登高和显贵，同为向上高升。陈氏认为梦"因衍"而变化，确有"缘象比类"现象。此说有一定意义。

（黄文强）

fǎnjízhīmèng

反极之梦（opposite dream）

九梦说之一，但本意即十梦说中的反梦或极反之梦。早在《庄子》《列子》就有类似提法。明·陈士元则发挥："何谓反极？有亲姻燕会则梦哭泣；有哭泣、口舌、争讼则梦歌舞；寒则梦暖，饥则梦饱，病则梦医；忧孝则梦赤衣绛袍；庆贺则梦麻苴凶服。此反极之梦。其类可推也。"

（黄文强）

lìyāozhīmèng

厉妖之梦（dream of ferocious ghost）

在梦中出现妖魔鬼怪，或因于厉鬼、妖怪等的作祟而得梦。九梦说之一，此说中有较多迷信成分，如认为"厉妖"作祟等。但民间梦见妖魔鬼怪等的，并非罕见。明·陈士元解释说此梦可因"志虑疑猜，神气昏乱"所致，不无道理。"志虑疑猜"指老是疑神疑鬼的心理状态，"神气昏乱"则意味着心神有疾；这些才是梦见妖魔鬼怪之因。其实，厉妖之梦与周公旦《周礼》"六梦"中的霊梦、惧梦等有所重合。此类梦象，当以知识普及、心理疏导，兼顾心身综合治疗为主。

（黄文强）

shīmiánzhèng

失眠症（insomnia）

尽管有适当的睡眠机会和睡眠环境，依然对睡眠时间和/或睡眠质量感到不满足，并且影响日间社会功能的一种主观体验。中医学中也称为不寐，与现代睡眠医学的失眠基本相同。

历史沿革　失眠，早在中国的甲骨文中就有记述，殷墟甲骨文中有寐、寝和梦的记载。到春秋战国时，《黄帝内经》始有："不得卧""目不瞑""不能眠"的论述。"不能卧"有两种含义：①指因其他病症的直接影响，如咳喘、呕吐、腹满、惊悸、水肿等，使人不能安卧。②指因个体内在气血阴阳失其调和，或心神不宁等，使人不能入寐。该书中并提出"胃不和则卧不安"论点，强调饮食因素对会睡眠产生不良影响。托名战国扁鹊的《难经·四十六难》最早使用了不寐这一命名。

病因病机　东汉·华佗《中藏经》提出冷胆是失眠之因。隋·巢元方《诸病源候论·虚劳病诸候》认为失眠的主要病机为："大病之后，脏腑尚虚，荣卫未和，故生于冷热。阴气虚，卫气独行于阳，不入于阴，故不得眠。"并结合脏腑功能之变化，对失眠症候做出了分类，如"虚劳不得眠""大病后不得眠""伤寒病后不得眠""霍乱后烦躁卧不安"等，认为失眠若病位在心者，多为热邪；病位在胆者，多为虚冷；诸如此类。唐·孙思邈《备急千金要方》提出因肝病、心病、脾病等病证，可分别引起的失眠之异同，并讨论了失眠与不同疾病之关系。明·戴元礼《证治要诀》中提出了老年人失眠多因年高气血虚弱所致。明·张介宾《景岳全书》将失眠分为"有邪"和"无邪"两大类型，认为："有邪者多实证，无邪者皆虚证。"其病机均为"盖寐本乎阴，神其主也，神安则寐，神不安则不寐，其所以不安者，一由邪气之扰，一由营气之不足耳"。颇有见地。明·李中梓《医宗必读》将失眠的病因概括为5方面：气虚、阴虚、痰滞、水停、胃不和，并给出了具体的治疗药物。清·叶桂《医效秘传》总结认为失眠症的主要病机是："夜以阴为主，阴气盛则目闭而安卧，若阴虚为阳所胜，则终夜烦扰而不眠也。心藏神，大汗后则阳气虚，故不眠。心主血，大下后则阴气弱，故不眠。热病邪热盛，神不清，故不眠。新瘥后，阴气未复，故不眠。若汗出鼻干而不得眠者，又为邪入表也。"

概言之，中医学认为失眠的病因主要有外邪所感、七情所伤、思虑劳倦太过或暴受惊恐等，亦可因禀赋不足、房劳久病或年迈体虚所致。其主要病机是阴阳/气血失和，脏腑功能失调，以致神明被扰，神不安舍。

现代医学把失眠的常见因素分为9类：①社会心理因素：生活和工作中的各种不愉快事件，造成个体发生抑郁、焦虑、紧张等应激反应时，往往会伴有失眠。②环境因素：环境嘈杂、光照不适、过冷过热、空气污浊或异味、居住拥挤或睡眠环境剧烈改变等都会导致失眠。③生理因素：睡前饥饿或过饱、过度疲劳、性兴奋等状态下容易失眠。④精神疾病：几乎各类精神疾病都存在睡眠障碍，尤其是焦虑症与抑郁症。⑤药物与食物因素：酒精、咖啡因类、茶叶等兴奋性饮料饮用时间不当或过量，药物依赖和戒断时，或某些治疗药物的反应不良，如血管紧张素转换酶抑制剂类降压药导致的咳嗽、或中枢兴奋剂（如苯丙胺）的使用等，都会诱发失眠。⑥睡眠节律变化：白天和黑夜频繁轮班、跨时区旅行等造成生物钟节律改变也是失眠常见之因。⑦神经系统疾病和躯体疾病：疾病的病理生理变化影响睡眠中枢；或疾病引起残疾、疼痛和不适等；以及患病后继发的心理情绪变化等，都促使失眠发生。⑧生活行为因素：日间休息过多、抽烟、睡前运动过多等，可对睡眠产生不利影响。⑨性格特征：过于细致的性格特征在失眠发生中也有一定作用。

治疗 东汉·张仲景《伤寒论》提出了失眠中因为少阴病化热伤阴的阴虚火旺证，可用黄连阿胶汤治疗，以及罗列了许多不同病证所伴随的睡眠障碍的中医药治疗方法及方药。唐·孙思邈《备急千金翼方》总结了用丹砂、琥珀、紫石英等重镇安神药的新思路，并选用温胆汤治"大病后虚烦不得眠"之症，此法被后世广为遵从。唐·王焘《外台秘要》阐明热病后阴虚耗损是导致失眠的常见原因，该书中并收载了许多治疗失眠的验方良药。北宋·王怀隐、陈昭遇《太平圣惠方》有治胆虚不得睡方、伤寒病后不得睡诸方、虚劳心热不得睡诸方等，且其论述中多兼有对睡眠生理认识的阐发，体现了生理和病理相结合之特点。南宋·许叔微《普济本事方》认为肝虚魂离，心神不安是失眠的主要病机，并提出"日午间、夜睡前服"的服药（指每日一剂，分两次水煎，午休及晚上临睡前各服一次）新方法。明·秦昌遇《症因脉治》中对心血虚和心气虚所致的失眠，从症、因、脉、治等方面作了详细阐述，总结出了归芍天地煎、黄连安神丸、天王补心丹等治疗这些失眠症的良方。清·陈士铎《石室秘录》提出治疗失眠应侧重于水火相济，心肾上下协调的主张。

预后 情况复杂，部分患者经过积极综合治疗可以改善；但也有不少患者转为慢性失眠障碍，纠治比较错综、困难。

（黄文强）

mànxìng shīmián zhàng'ài

慢性失眠障碍（chronic insomnia disorder, CID） 持续至少3个月，并且每周至少出现3次的睡眠起始和/或维持困难，导致个体对于睡眠时间或质量不足，并存在白天觉醒期间功能受损的一种主观体验。入睡困难或经常浅睡的个体若遇应激情况（急性或慢性）更容易发生慢性失眠。既往有短暂性失眠发作史者，可能增加CID的风险。工作和生活相关性应激或因素、环境因素、人格因素均是CID的促发因素和易感性特征。共病性精神障碍，尤其是抑郁和焦虑障碍，可增加CID的患病风险。不宁腿综合征或内科疾病（如胃食管反流和其他导致慢性疼痛、呼吸困难或运动不能等情况）也会增加CID的风险。酒精依赖或滥用模式，以及过度使用咖啡或其他兴奋剂可能增加CID的风险。不稳定的家庭环境、对安全的忧虑和家庭暴力同样是儿童和成年人CID的危险因素。

CID的主要临床表现为睡眠起始困难，睡眠维持困难或兼而有之。睡眠维持困难包括夜间醒来再难入睡，或最后醒来远早于期望的起床时间。觉醒期间症状主要包括疲劳、主动性或进取心下降、注意力和记忆力下降、激惹或情绪低落、日间瞌睡等。某些患者容易在工作中出错，也会出现躯体症状——如头痛、颈部僵硬、触痛、胃肠功能紊乱等。工作或学习成绩下降或社交功能损害也比较常见。更严重的失眠可导致各种差错或事故。

本病症预后情况复杂，少数患者经积极综合治疗，并改善生活方式等后可消解；但也有不少患者长期为慢性失眠所困，甚至终生受累。对此，要强调综合纠治，中西医结合，心理行为调整，并加强躯体锻炼等，方能起效而加以改善。

（黄文强）

duǎnqī shīmián zhàng'ài

短期失眠障碍（short-insomnia disorder, STID）　频度和持续时间不满足慢性失眠障碍（CID）诊断标准，但有显著日间功能损害和临床需要关注的失眠。又称适应性失眠、急性失眠。

受累个体可能终身存在应激期间发生浅睡眠或睡眠障碍的倾向。既往的焦虑或抑郁症状史也是 STID 的易感因素。促发这种失眠的常是明确的急性应激事件。一些积极情绪亦可导致精神紧张或应激，也可能成为促发事件。在儿童或需要照顾的成年人，当看护者突然改变睡眠规律或作息时间也可出现短期失眠。环境因素如儿童与父母或其他兄弟姊妹共享房间、家里有其他成员以及生活环境拥挤等，可能导致儿童入睡相关障碍或强制性入睡障碍。

STID 的主要表现为短期睡眠起始和／或维持困难，并导致睡眠不满足感。睡眠起始困难即入睡困难，睡眠维持困难是指夜间醒来后再入睡困难，或最终醒来时间远早与期望起床时间。觉醒期症状主要表现为：疲劳、注意力损害、记忆减退、激惹和对睡眠障碍的苦恼。当失眠的产生是对应激性生活事件（痛失亲人、大病或离异）的反应时，相关的特征可能包括与特异性应激源相关的焦虑、担忧、惊恐、悲伤或抑郁。

本病症预后一般良好。

（黄文强）

shìshuìzhèng

嗜睡症（hypersomnia）　在应该维持清醒的主要时段不能保持清醒和警觉，出现难以抑制的困倦欲睡甚至突然入睡的状态。又称为多寐、多眠、欲寐、嗜眠、欲眠、喜眠、多睡眠、多睡、多卧、欲卧、喜卧。由于嗜睡是一个非典型的症状，许多疾病均可以导致嗜睡，因此，中医学的嗜睡症并无相对应的现代医学疾病名称可参见。

历史沿革　嗜睡的相关记录起源于《黄帝内经》。初起称为善眠、好卧，后又出现了瞑目、安卧、多卧、自瞑等别名。且综合中医学对嗜睡的论述中，既认为有属于生理现象的，也有因于阴阳失调，外感热病及内伤心气，髓海不足，元神失养等的病理性阐述，可见嗜睡一症较为错综，并非单一情况。

分类　分为由外感热病中因阴气盛而致的嗜睡和内伤造成的嗜睡。

外感热病中因阴气盛而致的嗜睡　中医历代医家归纳其有 4 大类：伤寒病、温病、瘅疟、狐惑病。

伤寒病之嗜睡　又有 4 种情况：①伤寒外感，嗜睡，提示太阳表证未解。②伤寒热郁于阳明，三焦气机不利而致嗜睡。③伤寒热郁于少阳，枢机不利而致嗜睡。④因伤寒病，邪入少阴或寒邪直中少阴亦可出现嗜睡。

温病之嗜睡　归纳有 5 种情况：①风温外感，热炽伤阴，而致嗜睡。②暑温邪深，热入心营，心营受损，而致嗜睡。③温邪热灼，阴液大伤，而致嗜睡。④暑温内蕴，阳遏气阻，气阴两伤而致嗜睡。⑤温病后期，余热不清，昏昏嗜睡。

瘅疟之嗜睡　瘅疟（近似于现代医学的恶性疟疾）也很容易出现嗜睡的情况，主要由于久疟不愈，伤及气血，气血两虚而致昏睡难醒者。

这些都属于感染后的浅昏迷状态，病情有轻有重，都需格外重视。好在这类与感染相关的嗜睡（浅昏迷）因为现在临床感染的有效控制而明显减少。反之，古人之所以常论及外感热病的嗜睡，也因为当时控制感染方法有限，此类病症情况十分常见，且危害较甚。

狐惑病之嗜睡　历代也多有记述。其主要机制被认为是狐惑病为患后，湿热内蕴，毒酿成脓，毒扰神志，昏昏嗜睡。但狐惑病本身是什么，学界争议较大，昏昏嗜睡究竟对应何种临床情况，难以断然确定。

由内伤而造成之嗜睡　亦很常见，历代医家将其分为虚实两大类。

内伤实证之嗜睡　有 4 类：①胆热而多睡。②痰湿内盛而嗜睡。③瘀血阻窍或久病入络而嗜睡。④心神昏浊，不能自主，昏昏欲睡。

内伤虚证之嗜睡　有 7 类：

①心气虚弱，气血亏损，好昏睡。②脾气不足，清阳不升而乏力多睡。③心脾两虚，血虚气弱而多睡。④湿困脾阳，身困重而嗜睡。⑤阳衰，元神不振，昏昏欲睡。⑥肾精不足，髓海空虚，元神失养，喜昏睡。⑦阴损及阳，阴阳两虚而喜昏睡。验之临床，内伤杂病之嗜睡情况还是比较常见的，但机制不一，比较错综。其中，属内伤虚证的嗜睡者，大都见诸于老年体弱或病久虚损之人。

秦伯未《中医临证备要》中指出："病后往往酣睡，醒后清爽，不属病征，并且不宜惊扰。"不必特殊治疗。此说是经验之谈，也值得重视。

病因 现代医学认为导致嗜睡的原因大致可分4类，分别是内因、外因、生物节律紊乱及其他相关因素。

内因 睡眠呼吸暂停低通气综合征、发作性睡病、周期性嗜睡、特发性睡病、外伤后思睡、不宁腿综合征等。

外因 睡眠习惯不好、环境因素、睡眠不足、镇静催眠药使用不当、饮酒，以及毒品和物质滥用等。

生物节律紊乱 涉及时差、倒班、睡眠不规律、睡眠时相延迟等。

其他相关因素 如抑郁症、酒精成瘾、帕金森病及其他与嗜睡相关疾病。

治疗 需根据嗜睡发作时的特点，结合临床相关表现的分析，并配合必要的检查，以明确病因及诱发因素，重在解决原发病。中医治疗上，则强调分清外感、内伤之别。外感热病引起的，较适宜用六经、三焦和卫气营血辩证方法；内伤导致的要分清虚实，运用脏腑辨证、气血津液辨证等

理论方法，分而治之。具体治法有中医药汤剂、成药、针灸、刮痧、按摩、音乐、气功等疗法。

预后 需根据病因判断，无法一概而论。生物节律紊乱导致的嗜睡，预后大都良好；其他因素导致的，预后则取决于嗜睡的性质、对身体影响的程度、及是否采取了合适的处理本病症的方法措施等。

（黄文强）

hānmiánzhèng

鼾眠症（snoring sleep syndrome） 在睡眠中当事人的喉中发出较为严重的鼾声，以至于影响其睡眠质量。又称鼻鼾、打鼾，俗称打呼噜。在睡眠医学中有鼾声的睡眠呼吸障碍类疾病，均属于中医学的鼾眠症范畴。

本症的最早论述首见于《黄帝内经》。但当时并未定名为鼾眠，而称其"息有音"。隋·巢元方《诸病源候论·鼾眠候》对此症下了明确定义：①在睡眠中发生的。②其声音自喉咽间发出。③强调人的喉咙气道不畅（如气血不调，痰阻气道，气流冲击喉咙）则会发出鼾声。④指出肥胖之人容易睡眠打鼾，是由于其气血沉厚，阻塞逼迫喉间，气息出入涩滞不利，发出鼾声。明·龚延贤《寿世保元》提出用羚羊角、乌犀角磨汁，加入养心汤中以治疗打鼾。清·喻昌《医门法律》指明鼻息之气出入通畅与否，与宗气、肺、胃之气机关系密切。清·程国彭《医学心悟》："鼻鼾者，鼻中发声，如鼾睡也，此为风热壅闭。鼻鸣者，鼻气不清，音响如从瓮中出也，多属风寒壅塞，须按兼症治之。"近代黄文东认为："鼾而不寐乃痰热内蕴，肺气不利，夹肝火上逆所致。"路志正则认为："肝藏魄，鼻窍

通利，则脏腑安和，营卫调畅，否则气道受阻，而生它疾。"

病因病机 中医学认为导致鼾眠的病因分外感与内伤两类：外感者，多因外感风寒，风热之邪，由表入里，侵袭肺卫肌表，阻遏肺气，上焦气机为邪所闭，致肺窍不利，而致打鼾。内伤因素有4种：①五志过极，心胃火盛，气机不利所致。②邪热内郁，肺气壅闭。③肥胖体质，痰热内阻。④肝热上扰，气道不通。

现代医学认为鼾声是因为上呼吸道狭窄或塌陷，造成气流加速，出现紊流或涡流，引发上呼吸道周围软组织振动所导致。如来自腭垂、软腭的松弛，舌和咽壁等组织。引起鼾声的外在诱因包括：吸烟、酒精、药物、肌肉松弛剂、麻醉剂等；内在促发因素包括肥胖、上呼吸道周围组织占位、颅颌骨畸形、外伤造成的颌骨缺损，或瘢痕粘连等导致形态上的异常等。此外，患者中枢呼吸驱动、调节和上呼吸道神经肌肉功能障碍等因素也可以造成上呼吸道狭窄，通气阻力增加，进而导致打鼾和睡眠质量受影响。

临床表现 主要表现为打鼾，如果伴有间歇性地反复出现呼吸暂停和／或低通气、高碳酸血症、低氧血症等的情况，则会在打鼾的基础上出现呼吸暂停、夜间呛咳、窒息、思睡、睡眠后无精力恢复感等，睡眠可呈现出片段化特点，并伴有失眠、夜尿增多、晨起头痛、难以集中注意力、记忆力减退、易激惹、性功能减退等诸多症状。

治疗 首先要明确鼾眠症属于睡眠呼吸障碍的哪一类疾病，如果是成年人阻塞性睡眠呼吸暂停低通气综合征（obstructive sleep apner hypopnea syndrome，

OSAHS），根据具体情况选用如下治疗方案的一种或多种：病因治疗，纠正引起OSAHS或使之加重的基础疾病；一般性治疗包括：①体位治疗。②减重。③戒烟。④戒酒。⑤慎用镇静催眠相关药物等。再加特殊的器械、手术治疗等。

鼾眠症的中医药治疗，首先要分别轻重。轻度鼾眠症，只要把仰卧姿势变成侧躺，再适当调整枕头的高度，就可减轻打鼾现象。对于中、重度鼾眠症，则应该强调减肥，及时治疗上呼吸道感染，解除气道堵塞。并结合患者体质予以解表散寒，驱风清热，清胃降浊，化痰降逆等中医药治疗。以及配合颈部按摩治疗等。中医药的治疗辨证论治为主，总体上以祛邪扶正，调畅气机，疏通气道为宜，同时告诫务必减肥而控制体重；此外，兼顾安神定志、宁心畅情为辅。也可以配合针灸等相关治疗。

预后　通过针对性治疗，患者大多数效果良好。临床上，需密切关注造成打鼾的相关原因，防范在先，需强调养成良好的生活习惯，戒烟酒，控制体重，防范呼吸道感染等。对于病症严重者，需定期做多导睡眠监测或睡眠中心外睡眠监测检查，以评估病情及进展。

(黄文强)

mèngyóuzhèng

梦游症（somnambulism）　在睡眠过程中出现类似初觉醒后呈现出的持续性意识模糊，同时伴有下床活动为特征的、旁人很难唤醒（人为唤醒有可能加重意识模糊和定向障碍）的行为。常可持续数分钟，也可持续更长时间；活动形式不一；可简单也可能比较复杂，如驾驶汽车、担水等；

醒后大部分或完全遗忘的一类病症。相当于现代医学的睡行症。又称梦游行、夜行、梦行、夜觉。

中医学中类似记载起于隋·巢元方《诸病源候论》："人眠睡则魂魄外游，为鬼邪所魇屈，其精神弱者，魇则久不得寤。""小儿神气软弱，精爽微羸，而神魂被鬼所持录。"讲述了导致梦游的原因在于精神弱、神气软弱的内因特点。明·章潢《图书编》中强调梦游之身与清醒时人之身体，本质上无异，同属于精神活动范畴。清·石寿棠《温病合编》附录中，热入血室如见鬼状的论述，也属梦游之说。清·唐容川《血证论》："大凡夜梦不宁者，魂不安也。……人身有魂魄，而所以主是魂魄者，则神也。故凡诸证，总以安神为主，安神丸、金箔镇心丸治之。"

病因病机　中医学认为，梦游症的病因主要以内伤为主，临床分为虚实两类。实者由于暴受惊恐，强烈精神刺激；或五志过极，或顽痰瘀血，或由癫痫症而发，以致心肝火盛；或瘀血阻窍，神魂被扰。虚者多由劳心过度，思虑伤脾；失血崩漏，久病大病之后；或饮食劳倦，大吐大泻之后；或素体心虚胆怯，或癫痫症日久以致心之阴血不足，肝虚不藏；或心肾不交，水火不能既济；以至于神魂不宁。

临床表现　可发生于任何年龄，但首次发作多在4~8岁。一般在青春期后自然消失，在成年人阶段首次发病者少见。梦游症通常发生在初入睡的2~3小时内，处于慢波睡眠的转醒期。患者可以从床上坐起来，并不下地，目光呆滞；做一些刻板而无目的的动作：如拿起身边物体、移动身体等，持续数分钟（一般约2分

钟）后，自行躺下继续睡眠。偶有缓慢起床后，不停地往返徘徊，又复上床睡眠。个别持续时间较长者，甚至可达半小时以上。同时，可表现一些复杂行为，如下地后绕着房子走动，双目呆滞；或可进行一些日常习惯性动作，如大小便、穿衣、进食、打扫卫生、拉抽屉、开门、上街、开汽车、外出逛街等。这些复杂的行为常见于成年患者。患者梦游发作时通常不说话，不回答问题；但可喃喃自语；或作出"哦"等回答，但常口齿不清，答非所问。偶尔可见患者执行简单命令，如听从家人言语而上床睡觉。有时，口中念念有词，并能够与人搭话；可避开人或障碍物。在受到限制时可出现冲动行为，包括逃跑或攻击等。发作过程中可伴有梦语。整个行为显得刻板、僵硬。处于梦游发作中的患者，通常很难被唤醒。强行唤醒时常出现精神混乱。成年人有时会述说有梦境。次日对发作过程不能回忆。也可见一些不恰当行为，如向垃圾篓里小便，这类行为多见于儿童。患者因跌倒，或在企图"逃跑"时，或走到危险地段时，均可造成躯体损伤。曾有报道说，梦游症发作期间出现杀人或自杀行为等。企图唤醒梦游患者的人，可成为其暴力攻击的对象。

治疗　治疗的关键是使患者获得充足的睡眠，且睡眠需讲究有规律的作息时间，并创立良好的睡眠环境，帮助患者在睡眠之前将注意力集中到轻松愉悦及舒适的意境中来。需强调睡前排空膀胱，避免饮酒等刺激因素，这些都有助于减少梦游症的发生频率。心理行为治疗在年轻的患者中疗效比较肯定，最主要的形式为催眠疗法和松弛练习。

中医学认为，治疗梦游症的原则是明确病位，补虚泻实。调整脏腑阴阳，安魂、宁神、调整气机是治疗之主要大法。具体的治疗方法可以以辨证论治的中医药汤剂为主，或服用成药如安神丸、金箔镇心丸等。针灸、推拿按摩、音乐疗法等都有一定意义。

在梦游症发作时，不要试图唤醒患者，应注意自我保护和对患者加以保护，避免危险与伤害；尽可能引导患者自我上床睡眠或卧床即可。在预估患者可能发作的睡眠时间，叫醒患者也很有效。当梦游症的发作与使用镇静催眠药物相关联时，应重新评估使用药物的原发病诊断。如失眠可能为周期性肢体运动障碍等原因所致时，则应停用原先用的镇静催眠药；改用针对性药物。如果失眠诊断明确，且排除其他诊断，则可以进行认知行为治疗等。一旦发现药物诱发梦游症时，应减少或停用可疑药物。在患者的动作有潜在的危险时，或发作频繁且造成痛苦时，均应加强监护，及时使用中西医药进行干预。

预后 一般良好。

（黄文强）

duōmèngzhèng

多梦症（dreaminess） 睡眠中出现梦幻纷纭的症状，且多为可惊可怖之事，白昼醒来则头昏神疲。又称妄梦、喜梦、好（hào）梦。一般人若经常做梦，却并不兼见较严重的失眠（不寐）症；或不频繁伴有梦魇、梦呓、梦游、梦惊等；或虽多梦，却醒来并无不适者，都属正常生理现象。

多梦常与失眠互为影响。清·沈金鳌《杂病源流犀烛·不寐多寐源流》："凡人形接则为事，神遇则为梦，神役乎物，则魂魄因而不安，魂魄不安，则飞扬妄行，合目而多梦。又况七情扰之，六淫感之，心气一虚随感而应。谚云：日之所接，夜之所梦，洵有然也。宜别离散、益气安神汤。"

病因病机 中医学认为，多梦一症，虽可分虚实，但虚多实少。气血亏虚，阴液不足，常是本病症的主要机制。其中，心脾两虚多梦、心肾不交多梦及心胆气虚多梦等都属虚症；痰火扰心多梦属实症。

鉴别 本病症需与梦魇、梦呓、梦游、梦惊、不寐（失眠）等区别。梦魇指做恶梦而惊叫，或自觉有东西压住身体，不能动弹；梦呓指睡梦中说胡话（呓语），自己不自知；梦游指睡眠中无意识地起床活动游走，甚至做事等；梦惊是指做噩梦而突然惊醒；不寐（失眠）指睡眠障碍，睡眠时间少，难于入寐，或寐而易醒，醒后不能再度入眠，甚或彻夜不眠；可伴有多梦，也可无梦，头脑清晰得很。

临床表现 喜梦、多梦情况较普遍。常人在睡眠时也时常做梦，仍属常态。若清醒后没有特殊不适，或仅轻度影响睡眠质量无须刻意强调，更无须特殊治疗。刻意强调倒反而会导致这类患者忐忑不安，加重多梦、失眠等睡眠障碍情况。如果经常做梦，清醒后留有诸多不适，或明显影响睡眠质量的，则属病态。需要多种方法加以调整，不能只依靠安眠药物。

辨证施治 有以下几种情况。

心脾两虚之多梦症 常见失眠、面色㿠白、心悸怔忡、遇事善忘、食纳减少、腹胀便溏、少气懒言、倦怠无力等，兼见舌质淡，脉濡细等。心脾两虚之多梦，临床非常常见，治宜健脾养心，方可用归脾汤加减，也可用益气安神汤化裁。

心肾不交之多梦症 见烦躁不安、寐则多梦、烦热心悸、腰酸膝软、潮热盗汗等，兼见红无苔，脉细数等。心肾不交之多梦，治宜滋阴降火，交通心肾，方可用黄连阿胶汤加减，或用成药交泰丸等。

心胆气虚之多梦症 主症见多梦（且常为噩梦）、失眠惊恐、时易惊醒、精神恍惚、心悸怔忡、情绪不宁等；兼见舌淡，脉细弱等；此症之多梦恶梦，治宜益气镇惊，宁心定志，方可用安神定志丸或酸枣仁汤加减。

痰火内扰之多梦症 见梦扰纷纭、头晕心悸、急躁易怒、痰多胸闷等；兼见舌质红、苔黄腻、脉滑数等。此之多梦，治宜清热化痰，方用黄连温胆汤加减。临床较多见多梦而睡眠质量稍差，上述诸症倒不明显者，大都属心气不足或心血虚衰、心不藏神所致，宜以补血益气、养心安神为大法，天王补心丹、酸枣仁汤等都是不错的选择。

多梦，特别是伴有失眠，都需进行必要的心理疏导。因为此类多梦者，总有情绪因素存在，以致心神受扰，心不藏神，甚至魂魄不宁（见失眠、噩梦）。

预后 一般良好。兼见失眠症的，宜积极治疗失眠症。

（孙娜娜　黄文强）

èmèngzhèng

恶梦症（nightmare） 睡梦中噩梦频发，影响了睡眠质量的情况。恶梦，即噩梦。一般偶见的噩梦，无须特别注意。但儿童睡眠中常梦见危及生命的恐怖事件，如被怪兽追赶，从悬崖上坠落等，或梦境千奇百怪、荒诞离奇，令患者或儿童焦虑紧张、惊恐汗出、面色苍白、心慌不安；以及成年人因为噩梦频频，严重影响睡眠及白天精神状态，则需重视。

首先，应寻找并消除消解身体和心理上的诱因，针对心理矛盾冲突给以合理的心理疏导和纠治。当发现儿童出现噩梦时，应尽快将其唤醒，如慌张失措时，应将孩子抱紧，令其有安全及可依赖感，待其情绪稳定后再让其入睡。若因为睡前有诱因，如讲鬼神故事、看恐怖影片、谈恐惧事件等，则应尽可能避免。如果是因为前述的饮食、饮酒、睡姿、周遭环境等引起的，则应相应地加以改进。压力过大引起的，则应努力地消解压力。临床有3种情况需特别提出：①部分孩子因为学习考试压力，唯恐成绩不好，以致噩梦连连。②部分癌症患者因为潜意识里恐惧死亡，也常噩梦不断。③部分家属处于危险或危及境地的，也会出现经常性的噩梦；应针对性地疏导。学习压力大，家长应努力予以减压；因恐惧癌症死亡，应告知患者癌症通常只是慢性病，合理应对可以长期生存；恐惧焦虑，噩梦频频，更不利于康复，可建议其多与患友交流，并鼓励其寻求抗焦虑药物等的支持；担忧处于危险或危及境地的，也可寻求药物治疗。噩梦一般无须特殊的药物治疗，若发生过频，相兼症状明显，或属于后两种状态者，可短期内给予安定、抗焦虑剂或镇静剂等，睡前服，通常效果良好。

本病症预后一般良好。随年龄增长或恐惧事件消失，多数患者的症状可逐渐减少，乃至消失。

（黄文强）

mèngyǎnzhèng

梦魇症（nightmare disorder）

睡梦中惊叫或幻觉感受到似有重物压身样，不能举动；欲呼不能，发不出声，求救无望；伴恐惧万分，胸闷如窒息状；发作后醒来，一阵心慌恐惧、忐忑不安后，仍可入睡。是中医学梦证中的一种，又称恶梦发作或梦中焦虑。与现代医学的梦魇障碍基本一致。

历史沿革 梦魇症最早记录于隋·巢元方《诸病源候论》："人眠睡则魂魄外游，为鬼邪所魇屈，其精神弱者，魇则久不得寤，乃至气暴绝，所以须旁人助唤，并以方术治之，乃苏。"唐·孙思邈《备急千金要方》总结出睡眠姿势不当，仰卧以手按压在胸口心上，每易发生梦魇的规律；并简介了处理方法：发现患者梦魇时，应移其手，并唤醒患者；在很多情况下，这可即刻缓解的。北宋《圣济总录》提出："其寐也魂交，其觉也形开。若形数惊恐，心气妄乱，精神惽郁，志有摇动，则有鬼邪之气，乘虚而来，入于寝寐，使人魂魄飞荡，去离形干，故魇不得寤也。"揭示认为，反复受惊恐，是导致梦魇症的病因之一。此说临床可以验证。清·张锡纯《医学衷中参西录》中又增加了痰饮为病可致梦魇症的认识，可存为一家之言。

病因 中医学认为，造成梦魇的病因主要为外受惊恐，内伤心气，心神不宁，梦中常发为此症。其外受惊恐者，或因事有大惊，或遇意外凶险，或身处险境，或耳濡目染血腥场面，或看惊险恐惧之影视图书，耳闻特殊音响，或惊闻怪诞之传说异事；或年龄较小，不谙世事，而突遇、突闻、突见已所不知的怪诞事物，声音、图像等。惊自外来，不一而足；日间有所见闻，感之于心；而于夜寐中触发怪梦，扰乱神明，恍

惚惊怖，发为梦魇。此外，或素有痰饮内停，或饮食不节，烟酒无度，积生痰热；或谋虑不遂，或郁怒不解，气机逆乱，火动于内，热扰神明；或热伤阴血，心血暗耗，神失所养，也偶可发为梦魇症。

临床表现 梦魇症可以发生于夜间睡眠或午睡时，一般好发于后半夜，表现为一个长而复杂的恶梦，是一种令人苦恼的精神体验，并导致惊吓后觉醒。患者从不同程度的焦虑恐惧状态中惊醒；通常，患者惊醒后对一段由非恐怖性逐渐到恐怖性发展而来的、或多或少有所延续的梦境会有清晰的回忆；并忆起由这种恐怖性的梦境所唤醒的大致过程；越是接近梦的结尾，梦的内容越是离奇与恐怖。其内容常涉及对生命及财产安全或自尊的高度威胁。多数人梦见自己正被追赶、围攻；或陷入水深火热、山崩地裂且难以自救之境地；或面临剖心挖眼、割颈剁指等非常危险而又绝望无助之紧要关头，以至于当事人惊恐万分，拼命挣扎，但却挣扎无能，动惮不得，想喊无声，想跑四肢不动。有时，可仅表现为呻吟或惊叫，并导致呼吸与心率加快，直至惊醒，并很快恢复定向能力与警觉状态，能够情绪安顿且详细地回忆起强烈恐怖性的梦境过程。部分患者醒来之后，仍然心有余悸。恐怖或焦虑是梦魇的主要构成部分。

治疗 通常无须治疗。反复发作者及需要治疗者，首先应仔细检查以明确病因，并给予相应的处理。如果与精神疾病、人格及认知因素等相关的，可建议其寻求精神医学帮助，对有明确精神分裂症等相关疾病的，可建议选择应用抗精神病药物。人格及

认知因素相关的，心理治疗与心理咨询等是首选。认知心理治疗有助于完善梦魇患者的人格，提高承受能力，帮助患者认识到现在的情况与童年时期的境遇有关；对于创伤性梦魇患者，认知心理治疗还能够帮助其理解创伤并接受现实。

中医学治疗梦魇的原则为调整阴阳，补虚泻实。具体的治疗方法包括辨证论治的中医药汤剂、成药等。此外，针灸、按摩、推拿、气功等疗法都有较好的配合作用。近代谢观在《中国医学大辞典》中，总结了梦魇症的中医药成方治疗："若梦魇太甚者，宜别离散、益气安神散之属。"而"梦见惊扰奇怪之事而魇者，此心实也，宜静神丹；梦见恍惚幽昧之事而魇者，此心虚也，宜清心补血汤；精气衰弱，为鬼邪侵迫而魇者，宜雄朱散"。这些较为系统的治疗梦魇之方法，值得重视。

预后 除精神疾病及人格因素外，本病症预后一般良好。

（黄文强）

mèngjīngzhèng

梦惊症（night-startlings）　在睡梦中因恐惧惊骇而突然惊醒。是中医学梦证中的一种，相当于现代医学的睡惊症。此症多发生在小孩，但成年人也并不少见。若仅发生在儿童，便称为夜惊症。

梦惊症在《黄帝内经》有过类似描述，特点在于梦中受惊。该书认为其病因是肝气壅滞，魂动不守，导致魂魄飞扬，做梦且易惊。晋·王叔和《脉经》首先将"梦"与"惊"联系在一起论述，且认为此症多属实证。北宋《圣济总录》中提及肝虚胆寒、夜间少睡及虚劳心热均可导致梦惊证，其治疗方法分别为五补汤、

石膏汤等。清·唐容川《血证论》主张从心神肝魂而论治。清·王清任《医林改错》认为梦惊是瘀血导致，当以活血化瘀法治之。近代谢观《中国医学大辞典》中将"惊证"分为10种，与梦惊症有关的为5种，即心虚胆怯、气郁生痰、肝虚失养、气血两虚和心火亢盛等。

梦惊症主要表现为成年人睡眠中被梦境内容所恐惧惊骇，突然惊醒，可同时发出大声惊叫或呼唤等，其梦惊涉及的情景可以被忆起；严重者常可影响睡眠。

中医学认为梦惊症是由内综合因素所导致的：外因多为外界刺激，如暴受惊恐、经历恐怖场面等；内因则主要是内伤七情，如情绪受挫折、压抑，一段时期内内心的极度焦躁难解，或面临巨大压力及危机事件等，都是诱因；此外，脏腑诸多功能的失调，以及痰饮、瘀血等也都参与其间。本病症在脏腑功能方面，多与心、肝、胆两脏一腑的功能失调有关。

梦惊症的病因与机制与多梦、恶梦有相通之处，故治疗上见多梦症、恶梦症。中医学治则重在调整阴阳、补虚泻实、安神健脑、平梦止惊、豁痰宁神等；具体治疗方法则以辨证论治、针灸、气功等治疗为主。常用成方有温胆汤等。此症重在心理疏导与治疗。重点在于帮助患者释怀，消释其压力或减轻危机感，解除其思想顾虑，辅以抚慰支持，让其心情轻松，心态转向平和良好；并指导其合理安排睡眠，保持良好睡眠姿势等。

本病症预后一般良好。

（黄文强）

mèngfēizhèng

梦飞症（dream fly disease）睡梦中多次出现飞起来的感觉，

神魂及身体飞扬飘荡，自身不能控制，或梦境见飞翔物体及事物等的现象。是中医学梦证中的一种，首见于《黄帝内经》，《灵枢·淫邪发梦》云："上盛则梦飞。"并认为梦飞症与肺气虚实有关。东汉·张仲景《金匮要略》论述心气虚或血虚时，可使神魂不宁而梦飞。宋·许叔微《普济本事方》指出肝脏受邪可导致梦飞症。明·李梴《医学入门·心脏》分析说心之虚证可诱导梦飞症。明·张介宾《类经·疾病类》明确认定心神在梦飞发作中的主导地位。明·陈士元《梦占逸旨》中已有梦的感变之说，反映在梦飞症中也很明显。如所谓体滞之梦中，"发挂树枝则梦倒置""飞鸟衔发则梦飞"（见九梦说）。清·张志聪《黄帝内经素问集注》强调认为梦飞症与魂魄的活动有关：魂游魄降，魂动魄静，魂魄失序，以至于梦飞魂动、心神不宁之现象。

梦飞症的主要临床特点是睡卧不宁，梦扰纷纷，梦境中自觉身不由己，神魂飘荡，自身飞扬缥缈；或见飞翔之物体、飞腾翻跃之事物，醒后方知为梦境。

中医学认为，梦飞症的原因有5种：①外界刺激，体滞发梦。②大病、久病及餐后气虚不足，神失所养。③思虑过度，五志过极，心肝血虚，神魂不宁。④肝阳上亢，肝热上扰，或夹痰火扰动神魂。⑤顽痰瘀血，内蕴日久，闭阻清窍，扰动神机而致梦飞。

梦飞症的治疗与其他梦境基本类同，在辨证论治基础上，养心安神，健脑除梦，宁魂定志常是关键。恶梦、多梦、梦惊、梦坠、梦魇、梦呓诸症中的一些成药，也常可选择运用。心理治疗可参见上述梦境中的方法，化裁

用之。要强调注意充分睡眠、合理安排睡息时间、保持良好的睡姿势，且要给患者以安慰，解除其思想顾虑，保持良好心态，古医书中反复讨论这一病症，表明此症临床十分常见，并非难治之症。此外，以辨证论治为主，配合以针灸、推拿、静默、气功、音乐等的疗法，也是大有帮助的。

本病症预后一般良好。

(黄文强)

mèngzhuìzhèng

梦坠症 (dream of falling disease)

睡梦中自觉像是从高处瞬间坠下感，或一些类似的潜降坠下等感受，同时，常伴有惊恐等的情况。是中医学梦证中的一种，首见《黄帝内经》，《灵枢·淫邪发梦》云："下盛则梦堕。"认为梦坠是人体病变的一种表现，常由于阴阳失调所致。宋·太平惠民和剂局编写《太平圣惠民和剂局方》论平补镇心丹时，指出"心血不足，导致梦坠。"明·陈士元《梦占逸旨》："首堕坠，则梦跻高而坠。"认为人在睡眠中，头从枕头上滑下来，常会使人梦见从高处坠落下感。明·马莳的《黄帝内经素问注证发微》《黄帝内经灵枢注证发微》、清·张志聪的《黄帝内经灵枢集注》中论及了梦坠一症的特点，认为主要与肝肾功能的失调有关。此症有虚有实；既可因外邪侵袭而致，也可因脏腑本身功能失调而发；且梦境常与神魂活动有关。尤其与受惊有关，"惊则气下"，神魂不宁，以至于梦境之中会经历着类似坠下样的感受。

梦坠症的临床特点主要是在睡眠过程中，常反复梦见自身突然失落、失重，从高空骤然坠下，或坠落山崖深谷，或坠入深渊，或跌入浸居于水中。

中医学认为梦坠原因有 5 种：①情志所伤，以致肝郁日久，化火伤阴，气逆痰郁，热扰神明，神魂不宁，郁甚则发为梦坠。②房劳过度，大病久病，或禀赋不足，导致肾阴亏耗，水不涵木，或肝肾阴虚，失于濡养，神魂不宁，虚甚则发为梦坠。③心血不足，心神失养，发为梦坠。④或痰与火结，痰热内郁，失其内外通达所致。⑤或外受惊恐，惊则气下，大惊后夜梦坠生。

精神分析学家则认为，梦坠下多与缺乏自我内在控制能力、缺乏安全感和自我感受到严重的缺乏资源等有关。研究提示，梦坠症的频发，有时还与心肌缺血，较严重的心脏疾病等有关。因此要注意及时针对性的体检，排除心脏疾病，并给予及时的治疗。中医学治此症，总以镇惊安神、平肝滋肾、养血宁心、安魂除梦等为大法。治疗上以辨证论治为主，也可借助针灸推拿等，成药则可选择平补镇心丹、安神丸、金箔镇心丸等，本病症机制有类同于梦惊症、恶梦症之处，心理疏导十分重要。

本病症预后一般良好。

(黄文强)

mèngyǐnshízhèng

梦饮食症 (dreaming of food and drink)

睡梦中的梦境常为饮食内容，或取或予或食之不足，贪吃不厌等且反复出现的病症。是中医学梦证之一种。现代医学中并没有类似病名。

梦饮食之症，首见于《黄帝内经》，《素问·方盛衰论》："脾气虚，则梦饮食不足。"《灵枢·淫邪发梦》曰："厥气……客于胃，则梦饮食。"认为梦饮食与脾胃有关。常从脾胃病理变化对梦饮食之症进行探讨。后

世医家均是在此基础上加以认识的。如晋·王叔和《脉经》云："实梦歌欢乐，虚争饮食分。"唐·孙思邈《备急千金要方》认为胆虚则"卧不安席，小便赤黄，时时噩梦，梦与死人共饮食"。提出了梦饮食与胆有关。明·龚延贤《寿世保元》解释胃不和则卧不安："饱梦与人食，饥梦取人食。""脾胃虚，梦饮食不足。"

梦饮食症的临床表现为夜寐不安、多梦，其所梦的内容常与饮食相关，或食或饮，或给他人饮食；或欲取而自食，或自觉饮食不足，贪吃不厌；且这种梦境可反复经常出现。古医书类似记载很多。分析其缘由，一个因素不能忽略：人类长期以来，一直粮食供应不足。缺粮是过去限制人口发展的决定性因素。只是因为 20 世纪以来，才基本解决了饥饱问题。可以说，是供应匮乏，常饥饿入睡，导致了夜有所梦。梦饮食症，也许正反映了这一历史现状。

从中医临床学角度来释梦饮食症，一方面，这类情况的确正在减少中；另一方面，正常心理需求引起的梦饮食症，并不难治，也不重要。只要针对性地给予改善即可，需强调饮食有节，饥饱有度，三餐有时；且睡眠前不宜过饱或过饥等。重要的是，要辨治那些因内在病变所引起的梦饮食症，特别是有没有消化系统的功能失常或器质性病变。若有可疑，需及时检查加以排除。必要时，在处理梦饮食症的同时，要积极治疗原发病变。

本病症预后一般良好。

(黄文强)

mèngjiāozhèng

梦交症 (sexual intercourse in dream)

梦境中多次出现性交的

内容，并以此梦境内容为主伴有相应性器官亢奋反应的病症。是中医学梦证中特指的一类疾病。

历史沿革 梦交症，始见于《黄帝内经》，当时称为"梦接内"。东汉·张仲景《金匮要略》明确指出本病症男女皆有；并且与"失精"有所区别。隋·巢元方《诸病源候论》中确切地提出了梦交的概念，也叫"梦交合"，并论述其病因为正气虚，神气不足之故。晋·陈延之《小品方》讲述了梦交的症状，危害，及反复发作等的情况；并明确地提出了治法，其方中既有桂、附、细辛、干姜、天雄等温阳壮神之品，也有菖蒲等宁神益智之品。宋·陈自明《妇人大全良方》指出本病症在脉候症状及面色变化等方面的特点，又提炼出了治疗梦交的茯神散、桃仁丸、避瘟散、妙香散等方剂。对其病因则认为是调理失节，血气虚甚；尤其是心气不足所致。元·朱丹溪《丹溪治法心要》指出外阴部受到刺激，则容易梦见性交内容。明·王肯堂《证治准绳》提出了首先治疗原发病，其次泻肝、滋肾、交通心肾、调和阴阳、补气、养血、泻火等诸多治法。明·赵献可《医贯》提出梦交者可以不伴有梦遗，梦交而伴有梦遗者，则当治其肝肾为主。明·张介宾《景岳全书》对症提出："气正则正，气邪则邪，气强则神旺，气衰则鬼生。"认为"欲念邪思，牵扰意志而为梦者，此鬼生于心而无所外干也"。并提出"亦如男子之梦遗，其机一也。但在女子多不肯言耳"。治法上又指出："故凡病生于心者，当先以静心为主，然后因其病而药之。"并介绍了一些外治之法，如灸鬼哭穴等。清·程国彭《医学心悟》认为此病症的精神心理

调治更为重要。

病因病机 梦交多见于青春期后至婚前期，多发生于性功能障碍者、无法进行正常性交的人，以及夫妻分居者。实际上，凡是已婚夫妻且居住一起，或有性伴侣者，梦交这种非意志性的性行为就不容易产生。因为性欲求行为不必强行受到压抑而进入潜意识状态，完全可以通过性交得到宣泄。当有性的欲望和冲动，却又只能把它压抑下去时，则有可能在潜意识中显露出来。于是，性的要求和冲动便可在梦境中出现，而发生梦交。

中医学认为，梦交分为虚实两大类，病因有 7 种：①无病之人，欲望内动；或久旷之人，鳏寡独处，所欲不遂；或睡卧之中，外阴部摩擦刺激，皆可造成心神发动，梦中交欢得乐。②久病体虚，或失血过多，或平素失于调养，气血虚，神气不足，发为梦交。③素体阳亢性欲旺盛者，阳强火盛，热扰心神而梦交。④心肾不交，水火不能既济，相火妄动，火乘阴虚，入客下角所致。⑤肝郁火盛，神魂不宁，上牵与魂梦，下动于宗筋，恍惚而梦交。⑥脾胃素有湿热，注于下焦，湿热内阻，清气不升，神机蒙蔽而梦于上，热扰精室而交于下。⑦心肾阳虚，阳气不振，元神萎靡，神识恍惚而梦交。

病机主要为阴阳失调，气血不足，心神不宁，神气失养或内热火盛，相火妄动；及所欲不遂，郁火内盛，神魂不宁，以致发为淫梦，触动神机，而致梦交之症。

临床表现 大多数人在梦交中的感受是以性快感为主，也可能伴有忧虑、恐惧等情绪。梦中的性形象越生动，色情成分越浓厚，想象的性行为越是剧烈畅快，

在生理和心理上引起的性兴奋和产生的性快感就越大，结局则多以梦遗而破梦。

治疗 中医学治疗包括躯体的辨证论治和心理的综合疏导。就辨证论治而言，属阴阳失调、气血不足、心神不宁的，可养心安神为主，方可用益气安神汤、酸枣仁汤等；内热火盛、相火妄动的，泻火滋阴为主，可选知柏地黄丸、大补阴丸等；所欲不遂、郁火内盛、神魂不宁的，可交通心肾，以交泰丸等加减。针灸、气功、导引及非药物治疗也可选用。对于频繁出现梦交的患者，或梦交后留有后遗症者，要耐心进行解释，解除其顾虑。此症心理疏导重在防和疏：防范则在于尽可能少接触色情类刺激（特别是临睡前），少谈与性有关的话题；可适当转移注意力，从性转移到其他有意义的方面；要认识到，除了性以外，还有很多令人愉悦且有益心神的事可做；不要压抑情绪，学会在适当时候以适当方式释放压力十分重要；长期缺乏性伴侣者，偶尔自慰也是可选方法之一。若在这方面长期有困惑，不妨寻求专业医师辅导。此外，脚以下睡觉时别盖得太暖和，内裤穿得宽松些，临睡时可听些轻松愉悦歌曲。

预后 一般良好。

（黄文强）

mèngyízhèng

梦遗症（nocturnal emission）

梦境中频繁出现遗精现象，并伴有全身症状的病症。又称梦失精、梦泄精、梦泄，是中医学梦证中特指的一类病症，也是临床常见的男性病症。

历史沿革 梦遗一症，始见于《黄帝内经》，称为"精时自下"。东汉·张仲景《金匮要略》

首先提出"梦失精"概念，即后世的"梦遗"，并认为是虚劳所致。东汉·华佗《华佗神方》中指出"遗精""心虚遗精""虚劳遗精"和"阴虚遗精"诸症的治疗方药，并将"梦遗"单独列出。隋·巢元方《诸病源候论》明确指出梦遗可因肾虚而发生，且与梦交关系密切，常是因果关系。宋·许叔微《普济本事方》在"梦遗"治疗中提出了培土、泻心、节欲、泻肾四法，并且总结了具体的辨证论治方法。宋·严和用《济生方》区分了生理性梦遗与病理性梦遗之别。元·朱震亨《丹溪治法心要》认为梦遗有虚有实之别：实证中以湿热为多，虚者以心气虚、气血不足为多。明·龚延贤《万病回春》具体分析了梦遗有3种情况：心有所感而梦遗，或心气虚而梦遗，此两者属轻证；心肾两亏而久患梦遗则为重证。指出梦遗乃相火随君火而动，心神扰动为主要致病因素，治则以心为主。明·张介宾《景岳全书》："梦遗者，有情有火；有虚有溢。有因情而梦者，有因精动而梦者；情动者当清其心，精动者当固其肾。"清·陈士铎《石室秘录》认识到色情淫秽物品对本病症的危害，及其常因于思欲无穷、邪念内生之缘故。

病因　中医学认为，导致梦遗的原因分为虚实两方面，实者有多种类型：①少壮之人，情动于中；鳏夫久旷之人，所愿不得；意淫于外，心动神摇，扰动精室。②心有所慕，或感之于心，致心经热盛，心火动则精窍开。③劳心思虑，五志过极，化火成痰，痰火扰心。④气郁伤肝，气机不利，肝胆火盛，神魂不宁，魂梦相感而成。⑤饮酒厚味，或脾胃不足，聚湿生热，湿热下注，扰动精室而致。虚者则类型更多：①思虑伤心，心气不足。②虚劳失血，肝血不足，神魂失养。③饮食劳倦所伤，中气不足，心脾虚陷，清阳不升，精窍开泄。④久病之后，或久节房欲，使心火亢于上，肾水亏于下，心肾不交，相火妄动。⑤阴虚水亏之人，精动而梦，梦扰不宁而遗。⑥禀赋不足，或久病伤阳，下元虚惫，精元不固。⑦阴损及阳，阳损及阴，阴阳两虚，精气不固，神髓不足，脑失所养，神动而遗。

临床表现　主要表现为男性每周平均发生两次以上，或一日数次地在睡梦中因梦而发生遗泄精液现象。如偶尔有一次发生，一般不做病态论处。

治疗　梦遗症与梦交症的症情有所关联和类似，且常互为因果，故梦遗症的中医学治疗可见梦交症。治疗梦交症的辨证论治的汤方，如益气安神汤、酸枣仁汤、知柏地黄丸、大补阴丸、交泰丸等都可加减选用，还可选择运用清心莲子饮、妙香散、静心汤、龙胆泻肝汤、秘精丸、大／小分清饮等；但如果梦遗频繁发作，已出现正虚症状时，应采取清泻与补涩兼用之法。清泻上述方子中多少都有，补则是补肾，涩则是涩精，后者常用药物有沙苑蒺藜、芡实、莲须、龙骨、牡蛎、金樱子等。

本病症的心理教育、支持与疏导方法等同于梦交症。包括尽可能少接触色情类刺激（特别是临睡前），少谈与性有关话题是关键；可适当转移注意力，从性转移到其他有意义的方面。如长期的过度的性幻想，会导致性心理出现问题，使人大脑的性中枢长期处于过度紧张状态，其控制系统会衰竭疲劳，控制力下降，以至于一有性欲和性冲动就会外遗；即使自我强制压抑，白天不滑精，晚上则可能睡梦中外遗；最终可能诱发性无能。长期有疑惑不安者，可寻求性心理专业医师辅导。此外，俯卧睡，冬天被子太厚重、太暖和，使外生殖器受压、摩擦等刺激，或穿紧身衣裤，束缚挤压勃起的阴茎等，都易诱发梦遗次数增加，要加以避免。临睡时看些轻松愉悦的佛家之类书籍等，对于控制梦遗常有帮助。

预后　一般良好。

（黄文强）

líhúnzhèng

离魂症（dispersed soul）　睡眠中以"看"到自己的躯体形象之类视幻觉为主要临床表现的病症。是中医学梦证中的一种，又称失魂症，相当于现代医学发作性睡病中的睡眠幻觉。

离魂症的最初描述源于《黄帝内经》。《灵枢·本神》曰："肝悲哀动中则伤魂，魂伤则狂妄不精，不精则不正，当人阴缩而挛筋，两胁骨不举，毛悴色夭，死于秋。""肺喜乐无极则伤魄。"明·龚延贤《万病回春》对离魂症作了详细描述，提出了具体治疗方法。明·李时珍《本草纲目》中指出本症乃"肝虚邪袭，魂不归舍"所致。清·陈士铎《辨证录》中提出治当以心、肝、肾入手，要"心肝肾兼治"，达到"魂定而神安，神安而目一"的治疗目的。清·徐大椿《洄溪医案》中记录病案二则，皆命名为"失魂症"。

中医学认为魂是心神活动之一，表现为脑对外界事物作出的某种反应能力。如"光明爽朗，聪慧灵通"等。同时，做梦也是魂的反应之一。如明·张介宾《景岳全书》说："魂之为言，如梦寐恍惚，变幻游行之境是也。"所以，当魂的功能失常时，则常会出现失魂之类的异常现象，睡梦中形如两人。

中医学认为，导致离魂症的主要机制有 3 个：①心肝血虚，神魂失养。②郁怒伤肝，肝郁气滞，气滞血瘀，肝魂不收。③心肾不交，水不涵木，肝肾阴亏，心火亢奋，导致心神不藏，肝魂不收。

本病症主要临床表现为，觉醒和睡眠转换期出现了"看到"自己躯体形象之类的视幻觉，如看到自己正在与人谈话，正在步行中，正在做什么动作等。此种幻视的形象是清晰的，但常无颜色；症状常突然出现，一般只持续数秒钟；除幻觉之外，也可以伴有幻听等。患者常保留一定的自制力，并伴有情绪反应。

对于离魂症的治疗，应以心理疏导为主，重在疏导解释，释其疑惑（见多梦症、恶梦症、失眠症）。此外，需保持有规律且时间充足的夜间睡眠。心理症状（尤其是焦虑、抑郁等）在离魂症比较常见，应给予有效的心理干预和药物配合治疗。

中医学的药物治疗，仍着眼于心、肝、肾；以镇静安神，交通心肾，补血养肝，安魂镇魄为大法，具体的治法可以辨证论治为主，养心、疏肝、补血、安神、镇静、交通心肾等可分别选用，成药等则可在安神丸、金箔镇心丸、交泰丸、平补镇心丹等中选择运用。此外，针灸、静默、音乐疗法等治疗都有一定价值。

本病症预后一般良好。但也有特殊情况，在失魂基础上出现明显的认知或情绪障碍，此时需引起重视，必要时需配合精神心理治疗。

（黄文强）

shuìmián móyázhèng

睡眠磨牙症（sleep bruxism）

以夜间咀嚼肌节律性运动所产生的牙齿咬合摩擦。可进一步引起牙齿面磨损、头痛、颌面痛和颞骨下颌关节功能紊乱等不适。其主要表现为睡眠时磨牙并伴随颌骨肌肉节律性和 / 或持续性的收缩。又称为夜磨牙症。与睡眠医学的睡眠相关性磨牙相符合。

历史沿革 睡眠磨牙，又称齘齿，首见于《黄帝内经》，称"齿噤齘"，但却并未特指睡眠中的磨牙 / 咬牙。隋·巢元方《诸病源候论·齘齿候》明确提出睡眠磨牙在中医学中称齘齿，并对其病因、病机有了基本描述。清·张璐《张氏医通》总结认为本病症病因病机乃因惊、因风、因热而致；病有虚实之分；以心、肝二经为主。清·陈杏轩《医述》又提出阳明胃热亦可引起齘齿，睡梦中发生乃由风热扰神而发。清·陈飞霞《幼幼集成》发现因他病而发战栗者，如高热、抽风、疟疾发作、破伤风等时，会伴发咬牙等症；当控制了原发病后，则咬牙自止；这与睡梦中齘齿有所不同。清·王清任《医林改错》则明确地将口噤与咬牙做了区别（口噤指清醒状态，因其他疾病所致牙关紧闭，口不能开，或咬牙不止等的症状，磨牙 / 齘齿则是在睡眠中，本人大都不自知情况下的咬牙不止）。近代秦伯未《中医临证备要》也指出此证多见于热证："常人和小儿睡中上下齿磨切有声，亦属胃火偏旺。"此外，患有严重蛔虫等寄生虫病者，亦常会在睡梦中磨牙，并认为此乃虫扰于内、神不安宁之表现。

病因 中医学认为，导致睡眠磨牙主要有 4 类原因：①心胃火旺，热邪上扰所致。②饮食不节，内伤乳食，食物停滞不化，气机不利，胃不和而卧不安所引起。③蛔虫等寄生虫积于肠内，扰动心神不安而致。④气血虚弱，筋脉失养所致。

现代医学中睡眠磨牙的病因尚不明确。可能包括心理因素（如生活压力、焦虑等），或过度的睡眠觉醒反应。后者又可分为原发性及继发性两类：原发性的为自发性的功能失调，但原因并不明了；继发性的则可能与医疗措施或本人的神经功能状况有关，如使用或停用某种药物（如神经镇静剂等）等的医源性 / 药源性因素，又如可能患有导致口腔迟发性的运动障碍等。

其实，本病症并不少见，可能因为没有典型性且短期内并无明显的痛苦，求医者少，关注的医师也少，愿意深入研究者就更少了。

临床表现 睡眠磨牙是在睡眠状态下发生的。患者的磨牙声通常由旁人发现，表现为叩齿或口颌肌阵挛。患者常有牙齿切缘磨损；咬肌肥大，咬肌、颞肌、翼肌及胸锁乳突肌乳突端疼痛或压痛等，颞下颌关节疼痛或压痛等；并常伴有相应功能障碍，如牙齿对冷的（有时也可是热的）食物、液体等高度过敏；甚至对冷空气敏感；且经常进行牙齿修复，但却往往很快失败。

治疗 轻症者无须特别强调，注重行为及心理治疗即可。可采用《灵枢·师传》的综合性心理（语言）疏导疗法，重在解释睡眠相关性磨牙的病因 / 诱因或加重因素，努力帮助其纠正白天面对生活压力或紧迫状态时，习惯于紧紧咬牙的无意识行为反应，并可以通过腹式呼吸等舒缓压力或紧迫窘境；改善其生活方式，讲究睡眠卫生和睡前放松，学会自我催眠等。较为严重者，生物反馈、物理治疗和松弛训练，及生活压力调整控制等治疗方法都可选用。

中医药治疗则以辨证论治的补虚泻实、安神止痉、舒络柔筋为原则。具体疗法上可给予中医药汤剂、成药及针灸、按摩、推拿等。具有和解疏肝、清热健脾之效的中成药，如加味逍遥丸等对缓解本病症有较好的短期和长期疗效，主要是纾解了内在压力所致。

现代医学至今对该病症尚无特异性治疗。仅强调睡眠卫生，身心放松等；试用谷维素等，部分患者有一定效果。严重者，可使用口腔矫治器和特异性药物，如运用肌肉松弛剂等治疗。

预后 一般良好。

（黄文强）

mèngyìzhèng

梦呓症（sleep talking）

在睡眠中讲话或发出声音。不一定连贯，清醒后本人不能回忆的病症。是中医学梦证的一种，又称睡语、梦歌乐，与睡眠医学的梦语症相一致。

中医学关于梦呓的记载可追溯到《黄帝内经》。《灵枢·淫邪发梦》："肝气盛则梦怒，肺气盛则梦恐惧、哭泣、飞扬；心气盛则梦笑恐畏；脾气盛则梦歌乐。"唐·王焘《外台秘要》认为"梦歌乐"为脾实热，用泻热汤、射干汤治疗。北宋的《圣济总录》称梦呓为睡语，认为属虚劳骨蒸，提出此病症本于心。北宋·王怀隐、陈昭遇《太平圣惠方》认为梦呓其病机主要是蕴积

邪热："小儿蕴积邪热，脏腑壅滞，则令气血不和，心神烦乱，故夜卧多狂语也。"金·刘完素则认为是热证导致梦呓，在《素问玄机原病式》中说："寐而多言者，俗名睡语，热之微也。"

中医学梦呓的病因病机，可概括为邪扰神明和正虚神怯两大端：邪扰神明，神失所主，魂不守舍，神魂游荡，是发生梦呓的主要原因；而正气虚弱，神魂怯懦，导致梦呓，只是少数情况。现代医学认为梦语症多见于儿童神经症和神经功能不稳定者。本病症具有素质性倾向，有家族发病史倾向；也可因情感应激、发热或其他类型的睡眠障碍而诱发。

梦呓症表现为睡眠中无意识地讲话、唱歌、哭笑或喃喃自语，通常词义及吐词不清晰；或仅是不成文法的只言片语；有时则可能是连贯的言语，甚或是成段的述说；整夜偶可出现多次；并无相应的情感应激等征象。但也可出现频繁的较长时间的言语，内容可带有愤怒和敌意等情感色彩；讲话声大时可影响同室入睡者或其他家庭成员，甚至可影响到邻居。

梦呓症通常对身体无明显不良影响，无明显不适可不做特殊处理。频繁梦呓者或声音太大影响他人休息者，应先寻找有无精神疾病或躯体方面的其他原因，必要时适当给予安定类药物。中医学治疗上以实证祛邪，虚证补气血为原则。具体的治疗方法上以辨证论治的中医药汤剂为主，也可参佐运用改善（加深）睡眠的成药，如益气安神汤、交泰丸、酸枣仁汤、黄连安神丸、天王补心丹等。此外，针灸、按摩、气功等都可以配合治疗，有一定功效。如对梦呓症反复发作感到不

安忧心者，应配合运用心理疏导疗法。

梦呓症的病程呈自限性，预后良好。

（黄文强）

nèikē qíngzhì bìngzhèng

内科情志病症（emotional disease of internal medicine in traditional Chinese medicine）

中医内科领域因情绪心志因素导致的病症。可归纳为3大类：①因情志刺激而发的精神、情绪类病症，如郁证、癫、狂等。②因情志刺激而诱发的其他心身相关病症——如胸痹、真心痛、眩晕等。③其他原因所导致的具有突出的情志异常表现的病症——如消渴、癥瘤、慢性肝胆疾病等，且病情随情绪变化而有相应变化。这基本反映了历史上的中医临床现象。第一类大都属于神经症、心理障碍和精神疾病范畴（郁证除外）；第二类则主要属于心身病症；第三类既包括一些心身障碍，也有部分属于心身疾病范畴，如有些癌症就属于心身相关性疾病，消渴病（糖尿病）也有心身疾病之性质。

早在《黄帝内经》时代，就有了对情志致病的记载。按照后世根据历史留下来的医案粗略统计分析，中医临床常见病症中，约有半数可归入宽泛的情志病症之类，且这类病症占有很大比重。其中一部分就属于现代视域下比较典型的心身病症。

中医学的临床病名，常是根据症状而定，含义稍显宽泛庞杂。也正因如此，比较可取的方法是"病症"合用，而不仅是"病"或"症"，因为单以"症"为主，似嫌不足；单提"病"，有时又涵盖不了。故现代中医学教材中常有此类用法。其中，一个病症

名下常涵盖了现代医学的多个疾病或症状。

（何裕民　吴艳萍）

nèishāng fārè

内伤发热（fever due to internal injury; endogenous fever）

并非感受外邪所致的以内在功能失调为基本病机的发热之病症。一般起病较为缓慢，病程较长，多数表现为以低热为主，但有时亦可表现为壮热（高热），却常无明确的致病源可寻。患者自觉热的症状，可能会比体温变化更为明显。中医学所谓内伤发热，包括各种慢性发热、功能性低热、慢性疲劳综合征中的低热不退、紧张（心因）性发热和一部分原因不明性发热等。

病因病机　较为复杂。其中，精神心理和行为起居因素引起的占大部分。《黄帝内经》谈及"阴虚则内热"时，便责之于"有所劳倦"，并有"阳气者，烦劳则张"之说。金·李杲阐发"内伤热中证"时，就把精神刺激、情志波动等都列为主要病因之一。金·刘完素"五志过极，皆可化火"论；元·朱震亨的"气有余便是火""气郁为火"等，都是就此类发热的病因病机阐发的。清·程国彭《医学心悟·火字解》中，直接把"内火"（内伤发热）之原因，归之于"七情色欲、劳役伤神"所致。通常内伤发热中属社会心理因素引起的，其病机特点或因情志抑郁，肝失疏泄，气郁化火；或因恼怒太过，引发肝阳升动无制，阳亢为热；或因气滞、痰阻、血瘀等，壅遏经气，郁而见热；或因劳心太过，耗血伤营，久则阴虚，无以抑制阳亢，发为内热。其中，阳亢和郁滞是主要的两大病理机制所在。

发病机制　发热的具体机制涉及多方面。就现代医学来看，婴幼儿中因情感波动，特别是惊吓之后出现的发热，常与其中枢神经系统发育不成熟，剧烈的心理刺激导致体温调节中枢功能失常有关。一些功能性低热的患者，每伴有自主神经功能紊乱的征象，究其发热机制，一定程度与情绪波动所伴随的自主神经系统功能紊乱相关。不少学生或运动员在重大考试或比赛前夕，突发高热，其中，很大一部分缘于心理应激，属心因性发热。再者，长期的不良心境，可削弱免疫功能，导致兼夹着慢性的细菌或病毒感染，这也是内伤发热的常见机制之一。此与金·李杲《脾胃论》中所说"因喜、怒、忧、恐，损耗元气，资助心火"，发为内热，比较接近。

诊断　李杲《内外伤辨惑论》中对内伤发热的诊断有较为详尽的论述。提出可通过辨发热之属阴证阳证、寒热特点、脉象、手心手背感觉、口鼻出气情况，以及气少气盛、渴与不渴、头痛与否、筋骨四肢酸楚与否等症状，来作出诊断及鉴别诊断。

治疗　与外感发热明显不同，强调药物治疗与心理行为纠治相结合，且需分别对待。对于紧张应激所引起的发热，当以心理因素治疗为主，注重改善心理素质，纾解其紧张及压力。心理因素作为诱因，削弱自我正气（抵抗力）所引起的慢性感染性发热，当以药物治疗为主，扶正祛邪，适当辅以心理疏导等疗法。对持续发热时间较久，常法诊治，其热难以消退者，尤当以药物与非药物（心理行为）疗法配合运用。《脾胃论》中就针对内伤发热之症，把"安养心神"作为调治的主要之法加以强调，曰："阴火之炽盛，由心生凝滞，七情不安故也，……善治斯疾者，惟在调和脾胃，使心无凝滞，或生欢忻，或逢喜事，或天气暄和，居温和之处，或食滋味，或眼前见欲爱事，则慧然如无病矣。盖胃中元气得舒伸故也。""元气得舒伸"就是"郁滞"之病机得到纾解也。与此同时，他还主张患者须注重"摄养""远欲""省言"，这些行为疗法之举措，都有重要愈病意义。再者，《黄帝内经》指出"阳气者，烦劳则张"。内伤发热患者切不可操劳太多。临床常见一些内伤发热患者，一俟劳累，旋即发热；休息几天，不药亦可自愈；故需力戒操持劳累。此外，金·张从正提出可用自我暗示疗法治疗内伤发热之症。嘱患者"面北端，想北海雪浪滔天；冰山无际，大寒严冷之气"，借助自我暗示而退热。此法寓有暗示疗法之意，临床有一定意义。

慢性疲劳综合征（chronic fatigue syndrome，CFS）最早由美国疾病控制与预防中心于1988年命名，是以疲劳、低热（或自觉发热）、咽喉痛、肌痛、关节痛、头痛、注意力不易集中、记忆力差、睡眠障碍和抑郁等非特异性表现为主的综合征。其主要诊断标准有两点：①新近起病的严重而虚弱性疲劳，持续至少6个月。②没有发现引起疲劳的内科或精神科疾病。其他则可见头痛、肌痛、关节痛、咽喉痛、颈部腋窝淋巴结疼痛、肌无力、倦怠感和各种精神神经症状（如易激惹、健忘、注意力不集中、思维困难、情绪抑郁、焦虑）、睡眠障碍等。人们趋向于认为慢性疲劳综合征可能有原因不明的感染存在。本病十分类似于中医学的内伤发热，至少可以说是"内伤发热"的一种类型。因此，20世纪90年代，有人强调可借助中医学治疗内伤发热的思路来治疗本病，发现确有较好的临床疗效。故可纳入内伤发热之范畴。

预防 恰当的调摄护理对促进内伤发热的好转、治愈和预防等具有积极意义。内伤发热患者应注意休息，发热体温高者应卧床。部分长期低热的患者，在体力许可的情况下，可适当户外活动。要保持乐观情绪，饮食宜进清淡、富于营养而又易于消化之品。由于内伤发热的患者常卫表不固而有自汗、盗汗，故应注意保暖、避风，防止感受外邪。

预后 本病症经过合理治疗后，预后良好。

（何裕民）

nèishāng késòu

内伤咳嗽 （endogenous cough）

非感冒或炎症所引起的，且可排除器质性病变的慢性且持续较长时间（两个月以上）的咳嗽。患者大都时咳时止，轻重程度往往与精神情绪因素密切相关。咳嗽是肺系疾病中最常见的主症之一。中医学认为，无痰有声为"咳"，有痰无声为"嗽"。但临床大多痰与声并见，故常以咳嗽合称。就性质而言，又归为两类：一曰外感，一曰内伤。

咳嗽诸病，总与肺相关。因为肺主气、司呼吸，情志之伤，每先干扰气机，故常可以影响肺气之宣肃，发为咳嗽之症。清·程国彭《医学心悟》："肺体属金，譬若钟然，钟非叩不鸣，风、寒、暑、湿、燥、火，六淫之邪，自外击之则鸣；劳欲情志、饮食炙煿之火，自内攻之则亦鸣。"提示内外诸多因素皆可犯肺系而致咳嗽。宋·严用和分析不同情志所致的咳嗽特点时，指出"喜伤心者，喉中介介如梗状，甚则咽

肿喉痹，谓之心咳；怒伤于肝者，两胁下痛，甚则两胠下满，谓之肝咳；思伤脾者，右胁下痛，痛引肩背，甚则不可以动，动则咳剧，谓之脾咳；恐伤于肾者，腰背相引而痛，甚则咳涎，谓之肾咳；忧伤于肺者，喘息有音，甚则唾血，谓之肺咳"。论及了五脏内伤均可致咳嗽，都是内伤咳嗽。明·汪绮石指出"咳嗽痰中带有血珠血丝……多因志节拘滞，预事而忧，或郁怒伤肝，或忧愤伤心，不能发泄而成"。

现代临床，内伤咳嗽主要针对慢性阻塞性肺疾病、肺纤维化、肺功能不全、肺气肿之类的慢性肺病的咳嗽而言，而后三者最终都导致慢性阻塞性肺疾病。致残率和病死率很高。全球 40 岁以上者的发病率可高达 10%。

病因 慢性阻塞性肺疾病所见的慢性内伤咳嗽，以持续气流受限为特征，可防可治。现代医学认为，慢性咳嗽之发作，与气道及肺对刺激性颗粒或气体的慢性炎性反应增强有关。其之诱因有内外之分：吸烟、粉尘和化学物吸入、空气污染、呼吸道感染等可以是早期外在原发因素；遗传、早期肺发育不佳、气道反应性高、长期居住条件不良、反复咳嗽没有及时治愈、抑郁、焦虑等则是内因。

发病机制 咳嗽通常是由呼吸道内神经末梢的机械刺激或化学刺激引起的。神经体液因素参与了这一反射的控制调节。其中，迷走神经的作用十分关键。情绪波动可影响自主神经功能，可能是心理因素诱发或加重内伤咳嗽的机制之一。此外，精神情绪刺激还可通过影响呼吸道黏膜的分泌功能，从而引起咳嗽反射。可以说，几乎所有的慢性内伤性咳

嗽，多少都有精神心理因素存在。而现代临床常见的神经性干咳，大多属于中医内伤咳嗽之列。

治疗 由于内伤咳嗽有心理因素参与，故治疗时应该且必须兼顾患者的精神情绪因素。除需积极的控制感染、避免外在有害因子刺激、增强肺功能自我锻炼，以及中西医结合、辨证运用中医药外，还可采用一系列心理疗法。汪绮石认为："凡患此症（虚劳咳嗽）者，如心性开爽，善自调养，又当境遇顺适，则为可治；若心性系滞，或善怒多郁，处逆境而冤抑难堪，处顺境而酒色眷恋，又不恪信医药，死何疑焉？"明·江应宿治其叔父，"因科场选士，劳倦伤脾"，遂致肺金失养，久咳不愈。便疏以六君子汤加味，同时劝其辞官而归，脱离紧张争斗的官场生活，不久，其叔父平复如初。

慢性久咳大部分是久治难愈的内伤咳嗽，其中不少属于典型的情志性病症（心身症）——神经性咳嗽。临床粗略统计，久治不愈而排除了器质性病变的慢性久咳患者中，约30%属于神经性干咳。这类久咳患者往往表现出主诉较多，初切脉诊时常脉数，2~3分钟后脉渐缓，手心常微有汗；仔细辨析，虽咳嗽日久，却并无明显肺损之症；多半为干咳无痰；时甚时缓；很少有夜半干咳或晨起干咳；集中注意力做某事情时，则可长时间不咳；且以往治疗大都初起有效，3~5天后复旧。患者反复求治，反复检查，并无良好疗效，也未查出阳性结论。对于这类久咳患者，仅运用药物治疗无效，或最多只是短期疗效。即便用药，也需有所出奇，不可仅遵循常规。同时，必须巧妙地配合诸如暗示、语言疏导等

心理疗法，常可取得较好的疗效。

从临床观察来看，除运用一般心理疗法外，对于久咳而药物治疗效果欠佳者，还可试用生物反馈、自我暗示、自我训练和自我催眠等辅助性方法。

预防 平时注意休息，加强锻炼，感冒流行季节小心防护，不要到人口密集的公共场所，以免感染。如出现感冒症状，及时采取措施或到医院诊治，以防感冒诱发咳嗽。内伤咳嗽的治疗，要坚持"急则治标、缓则治本"的原则，在咳嗽经治疗好转后，应继续坚持中医中药的治疗，如中药内服、穴位贴敷、灸法等，通过在缓解期"补虚固本"的治疗，提高机体的抵抗力，去除内伤咳嗽的病理因素。

预后 排除恶性肿瘤（肺癌）外，本病症经过合理治疗后，预后良好。

（何裕民）

xūsǔn

虚损（consumptive disease）

以脏腑气血亏损为主要病机的慢性虚损性病症之总称。又称虚劳、虚痨，其中大部分属于情志病症。

病因病机 隋·巢元方《诸病源候论》中把虚损分成五劳、六极、七伤等数种，并分析了各自的病因病机，指出大部分都与心理或行为因素有关。从现代医学来看，中医学的虚损病症涉及范围甚广，各种疾病长期失治或迁延日久，都可发生虚损。其中，谈"痨（劳）"者又大多与结核等慢性疾病有关。

明·汪绮石《理虚元鉴》指出："虚症有六因，有先天之因，有后天之因，有痘疹及病后之因，有外感之因，有境遇之因，有医药之因。""因后天者，不外酒色、劳倦、七情、饮食所伤；或

色欲伤肾，而肾不强固；或劳神伤心，而心神耗惫；或郁怒伤肝，而肝弱不复调和；或忧愁伤肺，而肺弱不复肃清；或思虑伤脾，而脾弱不复健运。……因境遇者，盖七情不损，则五劳不成，……从来孤臣泣血，孽子坠心，远客有异乡之悲，闺妇有征人之怨，或富贵而骄泆滋甚，或贫贱而窘迫难堪。此皆能乱人情志，伤人气血"，日久酿劳致损。明·张介宾《景岳全书》也指出"不知自量，而务从勉强，则一应妄作妄为，皆能致损"。可见心理和行为因素等是虚损的主要致病因素之一。

虚损常见于现代临床的多种慢性疾病。不良的精神情感活动常为起因或重要诱因。不良心境、异常的情绪波动和不健康的摄身行为等，又加重了此类病症的病情，促使其恶化。以在过去的虚损病症中占较大比重的肺结核为例，其发生、发展及死亡与社会 – 心理 – 行为因素等关系甚为密切，要减少这类疾病的发病率和死亡率，很大程度上还取决于社会性治理和心身医学等综合手段措施的合理运用。

诊断 除要辨明阴阳、气血、寒热等性质和程度外，还须着重了解此类患者的个性特征、情感倾向及行为习惯等，分析当事人之所以患病的社会或心理行为根源等。必要时须对患者进行人格测定评估，以作出多重诊断。

治疗 以药物为主，因此时患者的躯体损伤大都较为严重和明显。同时，还必须配合综合治疗，既要帮助患者形成良好的生活起居习惯，注重饮食调摄，而且要认真地实施心理治疗。明·王纶《明医杂著·劳瘵》中针对虚损的治疗明确指明："然

必须病人爱命，坚心定志，绝房室，息妄想，戒恼怒，节饮食，以自培其根，否则虽服良药，亦无用也。"汪绮石对虚损治疗的论述更为精详和直截了当。他强调："虚劳当治其未成，……是当于未成之先，审其现何机兆，中何病根，尔时即以要言一二语指示之，令其善为调摄，随用汤液十数剂，或用丸剂胶剂二三斤，以断其根"。进一步指出：虚劳防治要做到"知节""知防""二护""三候""二守""三禁"等，这些都是就心理和行为调摄而言的。例如，他强调"节，为节省之义。虚劳之人，其性情多有偏重之处，每不能撙节其精神，故须各就性情所失以为治。其在荡而不收者，宜节嗜欲以养精；在滞而不化者，宜节烦恼以养神；在激而不平者，宜节忿怒以养肝；在躁而不静者，宜节辛勤以养力；在琐屑而不坦夷者，宜节思虑以养心；在慈悲而不解脱者，宜节悲哀以养肺"。此外，患者还须长期注意生活方式优化和坚持药物治疗。汪绮石提出此病治疗，以 3 年为期。"此三年间，起于色者，节欲；起于气者，慎怒；起于文艺者，抛书；起于劳倦者，安逸；起于忧思者，遣怀；起于悲哀者，达观；如是方得除根"。此等见解均是治疗虚损的不易之论。

此外，气功和太极拳等强身保健活动也都有利于虚损的治疗和康复。清·叶桂在调治此类患者时，常叮嘱患者摆脱紧张操劳状态，改善居住或工作环境，主张山林静养，常行静默疗法等。

预防 平素需避风寒，适寒温，尽量减少伤风感冒等的发生。日常饮食宜营养丰富，易于消化，不伤脾胃之品；对辛辣厚味、过分滋腻、生冷不洁之物，则应少

食甚至禁食。戒烟酒。生活起居要有规律，劳逸适度。可适当参加户外散步、气功锻炼、打太极拳等活动。保持情绪稳定乐观。

预后 排除恶性肿瘤外，本病症经过合理综合治疗后，预后尚可。

（何裕民）

tányǐn

痰 饮（retention of phlegm and fluid; phlegm-fluid retention）

广义的痰饮，指的是体内津液代谢失常，以致水湿异常停积凝聚的一种病理状态，见于多种慢性病症的病变过程中。狭义的痰饮，指的是一些以水液停聚为病理基础的病症，常表现为某些方面的功能障碍。

水肿、臌胀等虽也伴有水液的异常停积，因历来的医学文献都有专篇论述，故不属狭义的痰饮范围。从现代医学看，狭义的痰饮常见于诸如胃肠功能紊乱、渗出性胸膜炎、支气管哮喘、支气管扩张、慢性支气管炎等的某些病理阶段。故有"怪病多属痰"之说。饮，又有"四饮"之分。

病因病机 隋·巢元方《诸病源候论》："痰饮者，由气脉闭塞，津液不通，水饮气停在胸府，结而成痰。"指出了聚痰成饮这一病机关键在于气行失常。后世医家皆宗此说，清·何梦瑶《医碥》："痰本吾身之津液，随气运行。气若和平，津流液布，百骸受其润泽，何致成痰为病？"痰饮的这一病机特点决定了它每可因情志异常波动，扰乱气机而诱发。明·皇甫中《明医指掌》中以歌诀形式总结："七情四气时冲逆，脾胃旋伤懒运行；胃口从此留宿饮，致令津液作痰凝；因而隧道皆壅塞，却是痰涎滞在经。"由于痰饮本身是病理产物，

其停聚于体内，又可进一步引起各脏腑器官的功能失调或障碍，因此，往往可继发地表现出种种症状和病理现象。金·张从正《儒门事亲》中归纳出痰饮致病的五十多种常见症状，足见中医学所说的痰饮致病其影响之广杂，临床之常见。

发病机制 痰饮一症，涉及现代临床的众多疾病，是许多疾病过程都可存在的病理表现。在这些病症中，常见如胃肠功能紊乱、支气管哮喘、支气管扩张等已被证明其发生、发展或复发，常与精神心理因素有关。如胃肠功能紊乱常可由心理情绪刺激而引起，又每每与情感波动相维系，更可因情绪不稳定而复发或加剧。中医理论所说的津液生成、输布和排泄，尽管和现代医学提示的水液代谢机制不完全相同，但两者所论及的对象却基本同一。众所周知，一般情况下，神经和内分泌系统是水液代谢的主要调节者，是它们作用于靶器官后，影响着水液的吸收和排泄的。因此，异常的精神心理活动，可通过影响神经和内分泌功能，引起水液代谢失常。这也许可以部分地解释痰饮病证发生或复发的生物及理化机制。须强调的是，痰饮并不简单等同于现代医学所说的水液代谢异常。

治疗 当以药物为主，宜抓住肺、脾、肾三脏，注重宣通三焦气机；亦可配合运用针灸、推拿等疗法。

除常规疗法之外，其他治疗手段或辅助疗法也不容忽视。其中，首先须重视纠正患者不良的精神心理状态，特别是对于那些每因情感波动而痰证或饮证复发者，更应帮助患者逐渐做到善于控制和稳定自己的情绪，以免病

症加甚，或反复发作。其次，可参照《诸病源候论》的宣导之法，包括"侧卧导引法"和"鹜行气法"等，明·胡文焕《养生方·导引法》："左右侧卧，不息十二通，治痰饮不消。右有饮病，右侧卧；左有饮病，左侧卧。又有不消，气排之，左右各十有二息。治痰饮也。"又云："鹜行气，低头倚壁，不息十二通，以意排之，痰饮宿食从下部出，愈。鹜行气者，身直颈曲，排气下行而一通，愈宿食。久行自然能出，不须孔塞也。"以作为行为疗法配合治疗。

此外，明·张介宾《景岳全书》介绍的方法亦可借鉴：其父四旬后得痰饮之疾，"呕酸胀满，饮食日减，眩晕不支，惊惕恍惚"，百方治之无效。受启于张从正，琢磨出一法，"遂全不用药，但于五鼓睡醒时，仰卧用暖提气，气有不充，则咽气为暖，随咽随提，痰涎必随气至，虽最深之痰，无不可取。其后出者，形色臭味紫气，酸恶不堪言状"。每吐后但以凉水一二口漱咽解之。吐毕早膳，用屏五味，用薄粥一二碗，以养胃气。行此法后绝不用酒。吐后自觉神气倍旺，不惟痰饮已除，"一切内伤外感，无不尽却""而且延年，后至八旬外，犹能登山，及灯下抄录古书，无病而卒"。此法合导引与吐法于一体，寓自我训练之意，故可参照、改进，而试用之。

预防 痰饮患者须注意适寒温，节饮食，戒烟酒，避免过劳过逸。临床见不少痰证或饮证患者，每于寒暑交替之际，或过度劳累之后复发，更多的因饮食自倍，嗜烟好酒而成，故养成科学的摄身行为习惯，至为重要。

预后 本病症经综合治疗，

预后良好。

（何裕民）

wèiwǎntòng

胃脘痛（epigastric pain） 以上腹胃脘部近心窝处疼痛为主要症状的一类病症。又称胃痛、心腹痛。临床十分多见，常可表现在急慢性胃炎、消化性胃溃疡、胃癌、胃神经症、慢性胰腺炎等病症之中。

病因病机 引发胃脘痛的原因很多，其中精神刺激、情志波动是主要原因。《素问·至真要大论》曰："木郁之发，民病胃脘当心而痛。"意即忧思恼怒，可使肝气（木）郁滞，失其疏泄，甚者横逆犯胃，发为疼痛。南宋陈言也说"若五脏内动，泊以七情，则其气痞结聚于中脘，气与血搏，发为疼痛"。指出精神情感因素与胃脘痛的发作之间，存在着因果联系。明·江瓘《名医类案·卷六》中载有胃脘痛之类病案近30例，过半数以上是因为情志剧烈波动而引发或复发的，且许多患者素有性情急躁、多怒、善忧愁等个性特点，足见易罹患此病症者，自是与其个性及精神心理因素，密切相关。

发病机制 现代研究提示，当人的情绪剧烈波动时，交感神经系统兴奋，儿茶酚胺释放增多，肾上腺皮质功能活跃。这些变化，一方面，可致胃肠蠕动异常（甚至痉挛）而发为疼痛；另一方面，又可促使胃黏膜血管收缩，胃酸、胃蛋白酶分泌增多，胃黏液分泌减少，使黏膜易受损，甚至引发消化道溃疡而作痛。这些可在一定程度上解释精神情感因素导致胃脘作痛的生物及理化机制。

诊断 除须辨明寒热虚实等躯体病变性质之外，还需分析对象的个性气质特点、精神情感状态，寻绎出可能的致病性精神心理因素。

治疗 除需依赖药物进行辨证施治外，可适当地配合运用一些非药物疗法。如对于性格偏于急躁者，应配合运用语言疏导等法，注意调整其情性；对于善愁多虑，过于谨小慎微者，当多多开导，使之释脱。此外，对于胃脘痛反复发作，并查明胃酸分泌亢进，或胃痉挛者，可试用生物反馈疗法，逐渐以习得性行为来自我控制胃酸之分泌，以减少痉挛之发生。对于那些长期从事紧张操劳工作而又好发胃脘痛者，还可以试用静默、凝神疗法等，来增加个体内在的潜能，提高自身的意识水平，从而降低疼痛发生率。

对于所有胃脘病患者来说，注重饮食，尽量避免剧烈的情感波动等，都是十分重要的，否则，轻可复发或加甚，重则导致吐血、便血，乃至危及生命等。

预防 日常生活中，饮食以少食多餐、营养丰富、清淡易消化为原则，不宜饮酒及过食生冷、辛辣刺激等的食物，切忌暴饮暴食及饥饱无常。应保持精神愉快，避免多思多虑及精神紧张。注意劳逸结合，避免劳累。病情较重时，需适当休息。

预后 排除恶性肿瘤后，经综合治疗，常预后良好。

（何裕民）

yēgé fǎnwèi

噎膈反胃（dysphagia and regurgitation） 噎，指吞咽时梗噎不顺；膈为格拒，食物难以下咽，或食入即呕吐；反胃，系食物摄入之后，停滞于胃中，朝食暮吐，暮食朝吐。古代有时并称，有时又分别论之。此类病症多见于食管和胃的功能性或器质性病变，包括大部分食管癌。

病因病机 古代中医学家已认识到此类病症系"食道窄隘使然"（清·叶桂《古今医案》）。然究食管窄狭之因，则认为大多与情志所伤有关。《素问·通评虚实论》指出："隔塞闭绝，上下不通，则暴忧之病也。"明·张介宾《景岳全书》认为："噎膈一证，必以忧愁思虑，积劳积郁，或酒色过度，损伤而成。"明·李中梓《医宗必读》曰："大抵气血亏损，复因悲忧恚怒，则脾胃受伤，血液渐耗，郁气生痰，痰则塞而不通，气则上而不下，妨碍道路，饮食难进，噎塞所由成也。"提示因精神刺激而致肝郁气滞、脾呆气结，津液输布失常，聚而成痰，交阻食管的整个病机演变过程。

中医学所说噎膈之症，大部分属于食管癌范畴。食管癌普查中发现，患者中性情急躁者占大多数，且半数以上在发病前半年曾有过重大的精神刺激或情感剧烈波动。说明精神心理因素是噎膈反胃等病症发生发展的主要诱因之一。

治疗 噎膈等病症在中医学中素被视作难治之顽症。因其病机特点是痰气交阻，瘀血内结，故常规以解郁、化痰、破结、行瘀等为主要疗法。尽管疗效欠佳，但合理运用药物，可较好地改善症状，延长生命。然而，本病症又与精神情志关系十分密切，故调治精神，使患者保持良好的心境和稳定的情绪，特别是放慢生活节奏，包括慢饮、慢食等十分重要，这些有助于稳定病情，缓解症状，促进药物更好地发挥作用，从而改善生存质量或缓解病情。清·吴瑭曾指出：噎膈等症系"性情之病，胸中须海阔天空，以迓天和"。此外，生物反馈疗法等对部分患者有一定的帮助。

预防 本病症诱因中已经明确的有嗜烟好酒、喜好烫食、狼吞虎咽、少食蔬菜粗纤维及性格急躁等，并有一定的地域特征。因此，预防就从改变上述不良饮食及生活习惯开始，学会细嚼慢咽；多食蔬菜水果；戒烟少酒。尤其是好发地人群，更需要从日常生活做起。

预后 本病症通常预后不佳。但经过积极合理的中西医综合疗法，有时预后差强人意。

（何裕民）

tòngxiè

痛泻（painful diarrhea）

每因抑郁恼怒或精神过分紧张而引发的一类以腹痛、痛即欲排便，水样泄泻后腹痛缓解为主要症状的病症。中医学中，这类病症的病理机制主要归为肝旺乘脾，脾失健运而痛泻交作。它可见于现代医学的肠易激综合征、慢性非特异性溃疡性结肠炎等病症中。

病因病机 大凡泄泻一症，或多或少地与精神心理因素有关。而腹痛作泻，泻毕则腹痛旋即缓解，则必因于情志所伤、肝旺乘脾/克脾所致。明·张介宾《景岳全书》认为，痛泻之作，腹痛是缘于气滞为甚，泄泻则是脾运受损，并进一步分析："凡遇怒气便作泄泻者，必先以怒时挟食，致伤脾胃，故但有所犯，即随触而发，此肝脾二脏之病也。盖以肝木克土，脾气受伤而然。"临床上，这类患者病前常有焦虑、愤怒、郁闷等较为强烈之情绪，且平素偏于抑郁谨慎。颇为剧烈的情志刺激，每每使其肝气失于疏泄，过亢而横逆犯脾，发为痛泻。发病时病症引起的痛苦体验，加上原来基础性的情绪个性因素，

又常促使病情恶化或持久不愈。关于此病症的现代机制研究，已揭示其常与不良情绪引起的胃肠功能紊乱有关。

诊断 并不困难，只要见到上述主症即可明确。有时某些患者因精神情绪波动而出现泄泻，但不一定伴有明显腹痛，亦可归属于内。现代医学的肠易激综合征和溃疡性结肠炎等虽均可见痛泻之症，但病理性质截然不同，一个属于功能性失调，是可逆的；一个属于器质性病变，较难治疗。故首先应该通过诸如肠镜等检查，明确其性质特点，再决定治疗。

治疗 有两大方面：一是稳定患者的情绪，包括松弛其紧张心理；二是抑肝扶脾、理气止泻，常用代表方有痛泻要方，可于此方基础上加减。稳定患者的情绪可分别选用养性疗法、畅情疗法等，或含有腹式深呼吸训练的气功疗法等。那些容易反复为情志所伤而发为泄泻之症的患者，尽管没有腹痛，也可以参佐、借鉴这些方法，有助于控制泄泻之症。对于泄泻或痛泻容易反复发作的患者，还需配合诸如语言疏导、合理情绪疗法、压力释放疗法等，以消除患者对本病症的恐惧和不安，并努力转移患者对便意感的过分关注。

一旦明确为慢性非特异性溃疡性结肠炎，其病理性质便完全不同。除上述常规方法外，还需加强中西医结合治疗，特别是联合运用多种心理行为疗法等，以提高疗效。可加用中医药灌肠一法，药以柔肝理气、消炎生肌为主，简便易行，长期使用，也可有较好的辅助治疗之功效。

预防 预防要重视生活调养，尤其是在饮食与情志方面。日常饮食不宜饮生水，忌食腐馊变质

的食物，少食或者不食生冷之品。居住环境要冷暖适宜。注意保持精神愉快，避免忧思恼怒及情绪焦虑紧张，学会随时放松心绪，精神愉快，情绪稳定。

预后 总体尚可。如果属于肠易激综合征或一般性慢性肠炎，经过合理综合治疗，预后很好；若属于慢性非特异性溃疡性结肠炎所致，则病程很长，需做好持续治疗之打算，且配合心理行为疗法尤其重要。

（何裕民）

biànmì

便秘（constipation）

大便秘结不通，排便时间延长或排便时艰涩不畅的一类症状。并非独立疾病，多见于各种急慢性病症之中，也常因情绪或行为因素所导致，且长期便秘，危害不浅。不仅生活质量受影响；而且很多结直肠癌患者，追踪原因时，发现长期便秘可能是潜在的诱因之一。

病因病机 便秘总属于大肠传导功能失常，起因十分复杂。明·张介宾把引起便秘的诸多原因，最终归结为阴阳两大类：热性病过程中有火热之象，因火热之邪烧灼津液，以致肠液干枯而便秘的，属于阳结；其余各种原因所致的便秘，皆属于阴结。情志或行为因素失常所致的多属阴结。明·张介宾《景岳全书》分析了此类便秘之特点："大便本无结燥，但连日或旬日欲解不解，或解止些须而不能通畅，及其既解则仍无干硬，凡此数者，皆非火证，总由七情、劳倦、色欲，以致阳气内亏，不能化行"，以至于便秘不解。就病机而言，七情劳逸等可导致气滞，气滞则肠道通降失常，当行不行，传导失职而致秘结也。

结合临床分析：除与精神心

理因素关系十分密切的过敏性结肠炎、肠易激惹综合征（便秘型、或便秘腹泻交替型），每可伴有便秘或腹泻、便秘交替外，情绪因素或行为习惯也是便秘的原因。处于焦虑、紧张、抑郁或愤怒状态者，一方面，情感活动本身可通过自主神经机制影响胃肠蠕动；另一方面，人们此时常有意无意地抵制、抑制或忽略便意，以致拖延数日，终成便秘。一旦便秘，又畏惧排便之痛苦，能拖就拖，无意识之中不断自我抑制便意，加重了排便困难，最终大都发展成习惯性便秘。有不少女性，因为厌恶排便之秽浊，或嫌弃公用卫生设施之脏秽，故从小就有意识地抑制自己的便意，以至于习惯成自然，成年后有顽固的便秘，很多女性中老年后患上结直肠癌，究其原因之一就是顽固的便秘。老年人肠液枯耗、胃肠动力不足、肠蠕动变慢等，也会导致便秘，而老年人便秘有相当的危险性，因努责大便而致心脑血管意外的并非少数；便秘一症，既增加老年人痛苦，又平添其恐惧焦虑，常交错成为新的心身相关性病症。

诊治　诊断并不困难，但必须究明引起便秘的主要原因，以及当事人的基本身体状态如何。这要从形神（心身）两方面作出考虑。一俟明确为精神心理或行为因素所致者，精神心理治疗和行为纠正就显得十分重要了。其中，包括向患者解释排便过程的简单机制，让患者明了正常排便的重要性；使其知晓自身情感因素或行为习惯在习惯性便秘发生、发展或纠正过程中的重要意义；并努力帮助患者建立起合理的饮食（包括膳食结构）及排便习惯，诸如每天定时如厕、多吃些纤维含量高的食物，定期自我顺时针方向按揉腹部等。此外，运用调情疗法等改善或纠正其不良精神情感状态等也很重要。

生物反馈疗法可用于本症状的治疗，虽起效较慢，但效果明确且比较持久。

有严重便秘者，可在运用中西医药治疗的同时，配合上述方法，并嘱患者一旦大便比较通畅后，便逐步减少对通便药物的依赖性，借助饮食与行为调整来巩固疗效。

预防　应注意饮食调整，便干量少者，适当多食富含粗纤维的粗粮、蔬菜、水果，避免食用辛辣刺激之品。适度增加体力活动，加强腹部锻炼，避免久坐少动。应保持心情舒畅，戒忧思恼怒。养成定时排便的好习惯。

预后　一般良好，但需防范努责大便诱发的意外，并注意习惯性便秘者肠道肿瘤高发的情况，定期进行必要的检查。

（何裕民）

xiétòng

胁痛（hypochondriac pain）以一侧或两侧胁区闷胀或疼痛为主要表现的一类症状。并非独立疾病，且多属主观自觉症状，可见于多种病症之中。除部分系外伤所致外，多数可见于情绪低落、抑郁，及部分神经症和肝胆疾病之中。

病因病机　胁痛主要由肝胆病变引起，因是肝胆经络循行所过部位。《灵枢·五邪》曰："邪在肝，则两胁中痛。"明·张介宾《景岳全书》则从临床实际出发，将此症状的原因分为外感与内伤两大类，并认定"内伤胁痛者十居八九"。清·李用粹《证治汇补·胁痛》指出："因暴怒伤触，悲哀气结，饮食过度，风

冷外侵，跌扑伤形……或痰积流注，或瘀血相搏，皆能为痛。"结合临床来看，属情志或心因所致的胁痛，其病机大多为肝郁气滞，因两胁区为肝之分野，故表现为胁肋闷胀疼痛。同时，可常伴有嗳气频作、善太息、纳呆、情绪不畅等。清·尤怡《金匮翼》分析："肝郁胁痛者，悲哀恼怒，郁伤肝气。"从现代临床观察，此症状除部分与肋间神经受损伤、肝胆肿大或肝胆急慢性炎性刺激、部分癌症病变有关外，大多系自主神经功能之异常所伴随的自觉症状，不一定能找出特定的躯体病理改变。

诊断　首先须明确性质及可能的原因，若见胁肋胀痛每随情志波动而增减，患者平素又偏于抑郁内向，境遇欠佳者，多次查体未见器质性病变者，则多属情志病症（心身症）。但同时还需注意有无诸如肝胆肿瘤、炎症等器质性病变的潜在隐匿性存在。如果反复发作而不能完全用精神情绪因素解释的，需进一步明确有无潜在的隐匿性病变可能，以免漏治或误治。

治疗　中医学治疗以疏肝理气、柔肝解郁、祛瘀止痛等为主，症状严重时给予辨证论治之中医药，辅佐畅情、养性、情趣等心理疗法等。症状不重时，亦可仅以语言疏导、宣泄疗法等单独运用，也常有良好效果。此外，对于此症状，如果能够排除器质性病变者，生物反馈、气功和针灸推拿、自我经络梳理等，都有明显的疗效。

预防　培养自己多方面的兴趣爱好，善于寻求心理宣泄的途径，并学会及时释放和宣泄情绪，以保持心境平和，情性稳定，避免用力不当引起的急性胸胁痛等，

是预防本症状的关键。

预后 排除肝胆恶性肿瘤后，经治疗预后良好。

（何裕民）

jījù

积聚（abdominal mass; amassment and accumulation） 腹内结块，或痛或胀之类的病症。积聚虽并称，但两者有区别：积，为腹内有形之块，固定不移，痛有定处；聚，指体内无形之包，时散时聚，痛无定处。通常聚症病情较为轻浅，病机在气，往往是气聚、气滞所致，为病时间尚短暂；积之病症较深重，病机属气血同时，混杂着有形之物，为病时间多比较日久。中医学中尚有癥瘕、癖块、痃癖、痞块等称谓，大多也属于积聚范畴，涉及现代临床中腹部可见的各种痞块、肿瘤、肠胀气等病症。

病因病机 积聚可见于多种病症之中，故病因十分复杂，性质也迥然相异。可因饮食所伤，肝失疏泄所致，如清·尤怡《金匮翼·积聚统论》指出："凡忧思郁怒，久不得解者，多成此疾。"《灵枢·百病始生》曰："卒然外中于寒，若内伤于忧怒，则气上逆；气上逆则六输不通，温气不行，凝血蕴裹而不散，津液涩渗，著而不去，而积皆成矣"，便阐述了心因的诱导触发作用。但这类情况往往只对应于现代临床常见的肠功能紊乱、胃肠神经症、肠梗阻等，特征是其积聚有时可以自行消散。但积聚更为多见于慢性肝炎、胆道疾病、肝硬化、肝胆/腹腔肿瘤、疟疾反复发作或其他因素所致的脾大等病症中。这些病症虽大多也与心因有关，有些本身即是典型的情志（心身）病症，病理性质却与前者完全不同，此时，其特异性

表现是聚之肿块，持久不消，部位可移动，可不动，这类情况往往为预后不好的疾病。两者的区分要点为：积聚之物，是否可自行消散，表现出"时散时聚"等。若有此特征可从容应对，预后良好。否则，还需就积聚之肿块进行鉴别检查，明确性质：诸如肿块大小、可否移动、硬度如何、表面光滑与否等，都是鉴别重点。因为质地偏硬、不可移动、表面不光滑等，往往提示恶性肿瘤，需及时明确，分别处理以免耽误病情。

在中医学就病机发展看，凡积聚之症状，常表现出心因（或其他因素）→肝郁气滞→气结成"聚"→气血凝聚成"积"的发展变化过程。郁、聚、积，常是本症病理变化过程中的3个发展阶段。因此，即使是第一种"时散时聚"的情况，也须积极诊治，以免耽误治疗。

治疗 当分不同阶段而处理。病属初起，或为聚之始，时散时聚时，可以疏泄、畅情等心理疗法为主，佐以药物疏肝理气；聚既成，且已经较甚时，当以中医药疏肝行气，散聚止痛为主，配合一些心理治疗。病已积成肿块，当药物调补为主，必要时须考虑手术切除，但不主张任用/乱用攻伐行散之品。此时，心理疗法的重点在于保持患者的精神舒畅，尽可能避免情感剧烈波动，以免病情恶化。此外，气功、静默疗法等都可以选用。

预防 本病症多起于情志不调，故正确对待各种事物，解除忧虑、紧张，避免情志内伤，对预防十分重要。饮食应少食肥甘厚味及辛辣刺激之品，多吃新鲜蔬菜水果；平素注意劳逸适度也都有预防作用。

预后 关键在于明确性质："时散时聚"者一般预后良好；积成肿块，质地偏硬，不可移动，表面不光滑，且不断长大者，预后较差，需中西医学积极配合治疗，争取较好结局。

（何裕民）

gǔzhàng

臌胀（tympanites） 腹部胀满，膨隆如鼓的一类病症或症状，以腹部胀大，皮色苍黄，脉络显露为特征。因病因病机不同，前人尚有气鼓、血鼓、水鼓、虫鼓、食鼓等区分，但数者往往互为因果，常难以截然分开。现代临床的肝硬化、肝胆肿瘤、腹腔肿瘤、结核性腹膜炎等疾病所致的腹水等，均属于中医学的臌胀范畴。

病因病机 臌胀的病因是多方面的，精神情感因素在其发生发展中常起着重要作用。现代版的《实用中医内科学》臌胀词条下，罗列了5大病因：情志所伤、酒食不节、劳欲过度、血吸虫感染、黄疸/积聚迁延，按序分列；前几项都属精神心理及行为生活方式因素，而情绪则列为第一主因。元·朱震亨认为"七情内伤，……饮食不节，房劳致虚，脾土之阴受伤，转输之官失职，……遂成胀满"。清·沈金鳌《沈氏尊生书》也强调："臌胀……由怒气伤肝，渐蚀其脾，脾虚之极，故阴阳不交，清浊相混，隧道不通，……故其腹胀大。"结合现代临床看，此症的病因病机之一就是长期的情志郁结，日久导致肝、脾、肾功能失调，气血津液输布失常，这几方面胶着瘀结，最后发展成为臌胀一症。

现代研究表明，当人心境不良，情绪持续低落时，免疫系统功能低下，感染肝炎、结核等的

可能性增大，既容易导致慢性肝炎、胆囊炎，也更易促使肝胆炎症发展成癌症。患有这些慢性炎症后，身体疲惫不适，易滋生不良情志；再逢忧愁思虑，恐惧不解等，更使病情迁延不愈，最终常发展成肝硬化、肝癌或结核性腹膜炎等，从而出现腹水脏胀之症。因此，此类病症的发生发展过程中，直接或间接地受精神因素的影响较大。

治疗 脏胀多属本虚标实，治疗应以药物为主。当审度虚实，分清肝郁、气结、血瘀、水泛等的主次和因果关系；辨明寒热及脏腑归属；分别可选用疏肝健脾、消积逐水、清热祛瘀、养血滋阴等方法。由于本病症常导致患者胀满不适，因此，配合中医药打粉腹部外敷，帮助其消解腹部脏胀等，常有很好的疗效。

因脏胀与精神情感因素的关系甚为密切，故常需配合运用心理疏导、行为纠治等非药物疗法。临床上，一些肝硬化、肝癌或肝腹水的患者，未明确诊断之前情绪较好，病情发展缓慢，药物治疗的效果也比较好。一旦确诊后，剧烈的精神刺激常使他们情绪一落千丈，病情大多迅速恶化，或很快处于濒死状态。而医学知识贫乏，不了解肝硬化或肝癌严重后果者，即使确诊，病情发展也较缓慢。因此，治疗时必须充分考虑患者的精神心理状态和有关的社会文化背景因素，选用相应的心理疗法。特别是对那些忧虑疑病情绪严重者，要实施必要的保护性医疗措施，并善于运用语言疏导、情感支持等疗法，着重消解其精神负担，改善其恐病和对死亡之恐惧心理。其中，认知疗法意义较为突出，通过改善其认知，消解无望心理，树立其愈

病信念，常可明显改善症情，争取最佳效果。其次，本病症尚无有效的根治手段，故气功疗法、生物反馈疗法和暗示疗法等都可试用。

预防 加强病毒性肝炎及慢性肝损伤的防治，阻断其病理进程；避免与血吸虫、疫水及对肝脏有毒物质的接触；及时治疗黄疸、积证；注意保暖，防止正虚邪袭；注意劳逸结合；病情较重时应多卧床休息；腹水较多者可取半卧位。注意营养，避免饮酒过度。病后应忌酒及坚硬饮食。腹水期应忌盐。宜安心静养，解除顾虑。并避免郁怒伤肝。

预后 在于心理行为治疗的配合是否有效，患者是否从恐惧情结中走出，中西医结合及内服外敷措施是否得当等；如果能够合理综合治疗，多数患者预后尚可。不少患者甚至延续生命达十多年之久。

（何裕民）

xuèzhèng

血证（blood disease） 血不循常道，或上溢于诸窍，或下泄于二阴，或渗出于肌肤所致疾病。即异常的出血之症。临床常见，涉及范围甚广，凡以出血为主要表现的病证，均可纳入其间。中医内科临床常见的咳血、吐血、便血、尿血、齿衄、鼻衄和紫癜（皮下出血）等，都属于血证范畴。这些分别可见于现代医学所说的多种疾病过程中。

病因病机 引起血证的原因很多，而且不同部位的出血病因病机常不同。中医学又强调：气能行血、气能摄血、气能生血，气行则血行，气血关系十分密切，血证往往因气的病变而致。情志波动首先影响到气机，境遇情志因素每可通过干扰气行，引发血

证。明·虞抟有"人身之气血者，情性之所依附"之说。明·张介宾《景岳全书·血证》曰："有以七情而动火者，有以七情而伤气者，有以劳倦色欲而动火者，有以劳倦色欲而伤阴者，……或纵饮不节而火动于胃，……是皆动血之因也。"其中，咳血、吐血、衄血、便血等与情志波动的关系更为密切。《黄帝内经》指出："怒则气逆，甚则吐血。"明·汪绮石也说："（咳血）多因志节拘滞，预事而忧，或郁怒伤肝，或忧愤伤心，不能发泄而成。"并指出：此病"拂郁愤怒，则随触随见"。宋·严用和《严氏济生方》认为：吐衄所致之由，"或饮啖辛热，或忧思恚怒"。出血之证，常因精神心理或行为生活方式等因素所诱发或导致，每每以气机逆乱、化火灼伤络脉，心、肝、脾功能失常为其病机特点。

现代研究表明，心理因素导致出血，常通过神经生理和内分泌等机制。实验研究证实，处于心理应激状态之小鼠，很易发生胃溃疡和出血情况，这与应激状态下神经体液等剧烈变化有关。临床上，心理应激引起的咯血、吐血、便血（应激性溃疡出血）；以及因情绪过分激动，特别是勃然大怒等所致的咳血、吐衄、脑溢血，过于悲伤所引发的出血等，均很常见。支气管扩张和肺结核病过程中出现的咯血、咳血，约半数以上是由情志勃发所诱发的。的历史传说"三气周瑜"和《红楼梦》中林黛玉之死，均与心因所诱发的血证有关。

治疗 因血证涉及较广，原因较多，部位不一，病机复杂，故治疗上不可一概而论。总其大要，中医药的药物治疗，以治气、治火和治血为3大原则。治

血，可采取清·唐宗海《血症论》提出的止血、消瘀、宁血、补血4大步骤。其中，对于上部出血，特别是吐血一症，明·缪仲淳归纳的行血、补肝、降逆三要法有重要参考价值。然而，血证治疗中不可忽视的是心理、行为、情境等疗法。清·叶桂《温热论治》："失血之症，皆缘性情内起之病，草木难以奏安"，当注重"药饵以外工夫"。清·黄锦芳就吐血症之治疗强调："先宜息气凝神，节劳欲以立其基；次宜饮food以保其脾；终宜调寒温以补其肺，然后随病症之虚实寒热，用药饵以调其偏。"

"血宜静而不宜动。"（《景岳全书》）故调治血证，首先当借助心理疏导、畅情养性或静默气功等疗法，使患者做到心绪平静，力戒恼怒激动，避免剧烈的精神波动和心理应激。叶桂治娄氏因"思虑太过，心阳扰动"而致失血时，便嘱其"归家谈笑怡情可安"（叶桂《临证指南医案》）。

其次，可佐用情境疗法、环境疗法等，适当调整患者的生活和居住的环境。叶桂治疗顾氏"劳心，神耗营损，上下见血"，曰："无却病好药。欲冀其安，须山居静养，寒暑无害，方得坚固。"（《临证指南医案》）就寓有情境疗法之旨趣。

最后，还可结合气功、坐禅、静默等疗法。叶氏在治疗陆某吐血一案时，便指出："是本身精气暗损为病，非草木攻涤可却。山林寂静，兼用元功，经年按法，使阴阳渐交，而生生自振。徒求诸医药，恐未必有当。"（《临证指南医案》）只有将上述诸疗法与药物、针灸、食疗等有机地结合在一起，综合灵活地加以选

用，血证的防治才能效果理想。

预防 需注意精神调养，消除其紧张、恐惧、忧虑等不良情绪。注意休息，病重者应卧床休息。严密观察病情的发展和变化。若出现头晕、心慌、汗出、肢冷、面色苍白等，应及时救治，以防产生厥脱之证。宜进食清淡、易于消化、营养丰富的食物，忌食辛辣油腻之品，戒除烟酒。

预后 与患者的基础疾病状态密切相关。除去因癌症等引起的血证和因门静脉高压引起的食管静脉出血外，多数血证经过综合纠治，加上合理运用心理行为疗法等，预后良好。

（何裕民）

zhòngfēng

中风（apoplexy） 以卒然昏仆，不省人事，伴口眼㖞斜，半身不遂，语言不利等症状的一类危急病症。因起病急骤，变证多端，传变迅速，与自然界的"风"之善行、数变等特性颇为相似，故称中风。因其发病卒然，常令人措手不及，故又称卒中。多发于四旬之后，它包括脑溢血、脑血栓、脑栓塞、蛛网膜下腔出血、脑血管痉挛、病毒性脑炎、面神经麻痹等的部分情况。

病因病机 较复杂，情志所伤、饮食不节、摄养不当等是主要原因。《素问·生气通天论》曰："大怒则形气绝，而血菀于上，使人薄厥"，薄厥，即中风的早期别称。金·刘完素指出：中风之症"多因喜、怒、思、悲、恐之五志，有所过极而卒中者，由五志过极，皆为热甚故也"。明·张介宾《景岳全书·非风》更强调"凡病此者，多以素不能慎，或七情内伤，或酒色过度，先伤五脏之真阴，……阴亏于前而阳损于后，阴陷于下而阳泛于

上，以致阴阳相失，精气不交，所以忽尔昏愦，卒然仆倒"。这些都提示精神心理和行为生活方式等因素在本病症的产生及发展过程中起着重要作用。究其病因病机，主要在于患者平素精神心理不稳定，行为和生活方式不够健康，起居饮食等不很注意，或久病及老衰，以致气血亏虚，心、肝、肾三脏阴阳失调，若复因遭遇恼怒忧思、激情勃发、狂喜恸哭，或房室劳累、贪杯肆食、外邪侵袭等，即可瞬间促使阳气升动太过，引动肝风，旋致血随气逆，挟痰迫火，上蔽清窍，发为卒中仆击之症。

此外，此病症患者在体质个性上也有一定特点。《素问·通评虚实论》指出：仆击、偏枯之病，"甘肥贵人则膏粱之疾也"。恣欲而不从于理者多有之。分析各家医案，患者多属于肥胖痰湿之体，性格偏于急躁、焦虑、易怒、任性、恣欲，偏执而不从于理，或操劳焦虑。这些体质性格特点常导致阴不制阳，肝风易于升动，以致易引发本病症。

中风一症，多与现代医学的脑血管意外有关，其中大部分属于脑出血等。行为和生活方式不良、精神心理剧烈波动，是脑出血等发生发展的主要原因或重要诱因之一，而此类病症又是导致现代人最常见的死亡原因之一。

治疗 防重于治。因为一俟卒中，轻者留下众多后遗之症，颇难调理康复；重者就此夭亡；甚至未及抢救，患者已经生命终止。刘完素《素问玄机原病式》指出："暴病暴死（指中风），火性疾速故也，斯由平日衣服饮食、安处动止，精魂神志、性情好恶，不循其宜，而失其常，久则气变兴衰而为病也。"故平素

必须注重调摄，尤其是对于四旬开外的肥胖之人，更需注重防范中风之症。对此，元·罗天益《卫生宝鉴·中风门》指出"凡人初觉大指次指麻木不仁或不用者，三年内有中风之疾也"。清·李用粹《证治汇补》说得更明确："平人手指麻木，不时晕眩乃中风先兆，须预防之，宜慎起居，节饮食，远房帏，调情志。"一般有中风先兆或可能者，宜参照《证治汇补》所言，须注重心理健康和行为调摄，力戒剧烈的情感波动，起居无常，烟酒过度，纵腹恣欲，寒温不适等。

对于卒中已发之人，急性期应以中西医药物抢救治疗为主，中医药可以辨证施治。急性期亦不可忽略心理和行为调摄等。清·张璐在《张氏医通》论及中风抢救治疗时强调"但不能薄滋味，远房室，则药虽应病，终无益治疗也。惟智者以善调摄为第一义"。对于中风患者恢复期后遗症等的治疗，也需注意这一原则。在积极改善躯体状态，防范其可能的复发等外，同时还需调情志、忌恼怒、慎起居、节饮食、免劳累、远房帏等，从多个环节把控，严密防范其复发可能。此外，也可配合针刺、推拿等法，以及试用气功和生物反馈等。

预防　生活要有规律，注意劳逸适度，重视适宜的体育锻炼。避免过食肥甘厚味、烟酒及辛辣刺激食品。保持心情舒畅，稳定情绪，避免七情伤害。临床中需重视先兆症候的观察，并积极进行治疗是预防中风发生的关键。急性期宜卧床休息，尤其是中脏腑患者要密切观察病情，重点注意神志、瞳神、呼吸等情况，以了解闭、脱的转化。保持呼吸道通畅和肠道的通畅。防止肺部、

口腔、皮肤、会阴等部位感染。语言不利者，宜加强语言训练。病情稳定后，可配合推拿及功能训练，并指导患者锻炼，促进患肢功能的恢复。

此外，还可适当地进行太极拳、气功等身心锻炼，有助于预防或防范二次复发。

预后　急性期过后，若能够做到调情志、忌恼怒、慎起居、节饮食、免劳累、避寒温、远房帏等，则预后良好。

（何裕民）

juézhèng

厥证（syncope）　以突然昏倒，意识丧失，不省人事，四肢逆冷等为症状特征的一类病症。轻者一般短时间内逐渐苏醒，不留下偏瘫、失语、口眼㖞斜等后遗症；重者常可一厥而亡。临床上，厥证又有气厥、血厥、痰厥、食厥等之分。厥证大多见于现代临床中多种原因所引起的昏迷、休克、虚脱等病症中，以及某些精神疾病和癔症等的发作过程中。

病因病机　厥证之病机，核心在于气机之骤然逆乱，气之升降乖戾，阴阳之气不相承接。而其起因或诱因中，大多数和精神情志因素有关，且此类病症有着一定的体质个性特征。如气厥一症，主要缘于恼怒惊骇，情志骤然怫郁，致使气机逆乱，上壅心胸，蒙闭窍隧；或素有气虚，复因悲恐大惊，气陷于下，失其常序。故有时气厥又被称作气中、气恼等。血厥之诱因，多缘于暴怒或激情勃发，患者很可能素为肝阳亢之体，复遇大怒或激情，"大怒则形气绝，而血菀于上，使人薄厥"。遂卒发心肌梗死、中风等危急之症。痰厥多见于素为痰盛之体者，痰浊内阻，气机本即不利，偶因情志波动，痰随气

逆，阻闭清窍，卒然眩仆，发为痰厥。食厥则多因饱食之后，本即胃肠胀满，骤逢恼怒，或激情勃发，或情志骤然怫郁，气逆夹食，诱发厥逆所致。

发病机制　因厥证是一大类疾病的伴发症状，故其机制并不单一。其中癔症性、假性昏迷等常心因所致。其并非是真正的意识丧失，只是不能自我表达和反应的一类特殊的精神异常状态。这类情况往往对应于气厥。通常此症带有癔症性质，病情虽看上去比较凶险，其实，可以自我恢复，预后良好。

占厥症中很大比重的是急性心肌梗死，在中医学看来，其大多由情绪激动、或勃然大怒所致，多数对应于血厥、痰厥等症，也有部分对应于食厥之症。心肌梗死而属血厥之症者，常见于素体阴虚阳亢之人，复因过分激动或大怒而气血逆乱，痹阻心肌，卒发心肌梗死，甚至猝死者。心肌梗死而属痰厥之症者，常见于素体肥胖痰湿之体，本即痰浊内阻，闭塞心窍，再因情志波动而气机逆乱，心胸痹阻更甚，心脉不通而发为心肌梗死，甚至猝死。偶也可见暴食暴饮后，加剧心脉痹阻，诱发急性心肌梗死。这些不同的厥证，虽类型不一，却有几点相似：诱因中常有情志勃发，行为不当等；病机核心都是气机逆乱；结局都比较凶险。

治疗　因厥证病情常较急重凶险，故急性期当迅捷采取综合措施进行抢救。除癔症外，均应以中西医药物为主进行抢救，并保持其绝对的心绪宁静、精神安顿、情绪稳定和卧床充分休息。另外，积极的心理治疗、语言疏导等必不可少。

预防　此病症平素重点在于

预防。预防的主要措施，除了辨证论治施以中医药，配合必需的其他药物外，重点还在于精神心理调摄和行为方式纠正。应当努力避免其剧烈情绪刺激，包括防范其过于恼怒、过于激动、过于紧张、过于忧郁、过于疲劳、过于寒热等。其次，当努力纠正患者或有发病可疑者的性格及行为特征，例如，对有敌意强、性急躁、好恼怒、时间紧迫感明显的A型行为者，需努力纠正其A型行为偏差，使之学会平和心绪，行为反应模式逐渐趋于稳健、冷静、沉着、从容、包容；遇事不恼不躁。对于那些为内心种种矛盾冲突所困扰者，又当培养其兴趣爱好，转移其性情，解脱其内心苦恼，让其学会自我调控情绪，以防范气机再次逆乱。积极治疗一些基础病症，如控制肝阳上亢等。对已发厥证者，则要加强护理，密切观察病情的发展、变化，采取相应措施救治。患者苏醒后，要消除其紧张情绪，针对不同的病因予以不同的饮食调养。

所有厥证患者都应戒烟酒及辛辣香燥之品，以免助热生痰，加重病情。

预后 类似于中风。急性期过后，若能够做到调情志、忌恼怒、慎起居、节饮食、免劳累、避寒温、远房帏等，则复发可能性大为减少，预后良好。

(何裕民)

yùzhèng

郁证 (depression syndrome)

中医学中，广义之郁，指的是一类常见的病机特点。明·王履《五郁论》所写"凡病之起也，多由乎郁。郁者，滞而不通之义"，即各种病症不同程度都存在气机郁滞这一病机特点。狭义之郁，指的是一类由精神不振、心境低落、情绪忧郁所引起的病症，中医学家有时称之为"情志之郁""因郁致病"。明·张介宾《景岳全书·郁证》："至若情志之郁，则总由乎心，此因郁而病也。"这类病症临床相当常见，外延甚广。其中，既包括现代临床所说的部分神经症、癔病、抑郁症和某些抑郁性精神病等，又有不少属于心身病症中的抑郁倾向等。其中，郁证很大程度上与现代所说的"抑郁症"相对应。

病因 本病症病因明确，总由乎情志不舒、心境低落。各种类型的劣性情感活动均可导致郁证。《景岳全书·郁证》归纳出的3种最多见："一曰怒郁，二曰思郁，三曰忧郁。"如怒郁者，方其大怒气逆之时，则实邪在肝，多见气满腹胀，及其怒后而逆气已去，惟中气受伤矣，既无胀满疼痛等症，而或为倦怠，或为少食，此以木邪尅土，损在脾矣。即大怒之后，一方面体虚力乏，倦怠少食；另一方面情绪低落，心情不畅。

张介宾分析"又若思郁者，则惟旷女釐妇及灯窗困厄，积疑在怨者皆有之。思则气结，结于心而伤于脾也，及其既甚，则上连肺胃而为咳喘，为失血，为隔噎，为呕吐；下连肝肾为带浊，为崩淋，为不月，为劳损"。中医学传统所说的思，很大程度就是抑郁情绪的代名词，可以作为佐证。因思而发为郁证者，涉及病症广泛，可表现出诸多临床症状，上述所说咳喘、失血、隔噎、呕吐、带浊、崩淋、不月、劳损等，都非罕见。

针对忧郁，张介宾指出"又若忧郁病者则全属大虚，本无邪实，此多以衣食之累，利害之牵，及悲忧惊恐而致郁者，总皆受郁

之类"。其更可伤及心、肝、脾、肺、肾等多脏，表现出众多临床症候。张介宾总结的3类郁证中，忧郁既最多见，也危害最甚，影响人群最广。此外，各种不良的心境，持续日久，也都可以发展成郁证。

病机 早期以气滞为主，病变集中在肝。清·费伯雄《医方论·越鞠丸》指出："凡郁病必先气病，气得流通，郁于何有？"郁证临床主要表现有悒郁不乐，精神不振，胸胁胀闷疼痛，纳呆，善太息，常嗳气吞酸等。

郁证气滞日久，可促使肝气横逆，可以郁而化火，可以热盛伤阴，可使血瘀痰阻；最终，可损及诸脏，发展成为虚劳之症；或引发癥瘕积聚（如同肝硬化、肝及腹腔肿瘤）等顽疾。

部分郁证早期的生物和理化改变主要是自主神经功能紊乱，表现为交感和副交感以及迷走神经之间的协调与拮抗失常等。中西医临床中，郁证（抑郁症）十分常见，不少其他病症的患者在其病变过程中大都也会经历这个阶段。调查表明：大城市白领人群中郁证比例，可高达4%～10%；有抑郁倾向者冬天更可能翻倍，甚至高达20%。一定程度上可能与中国公民整体性格偏于内向有关。

治疗 应以药物与非药物疗法密切配合，且早期应以心理治疗为主，甚可纯用心理疗法。清·华岫云在叶桂《临证指南医案·卷六·郁》的眉批中写："郁证全在病者能移情易性。"当然，当躯体病变较为明显且比较顽固时，适当地运用针药等方法，更有助于本病症之恢复。

心理疗法中可用语言疏导等以消除或减缓其不良心因。此外，

以情胜情等疗法，对于郁证，特别是那些处于不良心境或劣性情感状态的患者十分重要，甚至无法替代。它每可暂时地改善患者的情感状态，使病症的治疗出现转机，甚可基本痊愈。

善用幽默疗法、戏谑疗法和语言疏导疗法等，以调节患者情性，使其怡悦开怀，逐步从不良心境或情感状态中摆脱出来，是郁症治疗的有效手段。清·叶桂《临证指南医案·郁》门下收录的数例验案中，一再提及"惟怡悦开爽，内起郁热可平""务宜怡悦开怀，莫令郁痹绵延""必得开爽，冀有向安，服药以草木功能，恐不能令其欢悦"等。如叶桂治张某，因"情志连遭郁勃"而发为郁证，见体内身中热甚，犹如蒸笼内蒸、舌绛红而干燥、心动悸而律不齐等，治疗时叶桂不仅给予药物，更是重点强调："务以宽怀解释"，以消除其心因。可以说，这是治疗郁证之首要任务。

培养患者对琴棋书画、钓鱼养花、游玩饲鸟等的兴趣爱好，被称为情趣疗法。它可陶冶人的情性，使之在不良社会或心理因素刺激时，能够自我较快地借助多种兴趣途径，转移思虑及聚焦中心，从而更易取得心理平衡。因此，此类疗法对于郁证的治疗和预防，有积极的作用。从某种意义上说，培养广泛的兴趣爱好，是郁证的求本之治。因为这类似于建立了多重疏通和支撑渠道，借助这些渠道，有助于人们及时舒缓压力、郁闷及不快，并随时可获得正性的情感或兴趣等支撑。郁闷随时消解，不至于郁而化火，就不会滋生、异化成危害因素了。

此外，气功、太极拳和生物反馈等疗法对于郁证的防治，也有积极意义，值得运用。

对于较为严重的郁证患者，中西药物治疗是必需的。中医学总以辨证用药为主，兼以振奋肝心之阳气，疏解肝郁。一旦中医药疗效不够迅速，还可短期配合抗抑郁之药，以求尽快改善症状，恢复健康。

预防 正确对待外界事物，避免忧思忧虑，防止情志内伤。医务工作者需深入了解患者病史，详细检查，用诚恳、关怀、同情、耐心的态度对待患者，取得患者的充分信任，在郁证的防范中具有重要作用。对郁证患者，应做好精神治疗的工作，使其能正确认识和对待疾病，增强治愈疾病的信心，并解除情志致病的原因，以促进本病的完全治愈。

预后 本病症预后不差。问题在于人们对郁证的认知存在明显的误区，表现在3方面：①轻视，总认为是小毛病，"不好的病"，是"思想问题"，故难以启齿。②过分渲染，认为郁证（抑郁）是难治之症。③拒绝使用某些西药，误以为西药副作用大。其实，中西医治疗郁证（抑郁），效果都不错，合其两者，可以更好地治愈或控制病情。因此，对于郁证，形成正确的认知是当务之急。

（何裕民）

xuànyūn

眩晕（vertigo） 临床常见的一组自觉症状。眩指眼花，晕指头晕，二者常并见，俗称头昏眼花。中医古籍中尚有头眩、掉眩、眩冒、目眩等称谓。眩晕可见于现代临床以下几类病变中：①周围性眩晕：梅尼埃病、迷路炎、内耳药物中毒、位置性眩晕等。②中枢性眩晕：颅内血管性、颅内占位性及颅内感染性疾病等。③其他原因所致的眩晕：高血压、低血压、贫血、发热、肾炎、外伤等。

此外，尚有典型的心因性眩晕。如不少女子见血便晕，中医学称为血晕，有的则处于某特定情境中便眩晕发作，诸如此类。

病因病机 眩晕的发作与精神情志的关系十分密切。《素问·至真要大论》指出："诸风掉眩，皆属于肝。"肝为将军之官，性喜条达而恶抑遏，维系着人的精神情志活动。情志不遂，每先伤肝，致肝气郁结，逆而化火生风，上扰清窍，常可发为眩晕等症。明·皇甫中《明医指掌》指出："七情郁而生痰、动火，随气上厥，此七情致虚而眩晕也。"指的就是情志因素导致的眩晕之症。

眩晕之好发，还存在着体质和个性方面的某些特点或偏差。其中，就体质而言有两类情况：一是偏虚，多见血虚或上气不足，故有"无虚不作眩""眩晕生于血虚"之说；二是偏湿重，故有"无痰不作眩""头风眩晕者多痰涎"之说。此外，阳盛体质之人，阴阳平衡失其常度，阴常亏于下，阳易亢于上，常可见眩晕之症。就个性气质而言，以偏于抑郁、内向，弱而不稳定型者较为多见。

就最为常见的病和高血压性眩晕机制而言，外界的不良刺激，引起长时间强烈和反复的精神紧张或焦急、忧虑、烦躁等情绪波动，使大脑皮质的抑制和兴奋过程紊乱，失去对皮质下中枢的调节控制。当皮质下血管舒缩中枢产生长期固定性的、以收缩冲动占据优势的兴奋灶时，可引起全身小动脉痉挛和周围阻力增加，从而使血压升高。血压升高时，内耳迷路动脉又易发生痉挛，继而使内淋巴液的产生过多，或吸收障碍；导致迷路水肿，及内淋巴系压力增高，内淋巴腔扩大，内耳末梢器缺氧等变性，从而出现眩晕等症状。再如，脑动脉硬化、低血压、贫血等所出现的眩晕，也常与情绪因素有关，情绪波动通过造成自主神经或血管运动神经失调，引发脑血管痉挛，或供血不足、缺氧等，遂经常出现眩晕症状。

治疗 中医药治疗以辨证论治为主，可以根据证情，分别以平肝潜阳、益气补血、滋阴补肾、益气升阳、理脾化痰等法为主。

除药物治疗之外，还必须注重心理治疗。王永炎、严世芸编著《实用中医内科学》指出"忧郁、恼怒太过，肝失条达，肝气郁结，气郁化火，肝阴耗伤，风阳易动，上扰头目，发为眩晕"。心病需要心药。故总结此症患者"平时宜节肥腻酒食，忌辛辣，戒躁怒，节房事，适当增加体力活动，锻炼身体"。

此病症患者偏抑郁者较多，常对自身症状特别注重，故应以语言疏导、移情易性、培养多种兴趣爱好等方法，使之心情愉悦、注意焦点转移，常可起到很好的治疗效果。而对部分性情急躁，表现为肝火旺、肝阳易上亢者，又需劝导其注重自我情感调控，帮助其寻求或建立较多的宣泄途径。

此外，气功、生物反馈疗法等都有积极的治疗意义，甚至属于求本之治。

预防 居住环境应保持安静、舒适，避免噪声、光线柔和。保证充足的睡眠，注意劳逸结合，保持心情欢快。饮食宜清淡易消化之品，多吃蔬菜、水果，忌烟酒、油腻、辛辣之品。虚证眩晕者可配合饮食调养。眩晕发作时应卧床休息，闭目养神，少作或不作旋转、弯腰等动作，以免诱发或加重病情。重症病人要密切注意血压、呼吸、神志、脉搏等情况，以便及时处理。

预后 与病情轻重和病程长短有关。若病情较轻，治疗护理得当，预后多数良好。反之，久治不愈，频繁发作，发作持续时间越来越长，症状重笃者，则预后不良。尤其是肝阳上亢者，症状不断加重，很可能成中风危证，需加强防范。再者，突发眩晕，伴有呕吐或视物不清、站立不稳者，须严防中风之发生。

（何裕民）

bēntún

奔豚（running piglet; kidney amassment） 自觉腹部有一股气从少腹向上直冲，过胸部直抵咽喉等处的一类病症。由于气之上冲，犹如小猪（豚）之奔突而向，故名奔豚（气），又称气冲症。此病发作时，患者常自述有气从少腹上冲，直达胸胁或咽喉部，并可伴有腹痛、胸闷、气急、心悸、惊恐、烦躁不安等，甚者抽搐厥逆。本病首见于东汉·张仲景《金匮要略·奔豚气病脉证治》篇，好发于妇女。现代临床大部分见于神经症患者，属于现代医学中神经症或癔症范畴。

病因 古今医学认识一致。《金匮要略·奔豚气病脉证治》指其"皆从惊恐得之"。隋·巢元方《诸病源候论·奔豚气候》："夫贲豚气者，肾之积气，起于惊恐忧思所生。若惊恐则伤神，心藏神也；忧思则伤志，肾藏志也。神志伤，动气积于肾，而气下上游走，如豚之奔，故曰贲豚。"都指明此症系心因所致。

临床表现 患者大多情绪不太稳定，有谨小慎微、多忧虑、好猜疑等性格特点，情绪起伏较大，常呈现出明显的神经症倾向或癔症性格。奔豚气的某些症状只是自觉症状，有些症状则与自主神经功能紊乱有关。奔豚气发作时，医师按压患者腹部，有时掌下确可感受到腹壁内压力增高、类似于气一样的鼓动之感。但一俟上冲之气消失，掌下感觉腹部柔软，腹壁下一切如常，并无包块，肠鸣音也未见亢进；患者通常饮食及二便正常；肠镜等检查并无异常发现，但发作时患者主诉特别多，并伴有明显的情绪障碍，似属神经症类表现。

治疗 应药物与非药物、发病时治疗与平时综合调理相结合。发病时的中药治疗以理气、疏肝、宁神、平冲、降逆为主，可用唐·孙思邈《备急千金要方》的奔豚汤加减；亦可用旋覆代赭汤、茯苓桂枝甘草大枣汤等加减。也可用针灸一法，如刺灸章门、中极、中府、气海、关元等。

此外，需注意平素的语言及心理治疗，包括进行必要的、针对性的解释说明，以消除患者对病症的忧虑。但不宜直截了当否定奔豚之类症状的存在，因为患者确实感受到奔豚之气，断然否定，会令医患之间起冲突。应以巧妙方法给予解释，既令其释怀，又能助其尽可能地摆脱起病之心因。

还可试用暗示法、转移注意法等，或参照生物反馈原理，以直接控制或消除症状，平时当重视养性疗法或练习气功，以改善性格、气质特点。

预防 需高度重视精神调摄，避免过于激动或喜怒忧思无度，保持心情平静愉快。慎起居，适寒温，居处保持安静、通风。饮食宜清淡，宜低盐饮食，不宜过食肥甘，食勿过饱，应戒烟，少饮酒，多吃水果及富含纤维食物，保持大便通畅。

预后　通常良好，且并无生命之虞。但如果不注意语言疏导，患者有些躯体化症状会被固定下来，从而影响其后续的生活质量；而且，就症状治疗症状，不消解其之心因，难免会反复发作。

（何裕民）

zhàbìng
诈病（malingering; hysteria）

有两层含义：一是无病装病；二是某些缘于精神情感剧烈波动，而表现出严重可怕的症状，但舌脉和体征等检查，与症状表现并不吻合。症状有明显夸张渲染色彩，因患者不自觉中有着某些欺诈性质，故称诈病。类似于西方医学所说的歇斯底里（癔症）。本病症虽有诸多躯体症状表现，但找不到相应的躯体损伤证据，且这些症状大多系"躯体化表现"。故严格意义上，本病症属精神病和神经症范畴，而非狭义的心身病症范围。

病因　明·张介宾《景岳全书》中报告了几例典型案例，并结合治疗经验，进行了理论分析，指出本病症之起因，"或以争讼，或以斗殴，或以妻妾相妬，或以名利相关"，其表现不一，各种体征、症状和主诉都可以有，严重者可以卒然僵仆于地，口吐白沫，口鼻四肢俱冷，气息如绝，自暮至旦，绝无苏意；或四肢木僵，或抽搐不止。若不及时诊治，常"以小忿而延成大祸"。他认为，此病症之发作与精神情绪因素关系密切，使患者感到委屈、愤怒、羞愧、窘困或惊恐等突然的精神刺激，都是诱发本病症发作的起因，以后可因联想或重新体验到当时的情感而再次复发，不良暗示等亦是常见的重要诱因。

临床表现　此病症以中青年女子多见，好见于文化层次不是很高的女性。患者平素常有癔症性个性特点，情感反应强烈而极不稳定，容易走极端，待人处事等常感情用事，富于幻想，易受暗示，好表现自己。本病症之症状，可以模拟任何一类疾病，有以下几类：①精神障碍：表现为情感暴发、意识障碍、精神病状态等。②运动障碍：主要表现为躯体神经功能失常，如痉挛、瘫痪、抽搐等。③感觉障碍：包括突然失明、耳聋、咽喉部梗阻感等。④自主神经和内脏功能障碍：表现为呕吐、呃逆、腹痛、尿频、尿急和假孕等。

本病症的持续时间长短不一，若不及时处理，有些躯体症状甚可延续终身。

诊断　应注意以下3个方面：①了解患者个性特征和以往经历。②分析患者的起病之因及主要症状：起病大多急骤，有明显的心理诱因；尽管躯体症状严重，但不能发现相应的器质性病变，症状和体征常不符合解剖生理等规律，并可在暗示下改变或消失。③注意鉴别诊断，排除其他疾病。

治疗　当以心理疗法为主。张介宾的《类经·论治类》曰："其治之之法，亦惟借其欺而反欺之。"可主要运用语言疏导和暗示疗法等。他治愈几例"诈病"患者，都主要借助上述两种方法。此外，在治疗过程中，需注意医师形象，要在病家心目中树立起绝对的威信；同时注意和患者建立良好的关系，使之对本病有足够的认识，并确立愈病之信心。

对躯体症状或精神障碍明显者，还可配合一定的药物治疗。

平素应注重对患者个性特征的改善和调整。努力避免不良的精神情感刺激，以防范其反复发作。

预防　医务人员应深入了解患者病史，详细检查问诊，用诚恳、关怀、同情、耐心的态度对待患者，取得患者的充分信任。要注意缓解患者的紧张情绪，为其创造一个舒适、轻松的环境。要加强对患者情志的训练，注意培养他们开阔的心胸和脚踏实地的务实精神。要设法消除患者的心理创伤，开导患者正确对待人生，直面自己的性格缺陷。当癔症发作时，首先要控制其言行，让患者安静下来，以免发生意外，严重时要立即送医院。

预后　一般良好，并无生命之虞。但需注意必须配合语言疏导和暗示疗法等，否则患者的"躯体化症状"被固定下来，影响其后续的生活质量。

（何裕民）

diānkuáng
癫狂（manic-depressive psychosis）

癫，以沉默痴呆，语无伦次，静而多悲为特征；狂，以喧扰不宁，躁动打闹，狂妄哭叫，失态多怒为特征；两者都是神志异常之病症，均属于现代的精神疾病范畴。因两者在症状上常不能截然分开，且经常相互转化，故中医学中常并称。此病症大都属于现代精神医学中的精神分裂症、躁狂抑郁症、抑郁症和反应性精神病等。故严格意义上，此病症不属于典型的情志（心身）病症。但中医学认为，此病症之发作，常因剧烈的情志刺激，引起脏腑气血等功能的极度紊乱，从而表现出神志失常之症状。符合"心→身"这一情志（心身）病症之基本规律和特点，故仍纳入于此。

病因病机 明·张介宾《景岳全书》："凡狂病多因于火，此或以谋为失志，或以思虑郁结，屈无所伸，怒无所泄，以致肝胆气逆。"明·戴思恭《证治要诀》："癫狂由七情所郁，遂生痰涎，迷塞心窍。"清·叶桂《临证指南医案》也说："狂由大惊大恐，病在肝胆胃经，三阳并而上升，故火炽则痰涌，心窍为之闭塞。癫由积忧积郁，病在心脾胞络，三经蔽而不宣，故气郁则痰迷，神志为之混淆。"癫狂的发生，中医学认为皆由心因诱发。其或因于忧思太过，志愿不遂；或缘于暴怒愤郁，肝胆气逆；或由于惊恐失志，神明被扰；或起于过喜伤心，痰火上扰。就病机而言，除气机逆乱外，每有痰湿、痰火作祟，脏腑功能紊乱和气血虚损等。

癫狂之症多见于精神疾病中，尽管对这些精神疾病生物学方面的具体机制的认识尚不清楚，但此类病症之发生，常与精神情感因素有关。资料表明：躁狂抑郁症的初次发作，约50%的人因于精神刺激，复发中因于精神刺激的比例更高。一般认为，精神或躯体因素于本病症的发生，是一种附加的非特异性的促发因素，它可以削弱神经系统的平衡功能，并有降低正常情绪活动的阈值等作用。此外，反应性精神病则通常是直接由精神刺激引起的脑功能失调，它多在精神创伤后迅捷出现。一旦消除了精神因素，病情常随即大为好转。其他如偏执性精神病、精神分裂症等的发生，也常与精神情绪刺激因素有关。

治疗 当明辨病症虚实、痰火痰湿等后施药。总体上，以解郁化痰、宁心安神，或泻火逐痰、活血滋阴为主。对癫症为主，属肝郁痰凝的，宜疏肝解郁、化痰开窍，可逍遥散合涤痰汤加减；偏气虚痰结的，可益气健脾、涤痰宣窍，可四君子汤合涤痰汤加减；对狂躁为主，属痰火扰心的，宜泻火逐痰、镇心安神，可泻心汤合礞石滚痰丸加减；偏气血凝滞的，可选癫狂梦醒汤，送服定志丸等。

心理疗法在本病症诊治中的意义重大。借助心理疗法常可发掘患者内在的心理冲突，找到其致病性精神情感因素，并可在一定程度上稳定或改善患者的精神情感状态，促使药物治疗更为有效。对于这类患者，运用心理疗法时应注意：①要以平等的身份、真挚的感情、诚恳的态度对待他们，逐渐取得他们的信任。②要注意一般心理治疗方法的运用，诱导患者倾诉内心的真实情感；并尽可能从患者最易动心处入手，努力消解其内在的矛盾。③要让患者对自身的疾病及个性弱点有一定的认识，消除自卑感，缓解恐惧、担忧和厌世心理；帮助确立愈病信心。④避免外界的各种不良刺激，尽可能减少其精神情感波动。⑤切实帮助解决工作、学习、家庭生活和社交方面的具体困难。⑥对于一些情绪剧烈波动者，可试用畅情、制情疗法等，以改善其情感状态。

此外，还可试用睡眠剥夺疗法，连续数天不让患者睡觉，或选择性地剥夺患者的快波睡眠。此法运用时，还需做好家属的工作，得到他们积极的配合和支持，方能获满意疗效。

预防 癫症属神志失常之病，尤其是对有家族史又性格内向者，要加强情志调养，正确对待各种事物，保持心情开阔。加强起居、食饮、劳逸等日常调养，加强护理，防止意外。患者不宜从事高空作业及驾驶、操作机械等危险性大的工作。平素亦要防止恶言、讥讽扰乱情志，要给予患者关心照护。

预后 癫症属痰气郁结而病程较短者，化除痰浊，加理气解郁等法后，较易治愈，预后较好；若痰浊日盛，或痰郁化热，转为狂症者，预后较差，且易复发。

(何裕民)

yíjīng

遗精（spermatorrhea） 男子不因性交而精液自泄之症状。有梦遗、滑精、漏精之别。因做梦（且梦境与性交有关）而泄精者，为梦遗；无梦而失精者，为滑精；二便时带出精液者，为漏精。一般人睡梦中偶有遗精，不属病态，若每周2次以上，或已婚，夫妻同居且有性生活，却仍旧时有遗精，并伴有精神萎靡、失眠或紧张、焦虑等症状者，则属病态。

病因病机 梦遗、滑精中的很大一部分属于心因性性功能异常或神经症的一类表现。漏精者多见于前列腺病变及一些慢性泌尿系统疾病中。

凡遗精（主要指梦遗、滑精）之症，都有心理行为因素影响。大致有以下几类情况：①因于用心过度，思虑劳神，以致心肾不交，精室受扰，而肾之封藏失司。常与思念太过、所欲不得有关。明·戴思恭《证治要诀》指出"有用心过度，心不摄肾，以致失精者"。清·尤怡在《金匮翼·梦遗滑精》曰："动丁心者，神摇于上，则精遗于下也。"元·朱震亨《丹溪心法》则从理论上分析："主闭藏者肾也，司疏泄者肝也。二者皆有相火，而其系上属于心。心，君火也，为物所感则易动。心动则相火亦动，动则精自走，相火翕然而起，虽不交会，亦暗流而疏泄矣。"②主要缘于恣情纵欲，性生活不节，伤及肾气，肾失其封藏之职，精易自泄；或因心肝火炽，伤及肾阴，肾阴虚而精难藏室，滑泄遗出。此类患者常性欲虚亢，易勃起，并多伴有阴虚火旺之象。明·赵献可《医贯》中曰："肾之阴虚则精不藏，肝之阳强则火不秘，以不秘之火，加临不藏之精，除不梦，梦即泄矣。"《证治要诀》也说："色欲过度，下元虚惫，泄滑无禁。"③嗜食膏粱厚味，饮酒无度，致湿热下注，扰动精室亦可引发精遗之症。因此，明·王纶《明医杂著》中曰："梦遗精滑，……饮酒厚味，痰火湿热之人多有之。"

诊断 遗精有虚实之分，常与阳痿、早泄等同时并存，并常伴有失眠、健忘、焦虑、抑郁、盗汗、精神不振、倦怠无力、头昏目眩和腰酸膝软等。由于此病症大多有精神情绪及欲望行为等因素参与，故诊察时了解患者的生活境遇、行为习惯，特别是与性行为有关的社会心理因素等至关重要。

治疗 关键在于精神调摄和行为纠正，药物一般只起辅助作用。明·张介宾《景岳全书》指出："遗精之始，无不病由乎心。……既病而求治，则尤当以持心为先，然后随证调理，自无不愈。使不知求本之道，全恃药饵，而欲望成功者，盖亦几希矣。"一般精神心理调摄和行为纠正可从以下几方面着手：①借助精神分析等方法，体察分析患者的内心矛盾及精神创伤，包括早年的或以往的性和婚姻恋爱方面的曲折。②普及有关性的常识，对一些因遗精而恐惧、忧虑、焦

躁者，要通过语言疏导等，消除其不良情感，确立康复的信心。③对涉世不深而陷入色情泥潭的患者，既要晓之以理，言之以害，又要采取社会综合治理措施，杜绝有害精神物品的扩散和不断侵蚀。④着重帮助患者纠正不良的性行为，包括采取行为疗法（如交互抑制等法），克服手淫癖习，帮助已婚者形成卫生和健康的性行为。对此，可遵朱震亨之意，对思虑过度或纵情女色者，指明危害，嘱其"收心养心"，注意性行为的适度有节，不可只图快于一时。朱震亨还主张：于夏独宿而淡味，"苟值一月之虚，亦宜暂远帷幕，各自珍重，保全天和"。也有辅助治疗意义。⑤养成良好的生活、工作和起居习惯，避免用脑或体力劳作太过。⑥少进酒、茶、咖啡等刺激性物品，夜餐不宜过饱，睡眠时宜侧位，被褥不宜过厚，特别膝盖以下勿过于温暖，内裤不宜过紧，临睡前不要用热水烫脚。

中医药治疗以辨证论治为主，大致可分为两类：①火邪或湿热之邪，扰及精室。②正气亏虚，精关不固。治疗总以清心滋肾、交通心肾为主。可三才封髓丹加黄连、灯心草之类。相火较为炽热者，可知柏地黄丸合水陆二仙丹化裁。偏肾虚者，可补肾固精，以六味地黄丸、秘精丸和斑龙丸等化裁之。

此外，气功等松弛心身的疗法也常有直接或间接的治疗作用。还可以通过体育锻炼等方式增强体质，改善睡眠，消解症状。

预防 需注意调摄心神，排除杂念，对于心有妄想，所欲不遂者，尤为重要。同时应节制房事，戒除手淫。注意生活起居，避免脑力和体力的过劳。少食辛

辣刺激性食物，晚餐不宜过饱。养成侧卧习惯，被褥不宜过重，衣裤不宜过紧，以减少局部刺激。

预后 遗精初起，体质强壮者，多为实证，预后良好。但若沉湎于色情之类，并乱用补肾之药者，反可致遗精频作，日久不愈，滋生虚损类其他病症。

（何裕民）

yángwěi

阳痿（impotence） 男子阳事不举，或临房举而不坚、精液早泄之类的症状。属于现代所说的男子性功能障碍。本病症除少数属于躯体器质性病变或衰老所致外，绝大多数是精神心理因素在作祟。中医学认为此病症或因七情内伤，或因肆欲过度所致。

病因病机 明·张介宾《景岳全书》认为有 3 类发病原因：①"多由命门火衰，精气虚冷，或以七情劳倦损伤生阳之气，多致此症。"②"凡思虑焦劳，忧郁太过者，多致阳痿，……若以忧思太过，抑损心脾，则病及阳明冲脉，而水谷气血之海必有所亏，气血亏而阳道斯不振矣。"③"凡惊恐不释者，亦致阳痿。"《景岳全书》列举一案例：一强壮少年，遭酷吏之恐而病，后虽用药治愈其他之伤，却终是"阳寂不举"。可见，3 类情况中都涉及精神心理及行为因素。

清·华岫云在讨论阳痿之因时，归纳出下列几类："有色欲伤及肝肾而致者；……有因恐惧而得者，盖恐则伤肾，恐则气下……；有因思虑烦劳而成者……；有郁损生阳者。"看法基本与张氏契合。此病症虽主要以心因所致，但病机特点则多少涉及肝肾两脏有所虚损。

现代性科学研究表明：阳痿之类性功能障碍 90% 左右由心理

因素引起，其躯体方面的机制主要涉及内分泌、中枢神经系统及自主神经系统。导致阳痿的心理因素有多方面，除上述医家所强调的外，性行为过于频繁，或过于自我克制、压抑，以及对性对象的厌恶、防范或恐惧等，亦是常见原因。

治疗 此类患者常内心较为痛苦，精神负担很重，夫妻关系也常不协调、不和睦，甚可导致婚姻破裂。因此，诊治时医务人员必须怀着高度同情心和责任感，从心身等诸多环节着手，加以纠正。可综合运用药物、针刺、温灸和心理治疗等。其中，心理治疗具有特别重要的意义，不可忽略。张介宾在论述此症治疗时强调指出："……然必大释怀抱，以舒神气，庶能奏效。否则，徒资药力无益也。"

心理治疗当以语言疏导为主，也可配合静默、气功等疗法。阳痿的中医药治疗有一定意义，但需分别虚实寒热：虚者宜补，实者宜泻；有火者宜清，无火者宜温。在辨证论治基础上，属命门火衰的，治宜温补下元，可选用右归丸、赞育丹、壮火丹等；属肝郁气滞的，治以疏肝解郁，可逍遥散合四逆散加白蒺藜、紫梢花等；属湿热下注的，治以清化湿热，可龙胆泻肝汤加减。

预防 中医学家强调需讲究性卫生，告诫性生活不可过于频繁，注意性行为的健康。特别告诫；不可酒醉后行房、过饱后行房、汗后行房、当风行房、怒后行房等。此外，重病后刚刚恢复，行房亦需谨慎。同时，还需注意改变许多不良的行为习惯，特别是手淫、沉湎于色情内容等癖习。

预后 需区别功能性及器质性之异。多数阳痿属功能性病变，大多预后良好，可以治愈。器质性阳痿则与器质性病变能否改善有关，预后差异较大。

（何裕民）

bùmèi

不寐（insomnia） 睡眠障碍的中医传统说法。既包括经常性的睡眠减少、困难，也包括不易入睡，或寐而易醒，醒后不能再度入睡，甚或彻夜不眠等。《内经》称"目不暝""不得眠""不得卧"；《难经》始称"不寐"；东汉·华佗《中藏经》称"无眠"；唐·王焘《外台秘要》称"不眠"；北宋《圣济总录》称"少睡"；宋·陈师文等撰《太平惠民和剂局方》称"少寐"，清·（日本）丹波元坚撰《杂病广要》称"不睡"；明清以后则称失眠为多。其实，均属于现代临床所说的失眠症；如果属于长期不寐，可见慢性失眠障碍，如果属于近期短暂出现的不寐，可见短期失眠障碍。

（何裕民）

wàikē qíngzhì bìngzhèng

外科情志病症（chirurgery emotional disease） 由情绪心志内伤所致的外科疾病。患部大多在肝胆、乳房、胸胁、颈的两侧等肝胆经循行部位，患处肿胀或软如馒，或硬如石，常皮色不变，疼痛剧烈；或常伴精神抑郁、性情急躁、易怒等。治疗上要以心理疗法为主，或中西药物结合心理疗法。

（梁治学）

luǒlì

瘰疬（scrofula） 主要发生于颈部，亦可延及颌下、缺盆、腋窝等处的慢性感染性疾病。因其结核成串，累累如贯珠状。又称马刀挟瘿、老鼠疮。此病症起病缓慢，初起皮色不变，结核如豆，不觉疼痛，以后逐渐增大，融合成串，成脓时皮色转暗红，溃后有败絮样物质，常此愈彼溃，形成窦道。相当于现代医学的颈部淋巴结结核。

病因病机 瘰疬之名，首见于《灵枢·寒热篇》。元·朱震亨《活法机要》提出气郁、足少阳胆经在瘰疬发病上的关系，并分别虚实以治之。明·陈实功《外科正宗·瘰疬》认为瘰疬的病因有外感风毒、热毒、气毒之分，及患怒忧思、内伤情志、饮食不洁之异。历代中医学家大都认可情志因素在瘰疬发病中的重要性。

中医学认为，本病症之生，多因情志不畅，肝气郁结，气郁化火伤脾，炼液成痰，凝阻经络，而成结核，渐至血瘀肉腐而溃烂不收。《外科正宗·瘰疬》指出："筋疬者，忧愁思虑，暴怒伤肝，盖肝主筋，故令筋缩，结蓄成核；……痰疬者，饮食冷热不调，饥饱喜怒不常，多致脾气不能传运，遂成痰结。"现代医学看，结核病的易发与否有明显的社会文化背景。此病患者常有一定的个性心理特征，偏于内向、压抑者较多，好把矛盾或冲突深埋于心底。他们早年的经历常较坎坷，发病前若干个月亦多境遇不佳，时有较剧的精神刺激和情感波动。由于颈部淋巴结结核的发生与发展，除与结核分枝杆菌感染有关外，更主要地取决于自身的免疫能力和过敏反应，而这些机制直接或间接地（通过内分泌和神经系统）受着情绪活动等心理过程的影响。因此，社会心理因素在本病症的发生发展中起重要的作用。

临床表现 好发于颈项及耳前、耳后的一侧或两侧，也有延及颌下、锁骨上及腋窝等处者。

初期，颈部一侧或双侧结块肿大如豆，皮色不变，按之坚实，推之能动，不热不痛。中期，结块逐渐增大，与皮肤和周围组织粘连，有的相邻结核可互相融合成块，推之不动，如皮色渐转暗红，按之微热及微有波动感者，为内脓已成。后期，液化成脓的结块经切开或自行溃破后，脓液稀薄，或夹有败絮样物，疮口呈潜行性空腔，疮面肉色灰白，疮口皮色紫暗，久不收敛，可以形成窦道。

诊断 本病症可行结核菌素试验、红细胞沉降率检查，必要时取活体组织病理检查以助确诊。须同时做出躯体上的和心理上的诊断。除要辨明阴阳气血寒热等性质和程度外，还须着重了解此类患者的个性特征、情感倾向及行为习惯等；并分析疾病的社会或心理根源。必要时须对患者进行人格测定评估，做出多重诊断。

治疗 应选用药物结合心理疗法。药物治疗当内治和外消兼顾。心理疗法既需分析寻绎其致病性心因，并努力加以消除；又须畅调其情性，改善其个性特征；还可借情境疗法，改变其工作生活环境，包括去山林、海边、农村静养，以加速恢复。此外，气功、太极拳等亦对本病症的康复有益。此外，火针、挑刺、灸法等也常有较好的治疗作用。

预防 平时应保持心情舒畅，情绪稳定。注意休息，节制房事，避免过度体力活动。适当增加营养，忌食发物及辛辣刺激、生痰助火、陈腐之品。积极治疗其他部位的虚痨病变。

预后 一般良好，但常因体虚、劳累、情绪而复发。结核如延至数年仍按之能动，且既不破溃亦无明显增大者，其病较轻；如初起即有累累数枚，坚肿不移，

并粘连在一起的病情较重。

（梁治学）

yīngbìng

瘿病（goiter） 颈前结喉两侧肿大如缨络之状的一类疾病。特征为结喉两侧漫肿或结块，皮色不变，逐渐增大，病程缠绵。相当于现代医学所说的各类甲状腺疾病。

瘿之病名首出《尔雅》。东汉·许慎《说文解字》称："瘿，颈瘤也，从病婴音。"指出瘿为颈部疾患。古代文献中，根据其临床表现及五脏配属关系又分为五瘿：筋瘿、血瘿、肉瘿、气瘿、石瘿。临床一般以气瘿、肉瘿、石瘿、瘿痈4种为主。其中，气瘿多为单纯性甲状腺肿和部分地方性甲状腺肿，肉瘿多为甲状腺瘤和甲状腺囊肿，石瘿则多为甲状腺癌，瘿痈相当于急性或亚急性甲状腺炎。血瘿、筋瘿则记载较少，临床亦罕见，多属颈部血管瘤以及气瘿与石瘿的合并症。瘿痈文献无确切病名，依据其局部肿胀木硬，或有色红、灼热、疼痛等痈的特点而定名。

病因病机 瘿病虽有五瘿之分，然情志内伤，忧思郁怒，痰浊凝结均为其主因。南宋·严用和《济生方·瘿瘤论治》："夫瘿瘤者，多由喜怒不节，忧思过度，而成斯疾焉。大抵人之气血，循环一身，常欲无滞留之患，调摄失宜，气凝血滞，为瘿为瘤。"隋·巢元方《诸病源候论》云："瘿者，由忧恚气结所生。"此外，水土失宜，饮食失调亦很重要。《诸病源候论》云："瘿者，由忧恚气结所生。亦曰饮沙水，沙随气入脉，搏颈下而成之。"又云："诸山水黑土中出泉流者，不可久居；常食令人生瘿病，动气增患。"认为"饮沙水""诸

山水黑土中"容易发生瘿病。清·沈金鳌《杂病源流犀烛》也说："西北方依山聚涧之民，食溪谷之水，受冷毒之气，其间妇女，往往生结囊如瘿。"

临床表现 本病症妇女多见，缺碘常是气瘿的生物学因素，患者性格偏于急躁善怒，多抑郁，可能是易患本病症的个性特征，也可能是本病症所引起的情绪变化。患者的病情，脖子之"粗细"，往往随精神情感状态的变化而起伏。石瘿的发展及恶化亦与精神情感状态密切相关。从组织结构上看系甲状腺的异常，甲状腺受下丘脑和垂体的控制调节，故社会心理因素刺激通过大脑，作用于下丘脑和垂体，引起甲状腺的功能失调和组织结构改变，是本病发生发展的机制之一。

诊治 对躯体疾病须作出诊断和鉴别诊断，选用中医药辨证施治，除针灸、耳针、点穴及手术等治疗外，心理诊断和治疗亦十分重要。诊察时须了解患者个性特征，分析可能的致病性心因，并采取语言疏导、畅调性情或环境疗法、娱乐疗法，消除心因，改善其情感状态，使之保持愉悦。明确系缺碘或水土因素所致的，当适度补碘，或易地而居。对于有癌变可能或石瘿患者，则应早期手术切除，同时配合心理治疗。

中国国内普遍推行加碘盐制度，海鲜类食品十分普及，城市的中青年女性甲状腺结节等甲状腺疾病（包括甲状腺癌）患者明显增多，其临床表现有时类似于缺碘性甲状腺肿，也常伴有情绪异常。但两者的病因及疾病性质完全不同，这类甲状腺疾病的治疗用药及饮食当以慎用含碘的药物及食物为主。因此，需先明确所在地区是缺碘还是富碘，或患

者平时碘的摄入情况，推进因地/因人制宜、分类指导与差异化干预、科学与精准补碘的碘缺乏病防治策略。而不应盲目补碘或限制碘的摄入。对明确富碘所致的，如夏枯草、海藻、昆布及海带、紫菜之类含碘中药或食品都应有所控制。

预防 平时应保持心情舒畅，避免忧思郁怒。气瘿患者，首先需区分清楚是缺碘地区，还是高碘地区。在地方性甲状腺肿流行的缺碘地区，除改善饮水来源外，都应以碘化食盐烹调食物，作为集体性预防，服用至青春发育期以后；经常用海带或其他海产植物佐餐，尤其在怀孕期或哺乳期。但高碘地区则相反，要限制碘的摄入，包括海鱼、海产品等都应有所控制。

此外，瘿痫患者，还需预防上呼吸道感染，少食辛辣炙煿食物。肉瘿患者久治不愈，或结节迅速增大变硬，宜及早手术。石瘿患者要早确诊早手术。手术患者要卧床休息，注意伤口出血，预防喉痉挛发生。

预后 发生于青春发育期、妊娠期、哺乳期的生理性甲状腺肿，一般在成年或停止哺乳后能自行消退；发生于缺碘流行地区的地方性甲状腺肿，早期经饮食补充碘盐或碘制剂治疗，甲状腺肿大可以消退，后期可成为结节性甲状腺肿、结节退行性变或形成囊肿，或形成腺癌；非地区性缺碘和非青春期单纯性甲状腺肿患者多并发甲状腺功能亢进症。甲状腺腺瘤单个结节经中药内服逐渐缩小者，大多预后良好；部分腺瘤患者可伴有甲状腺功能亢进症，少数实质性腺瘤有恶变可能；甲状腺囊肿及少数囊内出血者预后良好，不易恶变。急性甲状腺炎一旦脓肿形成则需切开引流，亚急性甲状腺炎症状较轻者无需特殊处理，全身症状较重，持续高热，局部压痛明显者，需中医药或配合西药治疗。石瘿若早期确诊，及早手术，预后尚好，如病到晚期，已有广泛转移，发生压迫症状，则预后不良，病理类型不同，其预后也有差异。

（梁治学）

shànqì

疝气（hernia） 有块冲击作痛，以睾丸、阴囊肿胀疼痛或牵引小腹作痛为主要特征的病症。《素问·长刺节论》指出："病在少腹，腹痛不得二便，病名曰疝。"清·陈念祖《医学从众录》："疝气，睾丸肿大，牵引少腹而痛。"清·尤怡《金匮翼·卷八》则认为"疝者痛也，不特睾丸肿痛为疝，即腹中攻击作痛，控引上下者，亦得名称疝"。实质上是指肠腔的一段突出于腹壁、腹股沟，或从腹腔下进入阴囊的疾病。亦即现代医学所称的疝。古代文献中，疝又有冲、狐、癞、厥、㿉、瘨、㿗、石、血、寒、气等之分，大多是根据症状特点而言。

病因病机 金·张子和《儒门事亲》认为"诸疝皆归肝经"。其之发病，既有身体素质方面的缺陷，故多见于先天不足之小儿，产育过多之妇女和气血衰弱之老年人；又常为精神情感波动，肝郁气滞所引发。如明·张介宾《景岳全书》曰："（成疝之由）或以色欲，或以劳损，或以郁怒，或以饮食酒湿之后，不知戒慎，致受寒邪。"金·张从正分析"气疝"表现时则说："或因号哭忿怒，则气郁之而胀，怒哭号罢，则气散者是也。"腹壁薄弱，特别是腹股沟处薄弱，是本病症发生的躯体方面因素；而剧烈的情感波动，号叫大哭，勃然大怒等导致腹内压增高，则是促使腹腔内容物从薄弱处突出成疝的重要触发因素。

诊治 由于本病症有着躯体缺损，故诊治时应以手术修复为主。新生儿、婴儿及老年人，或有其他慢性疾病而不宜手术者则以保守（非手术）治疗为要。中医药治疗时，古代医家强调"必先治气"。疏肝理气为常用方法。此外，还可结合针刺、热熨、手法复位、疝带固定等方法。由于情志波动常是主要的触发因素，故避免精神刺激十分重要。即使手术修复后康复过程中的患者亦须注重精神调摄，以免情志波动而复发。

预防 避免精神刺激、号叫大哭等导致腹内压增高，以防触发。手术治疗后，宜卧床休息，促进术后恢复。

预后 疝气如不及时处理，疝块可逐渐增大，症状加重，甚至发生嵌顿或绞窄而威胁患者生命，故应尽早施行手术治疗。

（梁治学）

rǔpǐ

乳癖（mammary hyperplasia） 单侧或双侧乳房出现形状、大小、数量不一的慢性肿块。由于自觉症状不明显，肿块不易发现，故名乳癖（癖，源自"僻"字）。本病症以青壮年妇女为多见，其发病率占乳房疾病的75%，是临床上最常见的乳房疾病。与现代的乳腺纤维腺瘤和乳腺囊性增生症相似。前者为良性肿瘤；后者系增生性疾病；前者多无疼痛；后者有疼痛，且具有周期性。但也可能包含有某些恶性乳腺癌。

本病症见于东汉华佗所著《中藏经》。清·高秉钧《疡科心得集》对该病症的症状描述较具体：

"有乳中结核，形如丸卵，不疼痛，不发寒热，皮色不变，其核随喜怒消长，此名乳癖。"清·邹岳《外科真诠》指出与情志关系密切，有岩（古"癌"字）变可能，"宜节饮食，息恼怒，庶免乳岩之变"。

病因病机 大多与精神情感因素有关。明·陈实功《外科正宗》指出："（此病症）多由思虑伤脾，怒恼伤肝，郁结而成。"《疡科心得集》也认为："良由肝气不舒，郁积而成。"现代临床看，乳腺囊性增生症患者总在情感剧烈波动后感到乳房胀痛，扪之有肿块方来就诊；而情绪稳定时又可明显缓解，甚可消失。乳腺纤维腺瘤的发展和恶化（包括乳腺癌的发生发展）亦常与精神因素有关，尽管确切机制尚未明了，然这类病症与社会心理刺激有关毋庸置疑。

临床表现 主要是乳房疼痛和乳房肿块。疼痛以胀痛为主，或为刺痛或牵拉痛，常在月经前加剧，月经后减轻，或随情绪波动而变化，痛甚者不可触碰，行走或活动时也有乳痛。疼痛主要以乳房肿块处为甚，常涉及胸胁部或肩背部。乳房肿块可发生于单侧或双侧，大多位于乳房的外上象限。肿块质地中等或质硬不坚，表面光滑或颗粒状，推之活动，大多伴有压痛。肿块大小不一，一般直径 1~2cm，大者可超过 3cm。常同时或相继在两侧乳房内发生多个大小不一的肿块，其形态不规则，或圆或扁，质韧，分散于整个乳房，或局限在乳房的一处。乳房疼痛和乳房肿块可同时出现，也可先后出现。

诊断 乳房钼靶 X 线摄片、超声波检查及红外线热图像有助于诊断和鉴别诊断。对于肿块较

硬或较大者，可考虑取活体组织做病理学检查。

治疗 患者通常较多愁善感，好疑心，喜猜测。发现乳房有肿块后又常为是否肿瘤，会不会恶变而担扰惊恐。因此，诊治时要善于进行疏导，让患者了解有关乳房疾病的基本知识。并认真负责地帮助患者作出鉴别，排除恶性病变的可能性，以解脱其精神负担。此外，《外科真诠》告诫说"患经数载者不治，宜节饮食，息恼怒，庶免乳岩之变"。还要设法调畅患者的性情，改善其不良的摄养习惯，减少刺激性食物的摄入。与此同时，以辨证论治为主的中医药疗法、针灸疗法、气功和按摩等都可配合运用，皆有较好的疗效。

预防 应帮助患者保持心情舒畅，情绪稳定。及时治疗月经失调等妇科疾病。对发病高危人群要重视定期检查。

预后 大部分在较长时间内均属良性增生性病变，预后较好。少数病变要高度警惕有恶变可能。部分年轻患者有可能在增生病变基础上形成纤维腺瘤。

（梁治学）

rǔlì

乳疬（gynecomastia） 男性、儿童乳晕部出现疼痛性结块的病症。特点是单侧或双侧乳晕中央有扁圆形肿块，质地中等，有轻度压痛。相当于现代医学的乳房异常发育症。分为男性乳房发育异常和儿童乳房发育异常两大类，前者见于中老年男性，多为继发性；后者见于 10 岁左右儿童，多为原发性。病名最早见于明代《疮疡经验全书》，又称妳疬。

病因病机 情志郁结、肝失疏泄、肾脏亏损是本病症的主要病因病机。明·李梴《医学入门》

指出"盖怒火房欲过度，以致肝虚血燥，肾虚精怯，不得上行"而成。患此病症的男性患者大多平素性急易怒，胸襟狭窄，容易生气；病后又都情绪紧张，疑虑重重。提示精神因素是产生本病症的重要因素。而乳疬的出现也影响患者的精神状态。现代研究表明：本病症与体内雌激素与雄激素的比例失去平衡，雌激素相对增多有关；性激素的分泌及其失衡则与精神心理因素关系密切。

临床表现 乳房稍大或肥大，乳晕下有扁圆形肿块；一般发生于一侧，也可见于双侧；质地中等或稍硬，边缘清楚，活动良好，局部有轻度压痛或胀痛感。少数患者乳头有白色乳汁样分泌物，部分男性患者伴有女性化征象，如发音较高、面部无须、臀部宽阔、阴毛按女性分布等特征。老年人或可有睾丸萎缩、前列腺肿瘤或肝硬化等。有些患者有长期使用雌激素类药物史。部分患者肿块会自行消失。

治疗 疏肝理气、调补肝肾是本病症药物治疗的常用大法。由于本病症的发生发展中，精神因素常起着重要作用，故必须重视心理治疗。一般可运用普及性心理疗法等，以解除其顾虑，改善其精神情感状态。此外，畅情疗法、自我训练和气功等亦可参考运用。中医药辨证论治对原发性乳疬及由内分泌激素紊乱、或由肝功能减退等引起的乳房异常发育疗效较好。对于肿瘤等疾病引起者，宜尽快手术治疗。

预防 本病症患者平时要保持乐观开朗的情绪，避免恼怒忧思。有肝病者需进行保肝治疗。

预后 经过合理治疗，本病症的预后通常良好。

（梁治学）

rǔyōng

乳痈（acute mastitis）

发生在乳房部最常见的一种急性化脓性疾病。好发于产后哺乳的妇女，尤以初产妇为多见。因发病时间、对象及病症部位的不同，又有外吹、内吹、干乳子、乳疽和乳发的区分。发生于哺乳期者，称外吹乳痈；发生于怀孕期者，称内吹乳痈；在非哺乳期和非怀孕期发生者，称不乳儿乳痈，临床以外吹乳痈最常见。这些基本均属于现代医学的急性乳腺炎范围。本病症在男性中亦偶有所见。

病因病机 乳痈中最多见的是外吹乳痈，此症见于哺乳期妇女，基本的病理机制为乳汁蓄积，排乳不畅，郁久化热，酿毒成脓。如隋·巢元方《诸病源候论》云："此由新产后，儿未能饮之，及饮不泄，或断儿乳，捻其乳汁不尽，皆令乳汁蓄积，与气血相搏，即壮热大渴引饮，牢强掣痛，手不得近是也。"而引起排乳不畅的众多原因中，情志内伤，肝气郁结则为主因之一。元·朱震亨《丹溪心法》指出："乳子之母，不知调养，怒忿所逆，郁闷所遏，厚味所酿，以致厥阴之气不行，故窍不得通，而汁不得出，阳明之血沸腾，故热甚而化脓血。"从现代医学机制看来，情绪因素影响到乳汁的分泌和排出；而乳汁的滞积，又有利于入侵细菌的生长繁殖，从而促使急性炎症的发生、发展。这是本病症的常见机制之一。

临床表现 ①初起：乳房肿胀疼痛，结块或有或无，皮色微红或不红，皮肤微热或不热，乳汁排出不畅。②成脓：乳房结块逐渐增大，局部疼痛加重，或有鸡啄样疼痛，焮红灼热。约至第十天，结块中央变软，按之有波动感时，是属成脓阶段；若病位深在，常需穿刺确诊；若脓蚀乳管，乳窍可有脓液流出。③溃后：脓出通畅，多能肿消痛减，身热渐退，疮口逐渐愈合；若治疗不当可能形成袋脓，或传囊乳痈；亦有溃后乳汁从疮口溢出，形成乳漏。

治疗 应以药物为主，内治、外消结合；成脓后则宜切开引流。此外，针刺、耳针、外敷等。心理因素常在本病症发生发展中起重要作用，故还要配合一定的心理治疗和行为调整，改善患者的精神情感状态，并注意科学的哺乳方法，如明·薛铠撰、薛己增补的《保婴撮要》中便主张此类患妇尚需"戒恼怒，节饮食，慎起居，否则不治"。本病初期治疗得当，则邪散块消，肿痛皆除，可以痊愈。若初期未能消散则进入成脓期，溃后脓出稠厚，大多能身热渐退，肿消痛减，逐渐愈合。若脓出不畅，肿痛不减，身热不退，可能已形成袋脓，或脓液旁侵其他乳囊形成传囊乳痈。溃后如有乳汁从疮口溢出，脓水淋漓，久难收口，可形成乳漏。

预防 妊娠后期注意乳头清洁，培养良好的哺乳习惯。乳母应保持精神舒畅，避免情绪过度激动。断乳时应逐渐减少哺乳次数，使泌乳量逐渐减少。

预后 本病症经合理治疗，预后通常良好。但有部分乳痈患者5~20年后，会发展成乳腺癌，因此，曾经有过病变的乳腺，肿块一直不消者，需定期检查，有癌变可疑者，宜立即手术切除。

(梁治学)

rǔnù

乳衄（nipple bleeding）

乳头溢血。本病症最早记载于清·顾世澄《疡医大全》："妇女乳房并不坚肿结核，惟乳窍常流鲜血，此名乳衄。"多见于40~50岁妇女。现代医学中，可见于多种疾病，包括管内或囊内乳头状瘤，乳腺囊性增生症和乳腺癌等。此处讨论的主要是管内或囊内乳头状瘤所引起的乳衄。

病因病机 乳衄的发病，中医学从郁怒伤肝、思虑伤脾立论。《疡医大全》指出"乃忧思过度，肝脾受伤，肝不藏血，脾不统血，肝火亢盛，血失统藏，所以成衄也"。临床观察表明：本病症患者平素多偏于性情急躁、易怒，起病或复发前常有精神情感刺激。由于本病症有心理和躯体两方面因素，故诊治时须从心身两个方面着手。心理方面须考虑个性特征和病前病时的主导性精神情感倾向。

临床表现 乳头在非行经期间不时溢出血性液体，多无痛感，乳晕区时可扪及豆大圆形肿物，质较软，不与皮肤粘连，可被推动；轻压时即有血性或黄色液体，即可确诊。乳腺导管内窥镜、乳腺导管造影及乳头溢液细胞学检查有助于诊断，必要时做活体组织检查以明确肿瘤性质。

治疗 鉴于本病症有癌变可能性（6%~8%），故主张应早期手术切除，至少必须明确排除乳腺癌可能后再行中医药保守治疗。否则，有可能贻误病情。保守（非手术）治疗则常从调理肝脾着手，多用逍遥散、丹栀逍遥散和归脾汤等。同时，需注意心理治疗，使患者尽可能保持精神舒畅。中医外科专家许履和便强调治此病务必要使患者"畅怀于服药之先"，方能获得预期疗效。

预防 本病症患者平时应调情志，保持心情舒畅。定期自我检查，尽早诊断，及时治疗，无效时尽早手术治疗。

预后 本病症大多数属良性肿瘤，经合理治疗后，一般预后良好。如为多发性导管内乳头状瘤要引起重视，因其为乳腺癌癌前病变之一。

（梁治学）

tuōjū

脱疽（gangrene of digit） 发生于四肢末端，以疼痛、坏疽，严重时趾/指关节脱落为主要表现的一类周围血管性慢性病症。又称脱骨疽。首见于中国第一部外科专著——晋·刘涓子的《刘涓子鬼遗方》："发于足指，名曰脱疽。其状赤黑，不死。治之不衰，急渐去之，治不去，必死矣。"本病症包括现代临床的血栓闭塞性脉管炎和糖尿病性坏疽等疾病，一般归之于血管外科范畴。

病因病机 病因复杂，大多是由于先天禀赋不足，肝肾亏虚，脾肾阳衰；或情志内伤，饮食不节；或外感寒湿、外伤染毒等综合因素诱使，导致远端脉络瘀阻，阳气不能温达于四末，肢端缺血而无法供养，最终发展成脱疽坏死。清·唐宗海指出"肝为起病之源，胃为传病之所"。肝主全身筋膜肌腱，主肢体运动；且与肢端末梢供血相关。肝之气血充盛，筋膜得其所养，肢端末梢供血丰富，则筋力强健，运动灵活。《素问·经脉别论》："食气入胃，散精于肝，淫气于筋。"肝之气血亏虚，筋膜失养，则筋力不健，运动不利。故《素问·上古天真论》又曰："七八，肝气衰，筋不能动。"筋膜病变多与肝有关。肝主疏泄，调情志。情志不畅，郁怒伤肝，忧思气结，肝郁气结则加剧血瘀，筋膜易失所养；复因郁邪化热，热毒炽盛，则灼皮腐肉，烂筋蚀骨，可见趾/指节脱落之症。此外，忧思伤脾，脾阳不振，运化失职，后天生化不足，不能输布精微于血脉，血脉失充，筋骨失养而萎用，也可见此类症状。临床上，因过度忧虑悲伤惊恐，促使肾上腺素分泌剧增，导致血管收缩痉挛，可加重病情。

临床表现 托名东汉华佗所著的《神医秘传》有"此症（脱疽）发于手指或足趾之端，先痒而后痛，甲现黑色，久则溃败，节节脱落……"之说。指明本病症好发于四肢末节，下肢多于上肢；初起时患肢末端呈发凉、怕冷、疼痛、麻木，间歇性跛行等症状；继则疼痛剧烈；日久则患趾/指坏死变黑，甚至趾/指关节脱落。

治疗 除辨证论治选择方药，重在活血通络外，还可配合熏洗、湿敷等外治法，以帮助缓解症状。由于长期剧痛的折磨和对致残的担心，患者均有心理负担，应努力疏解其心理压力，增加患者战胜疾病的决心和毅力。尪痹之症的治神、疏肝、调心3大环节均可参照。此时，《灵枢·师传》"告之以其败，语之以其善，导之以其所便，开之以其所苦；虽有无道之人，恶有不听者乎"的告诫意义也突出，可以化裁运用。

此外，平时还需告诫患者慎起居，节饮食，防范外伤（特别是冻伤）；要保持心情舒畅，适当锻炼，严格戒烟；着衣应宽松舒适，衣领袖口裤边过紧会影响肢体末端的血液循环，不利于缓解病症；寒冷季节尽量减少户外活动，注意四肢的防冻保暖；足部宜穿特制的宽大棉（毛）袜和棉鞋，棉被宜轻软保暖；应穿透气性好的鞋袜，忌穿尼龙袜、胶鞋等；可常用温水洗泡，以促进局部血液循环；洗后及时用软毛巾擦干；忌用过热过冷的水或用力擦洗。另外，还建议多参加气功等健身活动，以增强体质，改善肢体的血液供应。

预防 禁止吸烟，少食辛辣炙煿及醇酒之品。冬季户外工作时，注意保暖，鞋袜宜宽大舒适，每天用温水泡洗双足。避免手足外伤。患侧肢体运动锻炼，但坏疽感染时禁用。

预后 积极综合治疗后，一般情况稳定，有望控制病情发展，预后尚可。如果失治，或只是关注药物治疗一端，则预后欠佳，有截肢之虞。

（梁治学）

nǔkē qíngzhì bìngzhèng

女科情志病症（emotional disease of obstetrics and gynecology） 由情绪心志内伤所致的妇科疾病。女科，即妇科。中医学的女科，狭义的只是指女性生殖系统之病症，广义的还涉及经（月经）、带（白带）、胎（孕育）、产（分娩）及哺乳等女性所经历的特殊过程中常伴有的病症。中国古代医师已意识到妇人在生理和心理上有许多不同于男子之处，其病症也有迥异于男子之处，临床上需格外重视妇女形神（心身）方面的特殊性。宋·严用和《重订严氏济生方》中说妇人"生病倍于男子；及其病也，比之男子十倍难疗"。究其所由，"四时节气、饮食劳逸，悉与丈夫同也"，然而妇女有经、带、胎、产，"且妇人嗜欲多于丈夫""又况慈恋、爱憎、嫉妒、忧恚、抑郁不能自释，为病深固者，所以治疗十倍难于男子也"。指出中医女科情志疾病（心身病症）十分多见。他最后强调："治妇人之法与男人用药固无异，但兼以治忧恚药，无不效也。"这也可以看作是中医女科治疗的一大原则。临床上女性病变多少都有心因存在，经、带、胎、产期间及产后的一些病症，也常与情志异常有关。故治疗上要兼顾心理疗法，或药物针灸为主，积极配合心理疗法。

（王 秀）

bēnglòu

崩漏（metrorrhagia and metrostaxis） 女子在未行经期间或行经期间所发生的异常阴道出血症状。为月经周期/经期/经量出现严重紊乱之病症。又称崩中、漏下。一般以来势急，出血量多者称崩；来势缓，出血量少，淋漓不尽者称漏。崩漏的发病年龄不同，病势的轻重也不相同。一般来说，青春期与更年期主要表现为月经量多，或突然月经大出血；育龄期主要表现为月经周期紊乱，阴道出血量少，血色紫黯，淋漓数天或数月而不止。崩漏是多种妇科疾病所表现出的共有症状，常见的如功能失调性子宫出血、生殖器官炎症、子宫肿瘤、血小板减少、再生障碍性贫血等所引起的异常阴道出血，都属崩漏范畴。功能失调性子宫出血，则是崩漏中最常见的类型。

病因病机 情志因素为导致或诱发崩漏的主要因素之一。素性忧郁，气血运行不畅；或七情所伤，冲任瘀滞，血不归经；暴怒伤肝，肝不藏血；积忧伤肺，过思伤脾，失志伤肾，均能动血，诱发为崩漏。明·张介宾《景岳全书·妇人规》曰："若素多忧郁不调之患，而见此过期阻隔，便有崩决之兆。"清·傅山《傅青主女科》："女人有怀抱甚郁，口干舌渴，呕吐吞酸，而血下崩者，人皆以火治之。时而效，时而不效，其故何也？是不识为肝气之郁结也。"清·沈金鳌《妇科玉尺》也指出此病症乃"思虑伤脾，不能摄血，致令妄行"。明·薛己《女科撮要》更强调"或因悲哀太过，胞络伤而下崩"。清·萧埙《女科经论》反复叮嘱"七情过极，则五志亢甚，经血暴下，久而不止，谓之崩中""或因惊怒致血暴崩"。五志过极，各类情绪的偏激、过亢，促使气血逆乱，均可致崩漏。《景岳全书·妇人规·治崩淋经漏之法》崩漏"未有不由忧思郁怒，先损脾胃，次及冲任而然者"。指出精神创伤可导致脏腑功能失调，进而发为崩漏。这类患者多性急躁，易激动；若情志不遂，抑郁多怒，常致肝气横逆，气行逆乱，血不归经，而成崩漏。

本病症躯体病机多与血热、气虚和血瘀有关，而社会心理因素则是诱发这类机制加剧的重要原因。研究表明，社会心理因素作用于大脑皮质，致使下丘脑－垂体－卵巢功能失调，影响子宫内膜正常的周期变化，可促使子宫内膜异常脱落，表现为功能失调性子宫出血（崩漏）。

临床表现 多见月经周期紊乱，非行经时出血。出血或量多势急，或虽量不多却淋漓不止；或先骤然暴下，继而淋漓不断；或先淋漓不断，又忽大出血；或出血数月不休；或停经数月后又暴下不止（或淋漓不尽）。妇科检查常无明显的器质性病变，患者可以伴有不同程度的贫血表现。

治疗 精神心理疗法至关重要。《傅青主女科》在"郁结血崩"中指出，崩漏"治法宜以开郁为主"。在辨证论治、疏方给药的同时，还要耐心倾听患者诉说，了解患者性情特点及其内心疑虑，鼓励其表达内心感受，并向其解释崩漏之病情，提供相关的医学信息，帮助她澄清心理症结所在，解除思想顾虑，以保持心情愉悦。

日常生活调理中，除适当加强身体锻炼、增强体质外，应嘱咐患者避免精神过度紧张，善于自我舒缓压力，避免过度劳累；以保持心情舒畅，情绪乐观，性格开朗，努力调动本身内在的心身间良性互动，确保行经期远离精神压力，促使疾病向愈。必要时，中西医的疏肝解郁或抗焦虑之剂（前者如加味逍遥丸、逍遥丸等，后者如小剂量的抗焦虑之药）等都可使用。

针灸推拿等治疗对于本病症也有较好的疗效。平素还可有意识地培养一些兴趣爱好，如养花、编织、音乐、广场舞等，以此怡情养性，增加心理涵养，稳定情性；并有助于减少或中和不良精神刺激及过度情绪波动所诱发本病症的概率。这些对预防崩漏有重要意义。

预防 本病症需注意调摄心神，排除杂念，对于心有妄想，所欲不遂者，尤为重要。同时应节制房事，戒除手淫，注意生活起居，避免脑力和体力的过劳，晚餐不宜过饱，养成侧卧习惯，被褥不宜过重，衣裤不宜过紧，以减少局部刺激，并应少食辛辣刺激性食物。

预后 排除妇科恶性肿瘤引起的崩漏，经合理综合治疗后，本病症一般预后良好。

（王 秀）

tòngjīng

痛经（dysmenorrhea） 在行经前后或行经期间出现的周期性小腹疼痛，或腰骶疼痛，或下腹坠胀，严重者可伴有恶心呕吐、冷汗淋漓、手足厥冷，甚至晕厥等的症状。又称经行腹痛。痛经可分为原发性和继发性两种，原发性痛经指生殖器官无器质性病变的痛经，占痛经90%以上，常发生于月经初潮或初潮后不久，多见于未婚或未育之妇女，常有明显的心理情绪因素存在，属于情志病症范围。继发性痛经常为生殖器官器质性疾病引起，不一定属于情志病症范围。但痛经可以引起情绪不适，并伴有一系列精神心理上的负性反应。

病因病机　原发性痛经的发生与社会心理因素有密切关系，主要有忧思抑郁，多见于素来性情偏于消极低沉者，复因经期或行经前后，心境欠佳，情志内伤，以致肝气郁滞更甚，郁则气滞，气滞则血瘀而结，经行不畅，发为痛经。清·沈尧封《沈氏女科辑要笺正》："经前腹痛，无非厥阴气滞，络脉不疏。"清·傅山《傅青主女科》认为"经欲行而肝不应，则抑拂其气而疼生"。此外，其他比较常见的诱因还包括各种较强烈的心理应激等。行经前或经期承受了超量的心理刺激，或处于劣性的情境之中，精神紧张，恐惧焦虑，以致气机紊乱而每易诱发痛经。

原发性痛经妇女多具有神经质倾向，情绪不稳定，易于激惹；或感觉过敏，暗示性强，疼痛阈值偏低。行经前或经期受寒也是本病症常见的诱因之一，且受寒与情绪心理因素常可交互作用，触发本病症。

治疗　由于痛经与心因有关，所以在中医药辨证治疗的同时，应注意辅以心理治疗，且注重下焦（小腹）部位的保暖。可在选用温宫驱寒之中医药同时兼顾心理疏导，首选言语开导法，应用本法时应强调先了解患者之所以痛经的心理之因，以便针对情绪之因进行疏导纠治，以消除潜在

的心理诱因，杜绝诱发痛经之源。其次，可帮助患者分析其隐约存在的某些个性不足（如遇事易紧张、焦虑等），帮助其重建健康的个性特征。此外，还须认真告知患者经期保健要点或行经前的注意点，嘱其身心放松，减轻紧张压力，局部保暖，以避免其再次反复发作。心理疏导时，应使患者了解经行时的轻度不适（如轻度腰痛、小腹坠胀等）症状常是正常的生理性反应，许多妇女都会经历，没有必要为此而感到恐惧焦虑。

中医药治疗痛经的疗效肯定，经前疼痛者可用宣郁通经汤或顺经汤等，经后疼痛者可用调肝汤，总体以理气温宫、解郁止痛等方法。针灸推拿治疗有较好的疗效，可有即刻止痛效果。

针对痛经患者常有受暗示性高、感觉（痛觉）敏感等特点，也可采用暗示疗法，以转移患者的注意焦点，减轻或消除其痛经之症。例如，月经期间听听风趣幽默的故事，畅想心中喜悦高兴之事，欣赏自己喜欢的音乐，参加令人愉悦的文娱活动等，通过诸如此类方式，以转移其注意力，保持轻松良好的精神状态；此即"移易精气，通利血气"，有利于缓解痛经等症状。

音乐或松弛疗法等也有治疗意义。一定节奏感的音乐具有松弛或镇静作用，有选择地给患者播放这些音乐，同时配合松弛训练，可明显缓解痛经之症。

此外，还可选择自我按摩、气功及生物反馈疗法等，都具有一定的镇静镇痛作用。最后，一些简单的物理疗法，如喝点热姜茶、小腹局部用热水袋加温等，也都有缓解疼痛之效。

预防　注意经期保暖，避免

受寒，保持心情愉快，气机畅达，经血流畅。另外还需注意饮食调摄，不可过用寒凉或滋腻之品。

预后　原发性痛经一般预后良好。继发性痛经的，当治疗原发病为主，预后视原发病性质而有不同。

　　　　　　　　　　（王　秀）

bìjīng

闭经（amenorrhea）　生育年龄的女性，该来月经时而月经不来的一类症状。又称女子不月、月事不来、血枯。是妇科常见之症，有原发性闭经和继发性闭经两类情况。凡年满16岁或第二性征发育成熟2年以上但无月经来潮者；或年满14岁，第二性征未发育者，称原发性闭经。凡曾有过月经来潮，因某种原因（排除怀孕）连续停经6个月；或按自身月经周期计算连续停经3个周期以上（排除怀孕）者称继发性闭经。原发性闭经多为情志病症；继发性闭经则只有部分属于情志病症。

病因病机　情志不遂导致脏腑功能紊乱，是促使两种闭经发生的主要原因之一。《素问·阴阳别论》曰："二阳之病发心脾，有不得隐曲，女子不月。"清·魏之琇《续名医类案》曰："童年情窦早开，积想在心，月水先闭。盖忧愁思虑则伤心，心伤则血耗竭，故经水闭也。"指出闭经女子常因长期处于压抑委屈状态，或有难言曲情之心境中。长期抑郁，可使气血郁滞，冲任胞脉受阻，经水不得下通而致经闭，是闭经的最常见情况。其次，恼怒怨恨不解，伤及肝气，致使肝气郁滞，疏泄失职，气滞血瘀，也可致闭经。再者，长期处于惊恐焦虑之精神紧张中，或生活环境的突变，亦可使气机紊乱，气血运行不畅而致闭经。这多见于生

活工作多变动的妇女。此外，思虑过多，脾虚化源不足，冲任血海空虚，无血可下，也可出现经闭，这多见于闭经又见贫血或血枯消瘦之妇人。

现代医学研究发现：精神打击、环境改变、生活或工作压力骤增等强烈刺激，可引起内源性阿片类物质、多巴胺和促肾上腺皮质激素释放激素升高等应激反应，抑制了下丘脑促性腺激素释放激素的分泌，从而诱发闭经。许多妇女改变了生活环境，如升学、毕业、更换工作，甚至改变居住环境，以及过度紧张等，都可以诱发现闭经等。

治疗 闭经的中医药物及针灸治疗十分重要。药物治疗当以辨证论治为主，可用益经汤，或人参养荣汤加减等。除了针对性的辨证施治外，若能配合心理疗法，则可取得更好效果。清·陈莲舫《女科秘诀大全》指出"因有情怀不遂，法当开郁而理其经，是为妥也"。对于纯心因性所致闭经者，有时可单独应用心理疗法。心理治疗以情志宣泄疗法为首选，特别对于因恼怒怨恨所致者，可通过心理暗示、情绪发泄等方法，使其蓄积的情绪得以宣泄，消解心因，可迅捷见效。还可以参照马王堆出土的医帛中的"引烦""患恨"等导引图，配合吐纳行气之法，将胸中蓄积之气，从口中徐徐吐出，以宣泄情绪，畅通气机，促使闭经症状得到较快缓解。

此外，针对患者忧思、郁怒的劣性情绪，借用中医学的情志相胜法，调畅情性，以使气血通达也可促使闭经自愈。再者，巧妙地运用言语启发开导患者，或配合一定的针灸方法，也常能消除心因、改善情绪，较快地治愈

闭经。配合运用音乐疗法等也常可以奏效。最后，对长期生活在劣性心境或紧张环境之中，或体质气质属易于忧郁压抑的妇女，因大脑皮质功能失调、内分泌紊乱而兼见经闭者，应有针对性地转移情境刺激，或鼓励患者积极参加文体娱乐活动，借助多种非药物疗法，也可起到缓冲紧张，愉悦情性，促使气血调畅，从而改善内分泌紊乱，令月经正常而行，体质逐步恢复常态之功。

预防 保持良好的精神状态，避免精神压抑、紧张、忧虑、大喜大悲，消除不良的情志刺激。调节饮食，注意营养，有慢性病和营养不良者，需增加营养。进行适当的体育锻炼，以慢运动为宜。有原发病者，要积极治疗原发病。

预后 一般疗效及预后颇佳。部分器质性病变者治疗可能会较棘手，预后不佳。

(王 秀)

yuèjīng qián hòu zhūzhèng

月经前后诸证（symptoms around menstruation） 行经前数日或行经期间规律性地出现某些症状，如头晕头痛、心烦失眠、乳房胀痛、浮肿腹泻、身痛发热、口舌糜烂、感冒声嘶、大便下血等。这些症状既可单独出现，亦可两三种症状同时兼见，多以行经前2~7天为著，经后即逐渐消失。历代中医文献常将经行泄泻、经行浮肿、经行头痛、经行发热、经前泄水、经前便血等病归属于本病症范畴。本病症多发于中年妇女，多因精神社会因素引起，其涉及范围与现代医学的经前期综合征相吻合。发作时，常伴有精神情绪症状，其中以焦虑、抑郁、情绪低落症状最为多见。因此，中医学中，月经前后诸证属

典型的情志病症。

(王 秀)

jīngxíng tóutòng

经行头痛（menstrual headache） 行经前后或行经期，出现以头痛为主，并常伴有抑郁、烦躁、易怒、失眠等症状，行经后自行消失的一类综合征。是妇女月经前后诸证中常见病症之一，久病后可伴有体弱、精神过度紧张、因惧怕头痛而焦虑等病史。

病因病机 本病症多由情志内伤或情志不畅所致，病位主要在肝，也涉及脾、肾、心等诸脏，累及冲任两脉；病机主要与肝失疏泄有关，其机制为肝失条达，气机不行，血行不畅，瘀血内留；或肝气郁结，气郁化火，肝火上逆，气火上扰清窍，而致行经时头痛。根据患者素体及病程长短，病机还可有脾虚、肾虚、血瘀、阴虚、痰湿（火）等。

临床表现 主要表现为每逢月经期或经行前后，即出现明显头痛；且周期性反复发作，经停后辄止。疼痛部位或在巅顶，或为头部一侧，或为两侧太阳穴处；疼痛的性质可为掣痛、刺痛、胀痛、绵绵作痛等，严重者甚至可剧痛难忍。

治疗 中医学治疗本病症的方药有如下几类：①疏肝法：有逍遥散、丹栀逍遥散、柴胡疏肝散等加减。②活血化瘀法：有抵当汤、桃核承气汤等加减。③健脾除湿法：常用方有二陈汤、参苓白术散等加减。④滋补肝肾法：有一贯煎、肾气丸、二仙汤、百合知母地黄汤等加减。因精神心理因素参与此病症过程中，故参佐运用疏肝解郁法，包括配合运用心理治疗等很重要。

另外，还可结合针灸治疗。中医学认为月经前后诸证的发生

是由于全身阴血不足，冲任失养，造成脏腑功能或气血失调。针刺中极、关元，通调冲任，补益气血；足三里健脾化湿，益气通络；三阴交则是三阴经交会穴，能调整足三阴经的平衡，有补益肝肾，调经止带作用；百会、印堂同属督脉，有醒脑开窍、宁心安神之功；神门、内关安神；期门配乳根疏肝解郁、理气消胀；中脘、天枢调理脾胃；曲池、大椎泻热。各穴既可协同配合，也可选择其中部分，常能很好地调节自主神经及内分泌功能，纠治其紊乱和失调，从而缓解经行头痛。

预防 平素应调节情绪，保持心情乐观舒畅，避免思虑、情绪抑郁或急躁发怒。

预后 本病症经过合理治疗后，通常预后良好。

（王 秀）

jīngxíng rǔfáng zhàngtòng

经行乳房胀痛（distending pain of breast during menstruation）

行经前后（或正值行经期），出现的明显乳房作胀或乳头胀痒疼痛，甚至痛剧而不能触衣，经净后逐渐消失的病症。多见于青壮年妇女，为月经前后诸证中常见病症，可因之而导致不孕，或因不孕后症状加重。此病症可归类于现代临床的经期紧张综合征范畴。患者常多伴有久病体虚、不孕或七情内伤史等。

病因病机 本病症的发生与肝、胃、肾关系密切。多发生在经前期或行经期，此时，气血下注于冲任血海，易致肝血不足，肝的疏泄之气偏有余。患者往往表现出对外界刺激的敏感性增强，情志常易不遂，或更容易出现多忧、忿怒、抑郁、易伤感等，以致肝气郁结，气血运行不畅，脉络欠通，不通则痛，乳房络脉失于纾解濡养，而致郁滞作痛。

本病症的核心病机在于肝失条达或肝肾失养所致的郁滞：七情内伤，可导致肝气郁结，失其疏泄之性；行经前后或行经期乳房本该获得舒缓释放之机，却因为郁滞而不得畅行，遂因局部气机壅滞，而出现乳房胀痛、乳头胀痒疼痛，甚可结节成硬块状，痛不可触衣等；经净后，因瘀血下行，气机暂时得舒，乳房胀痛大都逐渐自然消失。

临床表现 患者如果连续两个月经周期都出现类似症状，并常伴有精神抑郁，胸胁胀满，喜叹息或急躁易怒，或七情内伤史等；乳腺 B 超或红外线扫描排除乳房实质性肿块（或仅见乳房腺体明显增生增粗），且盆腔器官无异常，即可判断为本病症。

治疗 当以疏肝养肝、通络止痛为主，可用逍遥丸、柴胡疏肝散加减等，兼顾愉悦情性，舒畅心境。乳房胀痛属实证者（常表现为胀痛明显或剧烈），多为肝气郁结所致，宜疏肝理气通络。症状明显者，宜于行经前或乳房胀痛开始前就提前用药。属虚证者（常表现为隐隐作痛、闷痛），多为肝肾亏虚，宜滋养肝肾为主，且重在平时调养。对症治疗只能暂时缓解症状。

预防 本病症多因夹杂有情志不畅，故平时生活中需舒畅情性，令己愉悦快乐；且注意及时化解心理纠结，坚持恬淡自足，怡情养性，乐观处世的性格；在行经期前后尤应重视心理健康，心境安和，避免忧思恚怒等刺激。

预后 经治疗预后良好。

（王 秀）

jīngxíng shēntòng

经行身痛（general aching during menstruation） 月经前、后或正值经期，出现以身体疼痛为主要症状的病症。特点则是身痛每随月经周期而发，经净后逐渐减轻，严重者则经净数日后仍身痛不止。

病因病机 本病症多因气血亏虚，筋脉失养；或素体虚弱，经期卫外不固，风寒之邪乘虚侵袭；或气滞血瘀，经络痹阻而致身痛。南宋·宋仲甫《女科百问》有"经水欲行，先身体痛"的记载，主要责之于阴阳气血之盛衰。其谓"外亏卫气之充养，内乏荣血之灌溉，血气不足，经候欲行，身体先痛也"。明·冯兆张《女科精要》也提出"经行体痛者，盖气血盛，阴阳和则形体通畅；若外亏卫气之充养，内乏荣血之灌溉，故经行身痛也。或曰血海有余者，时至而溢。血海不足，有时至而周身之血亦伤，故欲行而身体先痛也。"明·龚信《古今医鉴·妇人科》中认为本病症因"劳力太过"或"情志所伤"，"行经之际，与产后一般；将理失宜，为病不浅……若其时劳力太过，则生虚热，亦为疼痛之根；若喜怒则气逆……逆于腰、腿、心、腹、背、胁之间，遇经行时，则痛而重著，过期又安"。可见，情志因素也是导致经行身痛的主要因素之一。

治疗 以养血、益气、活血为主要治疗原则，可以当归补血汤加减，或趁痛散加减。针灸治疗效果也不错。除应用药物、针灸治疗外，还应加强体育锻炼，增加抗病能力。应告知患者，行经期须充分休息，避免过度劳累、压力过大、情绪波动及紧张等，尤其要注意调摄情性，舒畅情志，以利于病情缓解或治愈。心理治疗以语言疏导等为主，音乐疗法等也常有效。

预防 平素宜加强体育锻炼，经期要充分休息，避免过度劳累与情绪紧张，避免着凉、淋雨、游泳、涉水等。

预后 本病症经过合理治疗及开导解释后，一般预后良好。

(王 秀)

jīngxíng tǔnù

经行吐衄 (hematemesis and/or epistaxis during menstruation)

经行前后或正值行经期，出现周期性的吐血或衄血，伴有全身不适、精神不畅、烦躁不安、下腹部胀痛（痛经）等症状。因常伴有经量减少或经闭不行等，好似月经倒行逆上，故又称倒经、逆经、经从口鼻出。属现代临床的代偿性月经、替代性月经、周期性子宫外出血等范畴。本病症以青春期少女为多见，亦可见于育龄期妇女。

病因病机 本病症多因肝经郁火炽盛，经期冲脉气盛而血动，血随气火上逆；或阴虚肺热，热伤肺络所致。明·龚廷贤《万病回春·调经》："错经妄行于口鼻者，是火载血上，气之乱也。"清·傅山《傅青主女科》："妇人有经未行之前一、二日，忽然腹疼而吐血，人以为火热之极也，谁知是肝气之逆乎。"明确揭示出本病症常因肝气上逆、气逆血乱所致。临床上，情志刺激为本病症触发的主要因素之一。

临床表现 临床以吐衄较常见。此外，还有眼、耳及皮肤等处的周期性出血。最多见的是鼻衄，约占本病症的1/3。据文献记载，本病症也可发生于下述部位：胃、肠、膀胱、肺、乳腺、皮肤、外耳道、眼及眼睑、脐部，以及皮肤的溃疡和色痣等处。本病症常伴有精神刺激史或情绪异常波动史。

治疗 《傅青主女科》中提出本病治法"宜平肝以顺气"，药物治疗多以疏肝解郁、降火凉血为主，常用方药有顺经汤、清肝引经汤等。此外，还需注意调畅情志，减少精神刺激，以保持心情舒畅，切忌恼怒和愤恨等，尤其是行经前或行经期更须稳定情绪，防止经血逆行向上而致衄血。纠治者可通过语言疏导或其他心理疗法，开解患者心结。

预防 有衄血史者平时饮食宜清淡，忌辛辣、椒、姜、葱之类，不可嗜服辛辣煎烤食物。平素要保持心情舒畅，尤其经前或经期更须稳定情绪防止经血上逆而致衄血。

预后 本病症一般预后尚可，行经前后的情绪宁静，有助于缓解症状严重程度。

(王 秀)

jīngháng qíngzhì yìcháng

经行情志异常 (menstrual mental disorder)

行经期前后或正值经期，出现烦躁易怒、悲伤啼哭，或情志抑郁、喃喃自语，或彻夜不眠，甚或狂躁不安，行经后常可很快恢复如常人的一类症状。相当于现代医学的周期性精神病。多见于平日小心谨慎、精神紧张、焦虑烦躁、忧郁或感觉过于敏感的中青年妇女。

病因病机 情志因素为本病症的主要诱因之一。多由情志内伤，肝气郁结，痰火内扰，行经期间，气血骤变，扰动心神而致。清·包岩《妇科一百十七症发明》将其责之于心、肝二经为患，"经来狂言如见鬼神，……肝必先郁而后怒，……心必先热而后狂"。宋·陈沂《陈素庵妇科补解·经行发狂谵语方论》中有"经正行发狂谵语，忽不知人，与产后发狂相似。缘此妇素系气血两虚，多怒而动肝火，今经行去血过多，风热乘之，客热与内火并而相搏，心神昏闷，是以登高而歌，去衣而走，妄言谵语，如见鬼神"。都指出情志刺激、情绪抑郁、愤怒等为诱发本病的主要因素。精神社会因素可能是触发本病的致病因素之一，部分患者还可伴有盆腔炎等。

治疗 本病症多由情志所伤而起，以经前或经期有规律地出现情志异常波动为辨证要点。治疗上宜根据证型分别论治：因肝郁者，当养血疏肝，常用方有逍遥散等；因痰火者，宜清热涤痰，常用方有生铁落饮等；热入血室者又当清热凉营，祛瘀宁神，常用方有小柴胡汤、清热行血汤等。

除药物治疗外，须进行心理辅导，针对患者思想情绪进行解释安慰，使其主动配合治疗；有盆腔炎症时需针对性地配合消炎祛瘀之品。在发病期间应适当休息，避免情绪紧张，减少精神刺激，以保持精神开朗，心情愉悦；且需注意饮食均衡，才能获得较好疗效。

预防 首先给予患者以情感支持和抚慰等，并帮助其调整心态，正确认识并从容面对周期性的生理变化。同时对患者家属应进行宣教，使其理解和宽容患者行经前后的行为过失或语言冲撞，并协助调整其行经前后的家务活动，减少刺激，使患者的失控行为或过失减少到最低限度。

预后 本病症经综合治疗后，一般预后良好。

(王 秀)

juéjīng qián hòu zhūzhèng

绝经前后诸证 (perimenopausal disorders)

妇女在绝经期前后，临床已出现月经周期不规则、经量异常（特别是减少）等，同时兼见潮热盗汗、激动易怒、心悸失眠、眩晕耳鸣、善怒易哭、健忘、腰背酸楚、面浮肢肿、性欲降低、尿频急、皮肤麻木刺痒或有蚁行感等症状。又称经断前后诸证。这些症状往往轻重不一，参差出现；持续时间或长或短，短者仅数月，长者迁延数年。好发年龄多为45~55岁，与现代医学所说的更年期综合征吻合。

病因病机 本病症的发生与绝经前后的生理特点密切关联。妇女绝经前后，肾气渐虚，天癸将竭，冲任二脉气血随之衰少，肝肾阴阳失去协调平衡，内在功能开始严重失调，遂可出现一系列症状。本病症的发生及加重，亦与心理社会因素及情志密切相关。临床上约半数症状与精神心理因素相关联。清·傅山《傅青主女科》指出："夫经水出诸肾，而肝为肾之子，肝郁则肾亦郁矣，肾郁而气必不宣，前后之或断或续，正肾之或通或闭耳。"说明月经虽出之于肾，但在调节月经上方面，肾受肝之疏泄控制，影响颇巨。明·张介宾《景岳全书·妇人规》曰："妇人于四旬外，经期将断之年，多有渐见阻隔，经期不至者。当此之际，最宜防察。若果气血和平，素无他疾，此固渐止而然，无足虑也。若素多忧郁不调之患，而见此过期阻隔，便有崩决之兆。若之浅者，其崩尚轻；隔之久者，其崩必甚，此因隔而崩者也。"

绝经前后诸证虽由肾虚而起，但在大多数患者中，尚存在着由精神心理因素或性格行为因素所引起的肝郁/肝旺诸证。由于工作和生活境遇不同，以及来自外界的种种刺激等影响，绝经期妇女不能马上适应机体功能衰退之内环境变化；如有些妇女因绝经而感到已年老，韶华已逝，不能再发挥作用，害怕失去已有的地位影响等，或因为担心性的吸引力下降，而滋生焦虑不安、失望、无奈等消极情绪，这些情绪反过来又影响生理功能，因而催生出绝经前后诸多症状。

治疗 中医药的辨证施治对本病症的治疗具有较明显优势，偏肾阴虚者，以左归丸加减；偏肾阳虚者，以右归丸加减；阴阳俱虚者，常以二仙汤加减，从而调整肾阴肾阳的平衡。除辨证论治外，还应注重心身综合疗法、中西医结合治疗、针刺疗法、饮食疗法等，诸种疗法合理配合运用，方能收到良好效果。

心理支持疗法如下：①建立良好的医患关系：治疗中可采取医患双方共同参与的模式，借同理心以关心、理解、同情患者，取得其信任，调动其潜在能力，鼓励其积极参与病症的应对。②必要的医学交谈：善于引导患者交谈，倾听患者倾诉，"告之以其败"，就更年期问题阐述医学（生物学）机制，并多用安慰、鼓励性语言，避免伤害性语言，承诺保证对涉及隐私问题的保密，以助患者宣泄不良情绪，纠正心理不平衡状态。③确立治疗目标：更年期是妇女生理性衰退的正常现象，预示着逐步向老年期过渡；由于内分泌的改变，会出现一系列生理改变和不适，多数患者能顺利度过。但有些妇女因观念或认识上的偏差，不适感更为加重。故纠正错误观念，促使形成正确认识，并"语之以其善"，告知其怎么应对才会有更佳结果，也是治疗的目标之一。④个体化治疗：通过交流、交谈，根据患者气质、体质特点及对症状认知情况，帮助其正确认识更年期心身反应，确立绝经是一种"生理过渡期"概念，因人而异地实施个体化治疗，对身体素质良好者，建议其主动适应自我、社会和家庭变化，坚持参与工作和社会活动；对体质稍差或已退休妇女，应鼓励其参加有益身心的文娱体育活动，以愉悦心情，防止心理"老化"，提高自我调控能力；必要时也可请家庭成员及社会共同参与治疗。⑤巩固治疗：本病症的纠治常需一定的时间，在治疗过程中，对取得的成绩应予以肯定及表扬；对心理障碍改善不明显者，应帮助分析，寻找原因。

预防 绝经期女性应树立自信、自立、自强的观念，保持年轻的心态。增加社交活动，培养兴趣爱好，调畅情志，保持乐观豁达的心态。劳逸结合，适当运动，增强体质。家人要体谅患者焦虑、抑郁、易怒等情绪，多予以关心与体贴，协助其渡过困难时期。

预后 合理综合治疗后，预后良好。但很多人认为本病症是正常现象而忽略不治，以致更年期过后留下很多后遗症。须知女性更年期是一个十分重要的生理转折期，平安度过，更年期后的病症会少很多；否则，很多病症是更年期开始固定下来，并成为女性后半生终生性病症的。这类病症有高血压、糖尿病、肥胖、心理障碍（情绪不稳定为主），包括部分哮喘等。因此，对绝经前后诸证施以积极、合理、综合治疗，具有重要意义。

（王 秀）

bùyùn

不孕（infertility） 育龄妇女婚后1年以上，夫妇同居，配偶生殖功能正常，未采取避孕措施而未能有孕者；或曾有孕，而又1

年以上未采取避孕措施而未再受孕者；或即使受孕却未见有活胎者。又称为无子、全不产、绝产、断绪、无后。其中，从未受孕者称原发性不孕；曾怀过孕，因多种因素后又不孕者，称继发性不孕。本病症发生率很高，在欧美发达国家为15%~20%；在中国约10%，且有明显增多趋势。

不孕分生理性不孕和病理性不孕。生理性不孕是因先天生理缺陷而造成的不孕，如中医学所说的"五不女"。病理性不孕是因受某些病理因素的影响而导致的不孕。

病因病机　病因或促成因素很多。中医学认为本病症的发生，与肝肾脏器病变及痰浊、瘀血等痹阻胞宫有关，精神情志因素则是诱使这类病变发生的重要因素之一。张同心《妇科要旨》指出："妇人无子，皆由经水不调；经水所以不调者，皆由内有七情之伤，外有六淫之感；或气血偏盛，阴阳相乘所致。"清·傅山《傅青主女科》亦曰："嫉妒不孕"，是肝气郁结所致。素性忧郁，或暴怒伤肝，或婚后急于求子不遂，情怀不畅等，可引发肝郁气结，疏泄失常，气血失和，甚或促成痰浊瘀血内阻胞宫，最终可见不孕；亦可因情志过激而化火，灼伤肝肾之阴，血海蕴热而致胞宫病变，不能受孕而无育。此外，长期处于嫉妒敌意，焦虑紧张状态，也可使人经络痹阻，肝郁肾闭，而致胞宫不孕。

鉴于精神心理因素在不孕中有重要作用，有学者把病理性不孕归纳成两大类：器质性不孕和心因性不孕。心因性不孕是心理情绪因素导致之不孕，占有很大比重。现代研究表明：长期压力、紧张焦虑、忧郁不安、恐惧，严重的挫折感及心理冲突、情绪骤变等，都可通过作用于大脑皮质，影响下丘脑-皮质-肾上腺轴功能，促使肾上腺皮质激素分泌过多，进而反馈性地造成促性腺激素的非特异性抑制，引起内分泌紊乱，导致妇女停经、输卵管痉挛、宫颈黏液等变化，并可伴有其他性功能和生殖功能之障碍，从而造成不孕。而不孕对大多数不育夫妇来说，都是一种心理创伤，会导致情绪不稳定、精神压力增大和焦虑无奈等，这些负性情绪又在生殖各环节产生不良影响，从而导致不孕的恶性循环。许多不育夫妇一旦领养孩子后，很快就可怀孕，就是很好的例证。

治疗　历代医家都重视精神情志因素对不孕的影响。明·张介宾《景岳全书·妇人规》指出："产育由于血气，血气由于情怀，情怀不畅则冲任不充，冲任不充则胎孕不受。"因此，在治疗上倡导"情志不孕，疗之以情"。故治疗上除辨证用药外，佐以心理治疗至关重要（见闭经、痛经及绝经前后诸证）。

此外，夫妇双方因没有怀上而过分焦虑，常可加剧精神紧张，加重了内分泌失调和性功能及生殖功能障碍，是造成暂时不孕的因素之一。针对这种情况，可运用语言疏导法等，帮助患者夫妇分析其不孕中的七情失和之机制，既重视此症，又不应过分焦虑，以免欲速则不达，使其保持宁静良好心境；并告之择氤氲之最佳时机，以利于"和阴阳"，可促使成孕概率之提升。再者，对心因性不孕者，劝慰其饮食起居有常，安定心神，顺其自然，不要操之过急，可训练静默澄心等法，以消解其郁结及焦虑，通畅气血，常有助于阴阳相合，精卵相搏而能有子。

对于因恣食肥甘厚味而生痰浊湿阻，或过食辛辣助生内热者，又当致力于矫正不健康的饮食行为，佐以化痰祛浊等法，以恢复健康的体质，功能顺畅通达，以促进其能够受孕。另外，还应注意矫其不利于受孕的异常性行为，并可辅导其依据排卵期变化而安排性生活，以利于更好地受孕。

预防　夫妻交合宜有时、有节。注意饮食的合理调节，避免过食生冷肥甘或辛辣厚腻之品。调治经、带。尤其注意舒畅情志，保持健康的心态，避免精神紧张等情绪改变。

预后　本病症预后十分复杂，不可简单预测。对心因性不孕者，施行合理有效的语言及心理疗法等，并配合一定的中医药治疗，受孕概率不低。至于其他类型的不孕，则视原发性疾病纠治及控制情况而定。

（王　秀）

dàixià

带下（leucorrhea; morbid vaginal discharge）　阴道内分泌物增多或减少，色、质、气味异常，并伴有全身或局部症状的病理情况。带下，即阴道内分泌物，其异常是多种妇科疾病中一个主要症状。分泌物明显增多者称为带下过多，分泌物明显减少者称为带下过少，都属于病理现象。带下异常，常见于现代临床的生殖器炎症、肿瘤和内分泌失调等病症中。

病因病机　带下的发生，中医学主要责之于湿邪，前人有"诸带不离湿"之说。此"湿邪"类似于现代医学所说的慢性炎症。此外，带下还与情志波动、生活条件及体质因素等有关。清·沈尧封《沈氏女科辑要笺正》强调

"所思不遂，龙相之火，因而外越，是即亢火疏泄太过之带下"。清·沈金鳌《妇科玉尺》指出"妇人又多忧思恚怒，伤损心脾，肺脏之火时发，血走不归经，而患赤白带下"。严鸿志《女科证治约旨》曰："因思虑伤脾，脾土不旺，湿热停聚，郁而化黄，其气臭秽，致成黄带。"都道明了七情内伤是导致带下病症的主要因素。其中，以怒、忧、思为害尤甚。就中医学病机而言，常见因素性抑郁，或恚怒伤肝，或所愿不遂，忧思气结，肝失疏泄，肝气横逆犯脾，脾运失健，水湿不化，下注任脉带脉，遂发为带下病症。不少患者因病情迁延不愈，或兼有阴部瘙痒等症状，既难受，又难以启齿，心理上恐惧焦虑，反过来加重肝郁，而使病情加重或顽固化。

治疗　中医学治疗，首当分其寒热虚实。因寒湿为多见，故常以补虚除湿为纲，可用完带汤加减。在药物治疗的同时，应注意心理治疗。"七情之病也，看书解闷，听曲消愁，有胜于服药者矣"（清·吴师机《理瀹骈文》）。心理治疗方法见闭经、痛经。对患者要给予足够的关心体贴，悉心分析其导致带下增多或迁延不愈、不利于康复的情感因素，并多加以疏导鼓励，使之从原先的心理羁绊中解脱出来。同时，对患者阴道等处的慢性炎症，加强局部的清洁卫生，消除炎症，并树立信心，通过自身努力以重新调节心身功能，从而可达到康复之目的。此外，也可根据患者不同的症情，选择试用自我训练和气功、太极拳等疗法。

预防　注意经期、产后的卫生，保持外阴和内裤的清洁干爽，衣着宽松。平素应积极参加体育锻炼，调畅情志，保持良好的心理状态。饮食宜清淡，避免过食肥甘或辛辣之品。定期进行妇科检查，若发现病变及时治疗。

预后　除去因恶性肿瘤引起的带下，一般预后较好。但需结合积极综合中西医治疗和心理行为纠治等。

（王　秀）

rènshēn èzǔ

妊娠恶阻（hyperemesis gravidarum）　以妊娠早期出现较重的恶心呕吐，头晕厌食，甚则食入即吐为主要表现的疾病。又称子病、病儿、阻病、病隔、选饭、恶字、恶子、恶食、妊娠呕吐。妊娠早期如见偏食、轻度恶心呕吐等，一般称为早孕反应，大多始于第 6 周，12 周以后自行消失，不属于病态。若恶心呕吐频繁，或食入即吐，或不食亦吐，甚则呕吐苦水或血性物者，是病态反应，称为恶阻。现代医学统称为妊娠剧吐。多见于妊娠过程中精神过度紧张、神经系统功能高度不稳定的年轻初次怀孕的孕妇。

病因病机　本病症的主要病机是冲气上逆，胃失和降所致。明·张介宾《景岳全书·妇人规》："凡恶阻多由胃虚气滞。然亦有素本不虚，而忽受胎妊，则冲任上壅，气不下行，故为呕逆等证。"指出恶阻多因素体虚弱，正气不足，脾虚气滞，忽受妊娠，冲气逆而向上，发为恶心呕吐。通常情况下，情志失调也会诱发本病症的发生发展。中医学认为，怀孕时孕妇阴血聚于下部，以养胎元；阴血相对不足，常无法制约肝阳，肝脏失其柔和之气，故肝之阳气失柔，每致疏泄太过，易于亢盛；夹带胃气而上逆，发为恶阻。若兼因抑郁恚怒所伤，则更易升动太过，横逆

犯胃，致胃失和降而见恶阻、呕呃等。故清·萧埙《女科经论》引朱震亨语曰："恶阻，因怒气所激，肝气伤，又挟胎气上逆。"明确指出了精神情感因素与恶阻发生之间存在着因果关系。临床上 75%~80% 的妊娠剧吐者有精神刺激史。对于剧吐之孕妇，服用大剂量镇静剂疗效显著，也佐证了负性情绪在一定条件下可诱发孕妇出现剧烈呕吐。

诊断　除须对躯体症状进行辨证外，还应了解孕妇的个性特征、情感特点、心理矛盾冲突形式，以及环境对患者可能的影响等，特别是发病前有否精神刺激因素存在，以找出潜在的致病性社会心理诱发因素。

治疗　在选用药物针灸对症处理的同时，还应从致病性心理诱因着手，探索并消除潜在的心理应激。医护人员及家属要给予情感上的支持，消解其顾虑，让孕妇感受到亲人的理解和感情上的支持，帮助孕妇稳定情绪，调动其主观能动性，并对妊娠和今后生活充满信心。

此外，还可选用畅情疗法、音乐疗法、乐律疗法、静默疗法等，以转移孕妇对妊娠反应的过多注意和关注，以助于保持其乐观愉快的情绪。再者，还可以考虑让孕妇多遐想一下未来宝宝的可爱形象，以愉悦心情，松弛紧张，转移注意焦点，从而达到减少或消解呕恶欲吐的可能性。最后，对于恶心呕吐频发的孕妇，需注意饮食调整，强调"胃以喜为补"，饮食宜清淡，易消化，忌肥甘厚味及辛辣之品，鼓励少量多餐，一次进食别过量，这些，对促进早日向愈是有益的。

预防　平素应极积参加体育锻炼，并注意休息，避免过度劳

累，保持精神愉快，避免过度紧张、焦虑、多思多想，勿过怒过悲。饮食宜清淡，避免进食刺激性食物。保持室内空气流通。

预后　本病症经合理治疗后，一般预后良好。

（王　秀）

tāidòng bù'ān

胎动不安（threatened abortion）

妊娠期有腰酸、腹痛或小腹坠胀感，或伴有少量阴道出血的症状。可能是堕胎、小产的先兆，现代医学称为先兆流产。

病因病机　本病症常见之因有外感六淫、情志内伤、生活所累及体质因素等，致使或肾虚，或气血虚弱，或血热，或外伤瘀血等，导致冲任损伤，胎元不固，而诱使胎动不安。总体上，本病症以肾虚为本。情志内伤主要涉及怒、思、悲、恐等，或因抑郁愤怒，气郁日久化热，热伤胎元；或因思则伤脾，化源不足，胎失所养；或因恐则伤肾，肾虚不固，胎失所养。清·吴谦《医宗金鉴》指出"因暴怒伤肝，房劳伤肾，则胎气不固，易致不安"。清·萧壎《女科经论》曰："有怒气伤肝，或郁结不舒，触动血脉（胎气）不安"。孕妇的情志波动是导致本病症的常见因素之一。

诊断　妊娠期间出现腰酸、腹痛、下坠感等，或伴有少量阴道出血，脉滑之症，即可诊断为胎动不安。本病症的辨证要点是阴道见血、腰酸、腹痛、下坠感4大症状的轻重程度及持续时间，并适当兼顾脉象。诊治胎动不安时，还应了解孕妇出现症状前的心理和情绪波动情况等。

治疗　鉴于本病症有情绪及心理因素，故在给予药物、针灸护胎等的同时，医护人员应主动了解患者心理和情绪因素，令其尽量避免较强的精神刺激，以正确对待怀孕过程。对不利于怀孕或康复的心理及情绪活动，应积极予以开导或消解。医护人员向孕妇介绍病情要中肯，不能简单化或搪塞了事，更不能恐吓，以使孕妇产生疑虑紧张而增加情绪不安。心理疗法的具体方式，则当因人而异（见闭经、痛经）。

预防　应告诫孕妇自我注重情志调摄，保持心情舒畅，精神愉悦，切勿随意动怒，性急气躁。须令其知晓，良好的精神状态有助于孕育过程的正常，使胎儿免受邪气干扰。对于屡孕屡堕的习惯性流产者，更应加强情绪调控，消除其紧张恐惧，保持心情愉悦。

预后　本病症的预后与情绪稳定与否关系比较密切。故习惯性流产者，尤其需要注意情性之调控，学会以平静心态，从容地面对新生命的孕育及降临。

（王　秀）

nánchǎn

难产（difficult delivery）

妊娠足月，临产时胎儿不能顺利娩出的现象。又称产难，现代医学称为异常分娩。

病因　很多，包括产力异常、产道异常、胎儿/胎位异常等。其中，产道异常、胎儿/胎位异常于分娩之际并非药物所能奏效，需借手术以助产。产力异常所至的难产，也有多重因素。清·王春亭《济生集》中指出有7种原因：过于安逸、奉养过分、淫欲过度、忧郁疑惑、娇怯胆小、仓皇紧张与虚乏体弱。可见精神心理因素占了大半。

病机　元·朱震亨《格致余论》曰："世之难产者，往往见于郁闷安佚之人，富贵奉养之家。"指出虽然难产的原因复杂，而精神心理状态对分娩的影响很重要。常见的如有些孕妇对分娩缺乏正确认识和思想准备，或害怕分娩疼痛、出血而诱发高度的焦虑、恐惧和不安；或周围环境陌生，亲属不在场，引起过分紧张担忧；以及本人或家属重男（女）轻女（男），盼子（女）心切，唯恐不尽如人意等；都可致使气行失和，胞宫收缩不利，导致分娩受阻。清·吴谦《医宗金鉴》："难产之由，非只一端，……临产惊恐气怯"等均可导致。清·浙江萧山竹林寺僧《竹林寺女科》认为："心有疑惧则气结血滞而不顺，多至难产。"产力异常性难产中，孕妇的情绪因素常起主要作用，情绪不稳定的孕妇难产率显著高于情绪稳定者。前者往往产程较长，或伴有不规则的宫缩。现代研究提示，产妇精神过于紧张，或对分娩有恐惧心理，致大脑皮质功能失调，常影响宫缩的正常调节过程。

临床表现与诊断　如见妊娠足月，宫缩规律，并进入产程，但产程进展缓慢，甚至滞产；或虽见子宫收缩，却产程协调无力；临产后宫缩持续时间短，力量弱，间歇时间长；或见子宫收缩不协调，持续腹痛；产妇兼见烦躁不安，精神疲惫等；即可诊断为本病症。

治疗　产力异常性难产应用药物治疗后，大多可促使胎儿娩出。膝胸卧位配合艾条灸双侧至阴穴等非药物疗法亦可帮助分娩。同时，应重视产妇的精神状态，对其做好产前教育，解除思想顾虑和恐惧心理；分娩时鼓励多进食，做到"睡好、忍痛、慢临盆"，排空大小便，切忌临盆分娩时惊惶，紧张不安。并须注意周遭环境和医护人员的言行对产妇精神状态的可能影响：宁静和谐的环境、宽松熟悉的情景、医护人员和蔼可亲的态度，及家属亲人的在场等，都有助于消除产妇不必要的顾虑或恐惧。临产前欣赏轻松欢快的音乐，也有利于松弛产妇的紧张情绪。有些医院尝试性地令产妇在浸满温水的浴缸里分娩，全身浸泡在温水中，水波轻微地撞击孕妇身体，既可使孕妇精神松弛；又可使子宫肌肉活性增强，宫缩更加协调有力，分娩更顺畅，产程缩短；也可使疼痛感减轻。此时，若试行让丈夫或亲属陪伴在产妇身边，以使其心理上有所依托，效果更好。

预防 在诊治及预防中，不应忽视精神情绪因素。应了解产妇的性格特征，并分析其分娩时的心理情绪活动。一般产妇在临近分娩时，都有不同程度的精神心理紧张；有的还会有行为变态等；原有神经质的产妇，紧张情绪会明显加剧。对于这些都应采取相应的措施加以避免、消解或减缓。难产对母婴健康危害较大，故应当做好产前检查，早期发现，及时防范。

预后 本病症经及时、积极、合理的中西医治疗后，一般预后良好。

（王　秀）

chǎn hòu zhūzhèng

产后诸证（puerperal diseases）

产妇在新产后及产褥期内发生的与分娩或产褥有关的各种症状。又称产后病。产褥期则是指产妇分娩后，到母体恢复至孕前状态的时期，一般需6周左右。这个时期出现的症状，都归为产后诸症。常见的产后诸证有产后血晕、胞衣不下、产后发热、产后抑郁、产后恶露不绝、产后血劳、产后身痛、产后腹痛等。

本病症的病因病机可归纳为

4个方面：①亡血伤津：由于分娩过度消耗体力、大量出汗，加上生产中的创伤和出血，常导致阴血暴亡，虚阳浮散，遂变生他病。②元气受损：若产程过长，产时用力耗气，产后操劳过早，或失血过多，气随血脱，而致气虚失摄，冲任不固，滋生各种不适或症状。③瘀血内阻：因分娩创伤，脉络受损，血溢脉外，局部瘀血内阻（包括胞衣不下等），遂变生诸症。④产后体虚，又复感六淫或饮食房劳等：虚实夹杂，出现各种症状。

产后元气津血俱伤，腠理疏松；情绪尚未稳定，稍受精神刺激；或生活稍有不慎或调摄失当，均可致气血不调，脏腑功能失常、冲任损伤而变生诸疾。而产后体内内分泌等的变化，产妇角色的转变，生活环境等的变异等，可使其情绪易波动，亦会导致产后形神（心身）病症的发生，均需充分认识并积极解决。

（王　秀）

bāoyī bùxià

胞衣不下（retention of placenta）

胎儿娩出半小时后，胎盘尚未排出。又称息胞、胞衣不出、息胎、胎衣不出、胎衣不下、儿衣不出、胞胀不下。现代医学称胎盘滞留或稽留，指的是胎盘不能正常剥离现象。在过去，因分娩技术落后，这类现象（症状）比较常见，现已比较少见。

影响胎盘正常剥离的原因很多，精神紧张亦属其中之一。清·吴谦《医宗金鉴》曰："产妇胞衣不下者，……且宜谕令稳婆随胎取下，莫使产母闻之。恐被惊则愈难下也。"其意是即使胞衣不下，也要强作镇静，别让产妇知晓，以免加剧产妇精神紧张，或受到惊吓，遂致使胎盘更

不容易自行顺利剥离。

胞衣不下是导致产后出血的重要原因之一。此时，医师和助产人员应注意保护性医疗措施，与产妇建立相互信任关系，助产护士应稳定产妇情绪，及时将产程情况通知产妇，并以言语疏导、关心和鼓励，消除产妇的心理压力，可轻抚按揉产妇少腹部，既有助于消除其紧张感；也可借抚揉少腹部，加强宫缩过程，帮助排出胞衣。对于过分紧张的产妇，可施以暗示疗法，并配合一定的专业手法，促使其排出。产妇在产前要保持心情舒畅，生产时要保存体力，避免用力太过。产时注意寒温调摄，避免感受寒邪。

本病症经合理治疗后，一般预后良好。

（王　秀）

chǎn hòu xuèyūn

产后血晕（postpartum anemic fainting）

产妇分娩后，突然头晕目眩，不能起坐；或心胸满闷，恶心欲吐；或面色苍白，全无血色；甚则口噤神昏，不省人事等严重缺血，兼见头晕目眩等症状。

导致产后血晕的病因病机有虚实二端：虚则大多因产程中失血过多，血虚气脱，心神失养，乃至头晕目眩；实则因血瘀气逆，或产后情绪怫郁，扰乱心神，乃至头胀、目痛、眩晕等。在这两种情况中，精神情感因素都可以诱发或促使出现或加重。此外，产后产妇体力衰竭，加之精神过度紧张，或因不良心理因素刺激等，也可影响子宫的正常缩复功能，而导致其产后宫缩乏力，慢性出血不止，此时，产妇更是惶恐不安，亦可见血亏而晕等。

在产妇分娩过程中，除注意保暖（特别是少腹部保暖），避免风寒，注意外阴部清洁卫生等

常规措施外，还应注意心理活动，避免产妇情绪激动，避免各种不良刺激。此外，尽可能训练产妇学会自我加强子宫的缩复功能，以避免产后大出血等。再者，注意产后饮食调摄，清除其他可能导致产后血晕的因素，以确保产妇生命安全。

产后血晕不论虚实，俱属危急之症，均须立即抢救。必要时配合中西医治疗，以免贻误病情。

本病症经积极治疗后，一般预后良好。但应使产妇尽可能不留后遗症，包括心理上的阴影。

(王 秀)

èlù bùxià–bùzhǐ

恶露不下－不止 (lochioschesis and lochiorrhea)

产妇分娩后，胞宫内遗留的瘀血及浊液停滞不下，或下亦甚少，滞阻于胞宫内，以及分娩后持续 2 周 (甚至更长时期)，经阴道排出的瘀血浊液等仍淋漓不断的病理情况。近似于现代医学的恶露蓄留症。临床上，恶露不下和不止的症状常相兼存在。

病因病机 引起恶露不下和不止的原因很多，常见有气虚、血热、血瘀等，发病机制主要为冲任为病，气血运行失常，以至于胞宫缩复乏力。但其发生还常与产妇的精神情感状态有一定的关联性。明·武之望《济阴纲目》："思虑动作，气所壅遏，血蓄经络。"指出产时或产后情志不畅，肝气郁结，气机不利，血不得畅行，局部滞瘀，以致恶露不下。明·张介宾《景岳全书》分析"产后恶露不止"原因时，有因"怒火伤肝而血不藏者"，郁怒伤肝，肝火旺盛，灼伤脉络，迫血妄行；或肝气不和，肝不藏血；或肝失疏泄，下焦气机不利，而致恶露不绝。因此，诊治恶露

不下和不止时，都要兼顾精神情志因素。

临床表现 产后恶露是指分娩后随子宫蜕膜脱落，含有血液、坏死蜕膜等组织及废物等经阴道排出的现象，这些废弃组织，中医学称为恶露，属于正常的生理性变化。恶露有血腥，但通常无臭味，其颜色及内容物随时间而变化，一般在 20 天内完全排尽，总量为 250~500ml。恶露不下主要表现为分娩后，恶露滞留不下或排出很少，并伴有小腹疼痛等不适。恶露不止主要表现为产后血性恶露日久不尽，一个多月仍不见干净，量或多或少，色淡红、暗红或紫红，或伴有恶臭味，可兼见神疲懒言，气短乏力，小腹空痛或坠胀感；兼或伴小腹疼痛拒按，绵绵有几分低热等。低热乃瘀血内阻化热所致，也可能是伴有宫腔炎症等所致。

治疗 临床上，产后情绪怫郁或遭受精神刺激，每可见恶露不下和不止等。因此，除辨证应用药物治疗外，还应积极配合非药物疗法，包括心理治疗、语言疏导等。对性情急躁易怒的产妇，要多劝慰、解释，让其从容释怀；对情志忧郁者，要创造适当的情景，并给予情感支持，以使其消极情绪发泄而出，获得释脱。特别对那些不满意自己分娩结果的产妇，更要加强针对性的疏导和支持。此外，也可根据各人的病情，选用暗示疗法、自我调整疗法等。

预防 产妇产后宜卧床休息静养，避免情绪激动，保持心情舒畅，避免意外的精神刺激。保持室内空气流通，注意保暖，避免受寒。恶露减少，身体趋向恢复时，鼓励产妇适当起床活动。饮食总宜清淡，忌生冷、辛辣、

油腻、不易消化食物。

预后 经综合治疗，本病症一般预后良好。

(王 秀)

chǎn hòu yìyù

产后抑郁 (postpartum depression)

产妇在分娩后出现显著而持久的心境低落为主要表现的病症。是产褥期精神综合征中最常见的一种类型。现代临床称为产褥期抑郁症。一般在产后 1 周开始出现症状，4~6 周逐渐明显，严重时可伤及他人或自身安全。

病因病机 病因较复杂。一般认为是产后产妇体内神经－内分泌的剧烈变化、社会 (家庭) 变迁，以及产妇自我心理因素等的综合因素所促成。本病症与社会心理因素密切相关，产妇素有忧郁倾向，年龄偏小，系独生子女，以及不良的妊娠结局 (如婴幼儿不如意) 等，常对产妇的抑郁形成影响很大。与产妇缺乏妊娠、分娩及小儿喂养的常识也有一定关系。由于分娩带来的疼痛与不适，使产妇在产后仍然沉浸在紧张恐惧、痛苦不堪境遇之中；以及各种因素诱使出现的滞产/难产同时，也埋下了日后抑郁之根源。而产后神经－内分泌的剧变，则可直接促使产后抑郁的发生。

产妇的心理准备不充分，因新生儿的降临，徒增紧张、兴奋、焦虑，甚至恐惧不安等情绪，躯体和心理的应激强化，常可诱发产褥期抑郁症的发生。再者，家庭成员对婴儿性别等的敏感和不满，及孕期、分娩前后不良生活事件 (如孕期工作压力大、失业、夫妻分离、亲人病丧等) 的应激，包括产后自我体形的改变等，都是诱使本病症发生的重要原因。特别是产后遭到家庭、丈夫及社会的冷漠，缺乏亲人的理解、支持

与帮助等，更是致病的危险因素。

临床表现 一般在产后1周前后开始出现症状，2周左右发作，4~6周症状逐渐明显加重。症状有心情沮丧、情绪低落、悲观厌世、失眠多梦、很容易感到疲乏无力，或易激惹，或恐怖、焦虑，或默默不语等，对新生儿不太有兴趣，或有厌恶倾向；严重者，失去生活自理及照料婴儿的能力；或出现嗜睡、思维障碍、迫害妄想，甚至伤害婴儿或自杀行为等。

治疗 特别强调中西医综合治疗，中西医药物为主，且必须配合心理、情绪治疗等。中医药以辨证论治为主，侧重于补益气血、调和肝肾、安神定志等，常用方归脾汤、养心汤、调经散、逍遥丸等。尤其须细心观察当事人早期的情志改变，以防病情加重。病情较重者，还可配合抗抑郁之药。

心理治疗可选用方法很多。主要方法有以下几种：①心理咨询：关心、体贴产妇，加强与产妇沟通，取得其信任，缓解其焦虑抑郁情绪。引导产妇诉说心理及情绪问题，并耐心倾听，适时做好心理疏导工作，解除产妇不良的社会、心理因素（如婚姻关系不良、想生男孩却生女孩、缺乏小儿喂养常识、性兴趣淡漠等），想尽办法减轻其心理负担。②对存在产后抑郁的高危因素，有焦虑症状及手术结束妊娠的产妇，应高度重视，加强心理呵护、关怀与生活护理。并发动产妇的家庭成员，使他们更能够理解、关心产妇，形成良好的家庭氛围。③医护人员要做好基础护理工作，使产妇感到舒适安全，从而缓解躯体症状，指导、帮助产妇进行合理的母乳喂养，并帮助其学会照顾婴儿，使产妇逐步适应并乐

于承担母亲之新角色，增强产妇的自信心。

预防 本病症重在预防，方法有多方面，医护人员应善于运用医学心理学、心身医学和社会学等知识，对孕妇在围分娩期给予更多的关心和爱护。加强对孕妇/临盆产妇的精神情感关怀和支持；利用孕妇学校等多种渠道，提前普及有关妊娠、分娩、照顾婴儿等常识，以减轻孕妇对妊娠、分娩及照料孩子的恐惧、紧张和不安心情；完善产妇的自我保健意识及行为；进行社会学方面的开导，生男生女都一样。

预后 本病症如能积极采取综合措施，一般预后很好；否则，预后不佳。

（王　秀）

quērǔ

缺乳（oligogalactia） 产后哺乳期内，产妇乳汁甚少或者无乳可下的病理情况。又称产后乳汁不行。此病症现代远比过去更为常见。

病因病机 产后乳汁缺少的主要病机为乳汁生化不足或乳络不畅，常见的基本病变除身体虚弱、气血生化之源不足之外，亦常可因情志不畅、紧张不安，或对婴儿厌恶，或担忧哺乳会影响自己身材等，诸多心因可导致肝郁气滞，气机闭阻，无法促进乳汁正常分泌。金·张从正《儒门事亲·乳汁不下》曰："或因啼哭悲怒郁结，气溢闭塞，以致乳脉不行。"元·朱震亨《格致余论》指出"乳子之母，不知调养，怒忿所逆，郁闷所遏，厚味所酿，以致厥阴之气不行，故窍不得能，而汁不得出"。清·傅山《傅青主女科》认为："少壮之妇，于生产之后，或闻丈夫之嫌，或听翁姑之诔，遂致两乳胀满疼痛，

乳汁不通，人以为阳明之火热也，谁知是肝气之郁结乎？"都指出情志不调可影响乳汁的分泌。再者，诸如失眠、过劳、焦虑、恼怒、疼痛等，也都可使乳腺分泌明显减少。

临床表现 产妇在哺乳期内，乳汁甚少，不足以喂养婴儿；甚或全无乳汁。亦可见原本泌乳正常，因情志过度刺激后突然缺乳而乳汁骤减的情况。

诊断 除需辨别躯体症状的虚实寒热等性质外，还应了解产妇的性格特征、情感倾向、生活境遇等，以及分娩后有否骤然遭遇精神心理刺激等，以便针对性地消解导致乳汁分泌障碍的精神心理诱因。

治疗 中医学认为，乳房乃肝经所布，胃经所过，若产后情志不畅，肝气不疏，或肝气犯胃，可致乳脉闭塞，胃失其生化之源，也可使乳汁分泌甚少或全无。故须告诫产妇，产后应努力保持情志舒畅，切忌恼怒发火或情绪怫郁等。

对于与精神情志因素有关的缺乳产妇，应以心理治疗为主。如对于情志抑郁者，宜采用宣泄疗法，创造出某种情景，让患者把压抑的情绪发泄出来，以减轻心理压力；或用雄壮而节奏感强烈的音乐，帮助其振作精神，以促使乳汁的运行；此外，配合运用针刺疗法，对改善或维护增进气血和调，也有一定效果。再者，适当加强锻炼，定期哺乳，加强产后营养，尤其是多摄入富含蛋白质食物和新鲜蔬菜，以及充足的汤水等，对增进产妇体质，促使气血和调而乳汁自行泌出，都有一定的效果。

预防 产妇在孕期、产后均要保持乐观、舒畅的心情，避免过度

的精神刺激。加强产后营养，尤其是富含蛋白质的食物以及充足的汤水摄入。哺乳期间产妇应保证充足的睡眠和正确的哺乳习惯。

预后 本病症通常并无不良后果。即便是缺乳也可补救。但自然哺乳，不仅有助于婴幼儿长期发育及健康，而且对母亲健康也有好处。故应该倡导母乳喂养。

(王 秀)

chǎn hòu shēntòng

产后身痛 (postpartum body pain)

一类归因于分娩后将息不当，感受风寒之邪，或过早浸淫冷水，以至于为寒湿之邪所客，经久不去的病症。俗称月子病、产后风、月痨、月家痨、月奸病、月中伤、干耳病。

病因病机 中医学认为，妇女分娩之际，血与津液大量丢失，元气随之外脱，兼因分娩过程用力，大汗淋漓，此时，筋骨大伤，腠理大开，皮肤卫外无力，身体空虚，不慎风寒侵入，客而为病，引起顽固症状。一般在产后一二月内出现，如不积极治疗，可持续数年甚至终生。宋·陈自明《妇人大全良方》指出："夫产则血气劳伤，脏腑虚弱而风冷客之，冷搏于血气，血气不能温于肌肤，使人虚乏疲顿，致羸损不平复。"这类病症比较普遍，且多见于生活条件一般，文化水准不高的家庭主妇。对其病追本溯源，只有极少数人曾经有过产褥期感染。然产褥热及产褥期后遗症并非其主要原因，患妇大都偏于焦躁或忧郁，情绪波动较大，往往兼有癔症样夸张性格。除关节等疼痛外，临床症状尚有怕冷、怕风、怕碰水、麻木、抽搐、胀痛等，部分患者年久后可伴有风湿性与类风湿性疾病的症状，但查体基本正常。

理论上，此病症乃因产后身体极度虚弱，腠理洞开，风寒之邪乘虚入侵；复因情绪怫郁，肝郁气滞，气血阻滞，失其营养，体虚、邪客、加上郁滞，三者纠缠，局部经络气血严重不通，疼痛缠绵难去，终致顽固之疾。

本病症只发生在信奉中国文化的本土人士身上，海外罕见。且其症状之加重，多于疲劳、心情郁闷之际，查体却很难发现阳性典型体征。在何裕民《中国传统精神病理学》和《中医性别差异病理学》中，将其与"缩阳（睾丸萎缩）"一起，列为中国的"文化相关综合征"。认为正是"产后妇人气血大亏，正气屡弱，腠理疏松，极易为风寒湿等邪侵淫，故产后必须'坐月子'，好生加以调摄，且需避风，戒凉，不可入冷水，不可梳头洗头等，否则易诱使邪侵，发为头风、头痛、周身关节疼痛等病症。且一旦出现，便是顽疾痼症，只有借下一次坐月子才能加以纠正"的强大传统文化观念，强化了类似认识，导致中国农村产妇很容易产生此类病症。他指出"此类病症村姑中特多，是典型的既有一定生物学病变基础，又为文化观念消极强化的'心身症'"。这一见解可以解释上述诸多疑团，且给出了新的认识角度。

治疗 既需要借助中医药等，以纠治其疼痛等"躯体化"症状，也需要利用语言疏导等心理疗法，改善其认知及情绪问题。

药物治疗当以辨证论治为主，可用黄芪散、趁痛散等，或以乌药顺气散加减，四物汤加秦艽、桃仁、没药等。语言疏导的关键，在于勿强化症状的可怕性、难治性，可在配合积极治疗、检查的基础上，循循善诱，消除其担忧，

结合药物对症状的改善作用，及时作出良性的暗示，使其释怀。同时，辅导患者进行合理的生活调适，如少接触冷水，疼痛之处经常按揉，借助温热的物理疗法等，以改善不适之处的症状。

预防 产后注意休息调养与运动，避免过度劳累。注意保暖，避风寒。饮食宜清淡且易于消化。注意保持良好心情，不怒、不燥、心胸开阔、少思少想。

预后 如能从文化相关的心身症角度，结合药物及心理、语言疏导，局部物理疗法等，预后良好。

(王 秀)

lǎonián qíngzhì bìngzhèng

老年情志病症 (senescent emotional disease)

主要由情绪因素所导致的老年病症。中医老年病学主要是以老年病症为诊治对象的临床学科。精神情志因素是老年病症的常见病因，情志异常也是部分老年病症的突出临床表现。如老年胸痹等常因情志刺激而诱发，主要属于心身病症；老年消渴病等虽由其他原因所致，但具有突出的情志异常表现，且其病情也常随其情绪波动而有相应的变化。其中，既包括一些身心障碍，也有部分属于心身疾病范畴。治疗时结合心理疗法，往往效果更好。

(梁治学)

lǎonián jiànwàng

老年健忘 (elderly amnesia)

老年人由于脑髓渐空，记忆力减退，遇事善忘的一类病症。又称喜忘、善忘、多忘。高年神衰者多患此病症，如明·李时珍《本草纲目》说"脑为元神之府"，明·金正希《医方集解·补养之剂》有"老人言善忘者，脑渐空也"之论。它与生性迟钝，天资不

足的健忘或记忆力差不同。本病症可见于现代临床的老年人因脑动脉硬化、轻度脑萎缩、认知障碍等病变的早中期病理过程中。

病因病机 本病症的病变部位在脑，主要与心、脾、肾三脏虚损，气血阴精不足有关。清·林佩琴《类证治裁·健忘》指出："人之神宅于心，心之精依于肾，而脑为元神之府，精髓之海，实记性所凭也。"明确指出了记忆与脑的关系。《医方集解·补养之剂》云："人之精与志，皆藏于肾，肾精不足则志气衰，不能上通于心，故迷惑善忘也。"南宋·陈言《三因极一病证方论》（简称《三因方》）曰："脾主意与思，意者记所往事，思则兼心之所为也。……今脾受病，则意舍不清，心神不宁，使人健忘，尽心力思量不来者，是也。"指出本病多由心脾不足，肾精虚衰所致。

引发老年健忘的病因除年老神衰外，精神情志因素也是主因之一。老年人因离退休、子女赡养及社会诸多因素的影响，多有情志抑郁，忧思恼怒，孤独失志，以致心脾两伤，或心肾不交，神明失养，遇事多忘。元·朱震亨《丹溪心法·健忘》："此证皆由忧思过度，损其心包，以致神舍不清，遇事多忘，乃思虑过度，病在心脾。又云：思伤脾，亦令朝暗遗忘，治之以归脾汤，须兼理心脾，神宁意定，其证自除也。"思虑过度，伤心则血耗散，神不守舍，伤脾则气血化源不足，髓海失养，均可导致健忘。清·陈士铎《辨证录·健忘门》云："人有气郁不舒，忽忽如有所失，目前之事，竟不记忆……此乃肝气之滞，非心肾之虚耗也。"重视肝郁对本病症的影响。情志不舒，气郁日久，痰浊内生，上扰清窍，元神，或思欲不遂，情志怫郁，肝失疏泄，气滞血瘀，元神失养，而令人健忘。此外，老年人易悲观，抑郁不遂，五志化火，以致心火扰动而滋生健忘。

临床表现 以健忘为主，常对近事易忘，说话间忘了方才所说之事，而对孩提和青年时期的事记忆不减，常伴失眠、心烦、眩晕、多梦、疲乏、注意力不集中等。本病症常因思虑过度，悲伤太甚或他病、疲劳等因素而诱发，且与患者的心身素质、精神心理、情绪变化及环境因素等密切相关。

治疗 应注意运用心理疗法令患者心情愉快，勿过怒过虑，对治疗康复很重要。保持良好情绪，有利于神经系统与各器官、系统的协调统一，使机体的生理代谢常能处于最佳状态，从而反馈性地增强大脑的活力，对提高记忆力颇有裨益。鼓励患者多参加有兴趣的文体活动，也有助于增强恢复记忆力的信心。对老年患者因健忘而办错的事，不可过多指责，要安慰体贴患者，给予一定的鼓励及社会支持。中医药、针灸、气功和按摩疗法等都可配合运用，诸法合理协同，常有较好的疗效。

预防 中年起就要保持勤用脑的习惯，琴棋书画等爱好可防大脑早衰。有病早治，加强锻炼，多活动手指足趾，少熬夜不眠。心情愉快，少怒节思。适当进食鱼、蛋等养脑食品。

预后 本病症一般发展缓慢，短期内暂无生命危险，在精心医治下部分可获缓解。

（梁治学）

lǎonián xiōngbì

老年胸痹（senescent chest painful impediment） 老年人中常见的以胸膺部窒塞疼痛为主症的一类病症。胸痹的发病率，随年龄增加而增高。随着生活水平的提高及饮食结构的改善，发病率也逐年倍增。现代临床的冠状动脉粥样硬化性心脏病、心绞痛、心包炎或高血压性心脏病等病症中，具有胸膺部窒塞疼痛特征者，均属胸痹范畴。

病因病机 精神情志因素是老年胸痹的主因之一。《灵枢·口问》云："心者，五脏六腑之大主也……故悲哀愁忧则心动。"说明精神情志变化可直接影响于心，导致心脏受损。后世进而认为七情内伤是胸痹的主要病因。明·秦昌遇《症因脉治·胸痛论》指出"内伤胸痛之因，七情六欲，动其心火，刑及肺金；或怫郁气逆，伤其肺道，则痰凝气结；或过饮辛热，伤其上焦，则血积于内，而闷闭胸痛矣"。清·沈金鳌《杂病源流犀烛·心病源流》认为，七情"除喜之气能散外，余皆足令心气郁结而为痛也"，总结为"总之七情之由作心痛"。七情失调可致气血耗逆，心脉失畅，痹阻不通而发心痛。忧思伤脾，脾运失健，津液不布，遂聚而为痰。郁怒伤肝，肝失疏泄，肝郁气滞，甚则气郁化火，灼津成痰。无论气滞或痰阻，均可使血行失畅，脉络不利，而致气血瘀滞，或痰瘀交阻，胸阳不运，心脉痹阻，不通则痛，而发胸痹。

本病症与A型行为（指具有好胜心强、易激惹、性急、精力充沛等性格/行为特点者）、不良情绪、职业紧张、心理应激、社会文化等因素密切相关，这些因素通过神经-体液调节和对心脏中存在的含若干种多肽的神经纤维等的作用，使心血管系统正常的调控功能出现紊乱而产生胸痹之类病症。

冠心病的发生和发展是多种因素综合作用的结果。其中已明确的是心理与行为应激在本病症的发病过程中起着重要的中介作用。对急性心肌梗死后恢复的患者，以及死亡患者家属所做的调查发现，多数患者胸痹发作前一段时间，普遍出现紧张、焦虑、生活不满、恐惧、压抑或睡眠障碍等情绪应激史。冠状动脉痉挛者也一样，多数由于强烈的情绪应激，使交感神经张力增高；或因为持久反复的冠状动脉痉挛，引起冠脉血流停滞，供血阻断，使粥样斑块溃破，斑块内出血，激活血小板聚集，释放血栓素 A_2，进一步加剧了冠状动脉之痉挛。以至于形成恶性循环，最终导致急性心肌梗死。

临床表现 起病缓慢，常因操劳过度、抑郁恼怒、情绪激动等情志刺激而诱发或加重。主要特征是胸部憋闷疼痛。轻者可无明显心痛，仅感胸闷如窒、呼吸欠畅、心悸怔忡，重者则见胸闷心痛，疼痛剧烈，胸痛彻背，背痛彻心，持续不解等的症状。

诊断 须同时做出躯体上的和心理上的双重诊断，需分析患者的个性气质特点，弄清其精神情感状态，寻绎出可能的致病性心理因素。

治疗 急性发作时，应口服速效救心丸等，以积极救治。

治疗除中医辨证论治，疏方用药，并常佐以活血化瘀等药物外，还必须配合心理疗法，以控制情绪，稳定心理。如善于调神、调形等，有利于患者保持心情舒畅，情绪乐观；避免患者暴怒大喜等，以免诱发加重。心理疗法更需长期坚持，以优化个性，培养遇事不慌、冷静乐观的性格。

这类患者常有急躁易怒的个性特点，且多因情绪怫郁、恼怒、紧张或劳作太过而诱发。A 型行为者好发本病。而在本病症的治疗、康复、防复发过程中，纠治 A 型行为偏差是防范复发的非常重要一环。

对老年胸痹患者，心理行为疗法不仅有助于大幅度降低其发生率，而且一旦胸痹发作（心肌梗死）后，恢复期纠治中心理疗法的意义较单纯药物更为突出。自我训练和行为矫正都可以明显降低复发率。而各种松弛疗法，如练习书画、栽培花草、音乐治疗、气功锻炼，以及其他适当的运动治疗等，都可降低血黏度，减少血小板聚集，增加高密度脂蛋白，有效地减少胸痹发作的频率，杜绝心肌梗死的再次发生。因此，防治本病症必须高度重视精神调摄，应保持心情愉悦、舒畅，不宜过度紧张，避免暴怒暴喜，及忧思悲恐等精神刺激。

预防 保持心情舒畅，避免暴怒暴喜及忧思悲恐等精神刺激。注意保暖，预防感冒。饮食有节，食勿过饱，食宜清淡，忌烟酒及浓茶。劳逸结合，起居有常。

预后 很大程度取决于能否管控情绪，消解敌意，避免急躁易激怒等性格因素。

（梁治学）

lǎonián xiāokěbìng

老年消渴病（senescent diabetes）

老年人出现多饮、多食、多尿、身体消瘦，或尿浊有甜味等证候特征；或"三多"不明显，而有口丁喜饮、乏力消瘦、尿浊或尿有甜味的病症。是老年人的特发性疾病，多数 50 岁以后发病，发病高峰 60~70 岁，有明显逐年增高趋势。本病症相当于现代临床的老年糖尿病。

病因病机 消渴之名首见于《素问·奇病论》，认为五脏虚弱，过食肥甘，情志失调等是引起消渴的原因，而内热是其主要病机。禀赋有所不足、年老体弱、素体阴虚、饮食不节、精神衰疲等是主要病因，复因情志持续失调、劳欲过度而发为本病症。本病症虽诱发原因众多，但常具有突出的情志异常表现，且其病情也随情绪变化而加剧或起伏。长期过度的精神刺激，如郁怒伤肝，肝郁气滞，或劳心竭虑，营谋强思等，以致郁久化火，火热内燔，消灼肺胃阴津，可加速发为消渴。金·张从正《儒门事亲》指出："消渴者……耗乱精神，过违其度，……之所成也。"清·叶桂《临证指南医案·三消》说："心境愁郁，内火自燃，乃消症大病。"都说明情志失调、五志过极、郁热伤津是老年人发生本病症的重要因素。

除生理因素外，社会–心理–环境等因素在本病症发生、发展过程中起重要作用。病前生活事件刺激和由此引起的心理应激是糖尿病的激发效应。这些激发效应一般在遗传、免疫因素和个性特征基础上才起致病作用。患者在病前或复发前多存在生活事件刺激，如人际关系矛盾、个人生活失意、工作不顺利及职业紧张刺激等；而持续的心理应激可以促发糖尿病的产生；这反过来又加重了患者精神紧张、焦虑、激动、易怒、抑郁等负性情绪反应；进一步激化了胰岛功能的衰减和葡萄糖利用曲线的降低等。

临床表现 患者一般偏于拘谨、情绪不稳、固执、自卑，并具有某种抑郁或神经质的攻击性倾向，且随着增龄，这些倾向会加剧。另外，老年患者还表现为易焦虑，不太适应环境，缺乏理智，对外界刺激反应强烈的比例多见，并多具有内倾性格。

治疗 应强调采取心身相结合的综合防治措施，既要用中西医药物控制血糖，缓解症状，也要努力消解心因，稳定情绪，以防范其病的发展、复发与并发症；还应解决或缓解老年人特有的孤独、固执等倾向。许多心理疗法对此病症有较好疗效。例如，释放压力疗法、纾解抑郁疗法、道家认知疗法、培养各种兴趣爱好等都有积极的治疗意义。此外，饭后散步，进行适度的体育活动，儿孙等多陪伴，培养老年人的生活乐趣，甚至养花遛狗等，也都有很好的降低血糖之效。使老年人学会改变认识，释放压力，走出抑郁，稳定情绪，起居有常，坚持力所能及的体育活动和合理控制饮食，对本病症可有效防范与控制。

一旦明确为糖尿病，生物反馈疗法也有积极治疗意义。

预防 日常生活中应饮食有节，食宜清淡，节制饮食，食勿过饱。保持心情舒畅，避免精神紧张。劳逸结合，避免肥胖。戒烟酒、浓茶及咖啡等。

预后 如果能够加强综合控制与调整，本病症预后良好。若疏于防治，或仅依赖药物，则可能难以控制，导致诸多严重的后遗症，甚可危及生命。

（梁治学）

lǎoniánxìng chànzhèn

老年性颤振（senescent tremor）

发生于老年人，以四肢或头部颤动难禁为主要症状的一类病症。又称振掉、震颤、颤证。为老年人常见病。多于50岁后缓慢起病，发病率随年龄增长而增多；男性多于女性；且病势缠绵难已，症状逐渐加重。此病症可见于现代临床的震颤麻痹及震颤麻痹综合征、老年性震颤、老年性舞蹈病、脑血管障碍性震颤、纹状体黑质变性、小脑萎缩症、手足徐动症、肝豆状核变性等疾病。

病因病机 本病症始载于《黄帝内经》，称为"掉""振掉"，认为病变的部位在脑髓，病变的脏器与肝有关，并提出"诸风掉眩，皆属于肝"的病机论断，对后世影响深远。明·楼英《医学纲目》首次命名为"颤振"或"老人战振"。明·王肯堂《证治准绳》指出"此病壮年鲜有，中年以后乃有之，老年尤多。夫老年阴血不足，少水不能制盛火，极为难治"。意即年老肾精不足、气血亏虚等是重要发病基础。

精神情志因素则是诱发本病症的主因之一。其可表现出多种机制，如五志过极可以化火（郁怒伤肝，肝郁化火），灼伤肝肾之阴，阴虚则阳亢，风阳上扰；或火热灼津成痰，痰火／风痰上扰清窍，窜犯经络，清窍筋脉失养。最终，均可形成本病症。此外，忧思伤脾，脾失健运，痰浊内生，阻于经脉；或年老气血生化乏源，经脉失养，也都可促成本病症。再者，长期思虑烦劳太过，如"绞尽脑汁"，直接损伤心神，耗伤脑髓，致髓海不足，神机失养，经脉筋骨肢体失其所主，都可发为本病症。

临床表现 以头部及肢体摇动、颤抖，甚至不能持物为主要特征。发病缓慢，呈渐进性加重。初病较轻，仅有手足或头部微颤，尚能坚持工作、生活自理，随着病程之进展，病情渐趋重，可见头部振摇，肢体颤动不止，甚则肢节拘急，逐渐失去生活自理能力。此外，情绪激动、恼怒、疲劳、环境变迁等，均可作为触发因素，诱使颤振明显加重。

治疗 本病症常因郁怒等精神情志因素而加重病情，故除及时正确地运用中西医药物治疗、针灸、推拿、按摩、理疗或康复疗法等外，调畅情志、疏肝解郁、稳定情绪等都很重要。

合理运用心理疗法的积极意义，可体现在多方面。

在精神调摄方面，应注重修德养性，可使病情趋于平稳，不再加剧，甚至可以有所缓解。英国物理学家斯蒂芬·威廉·霍金（Stephen William Hawking，1942~2018年）患有肌萎缩侧索硬化，与本病症类似，也是运动神经元系统疾病，其危险程度更高，一般寿命不足40岁。但霍金享年76岁，且大脑从未停止过敏锐的思考。因此说，修德养性，助其长寿。

注意自我道德修养与心理调摄体现在多方面，如平静心绪，不再贪求功名利禄等身外之物，无妒嫉之心；学会及时进行角色转换，认老服老，保持老年人平静愉悦之心境，稳定情绪，令自己舒畅；并避免忧思郁怒等不良刺激；注意与环境协调，保持内心宁谧，避免噪声与自我躁扰；进行力所能及的行为训练等。

就医护人员而言，善于诱导与转移其焦虑倾向，帮助老年患者稳定情绪，及时有效地杜绝防范其过分激动与烦恼，使其保持良好的精神状态。

生活起居方面，应注意进入老年安养状态，讲究生活秩序，按时作息，适度地运动锻炼，如运用太极拳、八段锦、内养功等，都有辅助之功。

预防 可从老年前期开始，尤其对有遗传倾向者：修德养性，顺时起居，劳逸适度，和调饮食。

预后 本病症为老年性难治病，治疗调摄以缓解症状，延缓自然加重过程为宜。若失治或调摄不当，往往呈进行性加重，可转为老年痴呆等，预后不良。

(梁治学)

lǎonián chīdāi

老年痴呆 (senile dementia)

发生于老年人，以记忆力丧失为主要症状的一类病症。呆者，反应迟钝；痴者，不慧，不明事理也。本病症多指年轻时记忆力及反应如常，年老后却日见不慧，反应迟钝，不谙事理者。其轻者可见寡言少语，反应迟钝，善忘等；重则可见神情淡漠，终日不语，哭笑无常，生活不能自理等；更甚者则不辨昼夜，不知归途，亲疏难分，不欲食，不知饥，二便失禁等。

病因病机 内伤为主，常因七情内伤，久病不复，年迈体虚等所致气血不足、肾精亏虚、清阳不升，脑髓失养；更因为外伤等所致痰瘀阻痹，神机失用，表现为诸多神识失常及健忘、记忆丧失之症。其病位在脑，但与心肝脾肾等各脏功能失调密切相关，临床多见虚实夹杂之证。精神因素（主要是长期抑郁、焦虑、严重失眠等）也是诱发本病症的主因之一。

早期古医籍中有关老年痴呆的专论较少，但相关症状、病因病机、治疗预后等的描述不少。《灵枢·天年》："六十岁，心气始衰，苦忧悲，血气懈惰，故好卧。……八十岁，肺气衰，魄离，故言善误。"从年老功能衰减推论本病之因。唐·孙思邈分析说"人年五十以上，阳气日衰，损与日至，心力渐退，忘前失后，兴居怠情，计授皆不称心，视听

不稳，多退少进"（唐·孙思邈《备急千金翼方·养老大例》）。宋·陈直《寿亲养老新书·性气好嗜》指出："眉寿之人，形气虽衰，心亦自壮，但不能随时人事，遂其所欲。虽居处温给，亦常不足。故多咨煎背执，等闲喜怒，性气不定，正如小儿。"元·赵松雪描述"老态年来日日添，黑花飞眼雪生髯；扶衰每借过眉杖，食肉先寻剔牙签。右臂拘挛巾不裹，中肠惨戚泪常淹；移床独坐南窗下，畏冷思亲爱日檐。"（民国·丁福保《刀圭闲话》）到了明代，张介宾《景岳全书·杂证谟》专立"癫狂痴呆"一章，指出本病症由多种因素逐渐发展而成，临床症状"千奇百怪""变易不常"，认为本病症的病位在心、肝胆二经，强调"有可愈者，有不可愈者，都在乎胃气元气之强弱"。清·陈士铎《辨证录》设"呆病门"，对呆病症状描述甚详，且分析其成因主要在肝气之郁，而最终转为胃气之衰的病理发展过程，主要病机是肝郁乘脾，胃衰痰生，积于胸中，弥漫心窍，使神明受累，髓减脑消而病。遂提出本病症治疗以开郁逐痰、健胃通气为主；创洗心汤、转呆丹、还神至圣汤等，有一定的临床参考价值。

随着人口老龄化的到来，本病症日渐增多，而且增快趋势甚猛。现代把增龄中出现记忆力障碍（特别是近期记忆丧失，又称健忘）、对时间/地点的定向能力逐渐轶失、计算力障碍等视为本病症早期之核心症状，并将其分为3个阶段：主观认知障碍、轻度认知障碍、老年痴呆。

调查表明，本病症始自40岁，并随着增龄而明显递增。在中国本症50岁以下者罕见，55~59岁

的发病率为0.26%，60~64岁为0.70%，65~69岁为0.71%，70~74岁为1.19%，75~79岁为10.58%，80~85岁为11.04%，85岁以上者高达23.94%。如把主观认知障碍及轻度认知障碍都估算在内，则将大大超过上述比值。况且，随着中国公民人均寿命的明显延长，此病症的发生率还将进一步上升。

本病属疑难病证，现代医学的痴呆综合征，包括阿尔茨海默病、血管性痴呆、额-颞叶痴呆、路易体痴呆、帕金森病、亨廷顿病、占位性病变（脑肿瘤）等，其中阿尔茨海默病，占老年痴呆的70%左右。此病症原因不明，主要表现为渐进性记忆障碍、认知功能障碍、人格改变及语言障碍等神经精神症状，最终影响社交及自我生活功能。炎症、遗传、胰岛素抵抗、外伤、衰老、营养不良、长期情绪抑郁等都是可能的致病因素。

治疗 辨证论治同时，积极配合针灸、推拿、按摩、理疗或康复疗法，并改善饮食、控制炎症、调畅情志、激活其情绪、改善睡眠、加强生活呵护，特别是强化其社会交往活动等，对稳定本病症等都有积极意义。

预防 保持心情舒畅，调养自我精神。积极参加身体锻炼，积极参加社会活动。注重饮食及营养构成，养成良好固定的生活规律。积极治疗原发病。

预后 按照现代医学认识，本病症属不治之症。但采取中医药等的综合治疗，减缓发展过程，可促其基本稳定。本病症几年内很少有生命危险。

(梁治学 何裕民 孙娜娜)

lǎoniánxìng sàoyǎngzhèng

老年性瘙痒证 (pruritus senilis)

特发于老年人，临床以阵

发性皮肤奇痒和皮肤抓痕、血痂、表皮剥蚀等继发性损害为特征的皮肤瘙痒病症。属于皮肤科疾患范畴，但初发于老年人则属于老年病症之一。本病症属《黄帝内经》"诸痒"之列，隋·巢元方《诸病源候论》首载"风瘙痒"病名，明·申斗垣《外科启玄》称"血风疮"，清·祁坤《外科大成》称"爪风疮"。而清·许克昌、毕法《外科证治全书》称为"痒风"。好发于50岁以上，男女均可出现。多因年老后皮脂腺萎缩，皮脂腺、汗腺分泌减少，皮肤干燥，局部血液循环变差等引起。

病因病机 本病症的发生有内、外两重因素：年老气血亏虚为发病的内在根源；风邪外袭、气候干燥则为发病的重要外因，干燥的秋冬季及西北部地区人群更多见。情志因素也是诱发本病症的主要因素之一。其发生发展过程中慢性炎症刺激、内分泌失调、神经功能紊乱、免疫功能障碍、起居失常（多是睡眠欠佳）等，都起触发或加重作用。而这些因素一定程度受制于精神心理，并多半参杂有复杂的环境－社会－心理－生物机制等。老年人一般情绪较易激动，若情志调摄失宜，情性怫郁，烦恼焦虑，神情紧张等，皆能使脏腑气机失调加剧，阴阳偏颇加甚，五志化火炽烈，则化热动风，可诱使出现老年瘙痒症，或使瘙痒明显加重。

临床表现 以自觉皮肤瘙痒为主症，常因搔抓而致皮肤损伤、抓痕、血痂等继发性表现。但无其他原发性皮疹或皮损表现。日久，则可导致皮肤肥厚、变硬、色素沉着等改变。本病症起病较缓慢，初期时轻时重，发展不快。但也有因剧烈情绪波动或生活居住环境改变后，发病急骤的，其瘙痒部位常不固定，每以夜晚加重，或脱衣就寝时尤甚。症状严重程度常受气候干燥与否、情志是否平静、饮食中有否发物、衣物性质及其摩擦因素等的影响，睡眠好坏也是诱发因素之一。

诊断 本病症最好能够同时作出躯体和心理情感诊断。

治疗 除需运用中西医药物等外，也应配合心理治疗。需分析寻绎其致病性或诱发性心因，了解患者的性格气质特点，发病前后的精神情感状态，是否遭遇情绪刺激等，从中寻觅出可能的致病性精神心理因素，并努力加以消除。其次，作为情志病症的共同之处，畅调其情性，改善个性特征，稳定其情绪等都需考虑。临床可明显地观察到，心绪宁静平和，瘙痒的感觉可以平息很多。故素有"心静则风息痒止"之说。尤其需注意在情感上给予老年人更多的支持，避免压抑或过度激动，同时需设法令其有足够的睡眠，并努力消除其对瘙痒的过度恐惧和不安等。此外，可根据患者特点，建议其选择试用自我训练和气功、太极拳等疗法。再者，也可借助情境疗法，重在改变其生活环境，尤其需重视环境湿度之变化，可运用加湿器等进行调节，使患者生活在相对适宜的湿度之中（通常相对湿度60%左右最为适宜）。另外，经常运用油性润肤露等滋润保护皮肤，以改善症状，缓解瘙痒。

预防 平时应尽可能避免风邪侵袭，积极调理肠胃，保持大便通畅。忌饮酒，少吃海鱼、虾、蟹等动风助痒（过敏）之物，少吃辛辣油腻食物，多吃新鲜蔬菜水果。

预后 在排除其他疾患所致本病症的情况下，经过正确合理的综合治疗，预后良好。

（梁治学）

nánxìng gēngniánqī zhūzhèng

男性更年期诸证（andropause syndrome）

中年男子在向老年过渡阶段（55~65岁），由于脏腑功能失调而出现的一大类症候群。又称男性老年前期诸证。与现代临床的男性更年期综合征相吻合。

《黄帝内经》中有依据历法年龄阐述男子更年期生理性衰老变化之情况。《素问·上古天真论》曰："丈夫……五八肾气衰，发堕齿槁；六八阳气衰竭于上，面焦，发鬓斑白；七八肝气衰，筋不能动，天癸竭，精少，肾脏衰，形体皆极；八八则齿发去。"《灵枢·天年》归纳："人生……四十岁，五脏六腑十二经脉，皆大盛以平定，腠理始疏，荣华颓落，发颇斑白，平盛不摇，故好坐。五十岁，肝气始衰，肝叶始薄，胆汁始减，目始不明。六十岁，心气始衰，苦忧悲，血气懈惰，故好卧。"《素问·阴阳应象大论》指出："能知七损八益，则二者可调。不知用此，则早衰之节也。年四十而阴气自半也，起居衰矣；年五十，体重，耳目不聪明矣；年六十，阴痿，气大衰，九窍不利，下虚上实，涕泣俱出矣。"50岁以上的男性逐步进入更年期，肝肾精气渐衰，可因脏腑功能失调，而致诸多症状出现。这些经典论述为后世医家认识和防治男性更年期诸证，奠定了理论基础。但这只是就一般规律而言的。临床上，有时或因自我调摄失宜、情性不佳等因素的干扰，男性更年期诸证可以明显提前出现；而善于调摄，心境良好且稳定，则又可延缓出现。

病因病机 男性更年期诸证是一类生理性过程，不应视其为疾病。但促使其提前出现或症状明显，还是有一系列因素需要考虑：诸如禀赋虚弱、过度劳倦、起居失宜、情志不畅、饮食不节、精血亏耗等，都可促使更年期提前，症状更趋明显。其中，禀赋虚弱、精血亏耗是基础性因素，精神情志、行为习惯等也在本病症的诱发中占据主要地位。而且，精神情志异常，也常是男性更年期诸证中的突出临床表现。部分男性在60岁左右可骤然出现明显的精神情绪障碍，并伴有诸多身体症状。临床上，一些中年男性长期情志拂郁，郁怒不已，脾气暴躁，或忧虑频频，患得患失，愤世嫉俗，则是更年期诸证明显强化的常见激发之因。此外，因事不遂、思虑太过、酷嗜烟酒、劳逸失度、性生活失度等，也常起着推波助澜之功。

临床表现 以男性性功能低下、体力有所衰减和神志情趣方面明显改变等为主要症状，且多系统症状表现交叉互见，但以"功能衰退""神志情趣明显改变"为两大主要特征。体检及实验室检查常并无病理性征象出现。一般起病常有明显的更年期年龄特点，每因郁怒、焦虑、忧思、过劳、重大挫折等因素而诱发或明显加剧，但经过一段时间后，多数可以在不经意中消退。

治疗 对男性来说，更年期诸证过后，常可遗留许多形神方面的障碍，如后半辈子与高血压、心脏病、脑血管意外、情绪及心理障碍、忧愤不已等相伴随，因此，对于本病症，不宜小觑，应引起重视，尽可能在更年期加以改善。

调整肝肾两脏，平衡阴阳精血、协调神志情性、讲究综合调理，是本病症中医学治疗的基本原则。治疗需注意：①补益为先，阴阳兼顾：应注重补益精血，兼顾肝肾两脏。遵《黄帝内经》"形不足者，温之以气，精不足者，补之以味"之旨，结合肝肾精血，而选用相应的方药。同时依据病性之不同，分别施以滋阴、壮阳之方药。②心理情性调治为辅，强调有的放矢：更年期之初的男性，正处于事业的顶峰时期，但身体功能减退，需帮助他调整角色，平稳过渡到老年人的适合状态。可借助心理咨询等，寻找与本病症发生相关的不良精神刺激等，加以规避；也可帮助他开始修习些道家、佛家著作，为后续的老年生活做好准备。且心理治疗需因人制宜，以促使其平稳过渡，早日康复。

预防 心胸开朗，情绪乐观，避免郁闷恼怒。培养多方面的兴趣，扩大社交范围。起居有时，饮食适宜。

预后 本病症不是病理状态，本身并不致命，无须为此惶恐不安。但善于平稳过度，并让后续遗留之健康问题最少，则会有一个更为幸福而康宁的老年生活。

（梁治学）

érkē qíngzhì bìngzhèng

儿科情志病症（emotional disease of pediatrics）

一类常见的儿童心因性、情绪性反应。儿科，古代又称幼科、哑科，是中医学临床的一大分科。隋·巢元方《诸病源候论》指出"小儿脏腑娇弱"。宋·钱乙《小儿药证直诀》又说"（小儿）五脏六腑，成而未全，……全而未壮"。明·万全《育婴家秘》也认为"（小儿）血气未充……肠胃脆薄，精神怯弱"。这些特点决定了他们在情志病症方面的一些特殊性。儿科情志病症虽属心因性的，但若不及时有效处理，一则患儿承受不了，可能会削弱患儿本即虚弱的体质，有些病症还会固定下来，以至于影响孩子的生长发育，甚或影响其一辈子。二则家长常万分焦急，会引发其他问题，故需认真对待。

（王剑锋）

xiàochuǎn

哮喘（asthma）

一种以反复发作性哮鸣气促，呼气延长，甚则不能平卧为特征的肺系病症。俗称齁喘。哮，指声响而言；喘，指气息而言。哮必兼喘，故通称哮喘。春秋发病率高，常呈反复发作状态，每因气候骤变，寒温失常，吸入异味，饮食不慎等因素而诱发，以夜间和晨起发作者居多。各年龄小儿均可发生，婴幼儿和学龄前期最为多见。病情轻重差别较大。及时治疗，长期预防用药，可使病情稳定，提高小儿生活质量。治疗不彻底，反复发作，可影响小儿学习和生活质量，甚则危及小儿生命。幼年和青少年控制良好，伴随着发育，许多患儿长大后可以根治，但如果控制不力，或治疗太晚，则将导致终生受累。

病因病机 既有内因又有外因。中医理论认为内在素有宿痰，即自身内在因素；再加上由于外因触动（如寒冷气候、花粉等），引动伏痰，痰阻气逆，诱发本病。而心理情绪（七情）与哮喘的发病，有着密切的联系。《素问·经脉别论》指出："是以夜行则喘出于肾，淫气病肺；有所堕恐，喘出于肝，淫气害脾；有所惊恐，喘出于肺，淫气伤心；度水跌仆，喘出于肾与骨。"其中"有所堕恐""有所惊恐"就是对心理因素造成哮喘的论述。明·李梴《医学入门·喘》说："惊忧气郁，惕惕闷闷，引息鼻张气喘，呼吸急促而无痰声者……"也是对心理因素引发哮喘的生动描述。清·陈士铎在《辨证录·喘门》指出："人有七情气郁，结滞痰涎，或如破絮，或如梅核，咯之不出，咽之不下，痞满壅盛，上气喘急，此内伤外感兼而成之者也。"清·陈念祖《时方妙用·哮证》中提到"哮喘之病，寒邪伏于肺俞，痰窠结于肺膜，内外相应，一遇风寒暑湿燥火六气之伤即发，伤酒伤食亦发，动怒动气亦发，劳役房劳亦发"。陈念祖还指出心理因素引发哮喘的治疗方法："喘症，起于七情气逆者，宜四磨饮。"清·林佩琴《类证治裁·喘症论治》中也提到类似治法："怒喘兼平其气，四七汤。"中医学的这些观点已得到科学研究的普遍认可。

哮喘发病的始动因素是"生物因素"，中间的推动或诱发是"社会因素"，而最后起"推波助澜"的则是心理因素。研究显示：心理情绪变化对哮喘的发病和加重，有着极大的推动作用。人的负面情绪（悲伤、抑郁、焦虑等）能引发哮喘，增大哮喘患者的呼吸道阻力，同时能进一步使哮喘患者过度通气，对呼吸肌的疲劳也有加重效应。

治疗　除常规的中西医药物治疗外，应重视对哮喘患儿的心理治疗。哮喘患儿一旦出现精神心理障碍之先兆，就应及早结合哮喘病因、发作规律、防治方法及个性情绪特点等，进行心理情绪的综合疏导、纠治，阻止并减少其负性情绪波动，预防哮喘发作。此外，频繁发作期间，配合中西医抗焦虑/抗抑郁之药，也广受推崇，前者可用加味逍遥丸等，后者可用氟哌噻吨美利曲辛之类，都只需要常规剂量的一半剂量，甚至1/3剂量即可。

预防　大力宣传哮喘病防治知识，提高对哮喘病防治意识，使哮喘患儿及家长熟悉哮喘的病因、症状及防治措施，并注意患儿在何种情况下更容易发作，从而妥善加以防范。平素保持患儿稳定的情绪和良好的心态，也可帮助有效控制哮喘发作。

预后　应视治疗控制情况而定。如能积极加以控制心身兼顾，并借助体能锻炼等增强体质，优化患儿情性，则随着增龄和发育，相当多的患儿可以治愈。但如果只是就事论事，就哮喘平哮止喘，而不兼顾心身，则很难完全控制和治愈。

（王剑锋）

ǒutù

呕吐（vomit）　以饮食、痰涎等胃内之物从胃中上涌，自口而出为临床特征的一类病症。是中医儿科常见之症。儿童常见的与情志相关的呕吐，多见于临床所说的神经性呕吐，也称心因性呕吐。它通常并非由伤食、胃肠道损伤或感染等因素引起，每每只是由于精神心理因素所造成的躯体化反应，故可将其归入情志病症（心身症、心身障碍）之列。在临床表现上，常无恶心，却反复呕吐，呕吐既不费力，也不见其痛苦，吐后患儿往往又立即可进食。体检和辅助检查除稍显消瘦外，没有任何器质性病变存在。这类情况可见于青少年，尤其多见于婴幼儿。

病因病机　呕吐是由于胃失和降、胃气上逆所致。《素问·举痛论》："寒气客于肠胃，厥逆上出，故痛而呕也。"隋·巢元方《诸病源候论·呕哕候》："呕吐者，皆由脾胃虚弱，受于风邪所为也。"南宋·陈言《三因极一病证方论·呕吐叙论》："呕吐虽本于胃，然所因亦多端，故有饮食寒热血气之不同，皆使人呕吐。"由于小儿"脾常不足"，饮食稍有不慎，即易损伤脾胃，引起运化功能失调，出现呕吐等；基于这样的生理基础，如果遭遇较强的情志刺激，就易诱发其再次出现呕吐。因为小儿"心常有余"，见闻易动，神怯易惊，易喜，易怒，故亦易于发生气机逆乱，上下之气机失常，从而导致呕吐。如南宋太医局刊刻的《小儿卫生总微论方》曰："吐逆早晚发热，睡卧不安者，此惊吐也。心热则生惊，故睡卧不安，而神不宁也。心神不宁，则气血逆乱而吐也。宜与镇惊去热止吐。"清·吴谦《医宗金鉴》曰："夹惊吐者，多因饮食之时，忽被惊邪所触而致吐也。其证频吐青涎，身体发热，心神烦躁，睡卧不宁，先用全蝎观音散截其风，次用定吐丸止其呕，而病可痊矣。"此外，"肝常有余"也是小儿的基本生理特点，一旦心情怫郁，所欲不遂，极易发生肝失疏泄，横逆犯胃而导致呕吐。故明·张介宾《景岳全书》曰："气逆作呕者，多因郁怒，致动肝气，胃受肝邪，所以作呕。"

儿童神经性呕吐的病因与成年人略有不同，它的促发或诱发因素主要有：①强迫喂食：最多见，可能与父母所认定的肥胖就是健康的错误认识有关。因此，在喂食时总希望婴幼儿能多吃。而婴幼儿为了博取父母之爱而过食。这样会使部分婴幼儿认为进食是一件不愉快的事。而父母并不知道他们已对小儿施加了不良的心理刺激。婴幼儿偶然在父母喂食过程中，因不当喂食（如过量、过快、过冷、过热）时产生了反射性呕吐。当婴幼儿发生呕吐后，父母常立即中止喂食。这对不愿进食的婴幼儿，等于强化（奖赏）了婴幼儿的这一呕吐行为。经多次强化后，便会在不愿进食或心境不良时发生呕吐。②情志刺激：各种因素导致小孩情志混乱也是常见诱因之一。例如，患儿突然与父母分离，因陌生人喂食等急性强烈情绪的刺激，也可诱发呕吐。此外，处在以往有过不愉快或可怕的场景中进食，会诱发类似的反应。③精神过度紧张：如小学生在各类考试前或考试中，常可诱发神经性呕吐。这在女孩中特别容易发生，且往往过去有过发作史。④违拗其意志：强迫儿童进食某类食物，比如蔬菜时，儿童作为一种逆反行为，也会诱起神经性呕吐，并持续较长时间。⑤作为反抗父母的一种表现：当过度刺激或强迫儿童做不愿做的事情时，常会诱使其呕吐。特别是某些小儿害怕因表现出对父母的愤怒而会失去父母的爱时每易发生。这种呕吐常在与父母重建良好关系时消失。⑥作为对家庭施加压力的一种方式：对孩子放纵的父母，其小儿为了对家庭施加压力而常发生呕吐。例如，害怕上学的儿童，呕吐往往发生于早晨；而周末或假日则不会发生呕吐。

中医学认为，此类呕吐常见的原因很多——如境遇不适，或因惊恐所伤，或所欲不遂，情志失和，或遭受打骂，郁怒忧虑，可导致肝气郁结，横逆犯胃，胃失和降，气逆于上而呕吐；亦可因肝胆热盛，火热犯胃，致突然呕吐；若小儿心虚胆怯，素蕴痰热，偶然跌扑惊恐，一时气血逆乱，痰热上涌，而见夹惊呕吐。此外，哺乳期的婴幼儿，受乳母不良的心境影响，也可导致吐泻。所以，历史上许多儿科医家都十分重视乳母的心理卫生。

治疗　对于儿童心因性呕吐中医学强调须综合治疗。且一般情况下以心理疗法为主。心理治疗可选用以下方法：①消解刺激：消除对患儿的不良心理刺激，如停止强迫喂食，不强迫儿童做不愿做的事情，不过分注意小儿的进食情况，不过分强调小儿的考试成绩（特别在进食前后），不采用打骂等方法教育孩子，而应更多采用鼓励的办法等。②行为主义奖惩疗法：采用奖励强化法，即鼓励患儿主动参与矫正这一病态的同时，在医师指导下建立一个为期4周的行为记录日程表，以便记录每餐和每天的呕吐次数和进食量。该表最好由小儿保存，如当天没有呕吐，便由小儿及其父母在当天的日程表上划上或插上红旗，加以正面强化。此外，为减少小儿每周的呕吐次数和增加进食量，可采用逐步升级法，如该周的目标能达到则奖给小儿所喜欢的强化物（玩具、食物和参加游乐活动等）。

中医药治疗：可在辨证基础上，配合疏肝理气、和胃降逆的中药，如用解肝煎加减等；也可选择中成药：常见的有舒肝丸、保和丸等。服用中医药时，宜少量多次频服，以不引起呕吐为度；药液需浓缩，冷热适中。

推拿疗法：可在辨证基础上施以不同手法。心胆气虚者予补心经、清肝经、掐揉五指节、揉内关、揉心俞、振中脘、振膻中、揉百会及四神聪、点揉足三里；心火亢盛者予清心经、清小肠、捣揉小天心、揉二马、掐总筋、水底捞明月、清天河水；肝气郁结化火者予清肝经、清心经、退下六腑、水底捞明月、推桥弓、搓摩胁肋、分推腹阴阳、推下七节骨；惊恐呕吐可揉小天心，清肝经，掐五指节，推手阴阳，补脾经，运内八卦，推天柱骨，横纹推向板门，揉右端正，按揉百会等。

儿童呕吐需注意调护。如孩子较小，应由专人护理，安静休息，消除恐惧心理。其中，注重消解心因非常重要。由于孩子多半无法自己直述缘由，故需认真分析，找出真正的原因，针对原因进行消解。此外，反复呕吐易使脾胃虚弱，给予胃脘部保暖也是重要的防范措施。

预防　注意饮食，宜定时定量，不宜喂太饱，食物宜新鲜洁净，不宜喂食肥腻不易消化的食物。哺乳不宜太急，避免吞进空气，哺乳后可抱正乳儿身体，轻拍背部，使胃中空气得以排出。进食时避免批评说教，以及容易引起紧张、不快情绪和内心冲突的心理诱发因素。

预后　随着儿童年龄之增长，一般会消失，故预后良好。然而，本病症患儿常有一些个性及情感特征，如不及时加以纠治，恐不利于其成年后的社会生存。

（王剑锋）

yànshí

厌食（anorexia）　小儿不思饮食，甚或拒绝进食。在中医学中又可分成两大类：一类是一般性挑食、厌食，但并无严重的消瘦、营养不良等。这类属于心因性反应或摄食行为不良，为情志病症，中医学常简单称为厌食，或称为单纯厌食症。明·孙一奎《赤水玄珠》又称其为"不思食""不嗜食"。另一类则情况很严重，患儿已表现出明显的消瘦、营养不良，甚至恶病质等，这类患儿部分也可由先前的厌食发展而来。中医学常称其为疳积。后者属于典型的心身疾病，因已有了一定的躯体器质性改变。

单纯厌食症是儿科是常见病症，且有增多趋势。有两大类因素：一是由伤食引起，常因纵肆口腹，以致肥甘中阻，成积作痰所致；二是由心因引起，短期内未引起家长重视，加以纠治，逐渐习惯化了。由心因引起的有多种情况，在婴幼儿中，尤以骤然遭受惊恐所致者为多。此外，在稍年长幼儿中，因"相思"所致的厌食者，亦不少见。幼儿因意愿未遂，或思念某物不得，每可见纳呆食减。清·魏之琇《续名医类案》中"相思"条下即记载了3例典型的此类医案。再者，因得宠而娇生惯养，挑精拣肥，动辄以罢食相挟，久之亦可使食欲不振，脾胃虚弱，引起厌食一症。此系现代城市中独生子女厌食之症的较为普遍之原因。另有学龄之少女，因受社会习俗影响，怕胖而有意限制摄食，久之则成神经性厌食症，甚至因此而病重难治。这也属于较为常见的情况。

对于厌食之症的治疗，应分清病因：属伤食所致者，当以消积导滞、健脾和胃为主，可主要运用针灸、中医药和推拿等法；属心因引起的，又当详审其因，分别处置；因惊恐所致的，可针对性地佐用一些中医药物，调整其肝肾功能，并消除原有心因，避免新的刺激，平素注重呵护，给予充分安全感，以免再次受惊吓恐惧等；属相思所致的，应尽可能满足其合理意愿，并加强照顾，还可佐以药物开胃醒脾。对于后两类患者，在给予语言疏导疗法的同时，还要加强心理教育，进行必要约束与开导，并可运用行为纠正疗法等。

单纯的厌食，预后通常良好。若不及时纠治，有可能影响患儿的身体发育成长。

（王剑锋）

gānjī

疳积 （infantile malnutrition）

疳症和积滞的总称。疳症，指由于喂养不当，或严重厌食，脾胃受伤，影响生长发育的一类病症。相当于现代临床的慢性营养不良。积滞是指由乳食内积，脾胃受损，肠胃有疾；其实是胃肠功能有严重障碍，甚至已经出现器质性病变。此病症总以极度消瘦、厌食，兼见腹泻、便秘、呕吐、腹胀等症状表现。古有"无积不成疳""积为疳之母"之说。疳积，常伴有厌食，或始于厌食；但程度严重得多，已发展到明显消瘦、严重营养不良状态。有时可出现脏器功能失调或低下等健康危象。中医学通常合称为疳积，是一种严重的儿童食欲抑制加胃肠功能障碍。它可以由多种原因或疾病引起，但究其之最初，大部分是由现代临床所说的神经性厌食发展而来，即精神情绪因素所引起的一类厌食，属于较为典型的情志（心身）病症，以自愿的饥饿、明显的营养不良，加上显著的体重丢失为主要特征。

病因病机　本病症病因在心肝，病位在脾胃。若喂养不当、他病伤脾、禀赋不足、情志失调等，均可损伤脾胃正常功能，致脾胃失和，纳化失职，而成厌食。

本病症发生原因和机制主要有二：一为饮食伤及脾胃所致；二为心理行为不良，干扰脾胃纳运。如患儿为惊恐所伤，影响脾胃运化功能而致不思食。清·魏之琇《续名医类案》载窦材治一小儿："因观神戏受惊，时时悲啼，不食如醉，已九、十日，危甚"，即是典型一类。其次，小儿所欲不遂，亦可因厌食而发展成疳积。如清·陈复正《幼幼集成》指出："复有内因客忤，或儿平日所喜者，乃戏而夺之；平日所畏者，乃戏而恐之。凡亲爱之人，喜食之果，玩弄之物，心之所系，口不能言，一时不得遂，逆其心志，其候昏昏喜睡，寐不惺惺，不思乳食，即其证也。治宜先顺其心意。"

从现代临床来看，机制比较复杂，年龄段不同，主要的类型和原因亦不尽相同。防治主要应从神经性厌食角度切入，进行分析。除上述"厌食"指出的之外，还有以下因素值得重视：①体察认识问题：患儿认为自己过胖（虽然体重可能在正常范围），或为了身材的苗条漂亮而自愿建立一种减肥的饮食，多见于8~10岁，尤其在家庭经济状况较好的少女中，更为多见。个别女孩的神经性厌食可十分顽固，若不纠治，可有5%~10%最终将衰竭于自身的强迫性饥饿。②情绪障碍：压抑情绪可导致厌食，其中以威胁手段强迫小儿进食，以致小儿逆反心理的情况最多见。其次，是父母在进食时不断地训斥小儿，或采用突然断奶的方式导致小儿情绪障碍，最终发生厌食。或小儿在入托前父母没有进行适当的解释，使小儿误认为父母不爱他，而出现情绪障碍，也可导致厌食。亦有对儿童要求过高并经常限制其自由，禁止他与其他儿童玩耍而影响情绪，致使食欲减低的。③进食时注意力分散：这类情况可减低摄食中枢的兴奋性，导致消化液分泌减少而厌食。如边吃饭边玩耍，或边讲故事边喂食等，均可导致进食时注意力分散，而影响食欲。④过分溺爱：特别是祖父母对孩子百依百顺，从幼年就形成了挑食偏食、不好好进食的习惯。挑食又造成了脾胃功能弱化，少儿期就表现出发育迟缓、疳积、严重的营养不良且进食困难。⑤喂养不当：从小就尽挑精美饮食喂养，以致肠胃不堪重负，吸收不良。而食后不舒服又反馈地促使儿童厌食，甚至畏惧进食。其他原因还包括吃零食、不定时进食等。这些都会降低正常进餐时的消化液分泌和食欲，最终发展成厌食。

治疗 中医学对本病症积累了丰富的经验，指出"欲健脾者，旨在运脾；欲使脾健，则不在补而贵在运也"。药物治疗中，辨证施治是必需的。但总以运脾醒胃、开胃助食为基本法则，重在消积导滞，健脾醒胃；同时还需注意解郁调肝调心。再者，可配合运用针灸、割治疗法和推拿等法。对病情严重的患儿，在开始阶段需住院治疗。此时，应诱导患儿主动进食，如与患儿制订出体重增加的要求和饮食表等；当其饮食获得增加时，医务人员应给予赞扬和奖励；一旦达到理想的体重便可出院。对于年龄稍大的患儿，应告知当生命处在危险的时刻，鼻管喂饲是需要的；但不要以此来威胁患儿。

除合理选择针药施治及支持性疗法之外，行为纠正并或佐以心理防护措施十分重要，有时甚至是主要手段。临床上，对因突然受惊恐而致厌食疳积者，可以采用"习见习闻"的系统脱敏疗法加以纠正，使其对恐怖事物的敏感状态逐渐消解，再配合必要

的按摩、规劝等方法，常可见效。其次，可选用顺情从欲法。再者，疳积患儿多少兼有摄食行为不良，故针对患儿娇生惯养，择食拒食的异常行为，也可选用厌恶疗法之类的行为疗法，或配合必要的奖励惩罚方法，逐步建立起正常的摄食行为。这些措施的合理运用，都会有良好疗效。

对患儿的饮食习惯和每天食谱也需适当的注意，以便增加患儿的食欲。此外，对于异常的摄食行为，如挑精拣肥，动辄以拒食来要挟，以致饮食无规律，或摄入质与量的异常，久之亦可损伤脾胃，而致食欲不振。此时，改变养育方法十分重要。甚至可以考虑让其多参加同龄人的集体生活，在与同龄人交往中，身临其境地感受到美食的快乐及重要性，也有一定帮助。这寓有示范疗法之旨趣。基于此，还需借助营养饮食及中西医药物治疗等，好好调养脾胃。

预防 坚持婴儿母乳喂养，幼儿膳食要注意定时定量，少吃零食。小儿模仿力强，饮食行为极易受到家长影响，故家长要以身作则，不挑食、不偏食，避免因自身饮食习惯不好而对孩子形成不良心理暗示。要营造愉悦的进餐氛围，切忌强迫进食以及在用餐时训斥小儿。

预后 多数情况下，疳积都是情志性/行为性的，进行多环节干预完全可以纠正，预后较好。但放任自流，后果比较严重，轻者导致终生营养不良，发育障碍，重度最终可因全身衰竭而死亡。

（王剑锋）

wèitòng

胃痛（stomachache） 以上腹部/胃脘部、近心窝处发生疼痛为主要症状的病症。又称心下痛等。

常由胃气阻滞、胃络瘀阻、胃失所养，遂不通而痛等所致。小儿胃部疼痛的情况并不少见，中医儿科著作中也多有记载。其中，偶尔胃痛，不久消失，不足为病，只需认真观察即可。如反复胃痛，且发生时间有一定规律性，短期难以自愈，就需引起重视，很可能患了儿童消化道溃疡。此病常因缺乏典型症状而漏诊，故需格外重视。

中医学典籍中对本病症的论述，始见于《黄帝内经》。《素问·六元正纪大论》谓："木郁之发，……民病胃脘当心而痛，上支两胁，膈咽不通，食饮不下。"《素问·至真要大论》中也说："厥阴司天，风淫所胜，……民病胃脘当心而痛。"宋·严用和《济生方》对胃痛的病因作了较全面的论述：各种心下痛（胃痛等的别称）"名虽不同，而其所致皆因外感六淫，内沮七情，或饮啖生冷果实之类，使邪气搏于正气，邪正交击，气道闭塞，郁于中焦，遂成心痛"。北宋·陈师文《和剂局方》，王怀隐、陈昭遇《太平圣惠方》，太医院编《圣济总录》等书，采集了大量的验方和古医方；其治胃脘痛，多用辛燥理气解郁之品。中医学很早就认识到了儿童心理因素和胃痛的关系，因为中焦气机的升降，有赖于肝之疏泄，疏泄又受制于情绪心理，如《素问·宝命全形论篇》所说的"土得木而达"。凡小孩忧思恼怒，情志不遂，肝失疏泄，肝郁气滞，横逆犯胃，以致胃气失和，胃气阻滞，均可发为胃痛，出现木旺克土，或土虚木乘之变。这与成年人并无大异。清·沈金鳌《杂病源流犀烛》谓："胃痛……惟肝气相乘为尤甚。以木性暴，且

正克也"，即此意。

现代医学中，儿童消化道溃疡病最早于 1826 年由德国内科医师菲利普·弗朗兹·冯·西博尔德（Philipp Franz von Siebold）报告。它以胃或十二指肠壁溃疡损害和饭后几小时上腹部疼痛为特点，是儿科最常见的心身病之一。儿童消化性溃疡患病率日渐增多，这与儿童不断加重的学习等精神心理压力密切相关；也与今天的独生子女整天只能与年长的成年人在一起，很少与同龄人相伴、嬉戏，表现为另一种孤独，无法获得童趣，并在与同龄人嬉戏中宣泄释放有关。其真正的发病率和发病机制尚不十分清楚。

病因 本病症主要是由遗传素质、性格特征、刺激性食物、经常处于强烈紧张或心理不满的压抑状态等精神因素长期相互作用的结果。①紧张情绪：引起小儿情绪紧张状态的原因与成年人不同，主要有学校和家庭两方面。好胜心强则可能是其基础。好胜心强的孩子，常处于紧张状态。当愿望未能实现时，容易出现愤怒、敌对、愤慨、抑郁、羞愧等负性情绪。孩子学习压力过重，往往导致情绪经常或间歇性地处于紧张状态。此外，过去经历，如娇生惯养和依赖性强等的小儿，当遇到困难时也容易造成紧张状态。观察提示，考试前孩子胃痛、肚子痛的明显增多，人们往往忽略。其中有部分孩子可能就患了本病症。可以说，小儿情绪上经常或间歇的强烈紧张状态，是引起本病的主要心理因素。②性格特征：2/3 的溃疡病患儿普遍有精神症状，如焦虑和抑郁等，但人格测验，却未显示出患病儿童与其他疾病患儿及正常孩子的区别，因此，也有学者认为在孩子中并

不存在独立的"溃疡人格"。这可能也和小儿正处于人格形成期，人格特征尚未定型化有关。③遗传因素：儿童溃疡病有溃疡病家族史者占 30% 左右，远高于成年人中 10% 左右的溃疡病发生率。例如，中国大陆调查表明，儿童溃疡病患者中，约 36.5% 有溃疡病家族史。④对紧张状态的耐受能力：与儿童的性格特征和过去的经历，以及遗传素质等均有关系。可解释小儿虽常由于各种原因导致情绪处于紧张状态，但多数小儿并不发生此病症。当这些心理因素出现于有溃疡病家族史、生理始基、高胃蛋白酶原血症、情绪不稳定型和依赖性强的小儿时，便易于诱发溃疡性疼痛。

病机 中医学认为"病从思虑"而得。气机紊乱的病机贯穿于本病症治疗之前后。儿童消化性溃疡存在着以精神障碍为中心的临床表现。主要病机为肝郁气滞与气逆并存，同时与其他病理产物，如瘀血、痰湿、热结或寒热互结而成。

治疗 除传统的辨证用药与饮食疗法外，对由心身相关因素所促使的患儿胃痛，或每次发作都伴随着心理或情绪应激的胃痛，消解其不良心理因素，便属于本病症的求本之治了。因此，减轻压力、舒缓紧张、改变环境等的心理及行为疗法均可运用。

此外，亦可短期内配合应用一些抗焦虑、抗抑郁药物，以减轻患儿所存在的焦虑和抑郁情绪，对加快促进溃疡愈合、减少复发、消解胃痛，也有帮助。

预防 注意气候变化，及时增减衣服。小儿脾常不足，饮食宜清淡易消化，避免发生积滞，并少吃辛辣刺激之物，饮食要注意不冷不热不过饱。保持情绪稳

定和乐观，避免忧思恼怒，恐惧紧张等不良情志。

预后 预后良好。但需要注意对此类患儿个性及情绪的训练与培养应形成共识，情商重于智商；良好个性形成，重于具体知识及成绩分数。

（王剑锋）

yīniào

遗尿（enuresis） 小儿不能自主控制排尿，经常睡中小便自遗，醒后方觉的一类病症。通常是指夜间遗尿，在儿童期较常见。据统计，4 岁半时仍有遗尿者占儿童的 10%~20%，9 岁时约占 5%，而 15 岁仍有者只占 2%。男性较女性多见。一般 5 岁以后仍出现遗尿者，才称为夜尿症，又称夜间遗尿症。分为器质性与功能性两大类。儿童功能性遗尿症属于情志病症。

中医学对本病的认识较为全面，《素问·宣明五气篇》："膀胱不利为癃，不约为遗溺。"隋·巢元方《诸病源候论·小儿杂病诸侯》："遗尿者，此由膀胱有冷，不能约于水故也。……肾主水，肾气下通于阴，小便者，水液之余也，膀胱为津液之府，既冷，气衰弱，不能约水，故遗尿也。"此后历代医家均认为小儿遗尿多系虚寒所致，明清时期则拓展了肝经郁热的病机。

分类 儿童功能性遗尿症又分为持续型与倒退型两种。所谓持续型，指从未出现过能自我控制夜间排尿的；所谓倒退型，患儿曾一度能夜间自我控制排尿——既往已有夜间控制小便的能力，而后又发生遗尿症。不少人认为倒退型的患儿遗尿，一般反映着情绪的混乱，比始终没有控制小便能力的持续型患儿，更易于治愈。

病因 尚未完全阐明。仅少数患儿是由于尿路病变、脊柱裂、脊髓病变和大脑发育不全等器质性疾病所致。绝大多数都是由于大脑皮质及皮质下中枢功能失调所引起，属于功能性遗尿症。其产生的原因可能与下述因素有关。

遗传因素 本病症的家族发病率甚高。国外报道74%的男孩和58%的女孩，其父母双方或单方曾经有遗尿症的病史。单卵双胎同时发生遗尿者，较双卵双胎者为多，提示遗传与本病症的发生有一定关系。

功能性膀胱容量减少 研究发现，在无感染或阻塞的病例中，排尿时膀胱容量较预计的平均值少30%。几乎所有的研究中均发现功能性膀胱容量值在遗尿症患者中较对照组为少。

睡眠过深 是最常见的原因，患儿大脑皮质不能接受来自膀胱的尿意而觉醒，仅发生反射性排尿，遂造成睡梦中的遗尿。

心理因素 心理和精神方面的障碍，如家庭成员死亡、变换新环境（如住院和进入托儿所等）、失去父母的照顾等造成的焦虑状态；以及黑夜、恐惧、受惊、报复心理、母子关系冲突和精神过度紧张等，都可诱发儿童遗尿。心理因素不但可促使已有控制小便能力的儿童发生夜尿症，而且，少数患儿在发生夜尿症后便逐渐形成习惯，有些直至成年后仍无法改变。

习惯培养及教养 缺乏排尿训练和不适当的排尿训练，如父母强制小儿迅速学会夜间控制小便的能力等，都属于不适当训练方法。

性格特点 虽没有充分证据说明性格与遗尿症的发生有着明确关系，但遗尿大多见于胆小、被动、过于敏感和易于兴奋的小儿。此外，遗尿患儿还可认为遗尿不光彩而不愿别人知道，因此，多半不喜欢与他人多接触或参加集体活动，从而逐渐形成或强化了内向性格。

治疗 本病症的药物治疗，以温补下元，固摄膀胱为主要治疗法则。虚证以扶正培本为主，可采用温肾阳、益脾气、补肺气、醒心神等方法；肝经湿热之实证则宜清热利湿为主。

除了内服药物治疗外，针灸、推拿、外治疗法及单验方治疗本病症，均可应用，且疗效不错。如针灸主穴可选中极、关元，配穴选肾俞、三阴交。小儿不愿针刺者可用激光针刺或改为艾灸等方法。

本病症还需配合一般治疗及心理及行为疗法等。前者包括去除病因，通过教育、解释以消除不良的心理因素，培养和增强其战胜疾病信心；晚间控制患儿饮水量；睡前嘱其尽量排尿；夜间于其经常遗尿的钟点前唤醒他/她，敦促其排尿；以逐步训练其自主的排尿功能；建立合理的生活制度，避免白昼过分的紧张和疲劳等。

在心理及行为疗法中，比较成熟的有条件反射疗法与行为矫正疗法等。前者通常运用警铃条件反射装置，这是一种特别的床垫，稍遇湿即通电而引起响声，以唤醒患儿，借此逐渐培养其在有尿意时即可觉醒的能力。行为矫正法在改善症状和降低复发率方面则稍优于其他的心理行为疗法，效果较好。

上述疗法中，以行为矫正法配合中医药物或兼顾针灸的治疗较为实用，效果好且持久。

预防 发生遗尿后要耐心予以鼓励，消除小儿紧张、焦虑的情绪。白天不要玩耍太累，晚餐以干食为主。注意控制夜间饮水量。睡前提醒小儿排尿，睡后按时唤醒排尿1~2次，逐步养成自行排尿的习惯。

预后 良好，除器质性病变需要手术等纠治外，大都借助保守的综合治疗，都能起效。部分患儿伴随着年龄增长，也会自愈。

(王剑锋)

niàopín

尿频（frequent urination） 以排尿次数多、排尿急迫为临床特征的一类病症。为小儿常见的泌尿系病变。指白天排尿次数明显增加却尿量并无明显增多，排尿次数可以从正常每日6~8次，增至20~30次；小儿否认有排尿困难；尿液常规检查正常；也无白天遗尿或睡着后尿频等的症状。通常发生于4~8岁，女孩多于男孩。这种情况在小儿中并不少见。

病因病机 尿频早在《黄帝内经》中已有论述，《素问·脉要精微论》："水泉不止者，是膀胱不藏也。"隋·巢元方《诸病源候论·小儿杂病诸候·小便数候》曰："小便数者，膀胱与肾俱有客热乘之故也。肾与膀胱为表里，俱主水，肾气下通于阴。此二经既受客热，则水行涩，故小便不快而起数也。"元·朱震亨《丹溪心法》："淋者，小便淋沥，欲去不去，不去又来，皆属于热也。"清·周震《幼科指南》进一步指出："小儿诸淋，皆缘风寒袭人，或因湿热下移，乘入膀胱，以致溲溺无时，水道涩滞，欲出不出，淋滴不断，甚至窒塞，令儿常常作痛。然必辨其为寒为热，为石为血，随证分别医治，则水道宣通，而淋自愈矣。"而清·罗国纲《罗氏会约医镜》则主张："小儿之多小便，由阳气尚微，不能约束，宜于温补。"提出了不同的见解。

诊断 本病症患儿常胆小、敏感，有些有自闭倾向。一些从小被剥夺了母爱的孩子，也较一般孩子更容易出现这类情况。日间尿频者，常由于家庭成员死亡、变换环境（如入托儿所、上学和住院等）、突然离开父母亲、害怕打针和担心考试等所激发的急性心理应激、紧张或焦虑等所诱使。但对于这类孩子的情况，还应询及是否增加液体摄入量、是否应用利尿药，并检查尿常规，女孩还需做尿培养等，排除尿路感染。

治疗 一般情况下无须特殊治疗，也无须强化症状及其危害；更不宜反复指责或告诫孩子，以免起到负面的暗示效应。较严重且持续一段时间（连续1周以上）的可给予治疗，主要包括以下几方面：①对患儿及家长反复强调，患儿是健康的，并肯定该症状将会得到改善。②消除不良的心理因素，鼓励患儿说出使其烦恼之事。③教导和鼓励小儿将两次排尿间隔的时间尽可能延长，并记录每天两次排尿间隔的最长时间，如有进步，可适当给予奖励。④注意观察孩子什么时候容易出现尿频症状，如在孤独一人或独居时易出现，则可让孩子多参加集体游戏；或让他做些感兴趣的事，以分散对尿意的过度敏感。有时，鼓励家长常带孩子出去游玩，参加少儿适宜的活动等，对改善本病症都有帮助。⑤注意哪段时间最容易出现尿频现象（一般在上午9：00~11：00），在这时间段，尽可能安排其特别感兴趣的活动，以分散其注意焦点，减少如厕次数。

此外，可适当地配合中成药，如缩泉丸等。小儿对医师的信任和鼓励，将会促使其树立信心，努力改善症状。大部分患儿会在数日或数周后自然消失。

尿频比较顽固的可以单纯用中医药治疗。中医学对本病症的认识类同于夜尿症，辨证论治治疗也可相互参照。中医药治疗总以温补下元，固摄膀胱为大法。虚证以扶正培本为主，采用温肾阳、益脾气、补肺气、醒心神等法。针灸、推拿、艾灸等疗法，均可应用。

预防 注意卫生，勤换尿布，勤换内裤，防止外阴部感染。不让小孩坐地玩耍。积极治疗各种感染性疾病。注意饮食，增加营养，增强体质。

预后 本病症预后良好。

（王剑锋）

yèjīng

夜惊（sleep terror） 小儿入睡后突然惊惕而醒，并伴有一系列症状表现。多发生于3~8岁的儿童，男女无明显差异。

中医学一般将本病症归于惊悸、夜啼等病症，历代中医典籍记载甚多。类似夜惊的论述首见于《素问·评热病论》："诸水病者，故不得卧，卧则惊，惊则咳甚也。"《素问·痹论》又曰："肝痹者，夜卧则惊。"隋·巢元方《诸病源候论》载："小儿惊啼者，是于眠睡里忽然啼而惊觉也。由风热邪气乘于心，则心脏生热，精神不定，故卧不安则惊而啼也。"明·薛铠《保婴撮要》指出："卧惊多魇，血不归源也，用真珠母丸；梦寐不宁，肝魂失守也，用定志丸；恐畏不能独处，胆气虚冷也，用茯神汤；睡卧烦躁，胆气实热也，用酸枣仁丸。"清·陈复正《幼幼集成》

曰："神不安而啼者，睡中惊悸，抱母大哭，面色紫黑，盖神虚惊悸；宜安神丸定其心志。"既讨论了症状，又分析了原因及机制，并提出了对策。

清·郑树珪《七松岩集》分析："惊悸者，出于仓卒，眼见异类，耳闻异声，顷刻惊惕而神惑。如此以后，心中常怀，念念不忘，恍惚而动，谓之惊悸"，与夜惊更为相似，并提出"以壮胆壮神，和血凝神之药，常服自愈"；并可以加"枣仁、当归、茯神、丹参、志远、甘草、益智"之类药物，系经验之谈。

病因病机 夜惊的诱因主要为心理情感因素，如焦虑和受惊等。例如，家庭成员的病重和死亡，初次离开父母进入陌生的环境，外伤和意外事件所导致的焦虑和惊恐不安等。此外，在睡前听恐怖的故事、看恐怖的电影或电视等，都可导致夜惊频发。有些老年人为哄孙儿们入睡，常会在睡前讲恐惧之事吓唬孩子，常使他们带着恐惧入睡，容易发生夜惊。经常发生夜惊的患儿，往往内心有持续的焦虑紧张状态。

临床表现 患儿在入睡后15~30分钟，突然惊醒，双目直视，躁动不安，面露恐怖之表情，但意识仍呈朦胧状态。同时，亦可表现出呼吸急促，瞳孔扩大，出汗等的自主神经功能紊乱之症状。一般症状常可历时数分钟，甚至20多分钟，然后再度入睡。醒后对这段经历完全不能回忆起，或只有零星回忆。本病症与经常发生的小儿入睡后，因恶梦惊醒，醒后很快地头脑清醒，意识明了，并多能回忆起梦中的恐怖情景有所不同：后者往往是因为高度紧张，或白昼曾严重受惊所致。

部分患儿在发作时可伴有梦

游之症，患儿起来来回走动，做一些简单机械的动作，如开抽屉等，醒后完全不能回忆起。本病症的发作次数，可从一夜发作数次，到数日或数十天发作1次等。此外，本病症尚可为癫痫的早期症状之一，应结合脑电图检查加以区别。若非癫痫征兆，夜惊常可自愈。

治疗　辨证选用方药针灸是其之一法；单独或配合使用心理行为疗法也是其之一法。对于比较单纯，除夜惊外，身体诸方面没有其他明显异常的，可单独选择心理治疗为主，配合针灸方法等。根据《黄帝内经》"惊者平之"的原则，"习以治惊"。可选用系统脱敏法或模仿学习疗法等。而模仿学习疗法有多种方式，其一是找出令患儿惊恐的事件/物体，然后创造同样情境给同龄正常的小朋友，令患儿在旁观看，从而观察模仿，使其逐渐摆脱对这些情境/事物之恐惧；亦可让患儿观看类似的影视节目，从中学习模仿健康的应对行为。需要强调的是，"习以治惊"需根据孩子承受能力，采用逐步加大刺激量之方法，一步步渐渐地加以"脱敏"改善。

此外，也可运用语言疏导、说服、示范等心理疗法，使患儿消除疑虑，改变善惊易恐之心理状态。此类方法常更适合于心智稍开，年龄较大的患儿。对因其体弱等原因所致者，也可在运用中医心理疗法为主的同时，配合以辨证的药物治疗，增强及改善体质。针灸治疗则可选用内关、神门等穴位。

再者，爱抚与亲慰对"平惊"也非常重要。对于婴幼患儿，父母及亲友或保育员要经常给予爱抚、亲慰，特别是躯体的安抚等直接接触，这样可以增加患儿的安全感，消除其惊恐。在其症状频繁发作期间，应有亲人陪伴，以使其始终具有安全感。与此同时，应让他能在自然安详的氛围中入睡，少听紧张恐怖的故事，或尽可能避免经历恐惧之情景，并注意培养儿童的勇敢独立精神。

对于家长来说，改变育儿方式很重要。许多家长，特别是老年人喜欢给孩子讲鬼怪离奇故事，有时喜欢以恫吓孩子的方法让他听话，这不符合小儿心理卫生，应努力加以纠正。

预防　注意防寒保暖，但也勿衣被过暖。孕妇及乳母不可过食寒凉及辛辣热性食物，勿受惊吓。不可将婴儿抱在怀中睡眠，不通宵开灯，养成良好的睡眠习惯。保持住家环境安静，避免噪声惊扰。睡前不宜看恐怖影视节目，以及讲鬼故事等，避免小儿受到惊吓。

预后　本病症预后良好。但对持续夜惊者，家长应加强孩子心理素质的培养。

（王剑锋）

niùkū

拗哭（stubborn crying）　幼儿数日内啼哭不止。或可白日如常，入夜即啼哭不止，后者又称夜啼。此病症常见于周岁以内之幼儿。

小儿啼哭有多种原因，需认真甄别审辨之。明·万全《育婴家秘》指出："小儿啼哭，非饥则渴，非痒则痛。为父母者，心诚求之。渴则饮之，饥则哺之，痛则摩之，痒则抓之，其哭止者，中其心也。如哭不止，当以意度。盖儿初生，性多执拗，凡有亲狎之人，玩弄之物，一时不在，其心不悦而哭矣，谓之拗哭，急与之，勿使怒伤肝，气生病也。"

严格地说，拗哭多是指因幼儿情性多执拗，因"其心不悦"所致的啼哭不止。除上述原因外，骤遭惊恐也是拗哭不止的常见诱因，且此类患儿年岁较大些。明代儿科名医万全曾治一位5岁之儿，受惊吓后，每于梦中惊哭，抱紧其母，拼命叫怕。此外，万全把小儿夜啼，见灯亮即哭止，缘于点灯习惯和喜明亮者，也称为拗哭。应该说，拗哭不是一种病，只是一类症状，反映了患儿心身方面的某些不适、不满足或惊恐不安等。

对于拗哭，如已明确系心因或性格因素所致者，当视其年龄大小，成熟程度，选择不同的心理疗法。幼儿性执拗，不遂其愿所致者，《育婴家秘》指出："须急与之"，意即当尽量、尽快地满足其心愿，使其心悦而哭止；对于因受惊吓或遭恐惧所致者，当消除起因，并常使亲近之人与其相伴，避免惊恐等的再次刺激；对于年龄较大，已略懂事者，可同时以语言开导解释之，使其明白事理，消除恐惧感；并可试用"习以平惊"等法。此外，适当佐用一些中医药物治疗，也是可取的。至于因灯熄黑暗而夜啼者，应当使之逐步适应黑暗环境，不可操之过急。此类夜啼一般不药可自愈。

本病症预后良好。家长应加强这类孩子心理素质的培养。

（王剑锋）

jīngfēng

惊风（infantile convulsion）　以出现四肢抽搐、昏迷为临床主要特征的一类病症。又称惊厥，俗称抽风。这是小儿时期常见的一种急重病症；任何季节均可发生。一般以1~5岁的小儿为多见，年龄越小，发病率越高，其凶险程度也越厉害；往往变化迅速，可威胁小儿生命。故古代医家认为惊风是一种恶性症候。明·朝鲜·许浚《东医宝鉴·小儿》："小儿疾之最危者，无越惊风之证。"清·沈金鳌《幼科释谜·惊风》中也说"小儿之病，最重惟惊（风）"。

病因病机 病因以外感六淫、疫毒之邪为主，但也与心理因素密切相关。历代中医学家均认为暴受惊恐是导致惊风发作的可能原因之一。明·万全《片玉心书》中把小孩受惊，视为诱发惊风的首要原因："凡小儿因闻非常之声，见异类之物，或为争斗推跌，或大小禽兽之类致惊，其神气结于心，而痰生焉。痰壅气逆，遂成搐溺（搦）。口眼㖞斜，口吐涎沫，一时即醒，如常无事。"搐溺，即指无意识四肢抽搐之意；溺，此作不能自我控制解。

小儿筋脉柔嫩，神智怯弱，心肝俱虚，难以承受意外刺激；若目见异物，耳闻巨声，跌仆震荡，暴受惊恐，则神明受扰，肝风内动，遂产生抽搐昏迷，惊吓叫跳等症状。万全《育婴家秘》指出："盖小儿神气尚弱，因而被惊，神思无依，又动于肝，肝主筋，故瘛疭筋挛。"瘛疭筋挛，即指手足不由自主地时缩时伸，抽动不止，即通常说的四肢抽搐。其病机在于小儿神怯胆虚，易受惊恐；惊则气乱，恐则气下，气机逆乱，引动肝风，则神昏抽搐，难以自制，脉乱不齐。

治疗 治疗要点以清热、豁痰、镇惊、息风为原则。其中，暴受惊恐者常表现为受惊后突然抽搐，惊跳惊叫，神志不清，四肢欠温，脉乱不齐等。治则以镇惊安神、平肝息风为主，方药可选用琥珀抱龙丸加减。

治疗时须认真辨证，除了一般性的辨证分型，按证型施治外，应仔细分析惊风之病症的性质：明·王肯堂《证治准绳·幼科》云："病在惊，不可妄治风，盖惊由痰热得，只可退热化痰，而惊自止。病在痰，不可便治惊，急须退热化痰。病在风，不可便治搐，盖风由惊作，只可利惊化痰，其风自散。若也有搐，须用截风散惊，至妙之道。"这些论述提出了总的治疗原则。

此外，惊风一症，多数有精神心理因素存在。应辨析心理诱因，努力加以消解。发作期间，加强亲情呵护，让患儿始终有安全感、依赖感。因心因所致（或掺杂有心因）的，即使病症控制，也需要长期心理纠治，以免再次发作（见夜惊）。

预防 有高热惊厥史的患儿出现发热时，要注意及时降温以防惊厥发生。加强体质锻炼，注意饮食卫生，避免受到惊吓。要按时接种疫苗，防止传染病。

预后 视惊风性质而定。若系外感六淫、戾气所致，能否及时合理抢救是关键，即使抢救后转危为安，还有一个后遗症的防范、杜绝问题。至于心因所致的情况，则须注意善后问题，防范再次因心因而诱发本病。

（王剑锋）

diānxián

癫痫（epilepsy） 以突然仆倒，昏不知人，口吐涎沫，两目上视，四肢抽搐，发过即苏醒，醒后一如常人为临床特征的一类病症。又称癫疾、痫证，是小儿常见的发作性神志异常之病症。金元之前，中医学典籍中"癫、狂、痫"3种病名同时并称，混而不清。直至明代，王肯堂始将其详细分辨，《证治准绳·癫狂痫总论》

指出："癫者，或狂或愚，或歌或笑，或悲或泣，如醉如痴，言语有头无尾，秽洁不知，积年累月不愈""狂者，病之发时，猖狂刚暴，如伤寒阳明大实发狂，骂詈不避亲疏，甚则登高而歌，弃衣而走""痫病，发则昏不知人，眩仆倒地，不省高下，甚而瘛疭抽掣，目上视，或口眼㖞斜，或口作六畜之声"。此论为后世辨别这类病症，提示了正确方向。

病因病机 诱因很多。先天因素包括胎元不实，元阴不足；或孕期失养，胎中受惊，致气血逆乱等。后天因素更多，包括颅脑损伤，积瘀伤络；时疫温毒，凌心犯脑；虫积脑瘤，寄居脑窍；或窒息厥脱；或药物毒物，损伤心脑；或惊恐伤肝，气逆风动；或食滞伤脾，湿聚成痰，瘀阻脑络；以及各种原因造成的心、脾、肝、肾亏损，伤及脑络。

中医学很早就认识到了精神心理因素与癫痫的关系。认为暴受惊恐等可诱发癫痫发作。小儿神气怯弱，元气未充，尤多痰邪内伏；若乍见异物，卒闻异声，或不慎跌仆，暴受惊恐，可致气机逆乱；痰随气逆，蒙蔽清窍，阻滞经络，则可发为癫痫。明·万全《幼科发挥》："盖心藏神，惊则伤神；肾藏志，恐则伤志。小儿神志怯弱，有所惊恐，则神志失守而成痫矣。"小儿惊恐，既是导致癫痫的内在机制，又可成为引发癫痫的诱发因素。隋·巢元方《诸病源候论》："惊痫者，起于惊怖大啼，精神伤动，气脉不定，因惊而作，成痫也。"

中医学还发现，此病症可以得之于母腹中时，怀孕之母有所大惊，情志失常，可致胎儿腹中发育受阻，甚至滋生"胎痫"（胎中所得）。如《素问·奇病论》认为孕妇暴受惊恐，可致癫痫："人生而有病癫疾者，……此得之在母腹中时，其母有所大惊，气上而不下，精气并居，故令子发为癫疾也。"南宋太医局刊刻的《小儿卫生总微论方》："儿在母胎中时，血气未全，精神未备，则动静喘息，莫不随母。母调适乖宜，喜怒失常，或闻大声，或有击触，母惊动于外，儿胎感于内，至生下百日以来，因有所犯，引动其疾……是胎痫也。"

除惊恐外，癫痫发病尚与郁怒相关。元·朱震亨指出："痫属惊与痰。"痰是癫痫发病中的重要病机因素。痰的产生，常因脾虚积滞，运化失司，水湿停聚所致；亦可因惊恐郁怒，肝失条达，气郁化火，灼津成痰而来。痰浊内聚，气机郁滞，可化火动风，而风痰、痰火、痰浊均可上扰清阳，内闭心窍，阴阳气血一时不相顺接，遂发为癫痫。当痰散而气顺时，则癫痫顿时休止。

临床表现　首次发作可见于任何年龄，但以5岁以上年长儿童较多见；人群发病率为0.3%~0.5%。患儿平时可无异常，但易反复发作。呈持续发作状态者预后不良。部分患儿智商有下降。

癫痫发作前常有短暂的先兆，如头昏胸闷，心慌眼花，肢麻恐惧等。每次发作时，症状有轻有重。轻者，意识丧失时间短，抽搐轻微或无，面色苍白，或突然动作停止，或短暂的两目上视、眨眼、点头、咀嚼动作等；重者，意识丧失时间较长，抽搐涎涌，惊叫啼哭，小便自遗，且可频繁发作。一般本病症初起较轻，如反复发作，正气渐衰，痰结不化，愈发愈频繁，而正气愈虚，症情可逐渐加重。

治疗　宜分标本虚实。发作时以实证为主，宜先治其标，以涤痰息风、镇惊开窍为主。因惊所致者，起病前多有受惊恐史，发作前心中惊恐，发作时吐舌惊叫大啼，恍惚失魂，惊惕不安，治以镇惊安神之法，方药可选用镇惊丸等加减。发作控制后，正气虚馁，宜治其本，多以健脾化痰、调气补血、养心益肾为主，固本培元。且需坚持长期、规律性服药，以图根治。

多数癫痫患儿及家属缺乏对癫痫的基本知识，社会上也存在着对癫痫的偏见和歧视。患儿一旦被确诊后，常有巨大的精神压力和刺激，并滋生心理障碍。当发作得到控制后，患儿心理上的不良感受并未因此得到改善，还长期存在着对再次发作之恐惧，以及对抗癫痫药物毒副作用之担心。患儿家长则往往过分夸大消极不利因素，对孩子常采取过分的保护、过分的包办，行为上则有所放纵，使癫痫患儿较易出现情绪障碍、行为问题及学习困难等。另外，社会上广泛存在着对癫痫患儿的恐惧、冷漠、拒绝、蔑视等的态度。这些随着患儿的成长会逐步感受到。因此加重了其自卑、消极、孤立之情绪。更因为病变本身及抗癫痫药物的不良影响，患儿的注意力、思维能力及记忆力等，均会有所受损，常导致学习困难。故癫痫患儿心理障碍的负面影响，往往超过癫痫发作本身对身体的伤害。这些问题可以通过对患儿的综合评估及综合干预，加以有效缓解或改善。首先需要对患儿进行综合评估，包括生活质量测定等，以了解影响其发作的内外因素及心身痛苦，给予患儿必要和充分的心理干预，使患儿尽可能做到以下这些：①掌握癫痫基本知识：了解自己的病情，积极配合治疗；相信从小治疗起，多数癫痫病变可以在发育前得到控制或基本缓解。②认识自己心理及情绪障碍所在：消除焦虑抑郁等负性情绪，减少复发可能。③在日常生活中重新设计自我：学会正确对待生活事件，规避劣性刺激。④建立乐观情绪：改善人际关系，既要积极争取痊愈，即使做不到完全康复，留有部分不足，相信也能够有个很好的未来。

本病症几乎所有的心理疗法均可选用，尤其是培养情性及音乐疗法等。

预防　孕妇要做好妊娠保健，避免造成癫痫的先天因素。产期防止分娩意外，避免产伤、窒息。注意小儿身心健康，避免暴饮暴食以及惊恐等精神刺激。保持心情舒畅，起居有规律，防止恼怒、惊恐、过度劳累，以防发生癫痫。平时发生发热抽风疾病时须积极治疗，避免惊风多发而发展为癫痫。患儿外出时应有人相随，以防意外。

预后　若能合理、及时运用综合措施，包括配合中西医药物治疗、针灸经络治疗及心理行为治疗等，超过半数患儿可在成年后有效控制，甚至根治。

(王剑锋)

zhùyì quēxiàn duōdòng zhàng'ài

注意缺陷多动障碍（attention deficit hyperactivity disorder, ADHD）　以注意力不集中，自我控制能力差，小动作过多，情绪不稳，冲动任性，并常伴有学习困难，但却智力正常或基本正常为特征的现象。是儿童时期较常见的行为障碍，本病症在古代医籍中并无专门记载。根据患儿神志涣散、多语多动、冲动不安等的特征，可归入"躁动""脏躁""惊惕"等病症中。又由于其智能正常或接近正常，活动过多，思想不易集中，从而导致学习困难，故又与健忘等病症有关。本病症男孩明显多于女孩，多见于学龄期儿童。发病与遗传、环境、产伤、家教等有一定关系。

病因病机 主要病因可归于先天禀赋不足，产时或产后损伤，或后天护养不当，病后失养，忧思惊恐过度，及家教不适当等。病位涉及心肝脾肾，病机可考虑为本虚标实，阴虚为本，阳亢、痰浊、瘀血为标。《素问·生气通天论》说："阴平阳秘，精神乃治"，人的精神情志活动正常，有赖于人之阴阳平衡。而人的行为变化，动静平衡，必须阴平阳秘前提下才能维持。因此，阴阳平衡失调可以视为本病症的主要发病机制。

小儿为稚阴稚阳之体，先天禀赋常不足，后天又容易失于调护；稍有感触，即易阴阳偏颇，阴虚阳亢，阳之升动无制。心主血、藏神，心阴不足，则心火有余，而现心神不宁，多动不安；肝体阴而用阳，其志怒，肝肾阴虚，肝阳上亢，以致注意力不易集中，性情好冲动，多执拗；脾为至阴之脏，性偏静，脾失濡养，则静谧不足，兴趣多变，言语冒失，心思不定，不能自控；肾为先天之本，肾精不足，脑海不充，则神志不聪，意志力不强，且善忘。

临床表现 本病症有轻重之别。轻者多动多语，侵扰他人，烦躁不宁，不听从老师指教，不守纪律；重者惹是生非，打架斗殴，不知危险，任性冒失，易发生意外；不但影响学习，甚至导致少年犯罪，成为社会性问题。

治疗 本病症的防治，当审其虚实，并结合脏腑辨证。治疗

以调和阴阳为根本治则。肝肾阴虚者，治以滋阴潜阳；心脾两虚者，治以补益心脾；痰火内扰者，治以清热涤痰。虚实夹杂，治以攻补兼施；急则治其标，缓则治其本，或标本兼顾。治疗时要注意安神益智，常可在辨证论治处方中，再配入远志、石菖蒲、龟板、龙骨等药。除服药外，还应注意心理方面的疏导，医师、家长、老师密切配合，耐心教育。借助心理学方法，给予注意力训练等，可有良好效果。

本病症的心理行为治疗，需要考虑一个特点：这类患儿往往既有注意力弥散，自控力差的特点，又有好动而精力充沛，兴趣广泛（但不持久）的优势。因材施教，针对患儿特点，鼓励其发展某方面优势，并逐渐训练其定力及专注精神，是较为有效的行为训练方法。

预防 孕妇应保持心情愉快，禁烟酒，慎用药物，避免早产、难产，新生儿窒息。注意防止小儿脑外伤、中毒以及中枢神经系统感染，保证儿童有规律的生活，注意培养其良好的生活习惯。

预后 良好。大多数在青春期后好转而痊愈。若不注意纠治，学习成绩会大受影响。

（王剑锋）

duōfāxìng chōudòngzhèng

多发性抽动症（Tourette syndrome, TS）
以多发性运动性抽动伴有不自主发声为主要特征的一类病症。又称抽动-秽语综合征、发声与多种运动联合抽动障碍，属于慢性神经精神障碍范畴。病因尚未明确，可能与遗传因素、神经生化代谢失常及环境不良等因素有关。具有家族遗传性倾向，大多数起病于4~12岁，以7~8岁占多数，男性多于女性。中医学

文献对此病症尚无系统论述，根据其临床表现，属"肝风""抽搐""瘛疭""惊惕""筋惕肉瞤"等范畴。

病因病机 病因有先天性、后天性及诱发性之分。在先天性和后天性因素共同作用下，致使阴阳失调，阴不制阳，肝风内动，痰邪扰神。其病机变化以风、痰最为重要，风有肝亢风动与阴虚风动之别，痰有痰热和脾虚痰湿之异。病变脏腑则涉及心、肝、脾、肾等脏。触发本病症发生的因素中，情绪变化占有重要地位，如学习压力较大，长期精神紧张，家庭环境不良，父母经常打骂，长期情志不舒，意愿不遂等。此外，感受外邪、过度疲劳、情志过极等也是诱发或促使本病症加重之因素，或可致病情反复发。本病症的中医学辨证分型以肝亢风动、痰火扰神、阴虚风动、脾虚肝旺4个证型最为常见。

临床表现 主要表现为突然、快速、不自主的重复的肌肉抽动，如眨眼、点头、噘嘴、皱眉、耸肩、抬臂、踢腿等。喉肌抽搐时则出现轻咳、喊叫，甚至秽语骂人等。

治疗 由于本病症表现多样，治疗时应根据不同兼夹症、不同抽动部位等，加减用药。病程日久，病变性质常由实致虚，虚实夹杂，应适当加用补虚类药物。同时，痰阻气滞，可致血瘀于脉络，病程久长，需加用活血化瘀药物。虫类药物在平肝祛风、镇惊止痉方面作用显著，常用有全蝎、蜈蚣、僵蚕等，但应注意用量不可过大。本病症病程较长，病情常有反复，应坚持长期治疗，一般需用药3~6个月，甚至更长时间。抽动停止后，不可即刻停药，应调理巩固2~3年，以争取

不再复发。

中医药物治疗的同时，要给患儿创造一个轻松愉快的环境，鼓励患儿树立战胜疾病的信心，让家长和老师认识到这是一种病态，不是患儿故意调皮捣蛋，不要一味地责怪、批评、打骂患儿。本病症严重者，抽动会影响学习和正常的人际交往，他人对抽动症状的紧张心理，可增加患儿的心理痛苦，出现不同程度的心理障碍，故家长、老师应对孩子多谅解、关心和鼓励，勿责怪埋怨，要积极诱导，树立治疗信心，配合医生的诊治及康复巩固。

本病症的心理行为治疗主要在于分散患儿的注意点，不要集中于抽动表现本身，家属及老师也不应总提醒其注意抽动，以免症状更加强化、固定化。本病症的行为纠治，可试用消极练习法：让患儿指定时间里（通常15~30分钟），有意识地重复做某一单调的抽动动作，随着时间延伸，渐感疲劳，抽动频率会自我减少，症状缓解。松弛训练对本病症也有一定帮助，可指导患儿学会放松和呼吸调节，令紧张的肌肉松弛下来，可使抽动减轻。

预防 平时注意合理的教养，并重视儿童的心理状态，保证儿童有规律的生活。培养良好的生活习惯。不过食肥腻、辛辣的食物或兴奋性、刺激性的饮料。

预后 本病症呈慢性的病情波动特点，时好时坏。大部分于青春期后症状缓解，预后良好。仅约5%的患儿，持续到成年后进展成为精神分裂症。

（王剑锋）

fēngshīkē qíngzhì bìngzhèng

风湿科情志病症（emotional disease of rheumatology）

由情绪心志内伤所致的风湿免疫疾病。风湿病是中医临床常见的一大类疾病，以侵犯关节、骨骼、肌肉、血管或结缔组织等为主要特征。其中，多数为自身免疫病。此类疾病发病大都较隐蔽而缓慢，病程较长，且都有心身相关特征，属于中医学所说的情志病症范畴。病情起伏常与情绪因素密切相关，且大多诊治有一定难度，部分患者具有遗传倾向。

分类 广义上，凡可引起骨关节、肌肉疼痛的皆可称为风湿病。故风湿病的现代分类中，广义的有近百种之多，涉及感染性、免疫性、代谢性、内分泌性、遗传性、退行性、肿瘤性、地方性、中毒性等多种病症。狭义的，仅指以侵犯关节、骨骼、肌肉、血管和结缔组织为主的，局限于内科与自身免疫相关的部分病症，如类风湿关节炎、强直性脊柱炎、银屑病关节炎、风湿热、反应性关节炎、系统性红斑狼疮、干燥综合征、系统性硬化症、多发性肌炎、皮肌炎、混合性结缔组织病、血管炎等。

病因病机 上述病症，中医学统称为痹证，其核心病机为痹阻不通，且认为其病因病机总不外乎营卫失调，感受风寒湿热之邪，合而阻滞为病；或日久正虚，内生痰浊、瘀血、毒热，正邪相搏，使经络、肌肤、血脉、筋骨，甚至脏腑的气血痹阻，失于濡养而致病，从而表现出以肢体关节疼痛、肿胀、酸楚、麻木、重着、变形、僵直等为主的症状特点，甚或累及脏腑伤损。

在现代医学，此类病症的发病机制与自身免疫紧密相关，大都还与社会－心理因素密切交集在一起，通过神经－内分泌－免疫网络，导致机体结构及组织功能的改变。一方面，此类病症的病因尚不明确；另一方面，此类病症呈慢性活动性特点，需要长期用药治疗，患者易受病痛和患肢/患部功能活动障碍之困扰，常继发不良情绪及应激反应。这些又触发了明显的"因郁致病→因病而郁甚→郁甚又加重病情"之恶性循环。对此类病症的治疗，不能仅依赖药物，需心身兼顾，注重心理调适，综合纠治。

病理特征 风湿病都有以下共同的病理特点：①大多有关节病变和相关症状，可达70%~80%，但其中50%仅有疼痛，重则有红、肿、热、痛及功能受损等炎症性表现，常为多关节受累；累及关节视病种不同而有所差异。常见雷诺现象。②均属于自身免疫病，常累及神经－内分泌－免疫系统。③有着明显的心身相关性，情绪或个性因素自始至终参与其病理过程。④有明显的异质性，同一类风湿病，也常有不同亚型；临床表现、病理伤损及治疗反应等均相同。⑤风湿病大多是侵犯多系统的病症，有许多病理损伤叠加在一起，症状错综复杂，而各种病症之间又有相似性。⑥患者血清内出现多种抗体及免疫复合物，并可以沉积在组织（如皮肤、滑膜）或器官（如肾、肝）内而导致病理损害。⑦本病在中医学中与情志相关，核心病理在于"痹阻"。

治疗 治疗中兼顾精神心理因素，常可明显提升疗效。

预防 注重患者教育，使其充分了解自己所患疾病，有正确的心理认知，积极配合治疗，并保持乐观的心态，减轻病痛和疾病的复发。加强体育锻炼，提高机体免疫力，避免受寒、细菌、病毒的感染。患病时积极寻找并去除感染病灶，坚持正确服药，避免疾病呈进行性发展。平日注意生活、工作节律，保证充分休息，均衡饮食，戒烟戒酒。

预后 风湿免疫病预后因不同疾病严重程度不同而预后迥异，随着诊治手段的进步，患者预后也显著改善。但疾病治疗过程中，积极配合心身综合调治，对预后有积极促进作用。

（罗亚萍 霍 珍）

wāngbì

尪痹（aggravated bi） 由于风、寒、湿、热等邪气痹阻经络，导致肢体筋骨、关节、肌肉等处发生疼痛、重着、酸楚、麻木，或关节屈伸不利、僵硬、肿大、变形等症状为主的一种病症。类似于现代医学的类风湿关节炎。尪，汉字本义是跛，脊背骨骼弯曲之义；痹，阻塞不通也。中医文献中，又常被描述为痹证、历节、风湿、鹤膝风。

病因病机 在《黄帝内经》的《素问》《灵枢》及东汉·张仲景《金匮要略》等著作中，对痹症与情志的关系多有论述。《素问·痹论》谈到痹症病因病机时，指出"阴气者，静则神藏，躁则消亡"。精神躁动时，阴精营气易耗竭，更易发生痹症。《灵枢·本神》曰："……脾愁忧而不解则伤'意'，意伤则悗乱，四肢不举。……肝悲哀动中则伤'魂'，魂伤则狂忘不精，不精则不正当，人阴缩而挛筋，两胁骨不举。……肾盛怒而不止则伤'志'，志伤则喜忘其前言，腰脊不可以俯仰屈伸。……恐惧而不解则伤'精'，精伤则骨痠痿厥。"各种情志因素每可诱发痹阻加剧，导致此类病症的发生。《灵枢·贼风》云："喜怒不节，饮食不适，寒温不时，腠理闭而不通，其开而遇风寒，则血气凝结，与故邪相袭，

则为寒痹"，更清晰地阐述了情志失调、饮食不当，复感外邪等，致正气虚弱，常是促发痹症的主要机制。

有精神分析师认为，类风湿关节炎患者的个性常具有攻击性，负性情感明显，多有受压抑和自虐倾向，依赖性强，疑心病重；且偏于抑郁，灵活性差。这类情感状态可引起免疫功能的持续失衡。严重而持久、无法自控的消极情绪，又可导致躯体病痛呈明显加重态势。

临床表现 此病症之初起，多以损伤小关节为主，多呈对称性疼痛、肿胀，好发于指关节等处，常晨起僵硬，活动不利。病久受累的关节呈梭形肿胀，压痛拒按，活动时疼痛加剧。后期则关节变形僵直，周围肌肉萎缩。此病症的病理主要是骨质损害，关节变形，臂腿枯细，膝踝肿大，肘肘不得伸，功能活动受限，甚则生活不能自理。病程往往较长，病初常表现为关节肿痛发热，口渴不欲饮，烦闷不安，舌红苔黄腻等湿热之象。久病常伴有腰膝酸痛，疲乏怠倦，下肢无力，足跟疼痛，夜尿频多，经少经闭，眩晕耳鸣，尺脉弱小等肾虚症候。关节疼痛多昼轻夜重，局部喜暖怕凉，遇暖痛减，并多兼见形寒肢冷，遇寒加重，舌苔白、脉沉细等虚寒表现。这与现代医学中描述的类风湿关节炎的典型特征相似。

治疗 在尪痹防治过程中，要充分注意情志异常这一要素。除了应给予常规的抗风湿药物及中医药辨证治疗外，还应针对情志病变的特点，同时治神、疏肝、调心，尤其不要忘记给予适当的心理治疗，以消除异常情志变化，提高疗效，使患者尽快恢复健康。

治神，可以宗《灵枢·师传》"人之情，莫不恶死而乐生，告之以其败，语之以其善，导之以其所便，开之以其所苦"之原则，多环节加以疏导。也可参照东汉·华佗《中藏经》治疗"宜节忧思以养气，慎喜怒以全真，此最为良法也"的精神，以节忧思、慎喜怒为良策，好生规劝辅导。治肝，明·王肯堂《证治准绳》指出：郁怒伤肝则诸筋纵弛，忧思伤脾则胃气不行；二者共为腰痛之冠，故并及之；肝发为腰痛，宜"调肝散"主之；忧思伤脾发为腰痛，宜"沉香降气汤"和"调气散"加姜枣煎之。故治疗痹病，常应兼用疏肝解郁、调肝疏肝之法。调心，则重在改善抑郁、焦虑等精神症状。必要时，可配合一些抗抑郁/抗焦虑之剂。

本病症非常讲究护理。要减轻患者精神负担，可事先说明本病病程长，病情会有反复发作等特征，以便心中有准备。及时持续的治疗是控制本病症之关键。不少患者综合治疗后获得完全缓解，可以此激励患者，增强战胜疾病的信心。要嘱患者保持精神愉快，尽量避免精神紧张及过度疲劳。同时，防范风寒湿热等邪的侵袭，以免受寒、遇湿、遭冻。尤其在气候变化时，注意增减衣物，避免居于阴冷、潮湿之地；或频繁接触冷水、冰箱等。

饮食要有节制，正确对待药补及食补，不可蛮补滥补。应在医师指导下选择应用适宜的补益剂。有骨质疏松者，应当多食豆类及乳制品，注意保证充足的营养。内有湿热者，饮食宜清淡，忌食肥甘厚味及辛辣之品，少饮酒；应多食清淡蔬菜、水果等。

预防 积极预防和治疗各种感染，避免潮湿寒冷、疲劳、营

养不良、外伤、精神创伤等诱因。适当进行患病关节的活动，预防关节功能受损。注重患者教育，使患者正确认识疾病，保持良好的情志，有助于预防疾病复发。

预后 一般欠佳，若不进行积极合理的心身综合调治，常可呈进行性发展，以至于残疾，严重影响生活质量。

(罗亚萍 霍 珍)

mài bì

脉痹（vessel bi） 脉道闭阻而引起的，以肢体疼痛、皮肤不仁、皮色黯黑或苍白、脉搏微弱或无脉等为主要特征的一类病症。属中医学五体痹（皮痹、肌痹、脉痹、筋痹、骨痹）之一。始见于《黄帝内经》。中医学认为，本病以正气不足，六淫杂至，侵袭血脉，致血液凝涩，脉道闭阻为主要病机特征，类似于现代医学的雷诺综合征和血栓性静脉炎等。

病因病机 病因较复杂。内因主要与七情内伤、脏腑功能失调、正气不足等有关。血脉痹阻，影响营卫/气血/津液之运行，是脉痹的主要病机所在。忧思郁怒，以至于气血失和，脏腑内伤，是常见的诱发因素。雷诺综合征以青年女性居多，其病情变化常与情绪波动关系密切。各种情志刺激，或抑郁恚怒，均可诱使肝气郁结，疏泄失司，气机失调，气血不和，诱发或加重经脉痹阻。其中，犹以郁怒所伤最甚，郁怒则气机阻滞，血停瘀阻，常可很快出现症状。唐·孙思邈《备急千金要方》云，"气血瘀滞则痛，脉道阻塞则肿，久瘀则生热。"血脉痹阻既是因，也是果；循环往复，病情缠绵加重，最终可导致各类恶性后果。

此病症的病位主要在血脉，可波及全身血脉，但以四肢血脉受损最为多见，尤以发于下肢者更是常见。血脉痹阻较甚、或脉痹日久者，其病变尚可累及肌肤，乃至向内涉及内在脏腑，如累及心、肝、脾、肾、脑等诸脏之血脉；但其病变核心，始终在血脉，病机也始终是痹阻。血脉痹阻，四肢末端血流骤减，脉络空虚，故常出现患肢疼痛、麻木、皮肤苍白、发凉等；有时，在痹阻引起的代谢产物反馈性地刺激下，血脉病理性地扩张，大量瘀血滞留于四肢，又可现患肢肿胀、皮肤潮红或瘀紫、发热等症状；血脉循行复常后，症状可暂时缓解。若日久血脉痹阻较甚者，则肢体肿痛加重，皮肤现瘀斑或浅表瘀青络脉等。

临床表现 脉痹可表现为阵发性四肢肢端（主要是手指、脚趾，有时也累及耳朵、鼻子）对称性发白、发绀和潮红；也可以肢体突发广发性肿胀、局部疼痛、体表可触及条索状物为主要表现。就其机制言，《素问·举痛论》："脉泣则血虚，血虚则痛"，"寒气入经而稽迟，泣而不行；……寒气客于经脉之中，与炅气相薄，则脉满；满则痛而不可按也。寒气稽留，炅气从上，则脉充大而血气乱，故痛甚不可按也"。脉痹早期病变部位表浅，病变局限，肢体疼痛较轻，多在活动或受寒后出现，静息后逐渐缓解；中期则疼痛加重，常持续不解，日轻夜重，患肢皮色改变较为明显，可见患肢肌肤肿胀、瘀斑、爪甲失却营养等症状；病至晚期，病情进一步加重，病变弥散，疼痛剧烈，且持续不解，甚至可继发局部溃烂、晕厥等。

治疗 中医药治疗除常规的辨证论治用药外，还必须叮嘱患者注意情志调养，保持心情舒畅，切忌忧郁恼怒。气功、静默疗法、音乐（乐律）疗法、情性疗法等都较为有效，但需要长期坚持。同时，可经常配合疏肝解郁、愉悦情性的中医药等，如可常用芳香类的花苞泡茶，借芳香以解郁悦情。

避免劳累，特别强调不要久站、久坐、久行和久卧等，同时应节制房事。行手术治疗的患者，术后伤气耗血，体内多有瘀血阻滞，加之久卧于床，气血运行不畅，常会加重瘀血的停着，诱发脉痹。故手术后的患者应多做深呼吸动作，尽可能活动肢体，且争取早日下床活动。日常护理上，须严格禁止吸烟，因为烟会加剧血管痉挛。还需注意肢体保暖防寒，以免风寒湿热毒邪入侵。尽量避免严冬涉水、步履冰雪、久居湿地等。

饮食宜进清淡易于消化之品，切忌肥甘厚味和酒浆。及时修剪指/趾甲，保持患肢皮肤清洁，避免感染和足癣等的发生。若有皮损，则要及时防治感染，促进伤口尽快愈合。

预防 尽可能降低精神紧张的程度，避免情绪过分激动。选择温暖的工作环境，远离潮湿、寒冷的环境。避免指趾损伤，同时也要预防其他机械造成的切伤与刺伤。在冬季尤其注意保暖，可每天用温水泡手。全面戒烟、戒酒。宣传药物知识，禁服麦角胺及避孕药。

预后 轻症者预后较好。病情严重或失治者预后欠佳。故需积极心身综合调治，避免最终发展成残疾而影响生活质量。

(罗亚萍 霍 珍)

gǔ bì

骨痹（bone bi） 凡内外之邪侵扰人体筋骨关节，痹阻经脉气血，出现肢体沉重、关节疼痛，甚至发生肢体拘挛蜷曲，或强直畸形等症状的一类病症。属中医学五体痹（皮痹、肌痹、脉痹、筋痹、骨痹）之一，始见于《黄帝内经》。现代医学的骨关节炎、银屑病性关节炎、痛风性关节炎、类风湿关节炎等均可出现骨痹的主症，与本病症较为相似。其中很多疾病与情志因素密切相关。

银屑病性关节炎是一种与银屑病相关联的炎性关节病变，具有银屑病皮疹特征，并导致关节和周围组织的严重炎症，部分患者可有骶髂关节炎和／或脊柱炎，病程多迁延反复，晚期可出现关节强直，最终可导致残毁。

病因 曹丽英《中医皮肤病学》一书中指出："本病（骨痹）多因情志内伤，气机壅滞，郁久化火，心火亢盛，毒热扰于营血；或因饮食失节，过食腥发动风的食物，脾胃失和，气机不畅，郁久化热，复受风热毒邪而发病；若病久或反复发作，阴血被耗，气机失和，化燥生风或经脉阻滞，气血凝结，肌肤失养而致。"情志不遂，郁怒伤肝等因素可诱发或加剧本病症。

临床表现 银屑病性关节炎一年四季均可发作。发端于周围关节者以女性居多，发端于中枢关节者以青年男性居多。就其主体病变银屑病而言，后者是一种以红斑、丘疹、鳞屑样损害为主要表现的慢性皮肤病，中医学形容其皮损"状如松皮，形如疹疥"，有损于患者的外观；且自觉有不同程度瘙痒，易反复发作，影响日常工作和社交生活。

银屑病之发生、发展、恶化及稳定与否，往往明显受制于情绪和压力。因此，是典型的心身（情志）病症。而患病后，因

损容而面对来自社会和家庭的压力，更易造成精神紧张、情绪低落、悲观失望等不良情绪，形成恶性循环的抑郁状态。本病症初中期病理上大都累及肝。《素问·平人气象论》曰："脏真散于肝，肝藏筋膜之气。"肝既主筋，且主管着人的情志疏泄，故也。肝之气血充足，则筋得濡养滋润，关节活动滑利。反之，筋失滋养，会滋生骨痹等，影响关节活动。本病症发展日久，必累及于肾。肾为五脏之根本，他脏病变日久，久病及肾，故也。又因肾主骨，骨的生长、发育、修复，均赖肾精之滋养。肾精充足，骨髓充盈，则骨骼充实健壮，肢体活动轻便有力。反之，肾精不足，骨失所养，则骨质脆弱无力，肢体活动不便。故累及肾而出现病变时，可见关节肿胀、疼痛、畸形，活动明显受限等表现。

治疗 清·周学海《读医随笔》云："故凡脏腑十二经之气化，皆必籍肝胆之气化以鼓舞之，始能调畅而不病。"因此，治疗骨痹过程中，初、中期应重在对肝的调理：肝之疏泄功能得畅，则情志调达，抑郁减轻，气血输布四肢通畅；且可降低情志因素对本病症发生发展的负面影响，利于治愈或稳定之目的。心理及行为纠治的做法见尪痹。

本病症病程日久累及肾则较难治愈，病情易于反复发作。此时，当以治肾为主，且只能缓图。患者应有长期治疗的思想准备，保持心情平稳，避免烦躁、焦虑、抑郁等情绪波动；注意休息，保证睡眠充足；生活规律，避免过度劳累；此时，饮食犹宜低脂肪、高蛋白质、高维生素食物，宜多吃蔬菜、水果，忌烟、酒、海鲜及辛辣等刺激物。患者还应该注

意避免因银屑病而诱发的诸如上呼吸道感染等疾病。平素注意皮肤护理，应穿着宽松、柔软、棉质的衣裤；勤沐浴，但少用刺激性肥皂等；床铺宜保持清洁；不要搔抓皮肤，乃至皮损等；鼓励患者适当进行关节功能活动，但应注意避免过度劳累。

预防 避免精神紧张、激动，保持稳定的情绪及充足的睡眠，减少心理压力。注意皮肤清洁卫生，防止银屑病复发感染。避风寒，适时增减衣物，避免感染、防止皮肤损伤等。避免食用刺激性、不洁食物，戒烟戒酒。

预后 轻症者预后较好；而病情严重或失治者，预后欠佳。故需积极合理的心身综合调治，避免最终发展成残疾，严重影响生活质量。

（罗亚萍 霍 珍）

chángbì

肠痹（intestinal painful impediment） 以多饮而小便不利、气喘、大便飧泄，并伴有肢体关节疼痛、不适等为主要表现的一类病症。肠痹始见于《黄帝内经》的《素问·痹论》："肠痹者，数饮而出不得，中气喘争，时发飧泄。"现代临床的炎性肠病性关节炎，具有典型的肠道和关节疼痛之表现，与肠痹类似。

病因病机 本病症多由外邪客于肠中，气机痹阻，受盛化物和传化失司所致；既有先天禀赋不足，或饮食七情内损，伤及脏腑；又复有外邪犯及肠道，综合作用下，触发而致。

肠痹病位在大肠。情志不调，或饮食失节，脏腑气机不利，阻闭下焦；或脾虚失运，痰浊内生；或气虚血瘀，阻滞肠道气机，均可致肠痹。《灵枢·本神》中指出："愁忧者，气闭塞而不行。"

元·朱震亨《丹溪手镜》曰："忧思者，肌肉濡渍，痹而不仁，饮食不化，肠胃胀满。"清·秦之桢整理的《症因脉治》指出："肠痹之因，或饮水太过，或饮食有伤；中气乖张，壅塞闭逆，不得下顺，返而上冲，则喘争，小便不利；水谷混于大肠，则飧泄；此肠痹之因也。"郁怒伤肝，肝气郁滞，疏泄失常，克犯脾土，而致脾胃化运失常，脾虚不得升清降浊而致泄，是常见原因。明·张介宾《景岳全书》："凡遇怒气，便作泄泻者，必先怒时挟食，致伤脾胃；故但有所犯，即随触而发，此肝脾二脏之病也；盖以肝木克土，脾气受伤而然。"明·吴昆《医方考》："泻责之脾，痛责之肝；肝责之实，脾责之虚；脾虚肝实，故令痛泻。"明·秦昌遇《症因脉治》："怒则气逆，思则气结，若人忧愁思虑，恼怒悲哀，皆能郁结成病。或气食相凝，用力劳动，起居不慎，则气亦伤结而痛作矣。"肝为刚脏，若气机不畅而致郁结，必厉然而横犯他脏，而致脏腑失和，发为肠痹痛泻。

治疗 急性期重在调整肠胃，慢性期重在通利关节；先治肠胃，后治关节；急性期重在祛邪，慢性期重在补益；脾胃治疗为本，关节筋骨治疗为标；或辨证论治，标本同施。肝气既已郁滞，横逆犯脾，不能徒然用伐肝之药而解其郁；治肝应顺应其喜条达恶抑郁的升发之性，以木郁达之为原则，以疏肝为主旨。常用疏肝方剂有逍遥散、柴胡疏肝散、四逆散、痛泻要方等。

因本病症之发作，有精神心理因素参与其间，故愉悦情性，疏肝解郁始终是重点（见尪痹）。又因病情容易反复发作，调畅情

性同时，还要合理安排生活起居，注意休息，劳逸结合，调整心态，乐观向上。要注意保暖，尤其是胃脘部保暖。还要外避风寒湿邪等的侵袭，预防上呼吸道感染。

要注意食品卫生，避免食用不洁或腐烂变质食物，诱发出现肠炎。还要强调戒烟酒，忌食辛辣厚味等刺激性食物，少食生硬等不易消化食品。宜进食稀软清淡，营养充足，易于消化之品。再加上积极合理锻炼，劳逸结合，增强体质。综合措施下，常可以帮助消化功能的稳定和关节功能的恢复。

预防 宜进食营养丰富、易消化的高热量、优质蛋白、高维生素、低脂肪流质或半流质饮食，少量多餐，肉类、禽类等食物需在煮熟后才能食用，避免摄入一些油炸或油腻及产气食物，禁喝浓茶。日常餐具应定期消毒或更换，注意手卫生。积极进行身体锻炼，增加免疫力。保持良好的心情，遇事不纠结。

预后 经积极合理治疗后，预后一般良好。

（罗亚萍 霍 珍）

肌痹（dermatomyositis） 表现为身体多处（肌肉、骨骼、皮肤、皮下）疼痛与发僵，并在不同部位有很多压痛点的一类风湿性病症。属中医学五体痹（皮痹、肌痹、脉痹、筋痹、骨痹）之一。首见于《黄帝内经》的《素问·长刺节论》："病在肌肤，肌肤尽痛，名曰肌痹。"中医学认为，几因脾胃受损，或风寒湿热毒等邪侵淫肌肉，痹阻脉络，气滞血瘀，出现一处或多处肌肉疼痛，麻木不仁，甚至肌肉萎缩，疲软无力，手足不遂，可谓肌痹。此病症与现代临床的多发性肌炎、皮肌炎、

纤维肌痛综合征等相近似。纤维肌痛综合征为情志相关性疾病。

病因病机 触发本病症的外因为风寒湿邪痹阻经络、肌腠，内因则为肝郁脾虚，气血不足，肌腠失养，内外相合，发为本病。导致肝郁脾虚的最常见诱因就是情志障碍。从临床看，肌痹可归为典型的中医郁证（情志病症）范畴。因为本病症的发生、发作，常与情志不舒，忧思郁怒等有关，是心因导致肝失条达，气机不畅，肝郁气滞，以至于表现为周身多处疼痛、发僵，不可触摸等。清·罗美《内经博议》云："凡七情过用，则亦能伤脏气而为痹，不必三气入舍于其合也。"肝藏血而主筋，为罢极之本。若肝气郁滞，疏泄不畅，则气血闭阻，不能濡养肌腠而作痛；肝失条达，则情志抑郁，焦虑难眠，精力易疲；肝气郁滞，木郁乘土；或思虑伤脾均可致脾运失司，可见腹痛泄泻、泻后痛减等症。

临床表现 主要表现为身体多处疼痛、发僵而硬，并有多处明显的压痛点；60%~90%的患者伴有睡眠障碍。其他伴随症状还有多梦、易醒、心烦、易怒、腹胀、腹泻、月经不调、情绪异常等。许多肌痹患者除有上述症状外，还常伴有情感障碍，主要表现为情绪低落，对自身的身体状况过分关注，甚至焦虑抑郁；还会出现注意力难以集中，记忆力下降，视空间能力和执行能力减退等认知功能障碍。长期焦虑、抑郁等不良情绪刺激下，可引起自主神经功能失调；而长期的慢性疼痛，又可进一步加重抑郁，以至于迁延难愈。

治疗 需注重疏肝解郁、调和肝脾为主，可以逍遥散加减为宜；盖肝气一疏，肝和脾顺，气

行血畅，气滞血瘀得以舒解，诸症可渐除（见尪痹）。情绪障碍明显时，中西医的抗抑郁药可以首选。此外，可以通过有氧运动等来减轻精神压力。

对于患者宣教极为重要，可宗《灵枢·师传》"告之以其败，语之以其善，导之以其所便，开之以其所苦"之意，给患者以疏导、安慰和鼓励，使患者真正理解此病症的确存在，但并无任何内脏器官实质性受损，积极有效治疗后，可以痊愈；至少不会有危及生命之危险。

护理应加强营养，饮食有节，咸淡适宜。需适当进行室内外的体育锻炼。肢体宜常活动，局部多按摩，可增强体力，渐使肌肉丰满，消解肌肉疼痛。此外，还需预防感冒等。室内宜保持适宜的温度及湿度。避免风寒湿及燥热之邪的侵袭，避免汗出当风。对于疼痛甚者，可将每日煎服的中药渣加水再煎，以熏洗、外敷痛处。或配合针灸、理疗等外治疗法，以有效缓解疼痛等。

预防 重在调理心态，应保持情绪的稳定和积极乐观的心态，克服焦虑紧张情绪，避免情志的刺激。避免寒冷潮湿，减少躯体和神经疲劳，保障睡眠，适度锻炼。

预后 经积极合理治疗后，一般良好。

（罗亚萍 霍 珍）

zàobì

燥痹（Sjögren syndrome, SS）

表现出干燥难忍加痹阻不通症状的病症。类似于现代临床的干燥综合征。理论上说，是由燥邪之因与痹阻病机交互作用而引发的，无论外燥内燥，煎熬精血津液，以致阴津严重耗损，都可使肢体筋脉骨节失养，精血干竭而

致痹阻，痰凝结聚，脉络不通，症见肢体疼痛，甚则肌肤枯涩，脏腑严重受损等的病证。燥痹之症，一年四季皆可发病，但以秋冬季为多见。发病年龄以儿童及中青年罹患机会较多，且女性多于男性。男女比为1：（9~10）。燥气致痹，首见于路志正《医林集腋·燥痹论治》一书。此后，被娄玉钤、娄多峰、李满意主编的《中国痹病大全》收入，并认为"风寒伤人化热，风热伤人化燥。热则耗液，燥则伤津。病初起在经络，在体表。络脉痹阻而关节、肌肉酸痛，体表燥热则少泪、少涕、少唾、少汗而肤痒"。

病因病机 燥痹之发病，主要与肝郁及阴虚有着密切的关联性。本病症阴虚精枯为本，《黄帝内经》有云："年四十，而阴气自半。"元·朱震亨《局方发挥》认为："妇人以血为主，血属阴，易于亏欠。"女子中年之后，精血渐衰，且经、产、乳、育之苦，极耗伤其阴血。尤其年届七七，天癸绝竭，冲任虚衰，阴虚火旺，煎熬津液，故更易罹患本病症。本病症燥热为标：情志不遂，五志过极，化火伤阴，乃至津亏失润；或血虚阴亏之体，复加情志郁结，气机不畅，气滞血瘀，以致津液不能正常敷布等，皆是诱发之因。肝藏血，主疏泄，开窍于目；肝肾同源，肝肾精血不足，目窍失养则两目干涩；阴虚血燥，津液枯涸，脏腑失濡则口干、鼻干、皮肤干燥。血不养肝，肝气郁结，疏泄不畅，则情绪低落或焦虑易怒等。这可解释本病症的主要症状特点及其机制。

临床表现 燥痹患者中女性多于男性。女子以肝为先天，女子的经、孕、胎、产、乳，无不与肝经调畅与否，密切相关，肝

与冲任两脉有着内在的关联性。肝之疏泄失常，每可直接影响精血之运行。故临床除干燥症状外，女性患者还多见月经失调、不孕、流产、乳癖、带下异常等情况，均提示肝经失调为燥痹发病的一个重要因素。

与风湿科其他病种（如类风湿关节炎、系统性红斑狼疮）以及一般人群相比较，燥痹患者的焦虑和抑郁表现更为显著。一方面，燥痹属慢性病，病程较长，尚无根治方法，易反复发作，也易出现多系统损害；且因持续的干燥奇痒而难忍，漫长的治疗（或疗效不理想）再加上燥痒难忍，使患者心理严重受困扰，常处于不良情绪之中，生活质量明显下降。另一方面，部分患者出现多系统损害后长期应用激素或免疫抑制剂治疗，又产生了不良的心身反应，也是恶化精神心理状态的重要因素。

治疗 本病症虽病程长，难以根治，但属良性疾病，若能够中西医结合，心身兼顾，合理而综合防治，大多数能够控制病情发展，甚或得以明显缓解。本病症的心身兼顾治疗原则与方法见尪痹。必要时可选用抗焦虑药；燥痒难忍时，可应用眼部、口腔、皮肤的润滑剂或抗过敏制剂等缓解症状。

鼓励患者积极配合治疗同时，应力争自我愉悦心情，适当休息，保持睡眠充足。并确保室内适宜的温度及湿度。避免风寒湿及燥热之邪的侵袭。有内热者，饮食宜清淡，忌食肥甘厚味及辛辣之品。患者应严格禁酒，因酒性辛热，最易耗津。调配饮食应合理，严禁暴饮暴食；以营养丰富、清淡、高维生素的半流质为宜；可选食面条、米粥、番茄汤、银耳

汤等。勿食干冷之物，宜多食滋润滋阴之品。有条件者，可常饮泉水等以滋阴生津。可多食清淡蔬菜、水果及牛乳等。

预防 日常需保持口腔卫生，饭后漱口，建议多喝水，忌食肥甘厚腻及辛辣刺激性食物。少戴隐形眼镜，少看电脑、电视、手机等电子产品以减少用眼时间，多休息。每日用湿软毛巾温敷眼部。保持环境湿度。保持积极客观的心态。

预后 经积极合理治疗后，一般良好。但常会因燥痒难忍而影响生活质量。

(罗亚萍 霍珍)

húhuò

狐惑 (Behcet syndrome, BD)

以口、咽、外阴溃烂，兼见神情恍惚、情绪不稳、干呕厌食等错综情绪障碍为主的病症。口、咽、外阴溃烂，类似于白塞综合征；但错综情绪障碍，白塞综合征可见，却并非常见和必见，故有争议。综合而言，其可以约定为以错综情绪障碍为主体，兼见口、咽、外阴溃烂的一类病症。

狐惑病名，始见于东汉·张仲景《金匮要略》："狐惑之为病，状如伤寒，默默欲眠，目不得闭，卧起不安，蚀于喉为惑，蚀于阴为狐，不欲饮食，恶闻食臭，其面乍赤、乍黑、乍白，蚀于上部则声嘎，甘草泻心汤主之。蚀于下部则咽干，苦参汤洗之。蚀于肛者，雄黄熏之。"描述了狐惑之主症、狐与惑之概念和内服熏洗之治疗方药。而且，其属典型的情志病症尤异议。

病因病机 本病症患者素有情绪波动，极不稳定；并在感受湿热毒邪，或热病后余邪留恋，或脾虚湿浊内生，或阴虚内热，虚火扰动等多种复合因素作用下，致使湿热毒邪蕴结于脏腑，循经上攻下注，引起以口、咽、外阴溃烂等损伤；并可见神情恍惚、干呕厌食等与"躯体化"有关的一类病症。

理论上，狐惑乃肝脾肾三经之病变。饮食不节或过食肥甘厚腻，使脾运失健，湿邪内蕴，聚湿生热；或长期忧思郁怒，肝失疏泄，郁久化热，侮土而湿邪内生，又致湿热互结致病。

临床表现 主要症状发生在肝经循行和络属部位之上。《灵枢·经脉》云："肝足厥阴之脉，起于大指丛毛之际……循股阴，入毛中，环阴器，……循喉咙之后，上入颃颡，连目系。……其支者，从目系下颊里，环唇内。"中医学认为，经络循行部位和脏腑络属，可以反映脏腑功能状态及其病变情况。因肝主疏泄，调情志，故本病症临床常伴有神志不安，恍惚迷乱；或精神抑郁，多疑善虑等。东汉·张仲景《金匮要略》："狐惑之为病，状如伤寒，默默欲眠，目不得闭，卧起不安"，可见有鲜明的情志起伏特征。临床观察表明：长期的焦虑、抑郁等不良情绪，可以通过机体应激反应，加上内分泌异常及免疫应答失调等，诱发狐惑之症；而患病后又会加重焦虑和抑郁等。

治疗 药物治疗当以清热除湿、泻火解毒为原则。气郁可以化火，可用丹栀逍遥散，既清泄肝火，又疏利气机，调畅情性。为及时预防重要脏器病变，可配合服扶正祛邪中药，调整全身状况，调节免疫功能。必要时配合短期联合运用激素、免疫抑制剂等；同时加强对症处理。情绪障碍明显者，及时运用抗焦虑、抗抑郁药。此类患者病情时有反复，

蚀烂部位较多，患者至为痛苦。应给患者以耐心解释，使之了解本病特点，坚持合理且综合的治疗。应尽量激发或满足患者的兴趣爱好，通过阅读书报、听轻音乐、折纸艺等方式，转移其不良情绪。口腔溃疡患者可每餐后用肉桂、黄连煎水漱口，外用锡类散等，以缓解口腔不适。合并眼部病变时，室内光线宜略暗，少看电视。夏天室外活动宜戴墨镜，利于眼炎的恢复。需保持皮肤清洁，有感染破溃时应每日皮肤换药。关节疼痛时要注意卧床休息；可将痛侧肢体垫高，采取舒适体位，以减轻疼痛。病情稳定，疼痛减轻后，可适当增加活动。

预防 常因情绪因素诱发，故保持平和心态、调控情志为本病预防的重要途径之一。另外，饮食忌食辛辣及过硬或温度过高的食物，控制烟酒和咖啡的摄入，保持口腔及会阴部清洁，多饮水，避免强光刺激，保持眼部清洁，同时多转动眼球。

预后 经积极合理治疗后，一般尚可；但有不少患者缠绵难以根治。而且，预后好坏很大程度取决于情绪调控得如何。

(罗亚萍 霍珍)

chǎnhòubì

产后痹 (puerperal arthralgia)

女性产褥期或哺乳期间出现周身或局部关节疼痛、酸楚、麻木、重着的病症。又称产后关节痛或产后遍身疼痛。现代医学谓产后风湿。该病除常见痹症症状外，更有独特性与时间性，且与情志因素更加紧密相关。

病因病机 产妇内由分娩失血，耗伤精力，百脉空虚，或素体肾虚，产后更显不足，外由风寒湿邪乘虚袭入关节肌肉，痹阻经脉；或肝郁气滞，气血运行不

畅，瘀血阻滞脉络相合所致。临床以痛痹、行痹较为多见。

临床中不乏患者因躯体症状就诊于骨科、疼痛科或风湿病科，在诊疗过程中可察觉患者伴有明显的情绪障碍，或抑郁或焦虑。看似二者并无联系，实则不然。《内经》有言"百病生于气"，颜德馨《活血化瘀疗法临床实践》亦曰："百病无不由于气者，气机阻滞则成郁"。五脏中肝为将军之官，主疏泄，主藏血，喜条达而恶抑郁。而女子以血为本，以肝为先天，情绪极易波动，肝失调达，气机郁结，肝木横克脾土，脾胃升降失司，酿生痰浊，流注肌肉关节致肿胀酸痛。肝肾同源，产后肾虚为本，气滞为标，肾精亏损，气机不畅，骨失濡养，不荣则痛，发为痹症。

心理因素在疼痛中有重要作用，并与疼痛的出现或恶化有关；而且，疼痛可引起痛苦加剧，甚或导致功能缺陷。分娩虽然是一个正常的生理过程，但对于大多数女性来讲是痛苦的体验；尤其会对初产妇身心带来持久的不良影响。产妇需面对角色转变、复杂家庭关系及承受抚育婴儿等的压力，均可带来沉重的精神负担，使心身处于应激状态；久之，便产生负面情感，如焦虑、烦躁、无用感、抑郁等倾向。再加摄生稍有不慎，极易感受外邪，发生各种产后疾病，因病出现机体的疼痛又会加重情绪抑郁。

治疗 中医学认为"产伤动血气"（《经效产宝·产后中风方论》），清·沈尧封《沈氏女科辑要笺正》云："此证多血虚，宜滋养"，元·朱震亨《丹溪心法》亦云："产后无得令虚，当大补气血为先"，故在治疗方面应以益气补血为主；辅以祛风通

络、活血祛瘀等。同时，应注意益气补血药味勿过甘壅滋腻，以免呆脾滞气；散寒除湿通络之品及祛瘀药力不宜过猛，以免耗伤气血；病情较重或日久者，可酌加虫类药，以走窜入络，搜剔逐邪。

躯体治疗与心理治疗应统一，不应忽视任何一面，如此才能获得最佳的效果。对于不良情绪引起的躯体疼痛，应向患者讲明负性情绪所产生的消极影响，使其意识到积极的情绪状态对缓解和消除症状的重要性；并鼓励患者合理地宣泄情绪；对于过分关注躯体疼痛症状者，建议其转移注意力，多与他人交流，听音乐，读书看报等，都可起到改变心理状态，调节生理心理机制，从而缓解症状。

预防 产后保持心情舒畅、精神愉快，避免生气、着急、情绪抑郁，可以适当的参加一些活动，以增强机体抵抗力，要经常到户外晒太阳。注意保暖，使身体处于冷热适度的状态，室内既要通风，又不能让风直接吹，尤其是夏天，避免直接吹电扇、空调，避免寒冷、潮湿的环境。汗出后及时擦干。

预后 轻症者预后较好，病情严重或失治者预后欠佳。故需积极合理的心身综合调治。

（罗亚萍）

pífūkē qíngzhì bìngzhèng

皮肤科情志病症（emotional disease of dermatology）

由情绪心志内伤所致的皮肤科疾病。中医学认为，人的精神活动与躯体肌肤健康有着密切的关联性，情志等精神心理异常也是导致包括肌表皮肤在内的组织结构发生病变的重要原因之一。《黄帝内经》："有诸内，必形于诸外"，皮肤是人体外在的最大器官，故

个人的精神情志异常在皮肤病的发生发展中，常起着至关重要的作用。

《素问·阴阳应象大论》："人有五脏化五气，以生喜怒悲忧恐。"精神情志是以五脏六腑、气血津液等的活动为基础的。五脏精气之盛衰、藏泄运动之失调与否、气血运行是否通畅顺达等，都与情志活动的产生和变化密切关联。反之亦然。精神情志之异常，也干扰脏腑阴阳、气血津液，乃至官窍肌肤、腠理皮毛。

中医学强调，皮肤病的发病原因与机制，不外乎内外两因：外因总责之外感六淫、疠气邪毒作祟；而内因则归之于七情怫郁、饮食不节、劳逸房事为主因，营卫气血失调、脏腑病变为基本病机；常内外之间互为因果，共同促成了皮肤病变的发生、发展及转化。多数皮肤病变的机制，以内因为主；而精神情志因素又是内因中不可忽视的核心部分。它既可直接引发或诱发皮肤病变，也可促使皮肤病变的症情加重。例如，患者情志不遂，肝郁气滞，气郁化火，蕴于肌肤，常可促成斑疹；精神压力较大，致肝失疏泄，郁而化热，火热上炎，热毒蕴结于皮肤，则面部易发为痤疮；肝郁日久，失其条达，久则气滞血瘀，血行不畅，溢于脉外，发于肌肤，常可见紫斑。

皮肤是一个非常敏感的情绪器官，随着人情绪的变化，很容易同步表达出愤怒、恐惧、忧伤、羞愧等情绪变化。因为皮肤表皮的神经末梢受大脑控制，感受着精神情志之变迁；若心境不良，情绪不佳，或长期紧张、压力、恐惧、压抑时，在引起内在脏器应激反应和内分泌功能改变之际，也导致了同步的皮肤细微之变化；

至少是血液循环不良，营养供应不足，皮肤局部抵抗力下降，代谢失常等；若持续时间过久，则会出现一系列皮肤损伤问题。

（刘焕强　张　莹）

wánxuǎnbìng

顽癣病（stubborn dermatitis）

具有慢性特征性皮损、且易于复发的炎症性皮肤病变。皮损以红色丘疹或斑块上覆多层银白色鳞屑，刮除鳞屑可见薄膜现象，再刮除薄膜可见小出血点（点状出血现象）。是临床常见的皮肤病症。又称白疕、干癣、松皮癣、疕风。现代临床中称其为银屑病。分为寻常型银屑病、脓疱型银屑病、关节病型银屑病及红皮病型银屑病4种类型。之所以在诸多病名之中，后世较为普遍接受"顽癣"称谓，是因为其顽固且易反复发作，很难痊愈之故。因此，除本病症外，同样顽固的牛皮癣（现代医学称神经性皮炎），有时也被称为顽癣。

隋·巢元方《诸病源候论》中称此病症为"干癣"，有"但有匡郭，皮枯索，痒，搔之白屑出是也"之说。明·李梴《医学入门》中记载："风癣即干癣，搔之则有白屑。"明·陈实功《外科正宗》中将本病症的症状描述为："风癣如云朵，皮肤娇嫩，抓之则起白屑。"清·许克昌《外科证治全书》则首次将本病症命名为"白疕"，且细致地指出"皮肤燥痒，起如疹疥而色白，搔之屑起，渐至肢体枯燥坼裂，血出痛楚"。

病因病机　本病症由内因和外因相互作用而发生，且内因为主。外因多由风、湿、热、火毒之邪等侵袭并伤及肌肤，致营卫不和，气血失调，郁于肌腠而毒发；或因湿热蕴积，向内不得利导，向外不得宣泄，阻遏于肌表而湿毒滋生；或因病久，气血耗伤，肌肤失养，诸邪郁滞而成。内因则多注重血分之变，血热、血瘀、血燥等为最常见的内在发病基础；而七情内伤则是促使血分之变的关键性因素，故也是此病症发生的重要诱因。

中医学解释情志内伤导致其发生之机制时，多从肝脏立论。认为肝为刚脏，性喜条达而恶抑郁，主疏泄，调畅情志，是调节内在气机之关键；肝又主藏血，控制着血液运行，肝之失常，每每干扰血行。《素问·举痛论》："百病生于气也"，情志舒畅，肝之疏泄得宜，气机畅达，津血运行通利，则内在脏腑和顺，外在肌肤官窍协调。若因情志郁结，肝失疏泄，气机壅滞；气为血之帅，气行则血行；气滞日久必有血瘀，血瘀日久，每易化热，火为热之甚；热甚化为火毒，一则血瘀失养肌肤，二则火热之毒壅盛于肌肤；再加之精神紧张、情志不畅、心烦意乱、烦躁易怒等心神不宁诸症，遂可气郁化火，火毒蕴伏于营血，邪热外发于肌肤，而发为慢性且难治性的皮损。最终，表现出本病症。

现代医学的病因及发病机制尚不明确，多认为与遗传、免疫、感染、内分泌、环境等综合因素有关，精神因素也是诱发本病症的重要原因。国内外不少学者支持将银屑病归为心身疾病范畴。有学者提出了精神－神经－免疫（PNI）系统机制，认为紧张而压力过大的生活、严重焦虑、抑郁等，都可以影响银屑病患者的PNI系统机制，以促发本病症。因此，诞生了诸如"神经精神功能障碍性皮肤病"等专业术语。

临床上患者的皮损严重情况每每因情绪、心境、压力等的改变及休息充分与否，身体状态如何等而很快发生改变。宽松而平和之心境时，皮损可以明显消解与改善；压力增大、挫折感强烈、抑郁、疲乏、睡眠不足时，皮损每可加重。这些反证了本病症有心身互动机制密切参与其病理过程的事实。

治疗　除特殊类型的银屑病外，寻常型银屑病除常规施药外，更重要的是综合治疗。既可应用复方青黛丸、雷公藤、复方丹参片等中成药，更多的则是借助辨证论治。辨证总以清热解毒、疏风凉血为主，可酌情加入疏肝解郁、行气活血的香附、合欢皮、郁金、百合等，以调畅患者情性，令其精神愉悦，从而增加本病的长期疗效。症情严重时，可佐以加味逍遥丸或短期配合小剂量的抗焦虑之剂等。

风湿科的尪痹之症治疗时治神、疏肝、调心三大环节，对于皮肤病可借鉴参照。《灵枢·师传》："告之以其败，语之以其善，导之以其所便，开之以其所苦；虽有无道之人，恶有不听者乎"，语言疏导方法，也有调畅情性之作用，可以灵活运用。

因反复难以愈合的皮损（特别是长在外露之处时），严重影响着患者的自信与自尊。如何给予更多的关心、沟通和心理支持，往往是心理治疗及心理疏导的第一步。诚如美国医师爱德华·利文斯顿·特鲁多（Edward Livingston Trudeau，1848~1915年）墓志铭上所刻："有时去治愈，常常去帮助，总是去安慰。"提醒医务人员不能嫌弃此类有严重皮损的患者，要充分尊重他，给予力所能及的呵护、帮助、关爱、慰藉等，且重视对患者的情感支持；除提供常规的科普教育、皮肤护理常识等外，也可亲手接触其皮损部位，在手指接触抚摸中，区分出不同的皮损类型，并告诉其相应的具体护肤技巧，以促使其恢复，帮助他改善皮损情况，减少皮损复发概率；或使皮损只局限于很小部位，提高其生活质量和信心。其实，亲手触诊，既是一种诊疗需要，也传递着明确的情感支持信号。必要时，还可配合运用生物反馈、静默疗法及安慰剂治疗等，以增加治疗效果。

预防 预防上呼吸道感染、咽炎、扁桃体炎是银屑病患者的首要工作，日常注意天气变化，注意保暖。居住环境宜干爽、通风，避免风寒、潮湿。调畅情志，保持积极乐观的态度，规律生活，避免过于劳累和精神紧张。多饮水，慎食辛辣油腻之品，禁烟酒，适当进食鱼、虾、鸡蛋等富含蛋白质的食物。

预后 一般情况下本病症预后欠佳，虽不至于威胁生命，却也难以彻底痊愈。积极治疗配合心理疏导等，可大大增强疗效，帮助其稳定病情；也可帮助其在病情稳定情况下，有尊严而且健康地生活。

（刘焕强　张　莹）

shīchuāngbìng

湿疮病（eczema）　由多种因素引起的一类变态反应性皮肤病。其皮疹呈多形性、对称性分布，且有明显的渗出倾向，伴有瘙痒剧烈，经久不愈，反复发作等特点，极易演变为慢性皮肤疾病。又称浸淫疮。属现代医学湿疹范畴。根据临床皮疹特点，可将其（湿疹）细分为急性、亚急性及慢性3种类型：急性湿疹常以丘疹、丘疱疹、糜烂、渗出为主要皮损

表现；亚急性湿疹以丘疹、结痂、鳞屑样变为皮损的鲜明特点；慢性湿疹则以浸润肥厚、苔藓样变为皮损的主要特征。

《素问·玉机真藏论》已出现皮肤"浸淫"两字，"帝曰：夏脉太过与不及，其病皆如何？岐伯曰：太过则令人身热而肤痛，为浸淫"。东汉·张仲景《金匮要略》有"浸淫疮，黄连粉主之"之法。此外，隋·巢元方《诸病源候论》、明·陈实功《外科正宗》等诸多医书中都对本病症有较为详细的记载。

病因病机 湿疮是由素体禀赋不耐，加之饮食失调，七情内伤，湿热内蕴，或外感风、湿、热诸邪相搏于皮肤等综合因素相互作用所致。《素问·至真要大论》中有"诸痛痒疮，皆属于心；诸湿肿满，皆属于脾"之说，说明痒疮湿疹等与五脏病变的关系。清·吴谦《医宗金鉴》说："凡诸疮作痒，皆属心火。火邪内郁，表虚之人，感受风邪，袭入皮肤，风遇火化作痒"，指出湿疹是内外因共同作用的结果。中医学家多认为湿疹发病是在湿热体质基础上，患者多间杂着情志怫郁，所欲不遂等，从而发病。其中，危害最大的七情莫过于"思"及"怒"。脾在志为思，思虑太过伤及脾之功能。《素问·举痛论》说："思则心有所存，神有所归，正气留而不行，故气结矣。"气机郁结阻滞，脾脏运化无力，则湿浊内生；湿邪体内蕴积日久，兼或感受热邪，则滋生湿热；湿热之邪蕴于肌肤，发为湿疮。《灵枢·百病始生》："喜怒不节，则伤脏"，怒之过激，每可直接伤及脏腑；肝在志为怒，据五行之说：肝属木，木克土，土为脾，过怒则累及脾胃，导致脾胃运化

失调，寒湿内生，或郁久则化热，湿热内生，发于肌肤，亦可导致湿疹。验之临床，情况的确接近。

湿疹的现代医学发病机制并不明确。可能的病因有多种，而精神心理因素则是其中主要的诱因之一，心因在湿疹发生发展中起着重要作用。精神刺激会改变皮肤的渗透性，继而影响皮肤的屏障功能，并令神经内分泌细胞受到抑制，肾上腺糖皮质激素分泌减少，从而改变免疫反应，使机体对致病生物因素的易感性增加。而免疫功能紊乱，又可诱发多种皮肤病变。湿疹就是其中之一。湿疹患者因为皮疹的剧烈瘙痒，常伴有失眠、精神焦虑、恐惧等自主神经功能紊乱之表现；这些症状会进一步加重湿疹，造成恶性循环。

治疗 应给予行为及心理干预等多种方法。治神、疏肝、调心三大环节，可借鉴参照。《灵枢·师传》："告之以其败，语之以其善，导之以其所便，开之以其所苦；虽有无道之人，恶有不听者乎。"语言疏导方法，也有调畅情性之作用，可以灵活运用。

此外，科学普及湿疹的发病诱因、皮疹特点、注意事项、病程转归等知识，纠正工作及生活中的不良习惯，提倡合理膳食和充分休息，加强身体锻炼，学会稳定自我情绪及善于及时调整心态等，均意义显著，甚至有直接帮助稳定病情之功。而就医师而言，需耐心听取患者对病情的体验、起病的经过，倾听患者的情感倾诉，及时给予关心和帮助，以减轻负性情绪对其疾病之影响，也有相当益处。此外，需嘱咐其注意饮食调整，以清淡为宜，忌膏粱厚味、油腻助湿之品。特别是忌辛辣刺激之物及烟、酒等。

中医学治疗总则是清热解毒，化湿止痒；辨证论治的关键在于辨明湿、毒、风、热，孰重孰轻；累及主要脏腑中脾、肝、肺、心，谁主谁次；权衡后再分别施治。在运用辨证汤方的同时，还可再加入疏肝理气、解郁安神之类的单味中药，如合欢花、玫瑰花、柴胡、香附、郁金等，以利于加强疏肝解郁。

预防 饮食宜清淡，禁食辛辣刺激及海鲜食品，忌烟酒，可多食红豆薏米汤、绿豆百合汤、山药粥。调畅情志、适当锻炼身体，减轻工作及生活压力。穿纯棉衣物，剪短指甲，避免烫洗及搔抓皮肤，尽量少洗皮肤，避免使用洗衣粉、洗洁精、沐浴露、消毒液等刺激之品。

预后 一般尚可。综合治疗后，每可稳定病情，不至于太影响生活质量。

(刘焕强 张莹)

yǐnzhěnbìng

瘾疹病（urticaria）

以局部或全身突发地出现风团、瘙痒为特征的皮肤病变。俗称风疹块，是中医学皮肤科的常见病之一。属变态反应性疾病，现代医学称其为荨麻疹。根据病程，分为急性和慢性两大类：急性荨麻疹的皮疹，一般很快消退，不留痕迹；若皮损反复发生，迁延不愈达6周以上，则为慢性荨麻疹。急性及慢性荨麻疹都有心理因素存在。急性发作者也常见因情绪应激导致的瘾疹病，但因其消退较快，般患者无须就医。慢性荨麻疹对患者的生活影响较大，易使患者出现焦虑、抑郁、心烦、易怒等不良情绪，且易造成恶性循环。

中医学文献中，有很多关于本病症的记载。"隐疹"的病名最早出现在《素问·四时刺逆从论》："少阴有余，病皮痹隐疹。"《神农本草经》称"瘾疹"，指明"充蔚子……茎主瘾疹痒，可作浴汤"。隋·巢元方《诸病源候论》曰："邪气客于皮肤，复逢风寒相折，则起风瘙瘾疹。"此后，唐·孙思邈《备急千金要方》、元·朱震亨《丹溪心法》、明·李梴《医学入门》等书籍中，对本病症都有较为详细的描述和记载。

病因病机 瘾疹主要是由于素体禀赋不耐，加之风寒风热之邪侵袭；或饮食不慎，七情内伤，营卫失和，气血脏腑功能失调所致。就情志而言，荨麻疹的发生发展多与"肝"相关，常从"肝"的角度立论：明·薛己《外科枢要》曰："赤白游风属肺脾气虚，腠理不密，风热相搏；……或肝火风热、血热。"明·李梴《医学入门》认为"赤白游风属肝火"。肝为将军之官，主疏泄，在志为怒。若平时日常生活中易怒，情绪不稳定，精神易紧张，则致使肝的疏泄功能失常；气机失调，壅滞不畅；日久肝郁而化火，灼伤阴血，一旦皮肤感受风邪，即诱使内在郁火蒸发而出，皮下见瘾疹片片，奇痒难忍。

荨麻疹的现代医学病因及发病机制比较复杂，与饮食、药物、感染、吸入异物，及全身性疾病、遗传、精神心理等因素有关。精神心理因素是导致本病症机制之一，过于紧张的情绪应激等，可以引起体内乙酰胆碱的大量释放，乙酰胆碱作为介质可诱使毛细血管扩张，血管通透性增加，血清渗出，从而形成荨麻疹。这只是精神心理因素导致本病症机制的一个环节。

治疗 多数医师推荐，除了口服抗组胺药、抗焦虑药及中医药辨证施治等常规治疗外，配合音乐治疗，也许效果更佳。远古时期，人们就认识到音乐有类似药物样的作用："乐者，亦为药也。"音乐之所以能够起到治疗情志（心身）病症，包括瘾疹的作用，是因为它不但能舒缓人的紧张与压力，且能振奋人的精神，而且它的不同节奏、旋律、音调、音色等，可对人的心身及情绪产生不同的影响。瘾疹在选用音乐疗法治疗时，可以选用《草木青青》《一粒下土万担收》等"角"调式的音乐曲目，以调节肝胆的疏泄功能，促进人的气机之升发舒展及通达调畅。此外，在运用辨证汤方的同时，再加入疏肝理气、解郁安神的单味中药，如合欢花、玫瑰花、柴胡、香附、郁金等，也是可取的。慢性荨麻疹而伴有明显焦虑的，短期配合抗焦虑西药，或丹栀逍遥丸等，对控制病情也常有帮助。

预防 避免接触可诱发本病的化学刺激物、吸入物等因素，对药物过敏者，应尽量避免服用，若不能避免时可考虑与抗组胺药物同时使用，慢性荨麻疹患者可建立食物日志，以明确过敏源。日常加强体育锻炼，增强体质，调节机体免疫能力。调整心态、劳逸结合，避免精神刺激和过度劳累。

预后 一般尚可。即使是慢性荨麻疹，经综合治疗后也可稳定病情，对生活质量影响较小。

(刘焕强 张莹)

shéchuànchuāng

蛇串疮（herpes zoster; snake-like sores）

由水痘-带状疱疹病毒引起的以侵犯身体一侧的周围神经和皮肤等，且以周围神经疼痛及神经所支配的区域皮肤出现红斑、成簇的水疱为主要特征的病毒感染性疾病。因其常绕躯体半圈，故又称为缠腰火丹、蜘蛛疮、火带疮。现代医学称为带状疱疹。

古医籍中对本病症有详细记载。明·申斗垣《外科启玄》曰："缠腰火丹，一名火带疮，俗名蛇串疮。初生于腰，紫赤如疹，或起水疱，痛如火燎。"明·陈实功《外科正宗·火丹》载："火丹者，心火妄动，三焦风热乘之，故发于肌肤之表。……此属心、肝二经之火"，指的就是典型的蛇串疮。

病因病机　蛇串疮主要由于情志内伤，饮食失调，肝胆不和，气滞湿郁，化热化火，湿热火毒，郁阻经络，外攻皮肤所致。明·陈实功《外科正宗》认为其系"心火妄动"，就指明了这一点。清·吴谦《医宗金鉴》描述："此证俗名蛇串疮，有干湿不同，红黄之异，皆如累累珠形；干者色红赤，形如云片，上起风粟，作痒发热，此属肝心二经风火。"古代中医学家已经意识到蛇串疮与内伤七情有密切的关系。情志内伤，心肝气郁化热，火热溢于肌表，流窜经络，再感风、火、毒等邪，使气血郁闭，则见红斑、丘疱疹及痒痛难忍等症状。本病症当事人过度疲劳、情绪剧烈波动、压力紧张后，或体质下降时，每易发作，也可佐证其与情志及生活方式因素之间的密切关联性。

现代医学认为，本病症是由长期潜伏在人体脊髓后根神经节或脑神经的感觉神经节中的水痘－带状疱疹病毒伺机暴发而引起的。当个体处于重大应激状态，如疲劳、精神创伤、工作压力、连续睡眠不佳，也包括某些传染病、恶性肿瘤（白血病、淋巴瘤等）放化疗或手术后、大面积烧伤、

某些药物（免疫抑制剂、砷剂等）等使用后，导致机体免疫力低下时，潜伏日久的病毒伺机暴发，引起本病症。长期的不良情绪，也可引发神经系统受损，诱使该病毒迅捷活跃，遂触发本病症的发生。

治疗　除中西医学的常规治疗外，常需配合心理疏导及情志护理。本病症由于常疼痛难忍，患者情绪较差，此时可宗《灵枢·师传》"人之情，莫不恶死而乐生，告之以其败，语之以其善，导之以其所便，开之以其苦"义，多环节加以疏导；告诉其此病症通常没有生命危险，如积极治疗，疼痛也只是暂时的，并设法帮助解决其疼痛问题。由于皮损严重，常影响穿衣及躯体活动，故需讲究情志护理，减轻患者疼痛及精神负担。中医心理护理方法也可一试：如将患者的注意力转移到喜欢的音乐或戏曲中去，用音乐来舒缓或改善当事人情绪，嘱处于此病症状态者，每日可听听相声、看看小品，或欣赏话剧等，以转移焦虑情志，愉悦身心。必要时，还需针对原发病加强治疗控制。

预防　注意气候变化，及时添加衣物。生活规律，劳逸结合，锻炼身体，提高免疫力，饮食清淡，多食蔬菜水果，忌食鱼腥发物。避免和老人、孕妇及儿童密切接触，防止传染。

预后　尚可。急性发作时常痛苦万分，但一般1周到10天可以痊愈。留有慢性的后遗症，主要是神经根部疼痛。应尽可能强调第一时间的综合治疗，以防范转变成慢性持续性疼痛。但即使转变为慢性疼痛，也可以积极治疗后有所改善。

（刘焕强　张莹）

niúpíxuǎn

牛皮癣（psoriasis; cattle-skin lichen; neurodermatitis）　以临床上主要好发于项颈、眼睑、四肢伸侧、外阴、骶骨等部位的圆形或多角形的扁平丘疹，可融合成片；搔抓后皮肤增厚，皮沟加深，皮嵴隆起；极易形成苔藓样变为特征的一类皮损性病症。类似于现代医学所说神经性皮炎，也称慢性单纯苔藓。以青壮年为多见。皮损状如牛领之皮，厚而且坚。如明·陈实功《外科正宗·顽癣》："牛皮癣，如牛项之皮，顽硬且坚，抓之如朽木。"因好发于颈项部，又称摄领疮。

本病症较早记载于隋·巢元方《诸病源候论》。隋·巢元方《诸病源候论·摄领疮候》："摄领疮，如癣之类，生于颈上，痒痛，衣领拂着即剧，云是衣领揩所作，故名摄领疮也。"清·吴谦《医宗金鉴·外科心法要诀》分析："癣证情形有六般，风热湿虫是根原。"清·程国彭《医学心悟》曰："顽癣乃湿热凝聚，虫行皮中，有顽厚坚硬者，俗称牛皮癣。"明·陈实功《外科正宗·顽癣》记载："顽癣乃风、热、湿、虫四者为患。发之大小圆斜不一，干湿新久之殊。"清·祁坤《外科大成》云："癣发于肺之风毒，若疥则属于脾之湿热矣，总不外乎风热湿虫四者相合而成，其形有六……坚厚如牛领之皮者为牛皮癣。"特点如下：多发于颈项部；皮损坚厚如牛领之皮；比较顽固，亦称顽癣；乃风、热、湿、虫四者为患。

病因病机　此病症除与风、热、湿、虫等致病因素有关联外，还与七情内伤导致的血虚不足，密切相关。临床上，情志不畅、压力紧张、休息不佳等，都可以

使皮损明显加剧。情志内伤、郁闷不舒，或紧张劳累等，可导致肝失疏泄，脏腑气机不利，肝之藏血功能失常，血脉不畅，肌肤失去充养濡润，遂皮损而发为本病症。

本病症现代医学的病因及机制并不清楚。可能的影响因素首先与精神神经因素（如性情急躁、思虑过度、紧张、忧郁、劳累、睡眠不佳等）有关；其次，涉及胃肠道功能障碍、内分泌功能失调、饮食不当（如饮酒、进食辛辣食物和鱼虾等）、局部反复刺激（如硬质衣领、毛织品、化学物质、感染病灶、汗水浸渍等）等诸多内外因素。多认为是多因素综合作用所致，而精神神经因素在其中占主导地位。病理过程中形成的瘙痒-搔抓-瘙痒的恶性循环，则是造成本病症持续发展，并导致皮肤苔藓样变的主要原因。

临床多数患者伴有头晕、失眠、烦躁易怒、焦虑不安等神经及精神症状。患者的脑电图常呈现出快波增多、α波减少、波幅增高等特异性表现，似乎提示罹患本病症的患者，大脑神经元的活动较为频繁。情绪失常等常可影响大脑边缘系统，引起神经-内分泌功能紊乱，活性介质被释放，并作用于皮肤后，可能诱使引起周围皮肤的损伤及瘙痒等。

治疗 因机制不明，疗效欠佳。在接受现代医学治疗的同时，配合中医药常有很好的疗效。患者症状的加重或缓解，大多受制于精神心理及神经因素，而这类患者中医学临床辨证以肝郁化火者居多，故中医药治疗时，除辨证论治施药、清泻肝火等外，常可配伍加用一些解郁安神的合欢皮、玫瑰花、夜交藤、酸枣仁等；

疏肝理气的柴胡、香附、郁金等；并可佐用一些健脾和胃之品，如茯苓、白术等，以防肝火太过而克脾；常可较好地提升疗效。此外，在进行药物治疗同时，还需对其心理治疗（见蛇串疮），借《灵枢·师传》"人之情，莫不恶死而乐生，告之以其败，语之以其善，导之以其所便，开之以其苦"之义，多环节加以疏导。用友善、亲切、温和的语言对患者给予支持、理解，并表示出更多的关心，使患者消除负面情绪，树立信心，及早康复。

预防 饮食清淡，忌食肥甘厚腻及辛辣刺激食物，多食新鲜蔬菜水果，禁烟酒。注意生活节奏，保证充足睡眠休息，保持精神情绪稳定。禁用热水、肥皂、浴液等刺激性物品烫洗皮肤，尽量不要抓挠皮肤，避免衣物对皮肤摩擦。合理用药，正规治疗。

预后 一般尚可。虽不一定能够治愈，但经过综合治疗后，大都可稳定病情。

（刘焕强 张莹）

líhēibān

黧黑斑（brownish black macula） 获得性的、颜面部对称且局限性的淡褐色至深褐色的色素沉着之皮肤病变。又称为肝斑、蝴蝶斑或妊娠斑等，俗称老年斑。类似于现代医学的黄褐斑。多见于中青年妇女，但不局限于女性，也不局限于中青年。它不仅损害患者容貌，还严重影响患者的生活、工作和自我感受，包括自我认可度等。

"面色黧黑"是古代中医师对黄褐斑一症的描述。《阴阳十一脉灸经》首次提出"黧黑斑"病名。《灵枢·经脉》曰："胆足少阳之脉，……是动则病口苦……甚则面微有尘，体无膏

泽。""肝足厥阴之脉……面尘脱色。"托名战国扁鹊的《难经·二十四难》曰："手少阴气绝，则脉不通；脉不通，则血不流；血不流，则色泽去，故面黑如黧，此血先死。"这些说法指出：足少阳经和足厥阴经、手少阴经等的受损，血脉不通等，可见"面微有尘，体无膏泽""面尘脱色"和"面黑如黧"等未老而有衰态之征兆。

病因病机 面黧黑、面尘而无光泽等，是由于心血虚（手少阴气绝，脉不通）、肝郁、脾虚或肾亏等，导致气血失和而不能上荣于面所致。临床上，较年轻的女性之"面尘脱色"，往往以肝郁气滞型为多见。清·吴谦《医宗金鉴·外科心法要诀》指出："由忧思抑郁，血弱不华、火燥结滞而生于面上，妇女多有之。"又如明·王肯堂《证治准绳·面黑》分析："忧思不已，饮食失节，脾胃有伤，面色黧黑不泽，环唇尤甚，心悬如饥状，又不欲食，气短而促。"明·楼英《医学纲目》、清·祁宏源《外科心法要诀》、清·易凤翥《外科备要》等医著都强调"忧思抑郁"等情志障碍是促使黄褐斑形成的主要因素。长期的负性情绪，常导致肝失条达，气机郁滞，气血运行不畅，不能上荣于面，逐步促成了黧黑斑的"面尘脱色"衰老之像的形成。而此类情况的出现，反过来又恶化了情绪，使衰老加快，"面尘脱色"加重；极易形成恶性循环。故黧黑斑是长期负性情绪在脸上的标志之一，它的早早形成，与七情内伤有着密切的联系。

黧黑斑的现代医学病因及机制复杂，常见的因素有内分泌失调、雌/孕激素水平失衡、经常口

服避孕药、子宫/卵巢功能退化、黑色素细胞代谢紊乱、遗传因素、过强的紫外线照射等；而负性情绪心理因素则可能是促成这些的背后最重要的启动机制。很多黧黑斑患者存在着不同程度的易怒、易激惹、易焦虑、易抑郁等心理障碍问题。皮肤黑斑形成的机制可能是交感神经系统与副交感神经系统之间的张力失衡，导致了黑色素代谢的紊乱。因持续的负性情绪，可诱使副交感神经张力过高，促使黑色素分泌激增；再加上负性情绪通过下丘脑－垂体轴，进一步影响整个内分泌轴功能的稳定性，加剧了黑色素细胞产生及代谢的紊乱，促成了黧黑斑在皮肤下的广泛沉淀。

治疗 本病症在一定程度上可以改善。方法有多种：如可用能改变或抑制黑色素形成的物质——绿茶、桂皮、虫草花、菌类食物、乌梅、山楂、胡萝卜在内的多种新鲜蔬菜水果等，保健品如葡萄籽、虾青素、灵芝、维生素C、β－胡萝卜素、β－葡聚糖等；平时多饮水；饮食总量控制；多食新鲜蔬果，勿食油腻辛辣及酒酪之品；少吃食盐和酱油；禁用含雌激素的食品、软膏及化妆品（因雌激素可促进黑色素形成）。此外，避免阳光下直接暴晒。而最关键的是调控情绪，保持心情愉悦、舒畅和顺，尽可能避免忧思恼怒。

中医学改善黧黑斑是切实有效的，治疗则多从"调肝"出发：女子以肝为先天，肝藏血，主疏泄；肝失疏泄，气血失和，冲任失调，直接可导致面部色泽加深。故常多加入疏肝解郁理气之品，症状轻及年纪较轻者，常有唉声叹气的，成药可以加味逍遥丸为主；常有头昏眩晕的，或改用杞

菊地黄丸；中老年人则可常服六味地黄丸，滋补肝肾。而学会调控情绪，则是关键中的关键。培养患者多种兴趣爱好，特别是对音乐、美术、摄影等的兴致，常可怡悦情性，减少黧黑斑的形成。临床上，醉心于音乐、美术、摄影等的女士，的确老年斑明显较同龄女性要少得多。

预防 多食含维生素C较多的蔬菜及水果，避免进食辛辣刺激及油腻食物。保持心情舒畅，避免生活、工作压力过大，避免恼怒、忧虑不良事件的刺激，保证充足的睡眠。尽量避免口服避孕药。选择优质化妆品，避免滥用含有汞、砷、铋等重金属物质。面部切忌自行外涂激素类药膏，若伴有内分泌系统疾病及慢性疾病继发黄褐斑应积极治疗原发病。

预后 一般尚可。

（刘焕强 张莹）

báidiànfēng

白癜风（vitiligo） 一类原发性、局限性和/或泛发性的皮肤色素脱失症，表现为不经意中皮肤上出现了大小不等而边界清晰的白色斑块，其边缘色素较深，并无自觉症状。又称白癜、白驳风。此病症中西医学同一名称。白色斑块其实是局部颜色减退斑。临床十分常见，全身各部位均可发生，常见于指背、腕、前臂、颜面、颈项及生殖器周围等。女性外阴亦可发生，且以青年女性居多。此局部颜色减退并非先天性的。发生在脸面部，因影响到美观，会给患者带来心理负担和自卑感，降低生活质量。但本身并无生命危险或躯体不适可言。

古医籍中对本病症有详细描述记载。白癜风病名首现于东晋·葛洪《肘后备急方》。东

汉·丹波康赖《医心方》亦云："〈葛氏方〉云：白癜风，一名白癞，或谓龙舐，此大难疗。"隋·巢元方《诸病源候论·白癜候》有详细描述："白癜者，面及颈项身体皮肉色变白，与肉色不同，亦不痒痛，谓之白癜。"晋·刘涓子《刘涓子鬼遗方》则有"白定"之记载。北宋的《圣济总录》对此病症分出了轻重，轻者仅有白点，重者举体斑白，终年不瘥。清·祁坤《外科大成》："白驳风，生于颈面，延及遍体，其色驳白，亦无痛痒，形如云片。"清·吴谦《医宗金鉴·白驳风》指出本病症系"由风邪相搏于皮肤，致令气血失和"所致，"施治宜早，若因循日久，甚者延及遍身"。较系统地描述了症状特点及其机制。

病因病机 引起白癜风的病因有风搏皮肤、脾胃虚弱、肝肾不足、情志内伤等。据临床统计，白癜风患者的证型有20余种，但以"肝肾阴虚""气滞血瘀"两证型为主。明·陈实功《外科正宗》载："紫白癜风，乃一体二种，紫因血滞，白因气滞，总由热体风湿所侵，凝滞毛孔，气血不行所致。"清·王清任《医林改错》总结说白癜风由"血瘀于皮里"所致。由此可见，白癜风的发病确与情志有密切的联系。据临床观察：约2/3的白癜风患者在始发病阶段有精神创伤史，病情常因伴有易怒、忧思忡忡、思虑过度等情志障碍而进展。中医学认为，此乃郁怒伤肝，肝气郁结，失其疏泄；或惊恐伤肾，耗及精血；或思虑伤脾，脾失健运，生化无源等情志因素综合作用于诸脏，以至于皮肤气血失和、失养，皮下气滞血瘀或气虚血瘀，血瘀阻于皮肤肌理而发为本病。

白癜风的现代医学病因及机制尚不明确。其病变的核心是皮肤的黑色素细胞功能消失或退化所引起。促成这一病变的解释，主要有以下多种学说：自身免疫学说、遗传学说、黑色素细胞自身破坏学说、微量元素缺乏学说，以及精神－神经化学学说等。尤其是精神－神经化学学说，认为精神因素与白癜风的发病密切相关，大多数患者在起病时或皮损发展阶段有精神创伤、过度紧张、情绪低落或沮丧等情况。紧张的精神心理因素会导致机体内分泌紊乱，突然或巨大的精神创伤以及长期的抑郁、沮丧等情志障碍，都会使机体产生强烈或持久的应激反应，促使相关激素水平升高，肾上腺素、多巴胺及其他儿茶酚胺类神经递质合成增多，竞争性抑制了黑色素的合成，从而导致了局部色素的减少和脱失。

治疗 虽然治疗白癜风的方法很多，但效果一般。其中有系统地或局部地应用糖皮质激素、运用免疫抑制剂等，局部外用光敏剂后照射 UVA 或 UVB（紫外线），局部照射 308 准分子激光，手术治疗等，以及中医药内服方法等。还可运用心理疗法，白癜风常因情绪而致病，反过来又因皮肤病变而加剧负性情绪，以至于形成恶性循环。故临床应重视患者的精神心理因素。

中医药的合理治疗应该以辨证论治为主，可重在调肝、补肾、宁心、益脾、补益肺气，因为肺土皮毛；此外，可补益气血同时，参佐运用活血祛瘀等法。在药物治疗同时应使患者保持积极乐观情绪，告诉他皮损并不会有损健康，积极应对，加之改变不良情性，克服急躁易怒或消极应对的不良情绪；改善生活方式和工作

环境，减少有害气体吸入，注意劳动防护；注意家装可能的污染；合理饮食，制订科学的膳食食谱，减少污染食品摄入，纠正偏食等；同时避免有可能诱发本病的外伤、日光暴晒及一些光感性药物；特别是自我调控情绪，愉悦自我心情等，常可帮助稳定病情，并趋向于改善或好转。

预防 调整饮食结构，合理搭配，均衡饮食，进展期避免进食辛辣刺激性食物，生长发育期儿童及青少年不必限制饮食。保持心情舒畅，劳逸结合。注意皮肤护理，注意防晒，避免直接暴露于日光下，避免滥用药物。

预后 一般尚可。

（刘焕强 张 莹）

báixièfēng

白屑风（seborrheic dermatitis; white-scaled wind）

好发于头皮、颜面及躯干等皮脂腺丰富部位的一种炎症性皮肤病。又称面油风。临床以颜面部边界清楚的淡红、淡黄色斑块，或红色丘疹，上覆盖有糠秕状鳞屑为特征，严重者可有渗出液和继发性感染，头皮可见较多的白屑。现代医学称脂溢性皮炎。

中医学对本病症描述颇多。明·陈实功《外科正宗·白屑风》曰："白屑风多发于头、面、耳、项、发中，初起微痒，久则渐生白屑，叠叠飞起，脱之又生。此皆起于热体当风，风热所化。"清·吴谦《医宗金鉴·外科心法要诀》载："面油风燥热湿成，面日浮肿痒虫行，肤起白屑而痒极，破津黄水津血疼。"

病因病机 本病症的病因为湿热蕴体，复感风邪；以致热蕴上焦，气血怫郁。发病也与情志关系密切，情绪烦躁，心火内生，则使火热内伏于营血，外发

于肌肤，而现红斑、丘疹、鳞屑等症；郁怒日久，加之思虑过多，气机不畅，可致脾胃运化失常，湿邪内生，湿邪郁久而化热，从而使湿热内蕴，导致此病症顽固而难愈。故焦虑、抑郁、易怒等不良情绪状态，可诱发或加重本病症。

本病症的现代医学发病机制尚不明确，主要与患者体内激素水平变化、皮脂的过量分泌、马拉色菌的感染、患者自身免疫的易感性、遗传，精神心理及环境因素等密切相关。患者常在冬季里因疲劳、精神紧张或其他因素而发病。长期紧张、焦虑、抑郁等负性情绪可引起人体的应激反应，刺激皮脂腺分泌更多的油脂，从而易引起马拉色菌的感染，导致脂溢性皮炎的产生。临床可见很多高中生、大学生因期末重大考试而本病症加重或骤发，就是例证。

治疗 尚无根治方法。主要控制方法包括：①外用抗真菌药物、类固醇制剂、钙调磷酸酶抑制剂、抗生素、硫磺皂等，以助于溶解脂肪，帮助角质剥脱，清除皮脂。②注意饮食，要限制过多脂肪、糖类及刺激性食物的摄入，多食新鲜蔬菜水果。③禁食辛辣刺激性食物和禁烟忌酒。④适当使用维生素 B 族类制剂，如维生素 B_6、维生素 B_2、维生素 B_1 等或许有益。⑤皮损伴炎症严重者，可配合口服酮康唑或四环素。

本病症重在改善精神紧张、舒缓压力、防范过度劳累，因此心理疏导十分重要。可参照《灵枢·师传》的宗旨，综合加以调控（见牛皮癣），医护人员要充分了解患者的情绪因素及个性特点，积极予以疏导、劝慰、激励等多种心理疗法，使其对自己的

病症有正确认识，以确立控制或缓解本病症的信心。

本病症的中医药治疗有较好疗效，可分证型论治：①皮损见潮红、渗液、结痂时，可清热、解毒、利尿为主，可以龙胆泻肝汤加减。②皮损见渗液、多脓性脂水、口苦咽干、习惯性便秘、痔疮等，属风湿热壅盛、表里俱实者，可防风通圣散加减。③仅有痒而无渗出时，以养血、润燥、祛风、清热为主，可用祛风换肌散加减。但都必须配合上述综合措施。

预防 多食新鲜蔬菜、水果及富含粗纤维食物，保持大便通畅，避免摄入辛辣、甜腻等刺激之品，禁酒。按时作息，不要熬夜。放松心情，心情舒畅，生活及工作压力不要过大，避免精神过度紧张。温水清洁皮肤，避免刺激较强的洁肤物质。

预后 一般尚可。有时会因为慢性感染、炎性物质渗出等，影响生活质量。

（刘焕强 张莹）

fēngsāoyǎng

风瘙痒（wind itching; pruritus cutanea） 一种原因不明，且无原发性皮损或疾病可寻的，仅表现为皮肤奇痒的皮肤病。现代医学称为瘙痒症，根据瘙痒的范围及部位，可分为全身性和局限性两类。多见于老年人，可发生于身体的任何部位。由于不断地搔抓皮肤，可见抓痕、血痂、色素沉着等，或见苔藓样变等继发性皮肤损害。如清·许克昌、毕法合撰《外科证治全书·痒风》所描述"遍身瘙痒，并无疮疥，搔之不止"。

病因病机 本病的发生或因感受风热外邪；或因脏腑功能失调，血热湿热内蕴；或因年老体弱，肝肾不足，引起血虚风燥，津枯血燥，肌肤失养所致。本病症见于老年人者，多为郁热津枯血燥所致。情志因素在本病的发生发展中举足轻重。《素问·至真要大论》中就有关于瘙痒与情志的论述："诸痛痒疮，皆属于心。"王冰注为"心寂则痛微，心躁则痛甚；百端之起，皆自心生；痛痒疮疡，生于心也"。七情内伤，可使气机郁滞，气血不能畅达于体表，郁于局部，郁火则刑肺；肺主皮毛，气机郁滞而血与津液均不能随气输布皮毛，皮毛失养而病瘙痒不止；情志内伤日久，郁热内甚，耗血灼津，乃至郁热津枯血燥，引起顽固的皮肤瘙痒。

明·张介宾《景岳全书》指出："若本无外感，止因内火上炎而为痒为痛者，人亦称为风热。盖木属肝，肝主风。因热极而生风者，热去风自息，此不宜散者也。"指的就是常见于老年人的郁热津枯血燥之瘙痒不止。

现代医学认为，瘙痒症的病因复杂，与很多因素有关。如内因有神经症、大脑动脉硬化、甲状腺功能异常、糖尿病、白血病、贫血、淋巴瘤及肝胆疾病等；外因有物理、机械或化学摩擦/刺激等。瘙痒症与神经性皮炎都属于神经功能障碍性皮肤病之范畴，因为其发病与神经-精神因素有密不可分关系。且临床发现瘙痒症患者大多数有急躁、易怒、抑郁、失眠等不良情绪。情绪过激可直接干扰大脑边缘系统，从而影响丘脑下部的自主神经功能，导致内分泌功能及血管舒缩功能失常，使肾上腺素、乙酰胆碱、组胺等活性介质被异常释放，并直接作用于皮肤，引发周身皮肤瘙痒。患部组胺等的释放，能诱发瘙痒感；而抓痒等则有止痒作用，但又促进更多的组胺释放，加重了瘙痒感；瘙痒感的加重，强化了患者的不适及焦虑，遂形成痒-抓的恶性循环；导致了更为严重的皮肤损伤和炎症，以及患者焦躁不安的加剧。

治疗 瘙痒症严重影响生活质量及身心感受，故需积极纠治。如果是有原发疾病导致的继发性瘙痒，当重点治疗原发病。原发病控制后，瘙痒症状常会明显好转。单纯性瘙痒症以抗组胺药、钙剂、维生素C、硫代硫酸钠及镇静催眠等药物为主体，根据病情选择使用，短期内控制症状不错。但长期效果可疑，故应力求查明病因，予以改善或根治。

中医学认为，本病症一般以疏风祛湿、清热解毒、养血润燥、活血化瘀为大法，以达到驱邪扶正止痒之功效。而老年人及顽固瘙痒症者，多见郁热津枯血燥，又需以疏散郁热、滋阴润燥为主体，且只能缓缓图之；成方可以二至丸合四物汤加味。在食品中也强调要多食一些滋阴润燥之品。有焦虑烦躁者，配合加味逍遥丸也可增加疗效。

此外，无论中西医治疗，本病症都必须强调综合调治。如多吃粗粮有益；可适当补充B族维生素；多吃坚果，常有养血滋阴补肝肾而营养皮肤作用；辛辣食物会耗伤阴液，加重皮肤干燥，增加皮肤瘙痒，应努力避免；穿宽松棉质、丝质的衣服，可减少对皮肤刺激；此与天气关系密切，故本病症秋冬天常加重，保持环境理想湿度（相对湿度控制在40%~60%），养成经常运用润肤品的习惯，特别是四肢部位。而所有不明原因的瘙痒，几乎都与精神因素有关。因此，在治疗瘙痒症的同时，须格外注重情志的疏导及护理。首先，通过建立良好的医患关系，移情易性，借音乐疗法等，改善患者的不良情绪状态，提高康复信心。具体方法见蛇串疮。其次，要确保其睡眠，愉悦其情性，令其适度运动。再者，加强皮肤自我或他人的抚触，也是不错的方法。皮肤与人一样，需要关爱、呵护、抚摸，才会健康。这在孩子身上最为典型。奇痒、干燥、刺痛等都是皮肤在向当事人提出不满。抚触方法：可每晚睡前涂抹润肤乳液（或精油等），用温热手掌及指腹，轻轻自我按摩皮肤，对瘙痒严重处则可适当增强力度与时间，持续1~2个月后，会有明显的改善。

本病症与燥痹有相通之处，可以相互借鉴。

预防 多食含粗纤维的食物、水果蔬菜，多饮水，不宜吃辛辣刺激食物，戒烟戒酒，不饮浓茶、咖啡，可食用百合、银耳等甘寒凉润之品。保持心情舒畅，放松心情，缓解压力。选用纯棉衣服，减少对皮肤的摩擦，洗澡不宜过勤，避免热水烫洗皮肤。

预后 一般尚可。因奇痒难忍而影响生活质量，综合治疗后，常可较好改善。

（刘焕强　张莹）

siwānfēng

四弯风 (four bends wind; atopic dermatitis of elbow and knee pits)

发生于肘窝、腘窝及周围皮肤的慢性、复发性、变态反应性的皮肤病。以皮肤湿疹样改变、瘙痒剧烈为主要临床表现。属于现代医学异位性皮炎之范畴。又称特应性皮炎、遗传过敏性湿疹、遗传过敏性皮炎。好发于婴儿及儿童，部分患者可持续终身。中医学把发生在婴幼儿时期的此病称为胎疮或奶癣；儿童和成年人发病者归属于湿疮、血风疮、四弯风等范畴。

本病症在古医籍中有较多记载。清·祁坤《外科大成》曰："四弯风，生于腿弯脚弯，一月一发，痒不可忍，形如风癣，搔破成疮。"清·吴谦《医宗金鉴·胎（敛）疮》载："此证生婴儿头顶，或生眉端，又名奶癣。痒起白屑，形如癣疥；由胎中血热、落草受风缠绵，此系干敛；有误用烫洗、皮肤起粟，搔痒无度，黄水浸淫，延及遍身，即成湿敛。"《医宗金鉴·四弯风》："生在两腿弯、脚弯，每月一发，形如风癣，属风邪袭入腠理而成。其痒无度，搔破津水，形如湿癣。"

病因病机 多数医家认为四弯风的证候以脾气虚为本，心火亢盛为标。小儿的生理特点为是"脾常不足""心常有余"；脾虚失运，水湿内停，湿邪浸淫肌肤而发病。患儿多数有瘙痒、睡眠障碍、心烦易怒等。七情内伤可致心火旺盛，燔灼于外，致使其肌肤奇痒难忍；母病（心）又可及子（脾），故常可心脾同病，以至于本病症反复发作。

现代医学认为异位性皮炎病因及发病机制较为复杂，尚未完全明了，可能与遗传、金黄色葡萄球菌感染、食物不当，或屋内尘螨等引起的变态反应，以及相应的血管舒缩障碍等因素有关。另外，有许多导致本病症加重的因素：如妊娠期或哺乳期妇女吸烟、γ-亚麻酸的缺乏及精神心理因素等。其中，精神心理因素对本病症的发病有重要影响，常见的精神心理压力如转学、遭受暴力、面临重大考试等。

治疗 无特别理想的治疗方案。现代医学的主要治疗手段是口服抗组胺药，外用糖皮质激素、钙调磷酸酶抑制剂及保湿剂等。短期尚可，长期疗效不佳。中医药治疗当通过健脾、利湿、祛风、解毒等辨证施治，疏方给药，可以分别在导赤散、参苓白术散、地黄饮子等的基础上加减，以调整脏腑功能，增强和改善体质，常可达到较好的治疗效果。

由于精神心理因素的存在，在药物治疗的同时，对患者（患儿）进行心理疏导是不可忽视的。家属要耐心地对患者（患儿）进行疏导，帮助其纾解压力，辅导其学会应对学习或工作中的困境和自我调整方法，常使其心情松弛，情志愉悦，愉快地学习、成长或工作，尽可能少施压给他，并确保其休息充分。如具有遗传过敏倾向的孩子，应加强体育锻炼，增强体质，努力克服过敏倾向，以从根本上避免此病症缠绵难愈。

预防 忌食易引起过敏的食物平时调养身体，增强体质。避免一切可加重皮疹的因素：衣服要清洁、柔软、宽大，不宜穿毛、丝、化纤衣服，宜穿纯棉衣服；室内温度不宜过高，穿着不宜过暖；避免热水烫洗或肥皂水清洗皮肤；避免搔抓皮肤；皮肤过干用凡士林保湿；不宜过度清洁皮肤，洗澡1周1次为宜；避免与单纯疱疹患者接触。

预后 一般尚可，但因为慢性炎症折磨，奇痒难忍，影响生活质量。经综合治疗后，常可较好地改善。

（刘焕强　水莹）

jiǔzhābí

酒渣鼻 (brandy nose; acne rosacea)

发生于颜面中部（通常是鼻子部位），以毛细血管扩张、持久性红斑、丘疹、脓疱为特征的慢性炎症性皮肤病。又称鼻赤、玫瑰痤疮，俗称酒糟鼻。本病症中西医学名称相同。呈进行性发展，晚期形成鼻赘。多发生于年龄40~60岁的男性，喜烟酒者占多数。

病因病机　本病症的发生主要责之于肺、脾、胃等脏腑功能的失调，及湿热瘀血为患。《素问·刺热篇》有言："脾热病者，鼻先赤。"指出"鼻赤"常脾热为病因，为先导。《素问·生气通天论》："劳汗当风，寒薄为皶。"清·郑玉坛《彤园医书》曰："酒糟鼻，生准头及两翅，由胃火熏肺；更因风寒外束，血瘀凝结；故先红后紫，久变黑色，甚是缠绵。"既强调了肺胃之热上攻，又指出可能还有外感风寒等因素。隋·巢元方《诸病源候论》认为："此由饮酒，热势冲面，而遇风冷之气相搏所生，故令鼻面生皶，赤疱币币然也。"清·祁坤《外科大成》："酒皶鼻者，先由肺经血热内蒸，次遇风寒外束，血瘀凝结而成。"经常喝酒则是危险因素之一。临床上，本病症患者好酒者的确占多数。有不少医家认为本病症与情志也有着密不可分的关联性。按五行学说分析：长期情志不畅，肝郁化火，反侮肺金，可导致肺气升降失职，毛孔开合失司；鼻为肺之窍，肺气进出之门户；故肺之失职，则邪气喜浸淫于此，使鼻局部皮肤出现标志性损害。

本病症的现代医学发病机制尚未明确，比较公认的是：在脂溢性皮炎基础上，由于各种有害因素的叠加效应导致了本病症。具体而言，鼻之局部毛细血管的舒缩功能失调，此处的毛细血管长期处于扩张状态；再加上一连串的有害因素：如幽门螺杆菌、毛囊螨虫等的感染，饮食不当，嗜酒、吸烟等生活方式欠佳，内分泌功能失调，免疫功能缺陷，以及精神心理因素的负性作用等。皮肤与神经系统具有胚胎细胞发育上的同源性，均由细胞的外胚层分化而来。故精神心理－神经因素与皮肤损伤有着内在密切的联系。当精神受到重创、心情压抑、抑郁焦虑、紧张压力等负性情绪持续时，会使自主神经系统功能失衡，多种激素水平失调，内分泌功能紊乱，同时降低了皮肤的免疫力，促成了多种皮肤病变的发生。

治疗　现代医学主张系统口服抗生素类药物，局部治疗则应以抑制鼻部毛细血管充血，消炎杀虫，祛脂等为原则。配合中医药治疗，效果常可更佳。常用中医学辨证论治汤剂有枇杷清肺饮、龙胆泻肝丸、五味消毒丸、桃红四物汤等。须嘱患者禁烟酒、浓茶、咖啡及辛辣刺激性食物，少膏粱厚味之食，勿暴饮暴食，多食新鲜水果和蔬菜，保持大便通畅，尽可能去除一切可能诱发或加重本病的因素。避免使用刺激皮肤的碱性肥皂、酒精、洗洁剂、染色剂、收敛剂等，以及避免暴晒，过冷过热刺激等；强调有规律的生活，力避精神紧张、压力及恼怒等。本病症患者大多数性急躁，好上火，且内热较重。对此，药物治疗加强清泻的同时，一定不能忽视心理疏导。包括可配合舒缓的音乐疗法、指导其进行静默疗法等，都有改善之效。

预防　忌食辛辣刺激食物，不饮酒、咖啡，少饮浓茶，少食甜食及油腻之品，多食富含维生素 B 族及维生素 E 类的蔬菜水果。规律作息，劳逸结合，保证充足的睡眠。心情宜舒畅，生活、工作压力不宜过大，保持稳定情绪。温水洗脸，避免刺激性物品清洗面部，避免冷热刺激，避免长时间日光照射。

预后　一般尚可。

（刘焕强　张　莹）

yóufēng

油风（alopecia areata）　突然发生的头发脱落，脱发处头皮光滑发亮，无炎症且无自觉症状的病症。因脱发处头皮鲜红光亮，故称其为油风症，又称须秃落，俗称鬼剃头、鬼舔头、斑秃。斑秃已成为现代医学的病名。本病症可发于任何年龄段，病程常呈突发性特点，却进展较为缓慢，既可自行缓解，也可以反复发作。

病因病机　隋·巢元方《诸病源候论》指出："足少阴肾之经也，其华在发。冲任之脉，为十二经之海，谓之血海，其别络上唇口。若血盛则荣于须发，故须发美；若血气衰弱，经脉虚竭，不能荣润，故须发秃落。""足少阴肾之经也，肾主骨髓，其华在发，若血气盛，则肾气强，肾气强，则骨髓充满，故发润而黑；若气血虚，则肾气弱，肾气弱则骨髓枯竭，故发变白也。"该书又曰："人有风邪在于头，有偏虚处，则发脱落，肌肉枯死。或如钱大，或如指大，发不生，亦不痒。"明确提出了本病症的特征性表现及其机制与肾亏血虚有关。

"油风"病名乃见于明·陈实功《外科正宗》："油风乃血虚不能随气荣养肌肤，故毛发根空，脱落成片，皮肤光亮，痒如虫行，此皆风热乘虚攻注而然。"清·王清任《医林改错》又曰："头发脱落，各医书皆言伤血，不知皮里肉外血瘀阻塞血路，新血不能养发，故发脱落。"本病症的主要机制在于气血不足，腠理不固，风邪乘虚而入，风盛则血燥，毛发失养；且深层次机制与肾虚相关，肝肾不足常是关键。而王清任之见，亦不无道理，血瘀于毛窍，阻塞经络，新血难生，经脉不畅，发根失养，也是病因之一。且中医学称其为"风"的，多少都有过敏及心理因素存在。情志与本病症的关系，主要体现在干扰心、肝、肾等功能，肝在志为怒，暴怒则气血上逆，壅遏于头，气血阻滞，毛窍瘀阻，新血不能养发则须发脱落；惊恐扰伤心肾，心神不安，肾气不固，气机逆乱，则会出现失眠多梦，伴有斑秃等症。

临床表现 本病症常因过度劳累、睡眠不足、精神紧张或受刺激后无意识中诱发；起病常突然；患者多数在偶然中发现头发迅速成片地脱落，呈圆形或不规则形态，小如黄豆，大如钱币或更大；数目可多个不等；皮肤光泽而亮；常无自觉症状。少数患者头发可全部脱光，称全秃；严重者甚至眉毛、胡须、腋毛、阴毛等也完全脱落，称普秃。本病症有自愈倾向，但很易再次自行发生脱落，甚至病程可持续数月或延续终生。

现代医学中斑秃的病因病理尚不明确，多认为与精神－神经系统功能失调及自身免疫功能紊乱有关。精神－神经因素引起斑秃可能的机制是：不良的心理应激或强烈的情绪反应会使体内儿茶酚胺的分泌增加，加剧自主神经功能失调，导致交感神经系统紧张性增高，毛细血管持续性收缩痉挛，短期内毛发根部的血液循环严重障碍，毛囊功能减退，导致脱发。同时，长期或较强的心理应激会抑制或破坏人体的免疫功能，引起内分泌功能紊乱。

治疗 现代医学治疗主要是运用局部疗法。有局部外用促进充血或刺激毛囊的药物，局部注射类固醇等药物，物理刺激疗法，激光疗法和光化学疗法等；效果一般，且难以持久。中医药治疗本病症有丰富的经验。根据整体观念，可给予辨证论治的中医药汤方、相应的成药等。针灸治疗也常较为有效，可局部配合梅花针等，加以刺激，疗效较明显。局部的推拿按摩、经络推按梳理等也常有帮助。

因本病症之发生，与七情内伤关系密切。口服中医药中可酌情加入一些镇静解郁安神之品：如百合、莲子、酸枣仁、珍珠母、牡蛎等；同时，也须向患者解释清楚病情，告知其此病与紧张焦虑有关，以解除其精神负担，释放其心理压力；并叮嘱其注意劳逸结合，保持心情舒畅愉悦，保证睡眠质量良好；都可以帮助提高疗效。若患者处于比较焦灼或不良境遇环境之中，建议其改善一下周遭环境或境遇因素。临床上，不少患者因为环境及境遇因素改善，斑秃不意中自然而愈。此外，可参照《灵枢·师传》的宗旨，借助语言疏导，综合加以调控，医护人员要充分了解患者的情绪因素及个性特点，积极予以劝慰、宽释、激励等多种心理疗法，使其对自己的病症有正确认识，以确立控制病症的信心。

预防 不宜食用辛辣刺激食物，饮食以清淡为主，多吃蔬菜和水果，戒烟酒。避免接触染发剂、烫发剂、发胶等刺激性物品。作息规律，保证睡眠，心情舒畅，稳定情绪，生活、工作压力不宜过大。

预后 一般尚可，可有复发。

(刘焕强 张莹)

duōhànzhèng

多汗症（hyperhidrosis） 在一般情况下，而非发热、剧烈运动等状态下的汗液分泌过多之现象。属中医学广义的汗症范畴。可分成两类：白天多汗是自汗，入睡后多汗属盗汗。两者性质截然不同：盗汗常有基础性病理情况存在（如更年期综合征、结核病等），亦不属本病讨论范围。此处只讨论白天、局部为主的多汗症。现代医学同样用多汗症这一名词。

早在《黄帝内经》中对"汗症"的病因病理就有了详细阐述。《素问·阴阳别论》："阳加于阴谓之汗。"认为汗为津液所化生而成，并与血液有着密切的联系，血汗同源。东汉·张仲景《金匮要略》提到"盗汗"之名。南宋·陈言《三因极一病证方论》对自汗、盗汗作了鉴别："无问昏醒，浸浸自出者，名曰自汗；或睡着汗出，即名盗汗。"此外，还强调说因剧烈活动而汗出不属自汗。明·徐春甫《古今医统大全》指出"两腋下并手足心、阴股及囊，常如汗湿污衣，名曰腋漏"。清·张璐《张氏医通》分析病因，认为是"脾胃湿蒸，傍达于四肢，则手足多汗"。

病因病机 中医学强调的多汗症，指白天局部多汗，且主要集中在手足心、阴股、两腋下及阴囊等处；也偶有其他部位之局部多汗现象。机制多由肺卫不固、营卫不和、脾胃湿热、阴虚火旺等所引起。进一步而言，汗为心之液，心神失守则汗液开泄失和。故异常汗液的形成，每有精神心理因素参与。一紧张，腠理发泄，即汗出溱溱；局部湿漉漉的，汗多而不适。因此，多汗症是一种较为典型的情志病症。此类患者常情绪不稳定，易激动，焦躁不安；或兼有胆小谨慎，畏惧怕事，怯于见生人等体质和个性特征。

现代医学将多汗症分为继发性和原发性两大类：继发性多汗症主要是由其他疾病（如甲状腺功能亢进、糖尿病、女性更年期、垂体功能减退、肿瘤、感染等）引起，又称疾病性多汗；原发性多汗症则多由精神－神经因素引起，称为功能性多汗，主要是由于交感神经过度兴奋，引起汗腺过多分泌。

交感神经支配全身的汗腺分泌，正常情况下，交感神经通过控制出汗，调节散热，以协调稳定人的体温。但多汗症患者往往存在着交感－副交感（迷走）神经系统的协调性差、紊乱而不易自我平衡（与中医学所说的气机失调类似）；再加上长期的精神紧张、焦虑、抑郁、压力大、恐惧等负性情绪，使交感神经系统的冲动增加，乙酰胆碱分泌量骤增，汗腺兴奋性增强，从而使汗液大增；此外，还可使汗腺的精神－神经敏感度异常，对正常强度的神经性和非神经性刺激的出汗反应倍增，以致某些部位的出汗和面部潮红失去了控制。使患者每日处在无奈、焦躁或恐慌之中。这类患者在人多场合，如开会做报告、遇见陌生人（比如领导、敬仰者）时，极易紧张激动，尤其是遇见异性或谈论敏感话题时，常莫明其妙地满头大汗，掌心汗出溱溱，水流不止；同时伴有手足无措，不知置于何处等的尴尬。

继发性多汗症，需鉴别原发病，治疗原发病为主。

治疗　因精神神经因素导致的原发性／功能性的多汗症，治疗首先要对患者进行心理疏导，避免其情绪紧张和焦虑等。现代医学主张可口服镇静药、抗胆碱能药物，外用抑制汗腺分泌，干燥、收敛等药物；也可采用物理疗法、手术疗法等。中医药治疗宜辨证论治，且大都属于气虚不足，肺卫不固，心神不宁；可以玉屏风散为基础，也可合用生脉饮，再加太子参、浮小麦、五味子、百合、莲子、珍珠母、牡蛎等；常效果理想。本病症存在着体质个性特点，交感－副交感（迷走）神经系统的协调性差、紊乱而不平衡的基础性问题不改善，终非求本之治，很容易发作。对此，除了长期服用中医药补气、固肺、宁心外，加强自我身体锻炼也是好办法之一。在加强一般性体育活动基础上，坚持进行腹式深呼吸大有帮助；长期坚持腹式深呼吸，有助于反馈地作用于自主神经的调控中枢，加强其稳定性和协调性，从而可有效地避免其遇事紧张、焦虑、不安等不良反应，从根本上改善上述症状。

预防　避免进食辛辣刺激食物，尽量避免饮用热咖啡、热茶等，戒烟禁酒。避免出入过分拥挤的场所，防止情绪的过分激动、焦虑、紧张、愤怒、恐惧等。宜穿着宽松透气的棉质针织衣物及透气舒适的鞋袜，勤换洗，注意卫生，勤洗澡。

预后　大多数良好。

（刘焕强　张　莹）

gǔshāngkē qíngzhì bìngzhèng

骨伤科情志病症（emotional disease of orthopedics and traumatology）　由情绪心志内伤所致的骨伤科疾病。中医骨伤科是以人体骨骼、肌肉及其周围软组织为诊治对象的临床学科。情志因素是中医骨伤科疾病的常见病因或诱因之一，疾病的发生、发展与情志因素关系密切，常因为情志波动而诱发或加剧，特别是伴有慢性疼痛的患者往往受情志因素的干扰较大。而骨伤科疾病中的慢性疼痛及功能障碍等又常引发精神抑郁、性情急躁易怒等情志异常。骨伤科疾病的临床对策，应在治疗骨伤科原发病同时，重视结合心理治疗。

（程　程）

yāobì

腰痹（lumbar paralysis）　以腰痛、下肢放射痛、下肢感觉障碍，及运动能力减弱或失能、严重者可见二便功能障碍等为主要表现的病症。常见于腰椎间盘突出症或腰椎管狭窄症等。主要病因是腰椎间盘发生退行性变、腰椎管狭窄、纤维环破裂，或髓核突出刺激，或压迫神经根及脊髓等。发病人群以中青年患者为主，症状轻则仅以腰痛为主，下肢疼痛不甚；重则可致下肢疼痛、无力、大小便功能障碍等，严重者需要手术治疗。

病因病机　中医学将腰椎间盘突出症或腰椎管狭窄症等归为腰腿痛，属痹证范畴，认为肾气虚衰是其发病的内在因素。《素问·脉要精微论》："腰者肾之府，转摇不能，肾将惫矣"，《素问·宣明五气篇》："肾主骨。"隋以后中医学家提出"肾主腰脚"的观点。《诸病源候论》强调"夫劳伤之人，肾气虚损，而肾主腰脚，其经贯肾络脊，风邪乘虚，卒入肾经，故卒然而患腰痛"。风寒湿邪侵袭，反复劳役、外伤、慢性劳损、情绪波折等都是诱使其发病的内外因素。

对于此症，南宋·陈言《三因极一病证方论》中相关论述颇为精辟，提出三因分治说："夫腰痛虽属肾虚，亦涉三因所致；

在外则脏腑经络受邪，在内则忧思恐怒，以至房劳坠堕，皆能致之。"南宋·杨士瀛《仁斋直指方》曰："郁怒伤肝，则诸筋纵弛，忧思伤脾，则胃气不行。二者又能为腰痛之寇，故并及之。"王永炎、严世芸《实用中医内科学》中提及："腰痛、腰酸的发生，有外因之感风、寒、湿、热以及外伤，有内因之肝脾肾亏损。而在病因和发病机制中，肾虚是本，外邪、外伤、劳累、七情均是标。两者又可以互为因果。"该书"内伤腰痛"中专列"肝郁腰痛"一大类，其症状为"腰痛连胁腹胀满，似有气走注，忽聚忽散，不能久立行走""病机分析：肝气不疏，气滞腰胁，故腰痛引胁胀满；少腹属肝，肝经郁滞，则痛引少腹；郁怒伤肝，诸筋纵弛，故不能久立运行；气痛流走，故忽聚忽散；……均是肝阴不足、肝气不疏之征"。

治疗 对于症状较轻或无手术指征的患者，宜先行系统保守治疗、卧床休息、局部理疗、腰椎牵引、推拿手法、针灸均可选用。《三因极一病证方论·腰痛叙论》推崇的青娥丸（《和剂局方》）：以补骨脂、胡桃肉、杜仲、大蒜等四味药，既可补益肾虚，又可疏导情绪，被广泛应用。此外，在辨证服用中药同时，还需注意疏导患者紧张情绪，避免过多外界刺激，帮助患者走出情绪失调状态，并鼓励患者学会保持正常的体态姿势以减少复发概率。患者局部疼痛较重，可服用非甾体抗炎药物及肌松剂等以缓解疼痛，增强患者治愈信心。如患者因病痛而情绪失常可短期服用抗焦虑药对缓解病情会有一定帮助。研究发现：除机械性压迫的病理因素外，社会－环境－心理因素等在本病症的发生、发展过程中也起着作用。如工作压力大、情绪易激惹、固执、抑郁等都可加重临床表现。因此，在治疗过程中，心理评估与语言疏导、心理治疗均有重要意义。

预防 调整生活工作习惯，加强腰背肌肉锻炼，避免久坐，合理饮食控制体重，善保暖避风寒，适时添加衣物，预防疾病发生和延缓其发展。

预后 大都预后良好。经系统治疗病情缓解后，仍应嘱患者避风寒、减少重体力活动，调理情性，稳定自我情绪，避免病情复发。如病情经保守治疗效果不佳或呈进行性加重者，应及时实施手术治疗。

（程　程）

xiàngbì

项痹（nuchal palsy）　表现为颈肩痛、颈椎活动受限、单侧或双侧上肢疼痛、麻木不适、头晕胸闷，甚至肢体无力、行走不稳等症状的病症。常见于现代医学的颈椎病等。病理上常系颈椎退行性变引发椎体及椎间盘、韧带等组织退化，压迫神经根或脊髓，导致肢体疼痛、功能障碍；严重者甚至瘫痪。

病因病机 病机可概括为"邪实正虚"。"邪实"是指外感风寒湿邪，痹着筋骨络脉，致筋骨受损，络脉瘀阻；临床表现畏寒、肢冷、头痛、颈项僵直或疼痛、肩背部酸痛等。或是由于湿痰、瘀血痹阻经脉，经脉气血运行不畅，不通则痛，致肢体疼痛麻木；或清阳不升，致头晕目眩发而为病。"正虚"是指肝肾不足，脾肾虚寒，气血生化乏源，导致筋骨失养，肢体痿软无力，疼痛麻木。在病症的发生发展中，往往邪实正虚两者交杂，相互影响而为患。

治疗 应该从三因论治，分内外因素，兼顾情志劳作。

中医手法治疗颈椎病，一般包括"理筋"和"正骨"两方面，理筋放松的手法，具有放松肌肉、促进局部血液循环等作用；正骨手法临床主要应用旋转、扳动、端提、拔伸等方法达到治疗目的。手法治疗颈椎病，医师的双手在患处不断接触按揉，除具有治疗作用；躯体接触之情感及心理支持等因素也包含在其中。

项痹患者易发生心理障碍问题。紧张、压力、焦虑、恐惧、怨恨等情志异常，一方面可导致局部区域的血管收缩和颈部周围肌群持续紧张，从而引起局部血流减少，肌张力持续增高；持续的肌肉痉挛等则可直接对颈部周围的血管、神经产生机械性压迫，影响血液供应和神经传导；另一方面可致椎管内静脉压及脑脊液压力升高，使颈神经根后支更易受到刺激；二者共同作用下可出现颈项部不适、强直等。在心理治疗方面，《灵枢·师传》曰："告之以其败，语之以其善，导之以其便，开之以其所苦，虽有无道之人，恶有不听者乎？"对患者进行系统心理疏导，先指出其出现项痹的原因，如受寒、体位不当、情绪波动等，再指导其如何加以改善，指导其采用合适的方式方法，尽可能用手法或药物等帮其改善症状，解决病痛。此外，暗示放松等心理疗法等也可以使用。

接受心理治疗的患者，伴随着心理健康状况改善，康复效果可以提高。而且，随着患者个性特征和情绪等发生积极变化，复发减少，日常生活能力可明显改善。心理干预措施的介入，可以消除因颈椎病不适引起的患者情绪变化和心理障碍发生，减少或消除颈椎病患者由于病痛及活动受限所带来的不良情绪，有利于提高颈椎病治疗康复效果。

预防 维护良好坐姿，让颈部肌肉得到充分放松。避免劳损，头颈部保暖避风寒，枕头不可过高过硬，中央应略凹进使颈部充分接触枕头并保持略后仰不悬空，习惯侧卧位者应使枕头与肩同高，多做抬头运动，多仰望。

预后 多数经保守治疗后缓解，但常因劳累及情绪异常而再次复发，故心理干预措施的介入对预防复发有重要意义。如经保守治疗后症状不缓解，或症状反复发作严重影响患者生活质量，可考虑手术治疗。

（程 程）

gǔshí

骨蚀（bone erosion） 不同病因导致股骨头血液供应破坏而引起软骨下骨变性、坏死，继而造成股骨头塌陷，最终导致髋关节退行性、破坏性改变的一类病症。常见于现代医学的股骨头缺血性坏死等病症中。早期可以没有临床症状，不易被患者发现；当出现髋关节疼痛、关节活动受限时，往往已进入疾病中晚期。

病因 较复杂，研究认定其与遗传易感因素和暴露于特定的危险因素相关，包括遗传性凝血功能障碍、Ⅱ型胶原基因突变及激素、酒精、吸烟和各种慢性疾病等。激素和酒精摄入是股骨头缺血坏死最常见的两个病因。部分患者发病前往往有强烈的情绪应激事件，而反复遭受挫折者更易罹患此病症。

病机 复杂，虚实夹杂、本虚标实。肝肾亏虚，气血亏虚为本；瘀、痰、湿等有形产物阻滞为标；导致气血亏虚，气滞血瘀，股骨头失养，遂发为此病症。由于本病症病程缠绵，难以痊愈，故因病致郁的情况普遍存在。情性郁滞又加剧了有形之病理产物之痹阻，从而恶化病情，加重症状。治疗时需兼顾心理疏导。项痹治疗中提及《灵枢·师传》总结之原则："告之以其败，语之以其善，导之以其所便，开之以其所苦；虽有无道之人，恶有不听者乎？"一法，对此病症同样适用。《素问·痹论篇》认为此类病症的产生与饮食劳逸、七情波动及生活环境等有关，所谓"食饮居处，为其病本也"。这是有关本病症的病因病机最早、也是较为系统的论述。

临床表现 主要为单侧性或双侧性髋关节疼痛，活动时加重；可伴有夜间疼痛，关节屈伸、外展、内收活动受限；病痛多呈现进行性加重。如无有效的治疗，可快速进展造成股骨头塌陷，关节功能障碍，影响患者生活起居。中医学将其归入痹症范畴。

治疗 主要有保守治疗和手术治疗两大类。目的在于缓解关节疼痛，预防股骨头塌陷。非手术治疗方法包括限制负重（如扶单拐、双拐或助行器），减少或避免负重，以利股骨头自身修复重建血运等，这些措施能延缓疾病进展过程。中医药在治疗股骨头缺血坏死方面有较好疗效，临床多采用滋补肝肾、强筋壮骨、祛风通络、疏肝理气解郁、活血化瘀、豁痰消肿止痛等中医药措施，强调辨证分型施治。

由于本病症起病隐匿，在临床发现时病症往往已经处于中后期，对于病痛及治疗方面的恐惧，常给患者造成较大心理负担，可加重疼痛、失眠、焦虑、抑郁等情况，不利于康复。故治疗中亟需兼顾心理疏导，关注患者心理及性格变化；及时疏导负面情绪，激发其积极康复意愿；鼓励患者走出心理阴影，从容面对病痛，争取最佳的治疗效果。

预防 避免髋关节骨折、脱位等髋部外伤的产生，避免糖皮质激素的不合理应用及长期酗酒等不良生活习惯。

预后 早中期如能遏制病情进展，保持股骨头正常形态，预后尚较好。如果股骨头形态塌陷，会加速髋关节退变，造成髋关节骨性关节病，终末期需要手术治疗，预后欠佳。

（程 程）

jiānníngzhèng

肩凝症（shoulder coagulation） 表现为肩关节及周围组织疼痛、活动受限的病症。又称肩周炎、五十肩。常见于现代医学的冻结肩。一般好发于 50 岁左右人群。

病因病机 中医学中此病症属痹证范畴，确切病因尚不明确。可能与退行性变、内分泌失调、心理刺激、劳损等复合因素有关。抑郁症患者中此病症的发病率更高，佐证了其与精神心理的某种内在联系。

中医学认为进入"七七""八八"后（七七、八八是中医理论认为女性及男性进入上述年龄阶段后，因为肾气虚"天癸竭"、性激素衰竭等因素，先后进入了更年期，五十肩之病名暗合这一年龄特征），肝肾不足，精血亏虚，气血运行日渐不畅；再加上曾反复经历外感风寒湿邪，复因情志怫郁等，致使平素频繁运动及易受伤损的肩周局部气血痹阻、经脉凝滞，不通则痛，发为疼痛。抑郁症者发病率更高则提示情志抑郁可加重气机郁滞。

元·朱震亨《丹溪心法》曰："气血冲和，万病不生，一有怫郁，诸病生焉。故人身诸病，多生于郁。"清·张璐《张氏医通》曰："郁证多缘于志虑不伸，而气先受病。"常有怫郁，气机郁滞，可能促使肩凝症发生或加剧肩凝症的症状及疼痛等。

临床表现　肩凝症的发病过程大致分为3个阶段。

急性期　起病急骤，疼痛剧烈，肌肉痉挛，关节活动受限，夜间痛剧，压痛范围广泛；急性期常可持续2~3周。

慢性期　又称冻结期，疼痛相对减轻，但压痛范围仍较广泛，关节功能受限，发展到关节挛缩障碍等。关节僵硬，梳头、穿衣、举臂、托物、向后腰伸展等动作均感困难，肩关节周围组织呈冻结状态。本期可持续数月乃至1年以上。

功能恢复期　盂肱关节腔、肩周滑囊等炎症逐渐吸收，血液运行恢复，粘连吸收，关节容积逐渐趋于正常，运动功能逐步恢复，肌肉血供及神经营养功能得到改善，大多数患者肩关节功能可恢复到接近正常水平。

本病有自发性、自限性、自愈性等特点；未经治疗者病程12~42个月，平均30个月。但即使病情得到最大程度恢复，仍有60%病例不能完全恢复如常，患肩活动度低于对侧正常肩关节。

治疗　中医学传统治疗方法如手法推拿，可松解肩关节周围肌肉韧带，增加关节活动度；针灸治疗可缓解肩关节周围疼痛；中药辨证论治可以改善局部病痛及血供。

研究发现，肩周炎的发生与内分泌系统、精神心理状态等因素相关。在以往肩周炎治疗中，往往忽视患者精神心理因素影响。在治疗中适当引入心理行为疗法，如放松（松弛）疗法、暗示疗法等，均可取得较好疗效。

放松（松弛）疗法是一种通过肌体的主动放松，以增强机体自我控制能力的方法。这种方法可以使患者有意识控制自身的心理过程，降低交感神经活动兴奋性，使呼吸频率和心率减慢、血压下降、全身骨骼肌肉张力下降、促进局部血供改善、四肢逐步转温、头脑清醒和全身舒适等，有助于本病症康复。

暗示疗法能增进和改善患者心理行为和机体生理功能，配合肩周炎治疗可以提高疗效。患者常因肩痛而诱发紧张焦虑情绪，使得体内致痛物质（如5-羟色胺、缓激肽、前列腺素等）明显增多和活性增强，致使疼痛加重，对治疗失去信心，弱化参与治疗和锻炼的主动性，并因畏惧病痛，减少患肩活动，这些因素均可影响预后。暗示疗法可中和致痛物质，降低其分泌及活性，缓解病痛，有助于其他治疗促进康复。

预防　加强肩关节周围肌肉主动锻炼，减少家务劳动和体育运动中肩关节过度使用及使用强度，避免长时间伏案工作及久居寒凉场所。

预后　一般预后良好。治疗的同时积极配合心理疏导或选择放松（松弛）和暗示疗法等，可以提升疗效。

（程　程）

xībì

膝痹（knee arthralgia）　多种因素引起膝关节软骨纤维化、皲裂、溃疡、脱失而导致的以关节疼痛为主要症状的退行性病变。病因尚不明确，与年龄、肥胖、炎症、创伤及遗传因素等有关。病理特点为关节软骨变性破坏、软骨下骨硬化或囊性变、关节边缘骨质增生、滑膜病变、关节囊挛缩、韧带松弛或挛缩、肌肉萎缩无力等。膝痹属于中医学骨痹范畴。本病症常见于现代医学的膝关节骨关节炎。

古医籍中的"骨痹""骨极""中风历节""白虎病""鹤膝风""膝痛"等病名，不能与"膝痹"完全等同，但它们涉及的相关内容，能为临床"膝痹"的治疗提供借鉴。

病因病机　《素问·长刺节论》："病在骨，骨重不可举，骨髓酸痛，寒气至，名曰骨痹。"东汉·华佗《中藏经》："骨痹者，乃嗜欲不节，伤于肾也"，主要症状"腰膝不遂，四肢不仁"。东汉·张仲景《金匮要略》记载"中风历节病"之病理为"筋伤""骨痿"，临床主要表现"历节疼，不可屈伸"；唐·孙思邈《备急千金要方》指出骨痹的进一步发展可累及于肾，变为"骨极"；唐·王焘《外台秘要》所载"白虎病"骨节疼痛，具有"昼静而夜发，发即彻髓，酸疼乍歇，其病如虎之啮"特点；清·顾世澄《疡医大全》记载"上下腿细，惟膝眼肿大，状如仙鹤膝行"的"鹤膝风"，与膝关节骨关节炎终末期膝部肿大、大腿肌肉萎缩等表现颇为相似；清·张璐《张氏医通》指出"膝痛"的病因病机"无有不因肝肾虚者，虚则风寒湿气袭之"相关，膝关节肿痛日久，可发展"鹤膝风"。中医临床将"膝痹"分为气滞血瘀、寒湿痹阻、肝肾亏虚、气血虚弱等证型。

治疗　是以中医药辨证论治为主的中药、手法、针灸、功能康复锻炼等相结合的治疗体系。

中药治疗，可根据患者的证型辩证用药，分别应用血府逐瘀汤、蠲痹汤、左归丸、八珍汤等加减治疗。手法治疗可通过手法放松肌肉、弹筋点穴、整复滑利关节，以促进损伤组织的局部血液循环，减轻因损伤而引起的水肿血肿，促进炎症物质吸收，降低关节内压力，从而促进关节功能恢复。针灸治疗具有安全无毒副反应等优点，可应用特定穴位刺激经络，调气理血，改善局部血液循环状态，从而减轻病痛，改善功能。

由于长期疼痛和对手术及残疾等的恐惧，患者往往存在心理障碍，并对病情的波动较敏感，这种心理负担会加重疼痛；而疼痛刺激又加重或激化心理障碍，形成恶性循环，不利于治疗与康复。故需在诊治中，运用整体辩证观点，注重兼顾全身与局部，形体与心神，加强医患之间沟通。如运用各种心理疗法，通过治神、疏肝、调心等，以改善其形神关系；遵循《灵枢·师传》所记载方法，进行积极的心理疏导或支持疗法，以阻断其"因病致郁""因郁病重"的恶性循环；消解患者紧张压抑情绪，保持乐观心态等，都可促进康复。

需重视对患者的健康教育和生活指导，使患者了解本病发生发展过程；指导患者保养膝关节，注意局部保暖，减轻体重，减轻关节负重，合理膳食及适度运动。

预防 坚持科学规律的体育锻炼，增强体质，合理膳食，减轻体重，保暖避风寒，适时适季节添减衣物，维护住宅办公场所的温度与湿度，预防疾病的发生与发展。

预后 一般预后尚可，而结合心理治疗常可促进预后。保守治疗疗效不佳，关节病痛畸形加

重时，也可考虑手术治疗。

(程 程)

gǔzhébìng

骨折病（fracture disease） 因跌扑、坠堕、撞击、闪挫、扭捩、压扎、负重、刀刃、劳损等外力因素，或某些特殊疾病导致的骨折断或骨质产生裂缝，表现出有局部疼痛、肿胀、活动受限等症状的病症。常见有肱骨近端骨折、桡骨远端骨折、椎体压缩骨折、股骨颈骨折、股骨粗隆间骨折等。

病因病机 机体受到外力作用或内在因素影响，骨实质连续性遭破坏，气血、筋骨、脏腑、经络之间功能失调，可产生一系列症状。明·薛己《正体类要》："肢体损于外，则气血伤于内，营卫有所不贯，脏腑由之不和。"本病症多由筋骨皮肉病损，引起经络阻塞，气血凝滞，导致筋骨脏腑不和；亦可由脏腑不和引起筋骨、经络之气血病变，最终皮肉筋骨严重伤损。《素问·阴阳应象大论》曰："气伤痛，形伤肿。"清·沈金鳌《杂病源流犀烛》："跌扑闪挫，卒然身受，由外及内，气血俱伤病也""忽然闪挫，必气为之震。震则激，激则壅，壅则气之周流一身者，忽因所壅而凝聚一处……气凝在何处，则血亦凝在何处矣"。肢体筋骨损伤诸症，多伤及气血，伤气则气滞，伤血则血凝。气滞能使血凝，血凝更阻气行；以致最终形成骨损瘀肿。清·吴谦《医宗金鉴》："今之正骨科，即古跌打损伤之证也，专从血论。须先辨或有瘀血停积，或为亡血过多。""皮不破而内损者，多有瘀血；破肉伤胴，每致亡血过多"。多数情况下本病症的发生，心理因素并不占据主导。

治疗 对骨折的治疗，中医

正骨手法和夹板外固定等是中国独创的治疗手段。《医宗金鉴》总结前人正骨经验提出摸、接、端、提、推、拿、按、摩八法，史称正骨八法。后人在其经验基础上提出了正骨新八法：手摸心会、拔伸牵引、旋转屈伸、提按端挤、摇摆触碰、挤捏分骨、折顶回旋、推拿按摩。根据骨折部位、骨折断端成角方向，选择不同的手法操作。正骨手法要求动作稳、准、敏捷，用力均匀，动作连贯，力量稳重适当，切忌猛力、暴力。手法复位成功后，用夹板外固定，根据肿胀情况，随时调整夹板松紧，避免复位丢失。手法娴熟的医师在正骨治疗时，轻柔到位，几无疼痛，无形中更是给予患者巨大慰藉，都具有良性的心理抚慰效应。

骨折后，强烈的心理应激伴随剧痛，往往诱发较为严重的心理障碍，因此同样需要兼顾心理治疗。

预防 本病症关键在于预防，避免各种剧烈运动、意外事件伤损、或体位不当等；特别是老年人尤其需要防范摔倒。

预后 根据伤损情况、部位、程度及年龄因素、治疗及时与否等而异，无法一概而论。

(程 程)

zhǒuláo

肘劳（elbow strain） 肘关节肱骨外上髁、肱骨内上髁或尺骨鹰嘴疼痛，活动时疼痛加重，伴有伸腕或前臂旋转功能障碍的病症。好发于30~60岁前臂活动较多人群，女性多见。本病症多见于现代医学的肱骨外上髁炎（网球肘）、肱骨内上髁炎（高尔夫肘），或尺骨鹰嘴滑囊炎等疾病中。肱骨外上髁炎较常见，典型症状是肘外侧疼痛，多因外伤和

慢性劳损导致的前臂部分肌肉与肱骨外上髁连接处的无菌性炎症所致，属于肌腱组织的退行性病变。因最初在职业网球运动员中经常出现而得名网球肘。肱骨内上髁炎，是肱骨内上髁处附着处的前臂腕屈肌腱的慢性损伤性肌腱炎。尺骨鹰嘴滑囊炎是尺骨鹰嘴处附着滑囊慢性炎症。

病因病机 中医学认为肘劳多由风寒湿邪侵袭肘关节或过劳损伤气血，以致局部经络痹阻、筋骨失养所致。《素问·痹论》曰："风寒湿三气杂至，合而为痹也。"明·张介宾《景岳全书》："凡劳损之病，本属阴虚"，因恣饮纵酒，色欲无度，劳倦过极，至精血受损引起，为综合因素所致。《素问·长刺节论》："病在筋，筋挛节痛，不可以行，名曰筋痹"，描述其临床表现。此外劳累汗出，营卫不固，寒湿侵袭肘部经络，致使气血阻滞不畅；或长期从事前臂旋转、伸腕等剧烈活动，使经筋损伤，经气郁滞，不通则痛，都可引发肘部疼痛活动障碍等症状。

临床表现 患者肘关节酸痛，活动时加重，疼痛可向上或向下放射，手不能用力，握物、提壶、拧毛巾等动作诱发疼痛加重；一般在肱骨外上髁、内上髁，或肘后处有局限性压痛点；局部多无红肿；肘关节伸屈多不受影响，前臂旋转受限，严重者执筷动作时，即可引起疼痛。

治疗 本病症一般采用保守治疗，常以中药、针灸、针刀、理疗等为主。本病症辨证多为寒湿证、瘀血证，或寒湿夹瘀证。因疼痛部位在手阳明、太阳经循行所过之处，故针刺取穴可以手阳明、太阳经穴为主；如曲池、手三里、手五里、少海等穴。

这些穴位均可主治"肘臂挛痛"，可循经点拨按摩，有舒经活血、通络止痛之功。同时，还可配合拔罐治疗，以散寒除湿，通络止痛。冲击波疗法是治疗肘劳的有效方法之一。

肘劳疼痛发作时，需注意在精神情感上给予更多安慰，避免压抑或过度激动，消除患者焦虑不安。具体方法见尪痹。

预防 强调要尽量避免单调重复性动作及反复用力不当，积劳成伤。

预后 一般尚可。

（程程）

làozhěn

落枕（stiff neck） 因睡眠姿势不当或睡中感受风寒所致，以睡后一侧颈项疼痛、酸胀、活动不利为主要表现的肢体痹病类病症。典型表现为入睡前并无任何症状，晨起突发颈部、肩背部疼痛不适，颈部活动受限；严重者，甚至头部处于被动体位，偏向病侧；一旦头转向患侧，即发生疼痛；并可向头颈部或肩背放射。首见于《素问·骨空论》："失枕在肩上横骨间。"故又称失枕。多见于不良姿势睡眠后，或长途乘车飞行后。本病症常见于现代医学的颈肩部肌筋膜炎，是颈部常见软组织损伤。好发于青壮年，以冬春季更为多见。症状以一侧颈部为多，也有两侧颈部都发生，但一侧重另一侧较轻。

分类 根据致病机制，本病症可分为以下两类：①肌肉静力性损伤：睡眠姿势不当，枕头过高，致使颈部肌肉长时间受到牵拉劳损；再加外邪侵袭，进一步加重颈部肌群痉挛状态。容易受累的肌肉多为肩胛提肌、斜方肌、胸锁乳突肌等。病发时影响到颈部活动，出现被动性姿势体位。

②急性损伤：与急性局部损伤延误治疗，或未痊愈后又重复劳损有关；但临床上急性损伤引起落枕并不常见。

治疗 主要以解痉镇痛、舒筋活络、活血化瘀为主，可兼顾心理疏导：①局部适当限制活动，常规外用或口服中药、非甾体类镇痛药等。②中医学推拿按摩方法是治疗本病症最常见的有效手段：推拿按摩，主要手法包括点、按、揉、弹等。手法操作中患病局部要有酸、麻、胀等反应；手法操作完成后，患者可感觉到颈部活动较前轻松，且疼痛感有所减轻。点按穴位，可点按完骨、风池、手三里、大椎、肩中俞、天宗、天容、曲池、肩前、肩井、阿是穴等穴位以缓解疼痛。适当配合心理疏导，可嘱患者经常进行腹式深呼吸，缓解患者紧张情绪，促进颈部肌肉放松。

针对容易反复发作者，建议其加强康复运动进行预防：加强颈、肩、背部肌肉自主活动，增加颈部肌力练习，注意负荷的循序渐进性；提醒患者注意枕头的高度和硬度，并变换适当姿势；长时间乘车及飞行途中，要注意防风、防寒，防局部过劳等；炎热夏季避免空调或风扇直吹颈项局部。保持平和心态，避免情绪过激，放松情性，从容自得。

预防 注意体位，特别是睡眠时保持良好合理体位是关键，枕头勿太高或太硬，避免长期固定一个睡姿，避免颈部受凉，或快速扭转颈项等，都是预防的重要措施。

预后 一般良好。

（程程）

wěigǔtòng

尾骨痛（coccydynia） 各种因素引起以尾骶骨处的损伤及疼痛

症状为核心的病症。由于解剖结构的特殊性，尾骶骨容易遭受损伤而致疼痛。常见原因包括急性臀部外伤、慢性劳损、久坐、产伤等，严重者甚至咳嗽或排便时都可引发尾骶骨剧烈疼痛，影响日常生活。

病因病机　尾骨痛属中医学筋伤范畴，包括局部肌肉、韧带、筋膜等在内软组织损伤以及尾骶骨骨折骨裂等。东汉·张仲景《金匮要略》："千般疢难，不越三条。一者，经络受邪，入脏腑，为内所因也；二者，四肢九窍，血脉相传，壅塞不通，为外皮肤所中也；三者，房事、金刃、虫兽所伤。"中医经络学说中，骶尾部为督脉所循行，各种原因致使督脉经气郁滞痹阻时均可发为本病痛，并可伴其他症状。《素问·阴阳应象大论》："气伤痛，形伤肿。"气无形，血有形；气为血帅，血随气行；气先伤及于血，或血先伤及于气；先痛而后肿，为气伤形；先肿而后痛，为形伤气；气血两伤，多肿痛常相互并见。跌扑伤损是造成尾骨痛的主要病因。急性外伤致经络受损或骨缝错裂，气血郁闭发为尾骨疼痛。此外，情志因素也是诱发病痛的原因之一。患者遇潮湿环境、情绪不良、疲劳后，每每疼痛症状加重。

临床表现　本病症多发生于急性外伤后；也有部分患者无明显外伤史却尾骨处逐渐疼痛；也有久坐、腰骶部受凉，或因情绪抑郁而诱发。表现为尾骨疼痛，痛处固定；受压时疼痛加重；疼痛部位不可触及座椅，需在尾骨处置一软垫，方可坐下。

治疗　对于疼痛较轻患者采用一般性措施，包括日常生活方式改变，舒缓工作压力，避免情

绪抑郁，局部保暖加温等，都可以缓解疼痛症状。同时建议减少久坐时间；坐时臀部置一柔软垫圈，或坐姿稍向前倾，以使尾骨部位腾空，免受挤压；局部涂抹止痛软膏等。对于疼痛顽固者，可用按摩、针灸、理疗等综合治疗。手术创伤性方法较少使用。

中医学的手法治疗，主要通过按揉、理筋、复位等手法，既做到尽可能恢复尾骶局部的解剖关系；同时，又可舒缓尾骶部周围软组织紊乱与痉挛，使受损组织尽快得以修复，达到"骨正筋柔"目的。此外，借助治神、疏肝、调心等方法，以改善患者精神心理状态，有助于促进病痛康复。建议患者保持心情舒畅，避免外邪侵袭，臀部腰骶部保暖，体位得当，避免久坐等。

预防　避免摔伤，特别是用力坐/摔下去，及避免臀部受凉是预防的关键。

预后　一般尚可，除留有局部疼痛外，无生命之虞。

（程　程）

tánxiǎngzhǐ

弹响指（trigger finger）　表现为病变手指活动不利、局限性酸痛；晨起或劳累后症状加重，掌指关节掌侧压痛可触及结节，屈伸活动困难，可有弹响（摩擦有声响）或交锁（小关节卡压）现象的病症。常见于现代医学的狭窄性腱鞘炎，属中医学筋结、痹证范畴。

病因　①肌腱和腱鞘的解剖结构中，腱鞘和指骨形成弹性极小的"骨-纤维性隧道"，这种隧道像套管样套在肌腱上；正常肌腱可在"套管内"自由滑动；病变局部骨性突起会加大肌腱与骨的摩擦，容易形成局部腱鞘充血水肿形成，局部狭窄。②长期、

反复、单调的掌/指活动，引起肌腱与腱鞘过度摩擦，使腱鞘局部充血、水肿、增厚等，从而造成腱鞘局部狭窄，卡压肌腱。

中医学认为本病症多因反复劳作伤损；复因风寒湿邪之阻滞，痹阻不通；不通则痛；脉络不通，不能濡养肌腱关节，筋膜干涩，遂致活动时疼痛加剧；功能受限。此外，劳力伤损、情志因素所致的肝郁气滞等，都可加重或诱发本病症的发作。

治疗　一般采用保守（非手术）疗法：包括外敷泡洗中药、局部理疗、腱鞘封闭、针刀、针灸、推拿等。针灸推拿可舒筋活络，解除粘连，活血化瘀，以促进血液循环；使筋柔舒展，滑利关节。针刺穴位可局部及循经选穴，并配合温灸等方法。推拿手法主要有点、按、揉、弹等。配合温通经络中药浸泡，每日1~2次，每次20~30分钟，水温40℃左右。

经上述治疗症状缓解不明显，甚至加重者，局部活动受限以至不能伸直或屈曲时，可选择针刀治疗、小切口手术疗法等；或改用传统手术治疗。针刀治疗具有切口小、治疗周期短、恢复快等优点，既可起到疏通经络，扶正祛邪，调和阴阳的作用；又可切开"卡压"结构，刮除瘢痕，实现松解粘连组织等的功效，有助于恢复局部组织结构的功能状态。

本病症严重者常因为手指或手腕关节活动受限和长期疼痛，易出现情绪易激、焦躁，乃至抑郁等情性改变，故治疗过程中应积极配合进行心理疏导，或选择放松（松弛）和暗示疗法等，以使其保持积极乐观的心境和稳定情绪。

预防　要尽量避免单调重复

性地手指动作及反复用力不当，积劳成伤。

预后 一般较好。缓解后仍要长期避免手指关节过度疲劳，规避风寒湿邪等，保持情绪舒畅，避免病痛的复发。

（程程）

dàlóu

大偻（dyphosis） 以骶髂关节和脊柱慢性炎症为主的一类全身性病症。特征性病理变化是肌腱韧带附着点炎症，引起纤维性和骨性强直，活动不利。本病常见于现代医学的强直性脊柱炎。发展隐匿，病程漫长，终末期可见脊柱强直和关节畸形等。

病因病机 大偻之名，首见于《黄帝内经》的《素问·生气通天论》："阳气者，精则养神，柔则养筋；开阖不得，寒气从之，乃生大偻。"本病症表现与足少阴肾经、督脉、足太阳膀胱经、手太阳膀胱经等经络之经气运行受阻相关；病症常表现为虚实夹杂，本虚标实等；病因有先天禀赋不足，后天失于调理；或劳伤于肾，或久居寒湿之地；冒雨感寒，寒湿之邪侵袭肌表；或久住湿热之地，感受湿热之邪，湿热之邪从人体肌表入侵；或饮食不节，思虑过度而损伤脾胃，湿邪内生，湿郁而化热，湿热互结等，可能是潜在性的机制。中医理论认为，寒湿或湿热阻滞气血运行，瘀血痹阻经络、筋脉、骨节等，均可导致本病症。诸多因素也常常致使病情虚实错杂、寒热相兼、缠绵难愈。

现代研究认为本病病因有遗传和自身免疫等多重因素，而这些机制直接或间接（通过内分泌和神经系统）受情绪等心理活动影响；因此，社会-心理因素在本病症的发生发展过程中常起着诱发或加重的作用。

临床表现 为腰骶、脊背、肩背、颈项等疼痛；伴或不伴有僵直感；疼痛夜间加重，甚则半夜痛醒翻身困难；晨起或久坐后站立时腰骶部僵硬，活动后可减轻；膝、髋、踝等关节肿痛；兼见足底筋膜炎、跟腱炎和其他部位肌腱附着点肿痛等。少数患者可见眼睛红肿疼痛、流泪等。

诊断 骶髂关节影像检查是诊断本病症的重要手段，表现为骶髂关节炎性改变，病变多在骶髂关节中下部；初期多侵犯髂骨侧，进而侵犯骶骨侧，后期可侵犯整个骶髂关节；关节边缘模糊，软骨下骨硬化，骨质增生，关节间隙变窄，终末期关节间隙消失发生骨性强直等。活动期红细胞沉降率增快，C反应蛋白增高，免疫球蛋白轻度升高，HLA–B27阳性率在正常人群中因种族和地区有不同差异，在强直性脊柱炎患者中阳性率大于90%。

治疗 药物治疗是缓解症状和控制疾病进程的关键环节。重点在于缓解疼痛、减轻僵硬、控制，或减轻炎症，防止脊柱或关节变形等。必要时可手术矫正畸形关节，以达到改善和提高患者生活质量。

中医药治疗大多采用分型分期辨证论治。总体上本病症可分为寒、热两型，热证多以湿热阻络为主，寒证多以肾阳亏虚为主；分别以清热利湿通络和温补肾阳为基本治则。

本病症病程漫长，致残率较高，故在治疗同时应积极施以精神心理疗法等，以避免情绪波动，消除恐惧心理，并愉悦其情性，更好地配合治疗，以争取长期最佳疗效。在药物治疗同时，注重精神心理疗法，运用治神、疏肝、调心等精神心理疗法，改善患者精神心理状态。此外，气功、太极拳、八段锦等锻炼对本病的治疗康复有积极作用。

预防 体育锻炼，增强体质，避免肌肉和韧带僵化，避免弯腰负重，保暖避寒，忌食生冷和刺激食物。

预后 一般尚可，取决于是否治疗及时与有效，因此，需早期诊治和心身综合治疗等。

（程程）

tòngfēng

痛风（gout） 因嘌呤代谢紊乱及尿酸排泄障碍，致使尿酸结晶沉积在关节囊、滑膜囊、软骨、骨而引起炎性反应及组织损伤所导致的临床症候。痛风是中西医通用名称。临床以中青年男性多见。本病症可引起全身多组织器官病变。痛风性关节炎较为多见，机制为尿酸盐结晶沉积于关节内，诱发炎症反应；发作时患处疼痛较为剧烈。

病因病机 痛风病机是脾虚失运，湿浊内阻。脾虚为本，湿浊为标。若嗜食膏粱厚味、醇酒肥甘；或过度劳累、情志所伤等；损伤脾胃，使脾虚日益加剧，脾运日趋减弱；久之湿浊为患，留滞体内，流注骨节，气血痹阻而发为疼痛。患者多有形体丰腴，喜饮酒，喜进膏粱肥甘；情绪往往易于激动，或易怒，或情志抑郁，多思多愁，不得发泄等。

临床表现 本病症可分无症状期、急性关节炎期、间歇期和慢性关节炎期（骨关节病期）4个阶段。疾病早期常无临床症状，但由于嘌呤代谢紊乱，及高尿酸血症，致使尿酸盐结晶逐渐形成。急性关节炎期，无论单个关节还是多个关节发病，往往因正常关节软骨胶原结构丧失，软骨继发退变，或滑膜不同程度增生增厚等，主要表现为关节剧烈疼痛、肿胀、积液等。症状与化脓性关节炎、类风湿关节炎、创伤性滑膜炎等相似，因而需鉴别诊断。

间歇期为数月或数年。伴随病情反复发作，间期变短，病期延长，病变关节增多，逐渐转成慢性关节炎。由开始发病转为慢性关节炎时间平均10年。关节逐渐出现僵硬畸形致使运动受限，部分患者可发生肾脏合并症。

治疗 本病症应综合治疗。临床诊治时应观察患者情绪特征，对于情志不畅的患者，嘱其放松身心，调节情绪，可借助锻炼或借助情景变化等达到治疗目的。平日科学膳食，避免饮酒，少食动物内脏、鱼类和嘌呤含量高食物；多饮水，多食碱性食物和有根茎类蔬菜；控制体重，适量运动等。在痛风急性发作期，应卧床休息，抬高患肢，冰敷局部；服用非甾体类抗炎药物或秋水仙碱等，以缓解关节疼痛。在急性发作终止至少2周后，从小剂量开始，逐渐增加降尿酸药物的剂量，主要有抑制尿酸生成药和促进尿酸排泄药等。

预防 合理膳食，减少平素肥甘过度，不酗酒，不过食高嘌呤食物。避免过度运动、关节扭挫外伤。善保暖避风寒。

预后 预防和治疗有效时预后相对良好。及早诊断并进行规范治疗，大多数痛风患者可正常工作生活。慢性期病变经治疗后，皮下痛风石可缩小或消失，关节症状和功能可改善，相关肾脏病变也可减轻。有家族遗传史、血尿酸显著升高、痛风频发，并伴发高血压、糖尿病或其他肾病者，发生肾功能不全风险增加，预后较差。

（程 程）

yǔ qíngzhì xiāngguān de áiliú

与情志相关的癌瘤（emotion-related tumor） 发生发展与情绪及心理关系较为密切的肿瘤。临床上，并不是所有癌瘤都与情志密切相关，但至少超过半数的癌瘤与之相关。对于这类癌瘤，如不考虑情志等问题，往往疗效欠佳。

历史沿革 癌瘤严重危害人类健康。中医学对它的认识至少可追溯到距今3500多年前的殷周时期：殷墟发掘的甲骨文上已有"瘤"的记载，该字由"疒"及"留"组成，说明当时已经认识到该病是"留聚不去"所致。《周礼》中则记载治肿瘤需内外相结合的原则方法：内治"以五毒攻之，以五气养之，以五药疗之，以五味节之"；外治则"祝药劀杀之齐"，"祝"意为用药外敷，"杀"是用药腐蚀恶肉。《山海经》收集有治恶疮、瘿瘤、痈疽、噎食等疾病的植物、动物及矿物药。此时已出现"嵒"词，原通"岩"义，即癌象岩石一样坚硬。因此，中医学以"癌瘤"称此类病症。

分类 《黄帝内经》中对癌瘤的分类及分型已趋丰富，出现昔瘤、肠覃、石瘕、癥瘕、膈中等与现代临床某些肿瘤相类似的描述，如"膈咽不通，食饮不下"，类似于食管、贲门癌所造成的梗阻症状；"石瘕生于胞中，……状如怀子，月事不以时下，皆生于女子"，与子宫癌类似；"肠覃者……如怀子之状……按之则坚"，与腹腔肿瘤相似。并就其病因病机、治法治则等展开研讨。《灵枢·九针》云："四时八风之客于经络之中，为瘤病者也"；《素问·异法方宜论》云："美其食……其病皆为痈

疡"（古代痈疡，包括现代临床肿瘤）；《灵枢·百病始生》："积之始生，得寒乃生，厥乃成积也""内伤于忧怒，则气上逆，气上逆则六输不通，温气不行，凝血蕴里而不散，津液涩渗，著而不去，而积皆成也"。

东汉·华佗《中藏经》指出："夫痈疽疮肿之所作也，皆五脏六腑，蓄毒不流则生矣，非独因荣卫壅塞而发者也"，认为脏腑"蓄毒不流"是致癌的核心，不是一般的气血不和，而是多种因素累积后的局部恶性质变，类似现代医学的局部恶变概念。东晋·葛洪《肘后备急方》曰："凡癥坚之起，多以渐生……腹中癥有结积，便害饮食，转羸瘦"，注意到癌瘤发生发展的渐进性特征；晚期多羸瘦，类似恶病质；并提出治疗措施，包括用红升丹、白降丹等，如华佗治噎膈反胃用丹砂等，可以说开创了后代化学疗法治癌症的先河。

隋·巢元方《诸病源候论》分别记载癌瘤及其症状，如癥瘕、积聚、食噎、胃反、瘿瘤等，并专门讨论其病因病机。如将"噎膈"按其病因分为气、忧、食、劳、思之五噎，《肘后备急方》分为忧、恚、气、寒、热之五膈；论"癥者，由寒温失节，致府藏之气虚弱，而食饮不消，聚结在内，染渐生长块段，盘牢不移者，是癥也"。唐·孙思邈《备急千金要方》《备急千金翼方》对"瘤"的分类更细致，有瘿瘤、骨瘤、脂瘤、石瘤、肉瘤、脓瘤和血瘤等，并记载了许多治癌的有效方药，如蛇莓、漏芦、鬼箭羽、山豆根等。此时，出现了用手术方法割除癌瘤的外科记载，如唐·房玄龄《晋书》记载："初帝目有瘤疾，使医割之。"宋元

以后，对于癌瘤的认识不断深化。北宋《圣济总录》指出"瘤之为义，留滞而不去也。气血流行不失其常，则形体和平，无或余赘。及郁结壅塞，则乘虚投隙，瘤所以生"。认为癌瘤之形成，与气滞、痰湿、瘀血、毒邪有关，是"积聚之病"；癌瘤虽为局部病变，但却是全身病理反应之结果。而且，癌瘤的发生发展过程中，与个体的情性及精神心理关系密切，气滞、痰湿、瘀血等，每每可因肝郁、情性异常而发。尽管不是所有的癌瘤皆源自情志心理，但相当大部分癌瘤的发生发展，心理情志起着关键性作用。《诸病源候论》就有如此明确认识。例如，论及"噎膈"病因时，气、忧、劳、思都是主要因素。这认识无疑是超前的，且已经成为共识。中华医学会心身医学分会组织编写《心身医学》时，便专列《心身相关性肿瘤》一章，进行深入的专题探讨。

（金泉克 何裕民）

shíyǐng

石瘿（stony goiter; thyroid carcinoma）

以颈前肿块坚硬如石，推之不移，凹凸不平等为主要症状的癌瘤样病症。类似于现代医学的甲状腺癌，属于中医学瘿病范畴，只发生于颈瘿部。古医籍中记载很早很多，东汉·许慎《说文解字》就有"瘿，颈瘤也"之说。

病因病机 瘿病因病因及症状不同而有不同分类。最为常见的以"五瘿"分类，宋·太医院编《圣济总录》有"石瘿、泥瘿、劳瘿、忧瘿、气瘿，是为五瘿"说；而其他医籍中则多为"石瘿、肉瘿、筋瘿、血瘿、气瘿"等。不同分类，石瘿通列其中。就石瘿形质言，南宋·陈言《三因极一病证方论》中描述为"坚硬不可移者"。后世遵奉此说。

中医学家一致认为：水土因素、情志内伤是导致本病症发生的主要因素。战国·吕不韦《吕氏春秋·尽数》谓："轻水所，多秃与瘿人。"北宋《圣济总录·瘿瘤门》指出："山居多瘿颈，处险而瘿也"，说明本病症与地理水土因素有关。水土失宜，致脾失健运，水湿不化，聚而生痰，痰阻气机，痰气郁结；或感山岚水气，不能濡养筋脉，致气血郁滞，津液内停，凝聚成疾，气血痰饮郁结，形成瘿肿，年深日久，遂生恶变，是其病因之一。该书还认为，本病症"妇人多有之，缘忧患有甚于男子也"。长期忿郁恼怒，或忧思郁虑，致肝气郁结，气滞血瘀；或肝旺侮土，脾失健运，湿痰内生；而气滞血瘀与湿痰互结于颈部，终成石瘿。就病机来说，气滞、痰凝、血瘀等壅结于颈前部，是石瘿形成的基本病机；肝郁气滞，或肝旺气逆，是石瘿重要的诱发机制。

中医学则看重精神因素的影响，认为忧患等情志内伤常是本病症之根源。南宋·严用和《济生方》说："夫瘿瘤者，多由喜怒不节，忧思过度，而成斯疾焉。大抵人之气血，循环一身，常欲无滞留之患。调摄失宜，气凝血滞，为瘿为瘤。"临床中患者以中青年女性为多，多数从事教育、文秘、财会等，患者大都情绪不稳定，性急，易怒、好发火、好激动，常伴有焦虑、烦躁等；人际关系欠佳。

本病症的发病机制尚未明确，但有两点可以明确：①与碘的代谢相关，高碘与缺碘都可能影响本病症。②患者大都偏急躁、易激动。

分类 甲状腺癌在组织学上可分4类：乳头状癌（隐性型、腺内型、腺外型）、滤泡状癌（分轻微浸润型、中度浸润型、广泛浸润型）、未分化癌、髓样癌。其中，乳头状和滤泡状占大多数，这两型恶性程度很低。未分化癌、髓样癌则恶性程度较高。

治疗 手术治疗为主，术后局部复发率高，须借助多种手段调整生理/心理状态和内分泌水平，以求治本。术后甲状腺素替代疗法不可间断，中医药治疗则以辨证论治为主，大多需益气养阴；内热甚者，亦可滋阴泻火。历史上，由于交通不便，内地石瘿患者多为缺碘所致，传统治疗使用大量含碘药物，如海藻、昆布、黄药子、山豆根、夏枯草等；当今，食盐普遍加碘，海产品各地都有，缺碘所致者明显减少。因此，需先明确所在地区是缺碘还是富碘，或患者平时碘的摄入情况，推进因地/因人制宜、分类指导与差异化干预、科学与精准补碘的碘缺乏病防治策略。而不是盲目补碘或限制碘的摄入。

《现代中医肿瘤学》对此病提出了如下综合治疗方法。

首先是改变认知障碍。有3类情况：①不重视，偶尔摸到颈有肿块，不当回事。②存在侥幸心理，能拖就拖。应建议其接受系统检查，病理类型属后两种的，宜及时手术。③极度恐惧，焦虑。应告诉患者即使是恶性程度很高的，本病预后也不很差。但一定要积极配合，综合调理。

其次，配合心理治疗。针对性急、易怒、焦虑、烦躁等情绪，可借用多种方法，做好语言疏导和心理纠治（见纾解抑郁疗法），还可借助中西药物，包括配合使用一些精神类药物，多环齐下，帮助稳定情绪，调整心态，优化个性。

再次，食疗配合，根据贫碘（内陆）富碘（沿海及大中城市），调节碘的摄入：沿海地区，素有食海产习惯者以无碘盐为宜，少食含碘食品；而对于内陆本来无食海产品者，建议多食含碘盐、含碘食品。同时，尽可能少食辛热食物，因为此类患者常有阴虚火旺存在。

最后，讲究行为干预，告诫患者力戒烟酒，诱导形成良好的生活习惯，培养有益的兴趣爱好，如音乐、书、画、花鸟、踏青等，以稳定情绪，陶冶情操，优化个性，形成健康生活方式，杜绝复发转移。

预防 及时治疗各种甲状腺疾病，有家族史者宜定期系统检查。如发现自己情绪易冲动、好发怒，应及时纠正或调治。注意调整饮食。

预后 与病理类型有关。大多数患者属于高分化性甲状腺癌，恶性程度低，发展缓慢，5年生存率可高达95%左右，预后良好。但少数未分化甲状腺癌属于高度恶性，发展快，预后较差。髓样癌的恶性程度介于两者之间。

（金泉克 何裕民）

rǔyán

乳岩（breast cancer）

以乳房部肿块，质坚硬，高低不平，病久溃烂，脓血污秽恶臭为主要症状的癌瘤样病症。与现代医学的乳腺癌相同。中医学乳疳、乳岩、乳石痈、妒乳等的称谓中，有时也包含类似病症在内。

病因病机 本病症系情志失调，肝气郁结，或冲任失调，痰湿凝结，气血瘀滞等所致。明·薛己《校注妇人良方》曰："若初起内结小核，或如鳖棋子，不赤不痛，积之岁月渐大，巉岩崩破，如熟榴，或内溃深洞""此属肝脾郁怒，气血亏损，名曰乳岩"。临床上，情志抑郁，或善怒等，常可促使本病发生。元·朱震亨《格致余论》指出："忧怒郁闷，昕夕积累，脾气消阻，肝气横逆，遂成隐核"，最终发为乳岩。明·陈实功《外科正宗》亦强调："忧郁伤肝，思虑伤脾，积想在心，所愿不得志者，致经络痞涩"而成本病。清·吴谦《医宗金鉴》论述乳岩时说："皆缘抑郁不舒，或性急多怒，伤损肝脾所致。"可见，本病发生和肝脾两经有关，因乳房和肝脾两经关系密切。

乳腺癌的发病机制与遗传、内分泌失调、乳腺良性疾病、高脂饮食、肥胖、婚后未育及哺乳少等有关，情绪及精神心理因素在发病中或起重要的诱导作用。依组织形态，乳腺癌可分3大类：①非浸润性癌（原位癌），包括小叶原位癌和导管内癌。②早期浸润性癌。③浸润性癌。

治疗 一旦确诊，有手术条件的力争手术切除，并可配合化疗或放疗，对雌激素敏感者，应配合较长时间的内分泌治疗。中医药对于促进康复、防范转移必不可少，也需坚持多年。本病的中医药治疗以辨证论治为主。常规辨证论治用药外，多加疏肝解郁之剂和着眼于调整阴阳（内分泌）的中医药治疗，可明显提升长期疗效。

除医药外，《现代中医肿瘤学》提出本病的综合康复方案。

认知纠正 乳腺癌患者存在不少认知误区，包括：①过分紧张、焦虑、恐惧。其实，在所有肿瘤中，乳腺癌相对较容易控制，完全有可能治愈。②忽视后续的综合治疗及康复。本病之所以发生，有诸多因素参与，故综合调治很重要，包括饮食、行为，以及内分泌治疗等。③忽视情绪及心理的纠治。④一旦有转移复发，即轻易放弃治疗。其实通过合理的综合治疗，很多晚期患者可长期存活，生存质量明显提高，故不应轻易放弃。

心理治疗 见纾解抑郁疗法。乳腺癌患者常喜猜疑，好胡思乱想，需随时加以纠正。因不良情绪会通过神经-内分泌机制，引起体内激素紊乱，对乳房造成不良刺激；并可抑制机体的免疫功能。因此，克服抑郁、恐惧、焦虑，稳定情绪，稳定内分泌，对乳腺癌患者的康复至关重要。

行为及饮食纠治 建立良好的生活方式，放慢生活节奏，坚持体育锻炼，积极参加社交活动，减少脂肪、糖类和动物蛋白摄入。更年期避免使用雌激素，控制总的热量，避免肥胖；平素自我经常轻抚乳房，既有助于发现早期病灶，也可因良性刺激而减少乳房肿块形成。

社会及家庭支持 元·朱震亨《丹溪心法》明确指出：乳岩之发生，乃不得于姑嫂，不得于公婆，人际关系失调。故乳腺癌患者的治疗与康复效果、家庭与社会环境常起着重要作用，再加上乳腺术后，对形体破坏很大，对患者心理打击颇重，尤其是年轻患者，常有自我贬低、悲观易怒、情绪低落等反应。因此，家属和社会应给予充分关爱、支持和安慰，耐心倾听其心声，分担其感受、委屈，帮助重建生活信念与信心，支持其恢复正常生活和工作。晚期患者常出现心理倒退和依赖现象，更需给予保护和照顾。

预防 保持心情舒畅，避免

和减少精神紧张因素。养成良好的生活习惯，坚持体育锻炼，控制体重，保持充足的睡眠，避免熬夜，戒烟酒。养成良好的饮食习惯，增加食用新鲜水果、蔬菜、维生素等。积极治疗其他乳腺疾病，35岁以后应定期进行乳腺B超或钼靶检查。

预后 视病期及治疗结果而定。大多数乳腺癌患者预后良好。有效的综合治疗后，5年生存率可接近90%。少数晚期或失治患者预后不佳。

（金泉克　何裕民）

èhé

恶核（malignant nodule）　以颈部（锁骨上）、腋下、或腹股沟、纵隔、腹膜后等多处或单处有肿块（系淋巴肿大），按之质硬，皮色不变，无痛无痒，可伴有不规则发热、消瘦等为主要表现的癌瘤样病症。类似于现代医学的淋巴瘤。中医学中类似的名称还有瘰疬、失荣、石痈、石疽、阴疽等。

隋·巢元方《诸病源候论》曰："恶核者，肉里忽有核"，指淋巴肿大有多层，内层似有核（质硬），累累相连，大可如拳头，一般如梅子/李子，小可如豆粒。古代医家又有细分：核大质硬、且不断增大者为恶核；小而软、且可移动者为痰核。前者为恶性癌瘤；后者可见于结核、炎症等，但也需严密观察，以防其变。

病因 现代研究倾向于是多种因素共同作用之结果。早期的不典型淋巴瘤的组织形态，酷似不典型性炎性增生，加上青少年患者中，发病前常有持续的低热，提示慢性感染可能与淋巴瘤有关。此病症青少年患者大都属内倾者，少言语，不爱接触外界，甚至有点自卑自闭倾向。中老年患者则

长期操持过劳而属慢性疲劳者，占大多数。疲劳及情绪波动，易导致本病复发。因此，个性、情志及慢性疲劳等，都是本病重要的促进因素。

病机 一般而言，本病症初起并无症状，或仅有局部浅表的淋巴结肿大，患者无特殊不适。早期病机大多为气滞痰凝；稍久，部分患者可出现低热。清·吴谦《医宗金鉴》指出："其症初起，状如痰核，推之不动，坚硬如石，皮色如常"，多"生于耳之前后及肩项"，"日渐长大"。清·王维德《外科全生集》曰："初起如恶核，渐大如拳"；并认为其机制是"寒凝甚结，毒根最深"。明·陈实功《外科正宗》则分析："郁火相凝，隧痰失道停结而成。"日久则脏腑渐虚，气血日亏，肝肾俱损，形容瘦削，肿块可渗流血水，或"肿泛如莲，秽气熏蒸，昼夜不歇，平生疙瘩，愈久愈大，越溃越坚"。本病症的关键为痰阻、气滞、血瘀，早期多为滞郁痰阻，久则内脏俱损，属正竭邪盛。

分类 恶性淋巴瘤可分成霍奇金淋巴瘤和非霍奇金淋巴瘤两大类，进而可继续分成不同亚型。中国霍奇金淋巴瘤相对较少，主要是非霍奇金淋巴瘤，其分类一般根据恶性程度，分为低、中、高3类。低度恶性有：①小淋巴细胞型。②滤泡型。③滤泡和大细胞混合型。中度恶性有：①滤泡性大细胞型。②弥漫性小裂细胞型。③弥漫性和大细胞混合性。④弥漫性大细胞性。高度恶性有：①免疫母细胞性。②淋巴母细胞性。③伯基特（Burkitt）淋巴瘤。此外，以细胞来源分类：①B淋巴细胞肿瘤。②T淋巴细胞和自然杀伤细胞肿瘤。在中国，以B

淋巴细胞型为多见。低度恶性的中老年患者，一般倾向于中医药治疗为主，密切观察即可。但需防控疲劳、操持、焦虑等行为及情绪应激。

治疗 本病只强调控制，不汲汲于治愈，因此，首次治疗非常关键。应中西医密切协作，相互配合，慎重对待。对于中度及高度恶性患者，首个疗程的化疗，对控制本病效果不错；必要时还可配合放射治疗。在化放疗过程中，中医药的配合可以增效减毒。化放疗结束后，中医药的合理运用，则可有效防范复发。而对低度恶性淋巴瘤的老年患者，单独使用中医药，通常也可以很好地抑制淋巴瘤发展，保护正常生理功能，改善生存质量等。故中医药的合理治疗，应该贯穿淋巴瘤治疗的全过程。

本病属虚实夹杂，且以正虚为本，化放疗虽可暂时取效，但常使正气更虚，且易复发是本病特点。因此，须重用扶正而不恋邪，祛邪而不伤正之法。就中医学临床证型而言，常见气郁痰结、痰热蕴结、脾虚痰湿等。运用辨证论治时，应佐加疏肝解郁之药，疏解其情绪；对于颈部或腹股沟等处的淋巴肿核，也可以配合外治一法，以外敷起效。

预防 改善不良的工作和生活习惯，保持良好的情绪，减少不良刺激，如减少EB病毒、等感染机会，避免含苯类化学物质的接触。注意劳逸结合，不要经常熬夜，避免过度劳累，锻炼身体，控制体重，增强体质。平衡膳食，多吃新鲜蔬菜水果，少吃腌制、油炸类食物。定期体检，积极治疗各种慢性病。

预后 取决于能否有效控制复发转移，复发转移又受制于多

环节；病理类型及分期；个性内向而不善言语，少交往，偏闷而自我压抑，常不利于控制复发；感染是本病复发的重要触发因素；疲劳也常是触发因素；由于病程较长，应坚持中西医结合的完整治疗及巩固性治疗数年以上。更主要受制于治疗思路，若能贯彻合理、综合且终生性的防治，兼顾心理行为等纠治。大多数恶性淋巴瘤患者预后良好，5 年生存期可达 90% 以上。

（金泉克　何裕民）

yēgé

噎膈（dysphagia）　以食物吞咽困难，梗塞不下，或食入即复出为主要症状的病症。噎，吞咽时哽噎不顺；膈，饮食不下或食入即吐。本病类似于现代医学的食管癌、贲门癌等。

《黄帝内经》中对本病有着丰富论述："三阳结谓之隔""饮食不下，膈咽不通，食则呕""隔塞闭绝，上下不通，则暴忧之病也"。认为其病位在食管及胃，"食饮不下，膈塞不通，邪在胃脘"。与饮食不当及情志乖戾等综合因素有关。北宋·王怀隐、陈昭遇《太平圣惠方》明述："寒温失宜，食饮乖度，或恚怒气逆，思虑伤心，致使阴阳不和，胸膈痞塞，故名膈气也。"明·张介宾《景岳全书》也指出："必以忧愁思虑，积劳积郁，或酒色过度，损伤而成。"

病因病机　南宋·严用和《济生方》对噎膈之症描述详尽："其为病也，令人胸膈痞闷，呕逆噎塞，妨碍饮食，胸痛彻背，或胁下支满，或心忡喜忘，咽噎，气不舒"；明·赵献可分析："噎膈者，饥欲得食，但噎塞迎逆于咽喉胸膈之间，在胃口之上，未曾入胃，即带痰涎而出。"历史上，噎膈是 4 大难治之症之一。该病症起病缓慢，基本病机总属于气、痰、瘀交结，阻隔于食管 / 胃脘而致。病理性质多为本虚标实。初期常以标实为多，主要是气、痰、瘀、毒内阻，毒邪互结，食管狭窄，胃失和降；后期由实转虚，津液枯槁，食物难进，阴血亏虚，形体消瘦，羸弱枯竭。

一般认为本病症病因是多因素综合作用结果。包括摄入过多致癌物亚硝胺、霉变食物、长期进食过快及粗糙食物造成慢性食管及贲门处损伤、营养不良和微量元素缺乏、慢性炎症、高浓度烈酒、吸烟，以及遗传因素等。此外，可用 4 个字概括情性及行为：急、快、躁、烫。性急、动作快（狼吞虎咽、什么都快）、脾气暴躁、生活方式粗糙、喜烫食（热汤、烈酒、热茶）。就组织病理分类，有鳞癌、腺癌、小细胞未分化癌和癌肉瘤等，90% 以上是鳞癌，总体上，对化疗不敏感，对放疗较敏感。

食管癌普查发现，患者中性情急躁者占多数，且半数以上在发病前半年曾有过重大的精神刺激或情感剧烈波动。这些足以说明，精神心理因素是噎膈病症发生发展的主要诱发因素之一。

治疗　本病早中期应以手术为主，或配合放化疗。中医药治疗可贯穿整个病程中，或化放疗增效减毒；或术后巩固疗效，防范转移复发；或单纯中医药控制（对于老年患者），改善生存质量，延长生命。中医药治疗以辨证论治为主，散结化痰，改善梗阻噎膈，提高生存质量为目标。

另外，心理行为纠治非常重要（见纾解抑郁疗法）。此外，食管癌患者还需加强认知纠正，患者大都文化水准一般，常误以为噎膈是死证，故拒绝或放弃治疗。因此，需帮助其消解绝望忌医心理，摆脱癌瘤阴影；再者，本病需长期纠治，患者往往缺乏持久性，要不断给予鼓励。患者生活习惯不好，性急，吃得快，喜食烫，且常抽烟嗜酒。有些人一旦症状稳定，常旧习复发，难以自控，如何帮助他们端正态度，改善生活方式，确立长期康复理念十分重要。清·吴瑭指出：噎膈等症系"性情之病，胸中须海阔天空，以迓天和"。此外，生物反馈疗法等对部分患者有一定的帮助。

最后，需要帮助他们培养兴趣爱好，以保持心身开朗、愉悦，有些活动如下棋、聊天、看电视、集邮、养花等均能分散注意力，有利于养病与康复。还要告诫他们学会自我调控，放慢生活节奏，改变急躁易怒之脾气。并指导他们饮食疗法配合，既防止粮食发霉，多吃新鲜蔬菜水果，也要告诫他们应从吃饭开始，学会慢慢吃，细嚼慢咽，忌快食、热食、烫食，忌粗糙食物等。

预防　加强粮食保管，防霉去毒，吃新鲜蔬菜和水果，改变不良的传统饮食习惯。应用适当的漂白粉处理饮水可降低水中亚硝胺含量，常服维生素 C 以减少胃内亚硝胺形成，施用钼酸铵肥料避免蔬菜中亚硝酸盐的积聚。对食管上皮中度或重度增生者给予粗制维生素 B_2、维生素 A 和 B 族维生素。对高危人群定期进行食管脱落细胞学检查。

预后　取决于病期早晚及治疗后情性调控和生活方式改善与否。早中期患者，若能够实施综合康复措施，一般预后不错。部分晚期患者，妥加调整控制，综合纠治，还是能够长期较好地生存的。

（金泉克　何裕民）

fǎnwèi

反胃（regurgitation; stomach reflux）

饮食入胃，宿谷不化，经历良久后，由胃反吐出的；或见朝食暮吐，暮食朝吐为主要症状的癌瘤样病变。又称胃反、翻胃、胃脘痛等；本病症与现代医学的胃癌相类似。胃癌还可见于中医学积聚、伏梁、心腹病等病的论述中。

《素问·通评虚实论》："隔塞闭绝，上下不通。"《素问·腹中论》："病有少腹盛，上下左右皆有根……病名曰伏梁。……居肠胃之外，不可治，治之每切按之致死。"《灵枢·邪气脏腑病形》："胃病者，腹䐜胀，胃脘当心而痛，上支两胁，膈咽不通，食饮不下。"东汉·张仲景《金匮要略》："朝食暮吐，暮食朝吐，宿谷不化，名曰胃反。"托名战国扁鹊《难经》："心之积，名曰伏梁，起脐上，大如臂，上至心下，久不愈"，这些与胃癌某些阶段的症状非常相似。

病因病机　本病之所发，或由忧愁思虑，或由饮食不当，导致运化失职，痰凝气滞，热毒血瘀，交阻于胃，积聚成块。明·张介宾《景岳全书》："或以酷饮无度，伤于酒湿；或以纵食生冷，败其真阳；或因七情忧郁，竭其中气。总之，无非内伤之甚，致损胃气而然。"脾胃受损，不能腐熟水谷，饮食入胃，停留不化，逆而向上，倾吐而出，病变在胃，胃主受纳与消化；胃体病变，影响受纳与消化，胃失和降，脾失运化，故有食欲不振，上腹部胀痛；肿块渐大，则病情日趋恶化。

胃癌的确切病因及机制尚未十分清晰，但已知多种因素会影响胃黏膜上皮细胞增殖和凋亡之间动态平衡的调控机制，共同参与胃癌发病。包括：①饮食：如常摄入一些致癌物。②环境：胃癌高发区移民到低发区定居后，第二代移民发病率开始下降，第三代已接近当地居民，提示胃癌与环境因素有关。③遗传：如拿破仑家族就是典型。④胃的慢性疾病：慢性萎缩性胃炎、胃黏膜肠上皮化生、胃黏膜上皮异型性增生等。⑤幽门螺杆菌（HP）感染。此外，性格及行为特征也与本病相关。日本胃癌高发，有研究认为与好自我压抑的民族性格有关。还有一些情况也易患胃癌：①失去亲人后过度悲痛、紧张、忧虑。②对他人的愤怒无法发泄。③极为强烈的自卑感、妄自菲薄、逆来顺受。④与父母一方或双方关系紧张等。

分类　胃癌在组织学上可分为乳头状腺癌、管状腺癌、低分化腺癌、黏液腺癌、印戒细胞癌、腺鳞癌、鳞癌、未分化癌等。后几种类型恶性程度高。

治疗　早中期以手术为主，或配合辅助性化疗；晚期以化疗为主。中医药治疗对本病意义较为显著，应结合病、证，进行辨证论治。它既可配合手术、化放疗等以增效减毒；或术后用于巩固疗效，有效防范转移复发。也可单纯借中医药控制（对于老年患者）癌瘤，以改善生存质量，延长生命；对于早期癌变，还有很好的逆转作用。故主张应积极合理利用中医药，以促进本病之康复。

本病治疗中的认知、心理与行为纠治属于治本之举，不可因其系非医学手段而忽略，否则可能使疗效大打折扣。心理行为纠治，如纾解抑郁疗法等，可化裁运用。此外，胃癌患者大多处世谨慎、小心、喜欢闷思、偏于内向，且颇为固执。对于身患胃癌，常有错误认知：①怨天怨人：认为生癌都是他人之故，心有症结，要悉心开导。②恐死心理：对此一般说教或开导无效，应创造特殊氛围，如同类患者聚会等，让他们在鲜活事例前面，改变成见。③总认为自己对许多问题（包括怎么治疗），比别人来得清醒和清楚，不一定听从治疗或康复指导。对此，应针对性地帮助他们摆脱固有成见，接受科学系统的合理治疗。

对胃癌患者还须强调：①学会善于及时表达或宣泄，流露情感（内在的喜怒哀乐）。②生活要有规律，特别是一日三餐。③胃癌术后患者要注意胃脘部保暖，以免受寒，受寒常会引起痉挛性胃痛，加剧可能有的术后粘连等症。

预防　养成良好的饮食习惯，做到定时定量进食，少吃或不吃腌制及熏制食品，多吃新鲜蔬菜水果，不吸烟、不酗酒。曾患或仍患胃溃疡、胃息肉、萎缩性胃炎等患者，及时治疗、定期观察十分重要。

预后　可行手术者，预后良好。未实施手术者预后较差。全程配合合理的中医药治疗，可以明显提高疗效和延长生存时间。

（金泉克　何裕民）

gānjī

肝积（hepatic retention; liver accumulation）

以右胁胀痛，或胁下扪及肿块，伴腹胀纳少、体倦乏力、食欲不振、身黄尿赤、恶心欲吐等为主要症状的癌瘤样病症。类似于现代医学的肝癌等。最早见于《难经·五十六难》："肝之积，名曰肥气，在左胁下，如覆杯，有头足，久不愈。"这是对《黄帝内经》"肥气"的阐发。《灵枢·邪气脏腑病形》曰："微急为肥气，在胁下，若覆杯。"指的就是肝硬化或肝癌早期。

与现代肝癌相类似，中医学文献中尚有痞气、肥气、肝着、胁痛、黄疸、癖黄、臌胀、积聚、癥瘕等病症名称及其症状描述，大致反映出肝癌发展的不同病理阶段和类型。原发性肝癌的发生发展，大多表现为三步曲：慢性肝炎→不典型增生（纤维化、肝硬化）→癌变。演变过程一般长达10~20年。本病早期可无任何症状，或仅表现为痞气、积聚；中期则多属胁痛、肥气、肝着；进一步出现黄疸、癖黄、臌胀、癥瘕，则都属于较晚期。此时，治疗效果不理想。

病因病机　湿浊侵袭、饮食失宜、情志失和是本病的3大主要病因。患者大多性情急躁，动辄发怒，不少人还有酗酒恶习。而对病理机制的认识，则集中于"郁滞"与"瘀血"两大环节。结合临床一般规律，原发性肝癌常是以肝郁气滞为核心的、缓慢的病理发展过程的最终结果。本病早期常见胁部不舒，或肝郁气滞，情怀抑郁；也可伴有肝胆或中焦湿热。此时，大都属于慢性肝炎反复不愈。迁延数年后，肝郁气滞日久，可出现湿痰痹阻、气滞血瘀，表现为痞气、积聚、肝着等，且时轻时重，此时或为迁延性肝炎，或有肝纤维化趋势。缠绵多年后，则发展成痰瘀互阻、瘀成癥瘕。此时，胁痛可更甚，一旦出现黄疸、臌胀等症，则为瘀毒痹阻肝胆之果，导致胆汁不循常道而外泄，表现为癖黄、阴黄等，以及中焦气水不畅，腹水停滞。此时，多半还伴有正气大

耗，大肉始脱的"失荣"之症状，病属极晚期，诊治难度大增。

原发性肝癌的病因复杂，已明确的如病毒性肝炎（乙型、丙型、丁型）都可引起。中国以乙型为主，约占肝癌90%；日本以丙型为主；俄罗斯多见丁型。此外，食品中的黄曲霉毒素、亚硝胺和其他化学致癌物质，饮水污染、遗传、酗酒、营养不良、肝寄生虫病等都与本病的发病有关。情绪因素也有诱发作用。

分类　本病病理大致分3类：巨块型、结节型和弥漫型。巨块型占60%~70%，极易引起肿瘤坏死、破裂出血；弥漫型则大多合并肝硬化，预后较差。就组织细胞而言，也有3类：肝细胞癌；胆管细胞癌和混合型肝癌。在中国，90%以上为肝细胞癌，胆管细胞癌的发病率亦有上升趋势，且病情更为凶险，预后很差，值得重视。

治疗　该病起病较为隐匿，早期缺乏典型症状，确诊时多已进入中晚期。治疗当以中西医综合治疗为总原则：早期的巨块型及少数结节型，可以手术切除为首选，长期配合中医药治疗，稳住病情发展态势，并改善肝之质地，以防复发及转移，提高近期及远期疗效。各种类型的肝癌，大都对化疗不敏感。不能进行手术而病灶相对局限者，可用中医药结合微创、放疗等治疗。必要时，可考虑短期配合靶向治疗。但按照常规剂量使用靶向药，一般很快（通常几个月内）就会耐药，且副作用大。可考虑在中医药辅助下，小剂量逐渐递加或递减，既可确保靶向药的有效性，并减少副作用，又可大大延缓靶向药耐药的出现时间，延长可使用时间。肝硬化明显，肝功能严

重损害，全身情况较差，血象较低不能进行手术、放疗时，均应以中医药为主；肝功能有所改善后，也可考虑配合小剂量的靶向药之治疗。晚期肝癌患者，以中医药为主，辅以姑息性治疗、对症治疗和支持治疗等，以缓解症状，提高生活质量。

肝癌治疗中的认知、心理与行为纠治属于治本之举，否则可能劳而无功，或疗效大打折扣。有助于肿瘤患者心理行为纠治的*纾解抑郁疗法*，可化裁运用。肝癌患者大多性情急躁，易怒，动不动发火，且颇为固执。应针对这一情性特征，调动医师、护士及家属亲友，合力配合，借助多种疏导疗法，帮助其稳定情绪，减少"急"和"爆"，也可以适当佐以疏肝、平肝、柔肝、降火之制剂。此外，得知患了肝癌，又每每滋生恐死心理，对此一般说教或开导无效，应创造特殊氛围，如与同为晚期肝癌的患者聚会，交流交流，让他们在鲜活事例前面，改变成见。肝癌总体治疗水平已大有提升，晚期肝癌可存活10~20年。但肝癌患者死于一怒的，也非少数。

预防　预防和早中期治疗是关键。预防乙型肝炎是预防肝癌的重要环节，可使用肝炎疫苗预防肝炎。防止食用霉变食物、防止水源污染也是重要措施。早期发现、早期诊断、早期治疗是预防该病的第二层重要防护措施。

预后　该病恶性程度较高，进展较快，预后较差，5年生存率偏低。而合理的综合治疗，则可以大大提升疗效，改善预后。

（金泉克　何裕民）

zhēngjiǎ

癥瘕（abdominal mass）　以腹腔（包括肝、脾、子宫、卵巢、

胰腺及肾等处）有包块状异物为主要表现的癌瘤样病症。包括现代医学所说的脏器肿大、良性肿瘤及恶性癌瘤等。是一大类病症都可以表现出的共有症状，并不对应于某个具体的疾病。

隋·巢元方《诸病源候论·癥瘕病诸候》指出："其病不动者，直名为癥；若虽病有结瘕而可推移者，名为癥瘕。"后世一般以坚硬不移、痛有定处的，称其为"癥"；聚散无常，痛无定处的，称其为"瘕"。如北宋《圣济总录·积聚门》曰："牢固推之不移者癥也"；"浮流腹内，按抑有形，谓之瘕"。《圣济总录》还认为"癥瘕"与"积聚"属同一类病证，"癥瘕结癖者，积聚之异名也。证状不一，原其病本，大略相类"。明·李梴《医学入门》等书则进一步以积聚为男子病症，癥瘕为女子病症；并详细区分出七癥、八瘕、十二癥等诸多具体病症来，但此说并未被后世广泛采纳。

东汉·华佗《中藏经》分析："癥有劳、气、冷、热、虚、实、风、湿、食、药、思、忧之十二名也"，此十二名既是就病因来说的，也是针对症状特点而言的，可见思、忧等情志波动，是癥的重要病因所在。清·尤怡《金匮翼·积聚统论》也说"凡忧思郁怒，久不得解者，多成此疾"。就癥瘕的病机而言，一般是由气滞、血瘀、痰湿抟聚而成；严重者，复加热毒内壅。前述十二因，皆因为导致气滞血瘀，而后痰湿热毒等纠缠。其中，气聚为瘕；瘕者，假也，包块尚可移动，时可消散；血结为癥，癥者，瘀甚也，真肿块也，癥结也，为病远较"瘕"难治。故历代医家公认：坚硬不移动，痛有定处为"癥"；

聚散无常，痛无定处为"瘕"。前者多为恶性腹腔肿瘤，包括妇科恶性肿瘤；后者可以是良性肿瘤，也可以是肿大脏器。因过于复杂，故有七癥、八瘕、十二癥等分类方法，无法对应于现代临床，只泛指腹腔肿块。

治疗　癥瘕的应对需根据具体病症，分别论治；且需中西医结合，尽量手术；中医学则以辨证论治为主。本病症之发生发展，气滞总是关键病机所在，都有情志因素参与其间，故心理等疗法的运用，常是关键性的。有助于肿瘤患者心理行为纠治的纾解抑郁疗法可化裁运用。还需根据具体病症及患者情性等特点，从多个环节切入，努力纠治，以期获得最佳疗效。

晋·葛洪在《抱朴子·用刑》认为"夫癥瘕不除，而不修越人之术者，难图老彭之寿也"。越人，指秦越人，扁鹊也；越人之术，医疗养生之术也。老彭即老子、彭祖也；老彭之寿，即长寿，超过期望寿命。

预防　针对不同部位的癥瘕，预防方法略有不同。总体来说，需要注重心理健康，保持良好情绪；养成良好生活习惯，顺应四时，避免外邪侵袭，及时治疗基础疾病；调整膳食营养结构，饮食清淡，食勿过饱，日常需保证谷类、豆类、甘薯等摄入，多食新鲜蔬菜水果，避免高脂、高油、多盐食物；适当参加体力活动，避免超重肥胖，戒烟控酒，减少应酬。

预后　不佳。积极治疗并配合养生之法等，或许会有转折。

（金泉克　何裕民）

fúliáng

伏梁（heart amassment）　以脘腹部肿块为表现的癌瘤样病

症。其肿块犹如长条状（"大如臂"），"伏"于"梁"（肋弓）下，故有此名。《灵枢·邪气脏腑病形》："微缓为伏梁，在心下，上下行。"托名战国扁鹊《难经·五十六难》："心之积，名曰伏梁，起脐上，大如臂，上至心下。"可见伏梁指的是心窝下、胃脘及两胁之下的肿块，类似于现代医学的胰腺癌、胃癌及其他消化系统恶性肿瘤晚期。

《灵枢·经筋》曰："其病内急，心承伏梁，……其成伏梁唾血脓者，死不治。"《难经·五十六难》认为伏梁"久不愈，令人病烦心。"本病症若唾血脓者，病情严重，预后不佳。

病因病机　伏梁之病，病变在于中焦。脾居中州，为气机升降之枢纽；肝居其旁，内伤忧思，抑郁伤肝，肝气郁结，每每犯及脾胃，导致升降失常，气滞、血瘀、水停，气血津液运行不畅，津停则为痰，血停而为瘀，痰血阻脾，伏于梁下，结聚成癌瘤。该病到了后期，正气亏损，湿热蕴积肝胆，既发为疼痛剧烈，又使得进食困难，最终导致羸弱不治。

治疗　早期，条件许可时以争取手术治疗为主，术后适当配合化疗等。同时，需长期结合中医药调理治疗。中期，则争取以手术治疗，哪怕是姑息性手术，并以中医药治疗为主，也可配合化放疗及微创等。晚期，则当以中医药治疗为主，配合对症治疗或支持疗法，也可结合小剂量化疗或微创等。中医药治疗则应根据疾病不同阶段，以辨证论治为主，或攻、或补、或攻补兼施，而且，往往可以内服外敷相互配合，以期获得最佳疗效。

本病症患者的心理行为治疗往往是关键。有助于心理行为纠治的纾解抑郁疗法可以选择运用。还需根据具体病症及患者情性等特点，从多个环节切入，努力纠治，以期获得心理上的有效支撑，帮助患者逐步走向康复。此外，大多数患者因为部位关键，且伴有疼痛等，故容易情绪不佳。药物心理相互配合，帮助其消解疼痛同时，辅导其及时排遣郁闷，适度表达内心情感，学会寻求有效支持，也是非常重要的一环。

预防　养成良好的生活习惯。调整膳食结构，尽量少进高脂、高油、多盐、烧烤类食物，日常需保证谷类、豆类、甘薯等为膳食主体，每天新鲜蔬菜水果必不可少，饮食清淡，食勿过饱，杜绝暴饮暴食。适当参加体力活动，避免超重肥胖，控制饮酒，减少应酬。生活规律，腹部保暖，积极防治相关慢性消化系统疾病。

预后　通常不佳。但经积极合理综合治疗后，可获得较好的长期疗效，乃至康复。

（金泉克　何裕民）

shīróng

失荣（cervical malignancy with cachexia）　颈部有肿块，坚硬如石，推之不移，皮色不变，面容憔悴，形体消瘦，失去荣华为主要症状的癌瘤样病症。见于现代医学的颈部原发性癌瘤和恶性癌瘤颈部淋巴转移，如腮腺癌、鼻咽癌、喉癌颈淋巴结转移和淋巴肉瘤、霍奇金淋巴瘤等。通常本病症有心理情绪因素参与。清·吴谦《医宗金鉴》指出："失荣耳旁及项肩，起如痰核不动坚；皮色如常日渐大，忧思怒郁火凝然。日久气衰形削瘦，愈溃愈硬现紫斑；腐烂浸淫流血水，疮口翻花治总难。"本病症大都属于晚期癌瘤，预后欠佳。

（金泉克　何裕民）

jiǎnchún

茧唇（lip cancer）　唇边有肿块，初期很小，逐渐长大，若蚕茧样，伴局部疼痛而有硬结，最终可溃破、流脓而翻花样溃烂，以此为主症的癌瘤样病症。与现代医学的唇癌相类似。明·陈实功《外科正宗》曰："茧唇，初结似豆，渐大若蚕茧。"清·顾世澄《疡医大全》："此证生于嘴唇。……始起一小瘤，如豆大，或再生之，渐渐肿大，……或翻花如杨梅，如疙瘩，如灵芝，如菌，形状不一。"所说与唇癌病理之过程高度吻合。中医学认为，此病症之生，总因于心肝之火及脾胃湿热，并有情志因素参与其病机和病理过程。

本病症预后一般，少数能行根治术且配合中医药等善后者，预后尚可；错过手术机会者，预后欠佳。

（金泉克　何裕民）

shéjūn

舌菌（tongue cancer）　长于舌部的肿块，其色红紫，晚期颈、颌部都可见淋巴结肿大，可伴有疼痛的一类癌瘤样病症。与现代医学的舌癌类似。清·尤乘《尤氏喉科秘书》："舌菌，属心经火多，因气郁而生。生舌上，或如木耳，或如菌状，其色红紫。"因形状像菌菇类，故有此名。如尤乘所言，本病症常"因气郁而生"，与情性关系密切，总有心肝郁火等情绪因素存在。本病在口腔癌症中较为常见，恶性程度较高。早期能争取根治术，再配合中医药善后，预后较佳。失去根治性手术机会者，预后不佳。

（金泉克　何裕民）

rǔgān

乳疳（mammary necrosis）　以乳头糜烂逐渐向周围蔓延，乳晕

区皮肤呈慢性湿疮样病变，经久不愈为临床特征的一类乳房癌瘤样病症。是乳腺癌的特殊类型，表现为皮下转移或乳腺癌肿块溃破糜烂。本病症亦由内伤七情，胃中湿热，肝郁火盛，瘀毒互结而致。患者往往较一般乳腺癌患者更为纠结、情绪波动更大。治疗及预防见乳岩。

本病症比一般乳腺癌更难治，预后不良。

（金泉克　何裕民）

píjī

脾积（spleen accumulation）　脾区有肿大包块，可以胀痛，也可以疼痛，并伴有其他症状的一类病症。《难经·五十四难》："脾之积，名曰痞气。"故又称痞气。以胃脘部有块如覆盘，久不愈，令人四肢不收，发黄疸等为常见症。与现代医学的肝癌及肝脾大、慢性白血病脾大相类似。本病症之发生，也常有情志因素参与其间（见肝积）。

本病症预后根据具体病情而定：肝癌预后欠佳，肝脾大、慢性白血病脾大或其他因素导致的脾大，预后尚可。

（金泉克　何裕民）

fèijī

肺积（pulmonary retention）　以咳嗽、胸痛、咯血、体倦乏力为主要临床表现的癌瘤样病症。又称息贲。类似于临床上常见的肺癌、纵隔肿瘤，特别是晚期肺癌等。

《灵枢·邪气藏府病形》曰："肺脉，……滑甚为息贲，上气。"托名战国扁鹊《难经·五十四难》说："肺之积，名曰息贲。在右胁下，覆大如杯。久不已，令人洒淅寒热，喘咳，发肺壅。"唐·杨玄操《难经集注》曰："息，长也。贲，鬲

也。言肺在膈上，其气不行，渐长而通于膈，故曰息贲。一曰：贲，聚也，言其渐长而聚蓄。"南宋·严用和《济生方》分析其症状："息贲之状，在右胁下，大如覆杯，喘息奔溢，是为肺积。……其色白，其病气逆背痛，少气喜忘，目瞑肤寒，皮中时痛，或如虱缘，或如针刺。"本病症基本病机除正气虚损，六淫之邪乘虚而入，邪滞于肺，肺气阻郁，宣降失司，气机不利外，肝郁气滞也是重要原因之一。大都嗜烟，情性或急躁，或常伴有忧思抑郁等，以至于气滞痰凝，痰气瘀毒胶结，日久形成肺部积块。

本病症有手术适应证的应积极手术，术后配合化放疗及靶向等西医学治疗，并全程辅助中医学辨证论治及心理行为纠治等。预后根据具体病情及治疗对策而定：若能合理而积极地综合诊治，并兼顾情性调整和生活方式改善等，预后可以大大改善。若只知其一（无论是西医学或中医学之一端，或只知药物手术等而忽略其他），预后通常欠佳。

（金泉克　何裕民）

shènyán

肾岩（carcinoma of penis; penis carcinoma）　以阴茎龟头出现丘疹、结节状等坚硬物，溃后如翻花状，有特异恶臭和脓性分泌物为主要表现的癌瘤样病症。又称翻花，类似于现代医学的阴茎癌。而翻花所指范围更广，凡各种体表恶性癌瘤破溃后呈菜花状隆起的，都可曰翻花。中医学认为，本病症多因肝肾素虚，或郁虑忧思，相火内灼，阴精干涸，火邪郁结所致；也可能与性生活不洁有关。

本病症预后较一般癌瘤好。如能争取手术根治，再配合中医

药及情绪和生活方式调整，预后良好。

（金泉克　何裕民）

yǎnkē qíngzhì bìngzhèng

眼科情志病症（emotional disease of ophthalmology）　由情绪心志内伤所致的眼科疾病。历代中医学家发现眼科诸疾中，不少病症的发生发展与精神情志因素关系密切。五轮八廓是传统中医学的眼科诊断方法，明·徐春甫《古今医统大全》指出"血轮（内外眦）病，因心经火热，惊恐所生；气轮（白睛）病，因肺热；风轮（黑睛）病，因肝经积热，怒气太盛所生；肉轮（上下眼睑）病，因脾胃劳倦，饮食不节，热毒厚味所生；水轮（瞳子）病，因肾经虚弱，酒色太过，相火所成"。其中，内障之病与情志关系尤其密切。清·吴谦《医宗金鉴》曰："内障之病，皆因七情过伤，过喜伤心，过怒伤肝，过忧伤肺，过思伤脾，过悲伤心，过恐伤肾，过惊伤胆。脏腑内损，精气不上注于目，故初病内障，久成五风之患。"现代中医眼科专家陈达夫则认为：外障亦有因于七情者。故眼科疾病中的形神（心身）相关问题，值得诊治时重视。

（吴艳萍　何裕民）

mùtòng

目痛（eye pain）　各种原因引起的眼睛疼痛，常可累及太阳穴等处。俗称眼珠胀疼。其原因复杂，类型很多，中医学先将其一分为二，如明·王肯堂《证治准绳·杂病》曰："目痛有二，一谓目眦白眼痛，一谓目珠黑眼痛。盖目眦白眼疼属阳，故昼则疼甚，点苦寒药则效。《黄帝内经》所谓白眼赤脉，法于阳故也。目珠黑眼疼属阴，故夜则疼甚，点苦寒则反剧。《黄帝内经》所谓瞳

子黑眼，法于阴故也。"就大类而言，其或因风热之邪外袭，或因郁怒太过引动肝火，而更多的见于用眼过度。古医案中，载儒生寒窗苦读，故患此疾者甚多。度其缘由，读书之人，长期伏案，蝇头小字，加烛光萤火，且企求过高，合在一起，久视伤目。清·魏之琇《续名医类案》等医案集中，记载大量此类病例，多因苦读或长期阅卷而得，染目痛之疾者；每阅文案则眼珠胀痛。

本病症治疗要点是注意用眼卫生，避免久视，改善光照，常作远眺，并常按摩眼眶周围，做做眼保健操，学会工作一段时间做做腹式深呼吸，舒缓一下情性等。此外，可适当配合疏肝解郁、清肝明目之药物调治。

本病症呈快速上升趋势，电脑、手机、微信等的普及，更使得用眼过度、眼疲劳作痛普遍化及年轻化，应及早防范。

（吴艳萍　何裕民）

mù hóngzhǒng

目红肿（swelling and pain of eye）　眼睛红肿，常与眼部的各种感染有关，有时可伴有目痛、视力减弱等症状。俗称红眼病。此症之急性者，多属外感六淫（各种感染）所致；慢性或反复发作者，则与内伤七情有关；被认为常是心肝火旺，上炎于目所致。清·魏之琇《续名医类案》录有一案：孙氏妇，年过四旬，眼赤肿，大便三日不行，右目内眦突生一白泡，医家诊之，询问方知其"中焦有痰，肝胆有火，为怒所触而然""其白泡乃火性急速，怒气加之，气乘于络，上而不下，故暴胀垂下也。古壮士一怒，目眦裂，与此理同，治当抑肝木，镇痰火"。该书又载吴小峰案，下元素亏，"又为怒所激，怒则火起

于肝，肝为藏血之地，故血丝贯瞳仁，而薄暮作痛，先用清肝散以去其痛，再用甘温补下元之虚，俾火得归原，此从治也"。

目红肿而易反复发作者，常性情急躁易怒；故除药物辨证论治治疗外，还应调治其情性，稳定其精神心理，控制急躁，减少复发概率。

（吴艳萍　何裕民）

nèizhàng

内障（internal ophthalmopathy）　瞳神以内诸病症之总称。中医学把凡瞳神变色、变形（散大、缩小、缺而不圆等）以及外无翳障的视物昏花等，均称为内障。明·王肯堂《证治准绳·杂病》指出：内障"皆有翳在黑睛内，遮瞳子而然"。中医学认为，内障与情志内伤关系十分密切。《江西通志》（摘自清·纪昀《四库总目提要》）记杨贲亨一验案，某贵人"患内障，性暴躁，时时持镜自照，计日责效。数医不愈，召杨诊，（杨）曰'公目疾可自愈。第服药过多，毒已流入左股，且夕间当发毒，窃为公忧之'。既去，贵人日夕视左股抚摩，惟恐其发也。久之，目渐愈而毒不作。贵人以杨言不验，召诘之。（杨）对曰：'医者意也，公性躁欲速，每持镜自照，心之所属，无时不在于目，则火上炎，目何由愈？'故诡言令公凝神于足，则火自降，目自愈矣"。原来，杨某运用的是心理学转移注意焦点法。其实，此方法之旨趣，可推而广之，于其他情志（心身）病症之治疗，亦有参佐价值。倘能举一反三，"胜用逍遥、越曲诸方矣"。

（吴艳萍　何裕民）

shīmíng

失明（blindness）　视力丧失或基本丧失，以看不见东西为主的症状。既是多种眼疾的最后结局，也常可因悲伤太过，号啕恸哭，伤及双目所致。清·魏之琇《续名医类案》载："倪新溪母陶氏，哭子丧，失明，已十一年"，后医者以针刺治疗而愈。这很可能是情绪性（癔症性）的失明，类似情况临床并不少见。

美国心理学家杜安·舒尔兹（Duane P. Schultz）在《心理学应用》一书记载了用心理疗法治愈失明（癔症性）患者：某妇女在强烈情绪打击和严重疾病中失去视觉 5 年，各种医治方法无效。心理学家借助行为疗法：患者面前置有一仪器，上有按钮。告知患者此仪器有治疗作用，但她必须每 20 秒钟按一下按钮，若做对了，会听蜂鸣器鸣叫音；患者试了多次，均没按对。此后，心理治疗师将一只灯泡放在她面前，灯泡每隔 20 秒闪亮一次，患者只需等灯光闪亮时，按按钮就行。开始时她还是什么都没看见。试了多次后，准确性有所改进。这时，她被要求把手放在灯泡上，眼睛盯着灯泡，聚精会神地看灯泡的同时，再按按钮。持续十几分钟后，患者大叫起来，"我看见了，看到灯光了"！最后，她眼睛完全复明。此案具有典型的示范意义，提示对于情志（癔症）性的眼科病变，可以借出奇制胜之方法，改善其看似严重的病理性异常。

（吴艳萍　何裕民）

shìwù

视误（visual error）　视物时映象严重失真，视觉产生较大误差的一类症状。常是多种眼疾的结果，表现众多，原因复杂。清·沈源《奇症汇》即记载有十余种视误情况，如"视一为两""视物倒植""视正反斜""见物如狮子"等。其中部分视误属心因引起的病变，如该书记载"张子颜晚年患目光闪闪然，中有白衣人如佛相者，子颜信之弥谨。求名医汪寿卿诊治之，曰：'公既多疑，致心气不固，自然有所睹。'便于语言开导同时，疏以药丸，不日便愈"。该书又载：一人患心疾，见物如狮子，因此而病。医家伊川教他以手直前捕之，见其无物，如此多次，患者释然，疑虑自消；伊川又让其配合服用牛黄清心丸，以除病根。这些都寓有心因性视误之意，借助心理治疗为主而见效。

（吴艳萍　何裕民）

bí yǔ yān-hóu qíngzhì bìngzhèng

鼻与咽喉情志病症（emotional disease of nasal, pharynx and larynx）　由情绪心志内伤所致的鼻与咽喉病变。中医学认为，鼻与咽喉均为肺之门户，肺系所属，故可一并讨论。南宋·严用和《济生方》指出："夫鼻者，肺之候……若七情内郁，六淫外伤，饮食劳役，致鼻气不得宣调，清道壅塞，其为病也，为衄、为痈、为息肉、为疮疡、为清涕，为窒塞不通，为浊脓、或不闻香臭。"足见七情异常，可引发多种鼻部疾患。较常见的有鼻渊、酒渣鼻和鼻衄等。

咽喉亦为肺之通道，其病症不少，其中一些系精神情志因素所致。清代喉科名家郑宏纲指出"若世人不知保元，风寒暑湿燥火之六气，喜怒忧思悲恐惊之七情，役冒非理，百病生焉。病疡既成，须寻所自，若喉痹、乳蛾、缠喉风、喉闭、喉疮、风毒、热毒等症，当刺者则刺，不可乱医；宜吐者则吐，不可妄治"。一般说来，咽喉病症因七情而起者，病机特点大多因于肝失疏泄，或劳扰相火，火热上蒸，以及肝气郁闭，气滞血瘀或痰浊阻闭等。常见的这类病症有阴虚喉痹、阴虚乳蛾、音瘖、梅核气等。

（吴艳萍　何裕民）

mànxìng bíyuān

慢性鼻渊（chronic sinusitis）

鼻流浊涕、量多不止，且持续时间超过3个月，常伴头痛、鼻塞、嗅觉减退、鼻窦区胀痛，久则头目虚眩为主要特征的炎症性鼻部病症。包括现代医学所说的慢性鼻窦炎/鼻旁窦炎和部分过敏性鼻炎。尽管鼻窦/鼻旁窦炎大多因急性病症反复发作，未及时治愈发展而成，但其反复复发和恶化常与情绪及行为因素有关，如分泌物的清浊多寡、鼻息阻塞状况和头痛头胀程度等，都每因情志波动、抽烟、嗜酒等而起伏变化。过敏性鼻炎除有体质及个性特征外，很大部分也受情志因素的影响。中医学把以慢性为主，表现为鼻涕浓浊不止，伴头痛、鼻塞、嗅觉减退、胀痛等症状的，统称为慢性鼻渊。

明·张介宾《景岳全书》强调："此证（鼻渊）一见，即宜节戒，早治，久则甚难为力也。"此病症之治疗，首先，强调早期以防辗转而成慢性。其次，内外兼施，内治讲究辨证用药，外治着眼于脓涕的引流通畅，并可用嗜鼻散等嗜鼻。再者，心身兼顾，综合调治；如需当戒烟酒，少忿怒，少激动，以利康复。同时，尽可能避免感冒等的刺激。最后，需增强体质，游泳等肺活量大的运动，对本病症的控制有帮助。

（吴艳萍　何裕民）

yīnxū hóubì

阴虚喉痹（pharyngitis with yin asthenia）

反复发作的、以慢性咽喉红肿、疼痛为主的病症。喉痹，是中医学对咽喉肿痛诸病症的统称。之所以称其为痹，是因为咽喉肿痛皆有程度不等的气血瘀滞（痹阻）之病机存在。临床上，喉痹又有外感内伤、急慢性之分。内伤喉痹多为慢性，且以阴虚为多，又称虚火喉痹。其症状特点是咽喉部总是有不适感，疲劳、睡眠不好、话多、至下午傍晚等，即感到咽喉隐隐作痛；休息一段时间后又可缓解。此病症常与精神或行为因素有关，可视为喉科常见的情志病症或心身病症。大多数属于现代医学的慢性咽炎，有慢性单纯性、慢性增生性和干燥性咽炎之分。

病因病机　本病症除部分因感受外邪失治，辗转而成慢性外，大部分或因长期多语高声，劳喉太过；或因嗜好烟酒辛辣，灼喉伤津；或因禀性急躁，肝火易动，暗灼脉络；或因情怀抑郁，肝失疏泄，变生郁火等所致。如清·叶桂认为虚火喉痹患者"性执抑郁者多"；明·李梴《医学入门》："因饮酒则动脾火，忿怒则动肝火，色欲则动肾火；火炎上攻，咽膈干燥。"患者可见咽部干燥，甚可饮水不减，薄暮或夜半加重，伴有疼痛、喉痒、干咳和异物感等。

治疗　本病症现代医学并无良策。中医学讲究综合纠治。一方面，可以中医药内外兼治，内治可从辨证论治入手，外治首选西瓜霜吹喉。另一方面，需注重心理行为等的调治和预防。可从下列几方面进行：①注意静心休息及养喉。清·蒋宝素《问斋医案》中指出："宜乎澄心息虑，恬淡无为。徒资药力，未易及也。"②须省言，力戒高声多语。患者说话多，便觉喉部不适；声嘶力竭地说话，每可使咽喉疼

痛数日。③禁烟酒，少食或不食辛辣之类刺激物；慎进冷饮，多食水果等。④避免在污浊的环境或过分干燥的气候中工作及生活。⑤对诸如教师、演员、售票员等常须高声讲话者，应帮助他们找出各自最佳的用喉和保咽之方法，减少慢性咽喉疼痛之反复发作及复发。⑥性格有偏于急躁或执拗等特点者，应借助心理疗法逐步加以纠治。⑦常含服滋阴润喉之剂可有帮助。

（吴艳萍　何裕民）

yīnxū rǔ'é

阴虚乳蛾（tonsillitis with yin asthenia）

疲劳或休息不好后便经常产生的慢性咽部隐痛之病症。查体有慢性扁桃体炎或扁桃体红肿。中医学的乳蛾，近似于现代医学的扁桃体炎。阴虚乳蛾是慢性扁桃体炎的一种，特征是咽痛的发生或症状加重，常缘于阴不制其阳，虚火上炎所致。

本病症多因急性扁桃体炎失治或误治迁延而成。但其反复发作，则与情志或行为因素有关。清·魏之琇《续名医类案》载有类似两案：一系儒生，紧张的科举考试后，阴虚乳蛾发作；一系士人，平素多劳心恼怒，以致内伤身热，咽痛乳蛾时时发作。结合现代临床情况，剧烈的情感波动、心理紧张与应激、过度劳累等，都可促使本病症复发或加重。故其表现为典型的情志病症或心身病症之一。

此病症呈反复发作者，可进行烙灼或手术摘除；也可以中医药保守治疗，但都需配合心理及行为调治。保守（非手术）治疗及心理调治（见阴虚喉痹）。不过更应强调适寒温，预防伤风感冒等，否则可因此而加剧。

（吴艳萍　何裕民）

yīnyīn

音瘖（mute） 非感冒或急性炎症所引起的声音嘶哑或失音，即发不出声之类的症状。为咽喉和声带等处常见症状之一。此症既有功能性，亦有器质性。中医学认为：音瘖，部分是由于心因所致，类似于现代说的癔症性失音。明·张介宾指出："凡五脏之病皆能为瘖。如以忧思积虑，久而致瘖者，心之病也；惊恐愤郁，瘁然致瘖者，肝之病也。"如清·俞震《古今医案按》记载："一人惊气入心络，瘖不能言。""有人因伐木山中，为狼所逐而得是疾（音瘖）"等，皆属此类。治疗此类音瘖（癔症性）当以中西医药物为主，辅以心理行为疗法等（见失明）。

（吴艳萍 何裕民）

kǒuqiāngèshé-chún qíngzhì bìngzhèng

口腔舌唇情志病症（emotional disease of oral, tongue and lip） 由情绪心志内伤所致的口腔、舌、唇及牙齿病变。很常见，其中不少与精神心理因素相关。中医学认为，心经系舌系，心开窍于舌；口唇为胃经所绕，心经胃经郁热，每发于口舌；且舌根系于脑，脑之病变，可见舌之运动失常。而上下牙龈及牙床均有阳明经所循行，牙之状态可反应整体病变，牙科疾患也常从脏腑及情志论治。如牙龈肿痛，常为胃火或肝郁化火炽盛所诱使；牙龈萎缩多属肾亏虚火上炎等所促成。可见口腔、舌唇及牙齿病变中，不少就是精神情志因素所致的。

（吴艳萍 何裕民）

kǒuchuāng

口疮（oral sore） 口腔黏膜反复、长期地出现孤立的圆形或椭圆形的浅层小溃疡，常伴有剧烈烧灼样疼痛感的病症。俗称上火、嘴碎、舌尖疼。是口腔黏膜病变中发病率最高且又十分顽固的病症，与现代医学所说的疱疹性口炎、复发性口腔溃疡（口疮）、复发性阿弗他溃疡（阿弗他口炎）等类似。

中医学认为，本病症有虚实之分，虚者属虚火作祟，且每与当事人的性格特点和情感波动有关。清·陈士铎《石室秘录》指出："口舌生疮，……乃心火郁热。"患者多性情急躁易怒，且每易在情绪紧张、焦虑烦躁、失眠后，或过度疲劳状态下复发。过食肥甘辛热之品，也可诱发。现代研究认为口疮是口腔黏膜中发病率最高的疾病，感冒、消化不良、精神紧张、郁闷不乐等均能诱其发生，在黏膜任何部位均可出现，好发于唇、颊、舌缘等处。一般10天左右自愈，具有周期性、复发性及自限性等的特点。

本病症并无有效的现代医药治疗。中医药可以内外兼治：内服中药以辨证为主，清心降火常是主要方法；还可外用药物吹患处；再者，可用中药吴茱萸等碾成细末，外敷涌泉穴等。此外，需注意配合精神心理和行为疗法，包括调整情性，改变急躁易怒之情绪，避免剧烈的情感波动和过度劳累，改变饮食习惯和起居行为，改善睡眠等都有一定效果。

本病症须注重保持情绪舒畅，适当休息，忌食膏粱厚味，醇酒炙煿，可防止或减少复发。

（吴艳萍 何裕民）

shézhǒng

舌肿（swollen tongue） 舌体肿大，以致强硬，伸缩不利的病症。起因主要是舌体大量瘀血，呈紫色，又称紫舌胀。其中部分病症属于现代医学的海绵状血管瘤。

此病症之病因病机，中医学归之为心火旺盛。因舌为心之苗，系心之外候，心又主血，故心火炽盛，可使血壅于舌。因七情可以引动心火，所以情志波动常常是本病症之诱因。明·徐春甫《古今医统大全》曰："七情所郁及心经热壅，则舌肿满不得息。"南宋·陈言指出"或忧怒思恐所郁，则舌肿满而不得息"。

古代医案中，类似案例不少。明·江瓘《名医类案》记载：某士人深夜外出归家中，其妻正好熟寐，初撼之不醒；再撼之骤然惊起，视之，即舌肿满口，不能言语，急治之方愈。度其缘由，可能因骤然受惊，血行被扰，遂诱使其先前并未产生症状的舌部病变（如海绵状血管瘤）迅速充血，发为紫舌胀。

本病症的治疗当以药物、针刺或手术疗法等相互配合。急性者，可先内服清心泻热、凉血活血之剂；并针刺舌部，浅刺放血；必要时可施行手术。因有情绪因素参与，故需配合心理疗法，以稳定患者焦虑惊恐状态，促使其康复。

（吴艳萍 何裕民）

shé chū bùnéng shōu

舌出不能收（tongue sticks out and cannot be retracted） 下意识用力过度地伸出舌体后，无力自行回缩的一类症状。属于暂时性的功能失常。临床上，每因受惊而致。清·俞震《古今医案按》解释其病机："（难产而）惊，心火不宁，故舌因用力而出也。"

明·江瓘《名医类案》曾记载两例验案，颇有启迪意义。某妇分娩中，因难产受惊，舌出不能收。医师一方面以朱砂镇其心火，另一方面仍令其作产子状，以二女掖之，乃于房外突然造成巨响，使其倏闻异声而恐，产妇不自主缩回舌头。另则，北宋京城一大商贾，见盐法忽变之告示，失惊吐舌，遂不能复入。经旬食不下咽，羸瘦日甚，京城国医莫能疗，其家忧惶，悬赏千金以求治。宋·王况著有《全生指迷论》，其游京师，前往诊治，见状明知此症难治，却发笑不止。其家人怪而诘之。王况谬哈之曰："所笑者，京城之大如此，乃无人治此小疾耳。"且请人取《灵枢经》来，王况谩检之，寻得一穴，遂针舌之底，抽针之际，其人若委顿状，顷刻间，舌遂伸缩如平时。此两案例皆以受惊而起，医家在治疗中都配合运用了心理疗法，前者系使患者再次受惊恐，舌于惊恐之际，下意识地缩回。后案知难而发笑，且出谬哈之言，检阅典籍等行为，都使患者于有意无意之间宽心、放心，对医家产生高度信任，遂于针刺时密切配合，故针出而愈。

这类案例提示"医者，意也""医者，艺也"。对情志性病症的诊治，需把握情性，变通化裁，出其不意而取效。

（吴艳萍　何裕民）

chúnfēng

唇风 （lip wind; labial wind）

以唇部红肿、痛痒，日久破裂流水为其症状特征的一类病症。又称为唇肿、紧唇、驴嘴风、唇瞤。与现代医学的慢性唇炎、剥脱性唇炎、继发感染性唇炎等颇为相似。患者早前多有唇部灼热痒痛发作史。发作时唇部发痒，灼热疼痛，嘴唇不时瞤动；或自觉唇部干燥，作痒不适；患者常自咬嘴唇以揭去未脱落的鳞屑、痂皮，引起疼痛；局部可见唇红肿胀、糜烂、渗液、结痂；或肥厚，扪之唇部有结节感，质软不硬；或唇面干燥、脱屑，色暗红，或有结痂，揭去痂皮易出血。

本病症原因不明，可能的触发因素：①风吹、日晒、烟酒等不良刺激。②不良习惯，如舔唇、咬唇、揭唇部皮屑等。③摄入含卟啉过多的果蔬及药物（如鲜木耳、泥螺、油菜、氯丙嗪、异烟肼等）。④迟发性超敏反应与感染病灶。⑤部分与精神心理有关。

中医学认为，本病症多因胃经有湿热，再加外感，风热相搏而起；病机以脾胃湿热为主。脾胃湿热，循经上蒸，结于唇部，气血凝滞、腐肉蚀皮，遂为唇风。引发脾胃湿热之诱因，可以是过食辛辣肥甘厚味，也可缘于素体阳亢，急躁善怒；或因七情引动，肝郁脾滞，湿阻中焦。南宋·陈言《三因极一病证方论》论及唇风时，指出："气郁则生（唇）疮"，"忧思过度，荣卫枯耗，唇裂沉紧，或口吻生疮"。明·王肯堂《证治准绳·杂病》曰："意思过度，蕴热于脾，潘裂无色，唇燥口干生疮，年久不愈。"清·魏之琇《续名医类案》所列"唇风"五案例中，有4位患者有着明显的性格特点或心因所致。如某妇人"忿怒而唇肿"；某妇人"怀抱久郁，或时胃口嘈辣，胸膈不利，月水不调，晡热、食少体倦，唇肿已年余"；又如，"一男子素善怒，唇肿胀"。可见，心因在唇风（唇肿）发生发展中，起着重要作用。

治疗本病症当内外兼治，药物心理并重。内治可从辨证论治着手，常以疏散风邪、清热解毒为主；外治可用黄连膏等外搽患处。心理、行为调治涉及多方面：减少烟酒刺激，勿过食炙煿肥甘之味，并借加湿器等改善环境干湿度，避免用舌舔唇部等；同时，尽可能移易情性，稳定情绪，放

慢生活节奏，努力改善不良心境，克服急躁易怒之性，逐渐做到怡然自得，配合良好睡眠等，可获良效。

（吴艳萍　何裕民）

xūhuǒ yátòng

虚火牙痛 （toothache caused by fire of deficiency type）

牙痛的一种常见类型，其平素为慢性持续性牙齿隐痛或疲痛，并不剧烈；剧烈牙痛之发作，每因于经历疲劳、失眠、情绪激动、恼怒等后而出现。临床上，牙齿或牙周病变等都可引起牙痛。古代医家在实践中发现，不少患者之牙痛，起源于心理或行为因素，往往因为虚火上炎而发作。患者一俟情绪过于激动，特别是发怒，或过于疲劳，包括房事过后，便牙痛发作。清·魏之琇《续名医类案》记薛己治二妇人牙痛案，皆"因怒齿痛"。清·俞震《古今医案按》载易大艮治一人，"患齿病，每有房劳，齿即俱长，痛不可忍，热汤凉水，俱不得入；凡有恼怒，痛亦如之。十年前尚轻，十年后殊甚；每发必三五日，呻吟极楚"。此类牙痛，大多缘于肾阴虚亏，相火旺盛；郁怒、行房或过劳后，皆劫其肾阴，引动其相火；虚火循经上炎而痛甚，虚火作痛是也。

虚火牙痛应防重于治。其中，注意口腔卫生很重要，南宋·杨士瀛《仁斋直指方》指出"百物养生，莫先口齿，不漱不洗，损蠹之媒。是不惟患生宿腐，而暑毒酒毒，常伏于口齿之间，莫若时时洗漱之为愈也"。其次，须注重饮食调摄，不宜过冷过热、过酸过甜；亦忌辛辣煎炒。再者，善于自我调节情性，保持心境良好，情怀舒畅。心因明显者，当释缚解脱，除其心病。须知，情

绪烦躁、郁怒，每可致牙痛发作。还须避免过度劳累，特别须节制房事。最后，历代医家还推崇叩齿法，有强身保健之功，可于晨昏时寻一安静处，闭目静心，上下叩齿数十遭，每日坚持，持久会有良效。

亦可宗明·张介宾《景岳全书》推荐之法："每因劳因酒，亦尝觉齿有浮突之意，则但轻轻咬实，务令渐咬渐齐；或一二次，或日行二三次，而根自固矣。"

牙痛发作难忍时，当配合用中西医药物，或针刺、指压等综合治疗。若明确为龋齿所致，又当用补牙拔牙等法。反复易发作者，平素配合中医药可以有所缓解，虚火牙痛总以清火滋阴为主：火甚者，可以龙胆泻肝汤加减；一般可以玉女煎加减；阴虚为主者，可以知柏地黄丸加减。

（吴艳萍　何裕民）

xīn-shén yìchángxìng zhèngzhuàng

心神异常性症状（symptomatic psychosomatic abnormalities）

出现了某些精神状态异常的症状，但临床意义尚未明确，可能是患者，也可能是潜在的患者，或仅是偶发的一些不适或偏差正常表现。因此，需对其所表现出的心神方面异常，借助中医望闻问切、"四诊合参"等，综合各方因素后，进一步对其意义、性质加以明确或排除。故心神异常症状的存在，应引起患者、家属及医护人员的高度重视。

（孙娜娜　何裕民）

shīshén

失神（loss of vitality）

神气涣散，心神有所丢失。其预示生命指征的某种衰败，甚至生命可能即将终止之征兆。是《黄帝内经》提出的重要概念，如《素问·移精变气论》："失神者亡。"失

神可以是一过性的表现（如偶见虚脱、低血糖、一过性脑部缺血等）；更多的则是上述危险信号。后者大都出现在久病、重病或高龄老年人中，其典型表现可有多方面，如精神萎靡，言语不清；或神昏谵语，循衣摸床；或反应迟钝，甚或消失；动作失灵，强迫体位；或卒然摔倒而目闭口开；常面色晦暗如菜色状，或苍白无华；表情淡漠或呆板；目暗睛迷，瞳神呆滞；呼吸气微，或喘息不止；或周身大肉已脱等。

久病、重病患者或高龄老年人中出现这些症状，则为"阴阳离决，精气乃绝"（《素问·生气通天论》）之兆，提示内在脏器功能已从低下、紊乱，逐步发展到衰竭，形神即将分离，预后差；需积极做好多手准备。

（孙娜娜　何裕民）

shénhūn

神昏（unconsciousness）

突发或逐渐进入的神识昏乱，不省人事，甚则对外界刺激毫无反应的心神垂危之症状。又称昏愦、昏迷、昏蒙、昏不识人。神昏与失神有异有同：其同，都有"神魂"丢失之兆；其异，神昏重在神识昏乱、意识丧失；失神则关键是精神萎靡、意识反应迟钝，全身功能衰竭。神昏也不同于嗜睡：嗜睡是以时时欲睡，喊之即醒，醒后复睡为特点。神昏亦与晕厥不同，前者人事不省时间较长，不易迅速复苏；后者突然昏倒，神识昏迷时间较短，移动时常可逐渐苏醒，苏醒后可以基本恢复。神昏是严重威胁生命之危象，需紧急抢救。

诱发神昏之症的原因很多：几乎所有强烈的应激，从物理性、化学性、生物性、感染性到心因性、情绪性及自身躯体性病变（如

心脑血管突发性异常），均可导致神昏。宋·许叔微《普济本事方》卷一中所说的"气绝"之神昏症，就是剧烈的情绪应激所诱发的、属一过性的昏愦；说其属"晕厥"亦未尝不可。

中医学认为，神昏之症，虽病机复杂，表现多端，但核心病机是"气机逆乱""阴阳/上下之气不相顺接"。神昏救治的关键在于分辨其属闭证，还是脱证。闭证，以神昏时牙关紧闭，肢体强直，双拳紧握，面赤气粗，痰涎壅盛等为特点；脱证则是以目合口开，手撒遗尿，大小便失禁，鼻鼾息微，汗出肢冷等为特征。抢救时，闭证亟需开闭通关；脱证则亟需回阳固脱。两者大相径庭，不可混同。

（孙娜娜　何裕民）

mùshì wúshén

目视无神（dull eyes）

双目既无光泽，也无精神，黯淡无力。与通常形容的目光炯炯有神相反。此症轻者，自觉视物无力，多看东西则目酸困；重者兼见形羸色败，甚至昏迷不知人。《灵枢·决气》曰："精脱者，耳聋；气脱者，目不明。"就是指此症重者而言的。目视无神都归属于虚症，轻者为衰老虚弱之像；重则等同于失神，是全身功能衰败之兆。

（孙娜娜　何裕民）

xúnyī mōchuáng

循衣摸床（carphology）

双手无意识地抚摸衣被或床边等动作。多见于浅昏迷或神昏之时。又称捻衣摸床。语出东汉·张仲景《伤寒论·辨阳明病脉证并治》："伤寒若吐、若下后……不恶寒，独语如见鬼状；若剧者，发则不识人，循衣摸床，惕而不安，微喘直视；脉弦者生，涩者死。"其中手抚衣被，如有所见，为循衣；

手摸床沿，似欲取物，称摸床。清·沈金鳌《伤寒论纲目》："循衣摸床，危恶之候也。有二症，一由太阳中风，以火劫病，因成坏病，捻衣摸床，此则小便者生，不利者死。一由阳明里热之极，循衣摸床，此则脉弦者生，脉濇者死也。"指明此症有两大类情况：一是高热见神识昏迷，此时如果小便尚可，还有救，否则不治；另一是消化性疾病日久，心功能尚可（脉弦）者生，心功能衰竭（脉濇）者死。均属浅昏迷或神昏之危急症。

（孙娜娜 何裕民）

cuōkōng lǐxiàn

撮空理线（groping in the air and pulling invisible strings）

患者神志不清时，无意识地两手向空中抓物，常伴拇指和食指不断捻动，状若理线。南宋·许叔微《普济本事方》："有人病伤寒，大便不利，日晡发潮热，手循衣缝，两手撮空，直视喘急。"清·张璐《张氏医通·神志门》："循衣撮空摸床，多是大虚之候，不问杂病伤寒，以大补之剂投之，多有得生者。"其常可与循衣摸床同见，都是邪盛正虚，或元气将脱，神识昏乱之危急表现。

（孙娜娜 何裕民）

mùhūn

目昏（blurred vision）

视物不清、昏暗不明等症状。俗称眼花，是临床常见之症。此外，还有目眩、目昧、目茫茫候、眼昏暗、眼暗、目昏昧、目瞀等类似名称。

奉伯未《中医临证备要·目症状》指出："目眩，眩是视物昏花迷乱的意思……俗称'眼花'。习惯上眩晕并称，临床也经常同时出现。但眩为昏暗，晕为旋转，两者是有区别的。本症状轻者属肝，沈金鳌所谓'血气衰而肝叶

薄，胆汁减'；重者属肾，朱震亨《丹溪心法·眼目》所谓'目疾所因，不过虚实，虚者昏花，由肾经真水之亏'。"此乃十分常见之临床症状，有3种情况值得重视：①用眼过度，如常见的看电脑过度而致眼花目糊，即常说的"眼疲劳"。②老年人衰老之兆，多见于50~60岁及以上者，且呈现出缓慢的进行性加剧之态势。③失神或目视无神之先兆。结合全身情况的望闻问切分析，确定这3种类型不难。预后情况大相径庭，需要分别处置。

（孙娜娜 何裕民）

yūnjué

晕厥（syncope）

以突然昏倒、不省人事、四肢厥冷，移动时方苏醒为特征的一类症状。醒后通常无失语、口眼㖞斜、半身不遂等后遗症。晕厥与神昏鉴别在于：前者是一过性的昏迷，后者为持久而不易苏醒恢复之神志昏乱。晕厥与眩晕鉴别在于：眩晕是头晕目眩，视物旋转不定，常不能睁开眼睛，睁眼则旋甚，甚则不能站立；但神志清晰，无一过性意识障碍。痫证也有昏仆，晕厥与痫证的区别在于：痫证虽然也会移动时逐渐苏醒，但发作时有四肢抽搐，口眼相引，牙关紧闭，口吐白沫等特异性的癫痫发作之表现。

明·赵献可《医贯》提及："有人平居无疾苦，忽如死人，身不动摇，默默不知人，目闭不能开，口噤不能言；或微知人，恶闻人声，但如眩冒，移时方寤。此由出汗过多，血少气并于血，阳独上而不下，气壅塞而不行，故身如死。气过血还，阴阳复通，故移时方寤，名曰郁冒，亦名血厥，妇人多有之。"这案例描述的昏厥，乃津液突然丢失过多，类似今天的所说失血性/失液性休

克，故称血厥。

晕厥的机制与神昏类似，都是由于气机突然逆乱，"阴阳/上下之气不相顺接"，以致升降乖戾，气血运行失常。但晕厥之气机逆乱，往往是突发而一过性的，这与神昏截然不同。

晕厥多种情况下都涉及形神两方面。其辨识的关键不外乎虚实二端。实证：大凡气盛有余，气逆上冲，血随气升，或气逆夹痰，或暑邪郁冒，致使清窍闭塞，发为晕厥者。虚证：多因气血不足，清阳不展，血不上承，精明失养所致。剧烈的精神情志波动，往往是晕厥常见的诱因之一。

（孙娜娜 何裕民）

shīyǔ

失语（aphasia）

人的语言交流能力受损或丧失。即东汉·张仲景《金匮要略》的"口不能言"。失语与失音有别，前者是患者丧失语言交流能力；后者是以患者声音嘶哑为特征，重者声哑，出不了声音；但语言能力尚在。

失语之症，临床并不少见。可以是一过性的，也可呈现出进行性加剧。后者往往属器质性病变，最常见的是与语言功能有关的脑组织病变所致，如脑卒中、脑外伤、脑瘤、脑炎等，也可是其他病变，如肺癌（左侧）、食管癌压迫喉返神经所致。一过性失语中，大部分可能是情绪应激引起的。对失语，都需审证求因，积极针对性纠治。《金匮要略》提出用续命汤"治中风痱，身体不能自收，口不能言，冒昧不知痛处，或拘急不得转侧"就是针对中风后失语而言的。

（孙娜娜 何裕民）

zhānyǔ

谵语（delirium）

以神志不清，胡言乱语为特征的一类症状。又

称谵言、谬语、谵妄，俗称说胡话。主要见于实证，多由高热所引起。谵语与错语、狂语、郑声不同：错语是神志清醒，而言语错乱（逻辑混乱），或说后自知说错。狂语是由邪热亢盛，或痰火内扰，患者狂言叫骂，喜笑不休，弃衣而走，登高而歌；多见于精神障碍患者。郑声是神志昏沉，有气无力，语声低微，不相接续，多见于心气内损，精神散乱的危重阶段。

清·张璐《张氏医通·神志门·谵妄》曰："谵，多言也。言为心声，由火燔而鸣，故心热则多言。……若热甚虽瘖，而神昏不清，则谵语也。"对谵妄和谵语又作了进一步的区分。

（孙娜娜　何裕民）

zhèngshēng

郑声（fading murmuring）

以神志昏沉，语言重复，语声低沉，不相接续为特征的一类症状。多见于疾病晚期，精神散乱，为失神在语言方面的危重表现。其与谵语不同，谵语为神识不清，言语无伦，声高有力，多为实热证。郑声者大都已见精气内夺，故其声低微，其气短促，其色萎黄，其神衰精疲；常喃喃不休，自言自语；"郑声者，重语也"，反反复复说同样的话；或呼之不应，问之不知，均属精神散乱，神识衰败之象。

郑声有亡阴亡阳之别。亡阴可见重语喃喃，神识不清，眼眶深陷，皮肤干瘪，汗出微黏，呼吸气促，渴喜冷饮，四肢温暖，唇舌干红，脉虚数大；治宜救阴敛阳，代表方为生脉散加味。亡阳可见喃喃自语，言语重复，断断续续，精神萎靡，呼之不应，面色苍白，四肢厥逆，气短息微，汗出粘冷，口不渴，喜热饮，唇

舌淡白，甚则青紫，脉微欲绝或浮数而空；宜回阳救逆，代表方为参附汤或参附龙牡汤加减。

（孙娜娜　何裕民）

dúyǔ

独语（soliloquy）

自言自语，轻声言说，见人语止，首尾或相连，或不连续的一类症状。又称自语、喃喃不休、喃喃自语。

此症常见5类情况：①一般人无意识时偶尔会"自言自语"，见人则语止，并自我意识到后，很快恢复常态。这并无特殊病理意义。②内心有压力，独自一人时会喃喃自语，这是释放压力的本能性方式；也可能是某些人思考问题的形式。偶尔为之，没有病理意义；经常如此，表明内心压力偏重，需要更有效方式加以调适。③意义同现代医学独语症，是各类精神障碍患者均可见之症，患者自言自语，内容多难以听清。其具体病理性质，需结合其他方面的辨析，加以确定。④儿童期常见，大都属正常现象。但若总是出现此类现象，表明孩子缺失了最基本的社会交流需求，会影响其今后的全面、协调发展，应引起重视。⑤独语同时，又见精神忧郁，淡漠痴呆，情志烦乱，或哭笑无常，呵欠频作等，是情绪或心智发育有点障碍，常见于中医学的脏躁、郁病、呆病、癫病等病症中，需针对性地加以纠治。东汉·张仲景《伤寒论》："日晡所发潮热，不恶寒，独语，如见鬼状"；《金匮要略》防己地黄汤："治病如狂状，妄行，独语不休，无寒热"，指的都是最后这类情况。

（孙娜娜　何裕民）

yǔyán cuòluàn

语言错乱（paraphasia）

神志恍惚、语言前后颠倒错乱，或言

后又自知讲错，但不能自主的一类症状。又称错语、语言颠倒。谵语和狂证都可表现有语言错乱。但谵语常发生于高热之后，患者神志昏糊，说胡话；而语言错乱则是在无高热的情况下，患者可以神志恍惚，也可以清醒。狂证是骂詈不避亲疏，且有弃衣登高，狂越躁动等精神障碍之非正常行为，与单纯的语言错乱有截然不同之处。

语言错乱总是心神有疾，需加以辨别。它的发生，与心、肝、脾三脏的关系最为密切。有虚实之分：实证多由痰湿、瘀血、气滞阻遏心窍，神明迷乱所致，故可令语言错乱；虚证可由思虑过度，心脾气血两虚所致。

辨别清晰后，需尽快采取针对性措施加以纠治。

（孙娜娜　何裕民）

chīdāi

痴呆（dementia）

以神情呆滞，智能低下，记忆、理解、判断力等明显减退，反应迟钝，寡言善忘，甚至生活不能自理等为主要表现的病证。俗称呆傻病。中医学所说的痴呆，大致包括4类情况：①愚笨低能，先天性的智能低下症，俗称白痴。这不仅是思维障碍问题，可能涉及整个心智、心理发育不良或过早衰退。②因严重抑郁引起的反应迟钝、寡言、思维过程淡漠，多伴有情绪低落、消极、无精打采等（见郁证）。③精神错乱中癫狂的表现类型之一，俗称"文痴"，多见于精神分裂症、躁郁症中某些患者或其病的某个阶段。④老年失智，见于高龄患者，除心智低下、生活不能自理外，多伴有感知觉障碍、健忘及意识和情绪障碍等（见老年痴呆）。

（孙娜娜　何裕民）

yímèi

疑昧（doubt and ignorance）

多疑而常不明于事理。这不仅说的是思维障碍，也是一类个性特征。有些人天性多疑虑，善忧愁，对于普通常见之事也疑虑重重，不明其理。《黄帝内经》阴阳二十五人中的少徵之人就有类似特征。成语和俗语中的杞人忧天和庸人自扰等，说的就是这类情况。此类患者常同时具有两个特点：一是性格多疑，善猜虑；二是文化水准较低，思维明理能力偏差。由于疑昧，又每易滋生忧愁恐惧等负性情感，甚可因此而致病。

疑昧，虽可表现为对外界现象和事物的不必要的担忧或疑惑不解，但更多地集中在对自身身体状况的错误关注上，表现为疑病和无端的畏死心态。其之疑病，或有某些起因，如幻觉、错觉等；但更多的并无诱因，只是因为担心自己身体患了重病，以至于不治将死，遂终日求治不断，或忧愁哀伤，"坐以待毙"。这类情况临床颇为多见，属疑病症范畴，需针对性地给予有效的疏导。

（孙娜娜　何裕民）

wàngxiǎng

妄想（delusion）

一些患者严重的思维偏差，表现为在病理基础上产生歪曲的信念、错误的推理；其内容常是缺乏事实根据的、虚幻的，甚至极其荒诞；但患者却信之为真，且坚信不疑。妄想是临床上十分常见的重要精神偏差症状之一。癫狂心疾等患者大多伴有不同程度的妄言、妄想等。某些郁证患者亦可存在妄想之类的思维障碍。明·江瓘《名医类案·颠狂心疾》曾结合一因妄想以致心疾，每当疾病发作，辄昏聩如梦，或发谵语之病案，结合

佛家对妄想的认识，做过分析："妄想之来，其几有三，或追忆数十年前荣辱恩仇、悲欢离合及种种闲情，此是过去妄想也；或事到眼前，可以顺应，即乃畏首畏尾，三番四复，犹豫不决，此是现在妄想也；或期望日后富贵荣华，皆如所愿，或期功成名遂，告老归田，或期望子孙登荣，以继书香，与夫不可必成，不可必得之事，此是未来妄想也。三者妄想忽然而生，忽然而灭。禅家谓之幻心。"妄想可产生烦恼，烦恼可导致心疾。临床不少精神及情志病症均起源于妄想。

上述这些妄想其实只是一种过分/非分的企盼，不至十分虚幻、荒诞，推理过程也未必不合乎逻辑。只是心气过高，难以实现，因此，称其为幻想也未必不合适。而临床上更多见的是纯虚幻不合于理，但患者又十分执着地坚信不疑之妄想，大致分为几类：被迫害妄想、夸大妄想、与鬼神相关的妄想、自我否定的妄想等。这些危害常更大。

（孙娜娜　何裕民）

wéi'ào

违拗（negativism）

一类对他人的要求或指令没有相应的行为反应，却有意无意地、不自主地表现出抵制或反抗的举措。又称抗拒症。临床常将其分为两类：①主动违拗症：又称阳性违拗、命令性违拗；指患者的行为与人们对他所要求的正好相反，如让他抬头而他却偏偏低头。②被动违拗症：又称阴性违拗，患者暗中抗拒要求他所做的事；外界的给予力量越强，抗拒行为越明显。很多违拗行为反映在正常的生活方面，如不进食、不吞咽；要求他戒烟，他偏抽烟等。部分个性/体质特征者可以有此行为特点。

违拗的病因病机在于肝气郁滞、痰瘀阻窍。此类患者的确常伴有抑郁、焦虑、内在抵抗、愤青、失语和反社会人格等。因此，治疗中需要配合抗抑郁、焦虑、疏导和认知疗法。《灵枢·师传》在讨论语言疏导疗法时指出："人之情，莫不恶死而喜生，告之以其败，语之以其善，导之以其所便，开之以其所苦，虽有无道之人，恶有不听者乎？"即便是这类患者，遵循上述原则，循循善诱，从多环节切入，以真情逐渐打动他，虽有违拗之性，也能够起到帮助改善之功效。

（孙娜娜　何裕民）

jiānmò

缄默（mutism）

言语器官无器质性病变，智力发育也无障碍，却表现缄默不语，可长时间一言不发之症。元·王好古《阴证略例》："若病在少阴，则有面赤，默默不欲语，但欲寐，或四肢厥逆，或身表如冰石，脉沉细。"其中"默默不欲语"是对该症的较为典型的描写。

缄默不同于沉默。缄默是闭口不说话；沉默是看场合，有些场合可以滔滔不绝，有些场合则一句话不说。部分个性/体质特征者可以有缄默的行为特点。自闭症患儿也常有此症。现代医学认为：无器质性病理变化却沉默不语，是精神忧郁、心理状态变异所导致的，属精神/情绪障碍范畴。但部分患儿或成年人对某些人和人群，或在特定环境中保持缄默，而对另　些人却愿意主动讲话，称选择性缄默症。其与沉默十分类似。

缄默分3种类型：①抑郁症的缄默：可以表现为木僵，或喃喃自语，面容悲戚，时常伴发阵发性焦虑，病情严重者可表现为

绝对缄默。②妄想的缄默：常因周围人不同意其所述之内容，而拒绝与周围人交谈；或因幻觉／妄想内容"命令"其缄默不语；但患者并无违拗、冲动，或僵直等现象。③选择性缄默：缄默的高度选择性，常见于孩子，女孩更多见，患儿智力发育正常。即便是与沉默相类似的选择性缄默，也并非完全属于常态，而是存在着人际交往方面的某种障碍，需要引起重视。

中医学认为，缄默一症总属虚证、阴证，且心脾两虚为多见。心主神明，脾主四肢，血虚心神失养则精神抑郁而无表情；心之苗为舌，主言语；脾之华在唇，亦主言语；心脾两虚则缄默不语，治宜益气健脾和补血养心，可用归脾汤加减等，同时可加用重镇安神之品。

（孙娜娜 何裕民）

shànjīng

善惊（susceptible to fright）
遇事容易受惊吓，或经常无故自觉惊慌，心中惕惕然，始终心神不安之情况。又称喜惊、暴惊、风惊；兼有躁狂症者也称惊狂。本症与心悸、怔忡颇为相似，但惊悸是阵发性的心悸不宁；怔忡多呈持续性发作的心悸不宁；善惊则以胆小脆弱，易受惊吓，心中不安为特点。

金·刘完素《素问玄机原病式》曰："惊，心卒动而不宁也。"引起善惊之因多种多样：常见的有心胆气虚、阴血不足、痰火扰心、心火旺盛、肝郁血虚等。善惊，既是个性和体质特点；也与身体素质较差，心胆气虚、阴血不足等有关。且多半兼见焦虑、失眠等；还可伴有气短乏力，语言低微，胆怯怕事，潮热盗汗，手足心热，面色无华等；从社会

学角度而言，可能还存在着某种安全感缺失等问题。以辨证论治为主的中医药对心身的综合调理，加上心理疏导和增强安全感等措施，常会有较好的长期疗效。

（孙娜娜 何裕民）

shànxǐ

善喜（susceptible to happy）
未遇喜乐之时，或非有高兴之事，而经常无故的喜笑不休之情况。又称喜笑不休、笑不休和善笑等。这多数情况下可能是性格特点；而某些气质类型中也有这方面的倾向，如太阳之人就与之类似。对于此类情况，无须特别强调其危害。相反，有时应适当鼓励。如其表现为乐观、豁达、不太在意小节，整天欢声笑语的，很少有悲哀忧愁的，没有什么不好。但"善喜"也有属于病理性的。清·吴敬梓《儒林外史》中的《范进中举》，就是典型的喜极而疯狂之例。清·林佩琴《类证治裁》列有一案：某"少年怀抱不遂，……独笑，……自属肝胆火逆，直犯膻中"，就是"善喜"为病的。通常善喜多笑者，常多归为心病；与痰火、肝郁、水火不济等也有关。而且，临床以实证为多见。

（孙娜娜 何裕民）

shànbēi

善悲（susceptible to sorrow）
未遇悲哀之事，却经常悲伤欲哭，不能自制；或平素情绪低落，总似有伤心悲哀之事的倾向。又称喜悲、善悲哀。如东汉·张仲景《金匮要略》称"喜悲伤欲哭"。这更多的是种个性及体质倾向。如有抑郁倾向者，体质分类中的部分少阴之人等，就有这类特点，使之常处于消极善悲的心境之中。此倾向与善忧思等常相互兼见。

清·曹雪芹《红楼梦》塑造

的林黛玉是这方面的典型：她有抑郁倾向，常处于悲哀自怜状态中；她性格敏感、细腻、绝顶聪明，悟性极强，属内向型兼有抑郁倾向；且表现过分自卑、猜疑和忧虑等。而且此类倾向者往往身体偏虚弱。中医学认为善悲者以虚证居多，且多以肺脏虚弱为主，兼见心脾等脏的不足。因多脏虚弱，气血不足，致心不主神，肺不藏魄，易表现出情绪低落而善悲。

善悲者，欲改善身体，常可以补益心肺之气为主，方可选四君子汤、补中益气汤等；脏躁兼见善悲者，宜选用甘麦大枣汤加茯神、酸枣仁、莲心、五味子等，在医师指导下，也可选用成药归脾丸、加味逍遥丸等；坚持服用有一定的改善作用。同时，还需配合心理纠治。

（孙娜娜 何裕民）

shàn yōusī

善忧思（anxiety and preoccupation）
并未遇到忧愁担心之事，却反复思虑绵绵，忧郁不解，闷闷不乐的心境状态。此倾向与善悲往往相互兼见，且比善悲者更多具有好疑昧的特征。《灵枢·本神》曰："愁忧者，气闭塞而不行。"元·朱震亨《丹溪心法》："有思虑便动，属虚。"此症与善悲者近似，常见于某种个性及体质倾向。其每以虚证为主：既有体质虚弱的生理基础，又兼见消极的精神情志倾向；两者始终相互纠缠，形成难解之恶性循环。清·沈金鳌《杂病源流犀烛》引"内经曰……忧则隔塞否闭，气脉断绝，而上下不通也"。"思者，脾与心病……或有劳心思虑，损伤精神，致头眩目昏，心虚气短，惊悸烦热者；有思虑伤心，致心神不足，而不能

寐者；……有因思劳伤心脾，致健忘失事，言语颠倒如痴者。"

有善忧思倾向者，常会出现诸多心神不适之症状，当事人往往处于心身俱差的健康状态。需心身兼顾，既借助中医药积极改善其体质偏弱情况，又综合纠治其情性偏差；且后者重在借用语言、心理疏导等疗法。

（孙娜娜　何裕民）

shàn tàixī

善太息（susceptible to sigh）

当事人不自主地唉声叹气，且每以长声嘘气为舒。此处之"善"，指的是习惯于、喜欢、不自觉、无意识地（进行着的）；太息又称叹息；即俗称的长声叹气，是中医学特别注重的临床常见之情绪低落伴随症状；患者还可以自觉胸中憋闷，心窝区扣之有闷痛感等。这是中医学对轻中度抑郁倾向的典型描述，也是躯体化的代表性症状之一。由于传统文化之故，中国人很少会直截了当地述说自己的心理情绪障碍，而往往突出地感受到（或情不自禁地进行着）长声嘘气（唉声叹气）。因此，此症可以说是中国人情绪障碍（特别是抑郁）的必备之症。

就机制而言，太息总是源于气行郁滞不利；故长声叹息后吐出为快，吐出得舒；具体涉及肝气郁结，长声嘘气（叹气）后肝气得疏，症状稍有缓解；故中医学又把情绪障碍简称为"肝郁"（肝气郁结）。肝郁无论虚实，都会见到长声嘘气（善太息）之症。明·王肯堂《证治准绳·杂病》引《黄帝内经》云："人之太息者，何气使然？岐伯曰：思忧则心系急，心系急则气道约，约则不利，故太息以伸出之。""又云胆少阳之脉，是动则病口苦，善太息，视盛、虚、实、寒、热、

陷下取之是也。"解释了何以"善太息"之理，并体现出虚实均可见太息之症。当然，纠治时，需四诊合参，参鉴其他诸症，辨别其之虚实。

善太息总属于情绪障碍，除借助药物以疏肝理气外，重在心理及语言疏导，助其情绪及肝气宣泄。

（孙娜娜　何裕民）

shànkǒng

善恐（susceptibility to fear）

未遇恐惧之事而产生恐惧之感，终日神志不安，如人将捕的症状。俗称胆怯、胆小。恐与惊相似，但又有不同：恐为自知；简言之，就是怕，莫名其妙的怕；但惊为不自知，事出突然而受惊吓，被吓着了。这也多见于某种个性及体质倾向者。善恐者，每以虚证为主，且主要涉及肝肾之虚证。《灵枢·经脉》："肾足少阴之脉，……气不足则善恐。"《灵枢·本神》："肝藏血，血舍魂，肝气虚则恐，实则怒。"中医学解释善恐的机制，主要是人在恐惧状态下，上焦气机闭塞不畅，气迫于下焦，则下焦胀满，甚至大小便失禁等。故有"恐则气下"之论。临床中，善恐者多属虚证，乃精血不足之故，非阳气有余。这恰与善怒相反。

随着年龄的不断增长和体质的弱化，脾气急躁的善怒者，大多数逐渐开始胆小谨慎起来，遇事节奏不断放慢，不少老年人有善恐倾向，可能与肝肾精血不足相关。

（孙娜娜　何裕民）

shànnù

善怒（susceptibility to anger）

脾气暴躁，难以自控，常无故情性大发，勃然大怒，不能自制之类的情况。又称喜怒、易怒。

中医学把"善怒"既归之为个性及体质特点，又认为与肝脏功能之亢进有关。《素问·调经论》："肝藏血，……血有余则怒。""血并于上，气并于下，心烦惋善怒。"《难经》："假令得肝脉，其外证善洁，面青善怒。"凡善怒者，均与肝之功能亢奋有关。乃肝为"将军之官"之故，性喜条达舒畅，恶遏制；一有佛郁（遭遇不顺），每每勃然大怒。

《黄帝内经》指出："阳气者，大怒则形气绝，而血菀于上，使人薄厥"；又曰"暴怒伤阳"，"怒则气逆，甚则呕血及飧泄，故气上矣"。善怒者，每易出现心脑血管疾病（如中风、心肌梗死等）及呕血、吐血等症，需特别防范。

善怒者实证为多，但临床处置时还需进一步辨别是否有实中夹虚等，并深入辨析其之脏腑、气血、标本等。《素问·六元正气大论》"木郁达之"和"肝主怒"之意，对善怒者，总体上以疏肝、柔肝、养肝、顺气等为治则，辅以补养肝肾精血等。而调整情性，稳定情志，减少发怒，则还需要配合心理疏导等。

（孙娜娜　何裕民）

xiāngsī

相思（lovesickness）

因过分思念某人、某事、某物，以至于引起烦恼、郁闷，甚至憔悴、瘦损等的现象。清·陈世铎《辨证录·卷八》曰："思结于心中，魂驰于梦寐，渐而茶饭懒吞，语言无绪，悠悠忽忽，终日思眠，面色憔悴，精神沮丧，因而畏寒畏热，骨中似疼非疼，腹内如馁非馁，乃相思之恶症。"所论很是精当。

中医学认为相思之症，先作

用于脑，后损于心，再伤及肝，久则伤于脾胃。《辨证录》进一步指出："欲治相思之症，宜统心、肝、脾、胃四经治之，治此四经，多有得生者。未可信古人之言，以相思之症为不可治之病也。夫伤心之病，本不可治，如何相思之伤心，犹为可救？盖思其人而不得，必动肝火，火动生心，其实一线之延，正藉此肝木之火以生心也。用平肝解郁之品，佐之补心安神之味，益之开胃健脾之药，则肝气一舒，心火自发，不必去生脾胃之土，而相思病可逐渐而衰也。方用遂情汤。"此经验值得重视。

小儿亦有相思之症。清·魏之琇《续名医类案》以"相思"为名，记载有多例。主治医家通过四诊，排除患儿躯体病症后，仔细询问亲属，弄清小儿所爱为何物，立即满足患儿合理的行为需求，还以木鱼、马鞭等喜好之物，或与小伙伴玩耍，顿时立竿见影，物（人）到病除，可见思乃人之常情，虽幼儿亦不免有思恋之情。

相思之症，与思关系密切，可以相互参鉴。

（孙娜娜　何裕民）

jiànwàng
健忘（amnesia）

记忆力衰退的一种表现，对往事或刚刚经历过的事，容易忘记；严重者言谈不知首尾，事过转瞬即忘。又称善忘、喜忘、多忘、健忘、好忘、易忘。本症为心智能力有所下降之表现，可以是疾病所致，也可以是衰老所致，更可以是心神功能失调所致。如高龄年老体衰而易健忘，就是生理性衰退现象之表现。

清·林佩琴《类证治裁·健忘》描述本症："健忘者，陡然忘之，尽力思索不来也。夫人之神宅于心，心之精依于肾，而脑为元神之府，精髓之海，实记性所凭也。正希金先生常曰：凡人外有所见，必留其影于脑。小儿善忘者，脑未满也；老人健忘者，脑渐空也。"指出了记忆与年龄的某种关联性。

唐·孙思邈《备急千金要方·肾脏方》："羽音人者，主肾声也。肾声呻，……呻而好恚，恚而善忘，恍惚有所思，此为土克水，阳击阴，阴气伏而阳气起……实则怒，怒则忘。"亦即健忘存在着个性体质之差异，"羽音人"善健忘。的确，记忆力因人而异，差异很大。是否"羽音人"善健忘，却有待深入研究。

隋·巢元方《诸病源候论·多忘候》："阴阳不和，时相并隔，乍虚乍实，血气相乱，致心神虚损而多忘。"明·王肯堂《证治准绳·杂病》又曰："心之昏者，精神既短，则目前不待于伤心，而不能追忆其事矣。……设禀质清浊混者，则不耐于事物之扰，扰则失其灵而健忘也。"这些健忘表现，就主要由于心神功能失调所致。

健忘之症需分析缘由：素来健忘，考虑可能与个性体质有关。增龄而健忘，应属于衰老之故，好生保养，力争减缓衰老。如果记忆力迅速衰减，就须认真检查，是否早老性痴呆，还是脑部有疾病之征兆。至于年龄不大而记忆力顿减者，要考虑是否因于心神功能失调。

中医学认为，健忘与心、脾、肾之关系比较密切；心脾气血不足，肾精亏虚，以及心肾不交等，都是导致健忘之因。而补心、健脾、益肾，兼升提阳气，补益精血，辨证准确，于健忘之改善，均有帮助。归脾汤、益气聪明汤等有很好的益智且改善记忆力等的功能（见老年健忘）。

（孙娜娜　何裕民）

fánzào
烦躁（dysphoria）

心中烦闷不安，手足躁扰不宁等症状。又称躁烦。烦与躁实属两症，如烦满、心烦、火烦、暴烦、虚烦、微烦等皆属于烦，为自觉之症，乃心理情绪感受；多因感受到事情又多又乱，没有头绪，令心里不安宁之故。躁扰、躁动、躁狂皆属于躁，为他觉症状，乃躯体行为表现；已引起手足无措，不知事事，躁动不安，甚至躁狂不定之现象。

中医学认为烦躁皆有热。清·沈金鳌《杂病源流犀烛》指出："内热心烦，曰烦；故烦者，但心中郁烦也。外热身躁，曰躁；故躁者，并身外热躁也""但烦不躁及先烦后躁者，皆易治""但躁不烦，及先躁后烦者，皆难治"。此乃经验之谈，因为前者只是情绪障碍；后者严重的可涉及认知、意识及行为异常等。烦躁之症，中医学看来不外虚实两端。属实者，多由邪热、痰火、瘀血为患；属虚者，多为阴虚火旺。然不论虚实诸证，又多与心经有火有关。心藏神，主神明，神明被心火所扰，则烦躁不宁。故清心宁神，祛火除烦，是基本大法。辨证论治用药，常有较好效果。东汉·张仲景《伤寒论》的栀子豉汤仅用栀子、淡豆豉两味很普通之药，常可"除虚烦"。若配合辨证论治，加减调整，效果更好。

烦躁是心神不宁的最主要症状，凡带有焦虑倾向的情绪障碍者，都可兼见程度不等的烦躁表现。故烦躁之症为典型的心身兼病，心理疏导等疗法必不可少。

（孙娜娜　何裕民）

wǔxīn fánrè

五心烦热 (dysphoria with feverish sensation in chest)

手心、足心发热及自觉心胸烦热，而体温可以稍微升高/也可不升高的一种自我感受之症。或曰兼有焦虑而不安宁的虚热之症，其实更多的是一种情绪焦虑的自我感觉，带有典型的"躯体化"性质。《素问·逆调论》有"阴气少而阳气盛，故热而烦满"，以及《素问·调经论》中有"阴虚生内热"之论，将烦与热同时兼见的症状，归因于阴虚。北宋《圣济总录》中也说："心烦热之病，手少阴经有余所致也，其不足则亦能令人虚烦。"

本症多由心肾精血不足、阴虚火旺、内热郁而化火，及病后虚热未清所致。临床上，本症患者中很大部分其实是烦躁之症的另一种表现，由躁而"躯体化"为手足心发烫，两者性质类似。自觉事情又多又乱，没头绪，心不安宁，又感受到手足心发烫，核心还是"烦"。并多兼有胸闷、情志不舒、急躁、易怒、头胀、焦虑等。有些更年期妇女常以此症状为主要表现。

本症的处理类似于烦躁。通常使用知柏地黄丸、加味逍遥丸。心理疏导等疗法也必不可少。

(孙娜娜　何裕民)

xīnzhōng àonáo

心中懊憹 (chagrin in the heart)

自觉心中烦热、闷乱不安、有难以形容的不适等情况。病位常在胸膈心窝之间，简称懊憹。又称心中懊恼、虚烦。《素问·六元正纪大论》："火郁之发……甚则瞀闷懊憹。"东汉·张仲景《伤寒论》称"心中懊憹"。明·王肯堂《证治准绳·伤寒》列"懊憹"专篇讨论。后世通常把此列入"虚烦"中一并阐述。

懊憹，有时与"嘈杂"并见，但二者有区别：前者是以心中郁郁不舒为主要表现，不一定有消化道症状；后者则是指胃脘中躁扰不宁，似饥非饥，似痛非痛，得食稍安，少顷复感嘈杂的现象；后者主要与胃及消化道的病变或不适有关。

心中懊憹或心中烦热等皆属于自觉症状。可由邪热内陷所致，更多的因于内伤七情、正虚邪恋、虚火上炎所致。后一种情况常见于将息失宜、五志怫郁、心神内扰等。后者在见到心中懊憹等症状同时，常可兼见烦热、怔忡、胸中窒塞、躁动不安、闷乱、五心烦热、盗汗、不寐等，或兼有胃脘痞满、食欲不振等消化道功能失调症状。其实它是一系列的心理及情绪障碍之表现，类似于"烦躁"及"虚烦"等，主症也是"烦"。只不过"躯体化"所涉及的症状范围更多些。处理上，对于前者，当重在治疗原发病；而后者则必须心身兼顾，权衡虚实，分清标本，做到攻补得宜。仅就心中懊憹而言，栀子豉汤除虚烦（包括懊憹）等的效果不错；但因为所涉及的症状较杂，还需辨证论治，加减调整。此症明显地有心因参与其中，故心理和语言疏导疗法等必不可少。

(孙娜娜　何裕民)

xiōngmèn

胸闷 (oppression in chest)

自觉感受到胸中堵塞不畅、满闷不舒的情况。又称胸痞、胸满、胸中痞满、胸中窒塞。临床所见，胸闷也可兼有胸胀或胸痛等，故又称胸胀闷或胸闷痛。由于古代中医学医籍中往往将胸与胃脘部混同，同称为心，故胸痞与心下痞易混淆。症状闷、痞与胀三者之间也较难区分；通常，闷、痞很少兼见疼痛的；而胀，则往往多兼见疼痛。

胸闷较复杂，大多由器质性病变所引起。如肺部疾病（感染）、心脏病变、胸壁外伤等。

胸闷也常由心理性因素所致，一般归为肝气郁滞之胸闷。症见胸部憋闷、窒塞，或痞满不舒，善太息（且常以叹气而呼出为快）；可伴有胁痛、头目眩晕、口苦、咽干、情绪急躁易怒，似有石头重压胸部之感；或兼见寒热往来，或偶有低热绵绵等。其实，此症与善太息常属同一组症状群，无意识中总感到胸部憋闷，所以情不自禁地善太息，故中医学典籍中每每"胸闷"与"善太息"并称。临床上，此症的发生率女性明显多见于男性，每因恐惧是否为心脏疾病而查体，绝大多数结果无异常。

本病症有两大特点：①症状主诉多，但都非特异性症状（都是"躯体化"表现）。②胸闷之症，时重时轻时无；且症状之轻重有无，很多情况下都与情绪波动有关，也与自己的注意力集中与否有关。如果属于这类情况，胸闷属肝气郁滞所致者无疑。需排除可能存在的器质性病变。

本病症属于现代医学的功能性胸闷、心脏神经症之列。需心身兼顾，可中西医学结合。张仲景的名方瓜蒌薤白白酒汤治疗胸部闷痛、窒塞，以闷为主，甚或兼见胸痛彻背的，有不错的效果，可选择运用。同时需考虑配合心理及语言疏导疗法等。

(孙娜娜　何裕民)

xīnjì

心悸 (palpitation)

自我感觉到心中悸动不宁，伴心慌不已等的症状。俗称心跳、心慌。一般分惊悸和怔忡两种。前者多因惊恐、恼怒所诱发，全身情况较好，病情较轻；后者并不因受惊，而自觉心悸不安，全身情况较差，病情较重。明·虞抟《医学正传》曰："夫所谓怔忡者，心中惕惕然动摇而不得安静，无时而作者，是也。惊悸者，蓦然而跳跃惊动而有欲厥之状，有时而作者，是也。"临床上心悸、怔忡很难加以区分。需要做出明确区分的是：不管是心悸，还是怔忡，究竟是属器质性病变的，抑或仅是功能性异常。前者往往是多种心脏疾病常见之症状，需明确性质，作出针对性纠治。后者临床并不少见，大都属心脏神经症之列。鉴别方法之一同胸闷，需注意几个特点：①症状主诉多，但都非特异性症状（都是"躯体化"表现）。②心悸时重时轻时无，且症状之轻重有无，常与自我情绪波动有关；与自己的注意力集中与否有关。再加上系统的检查未见心脏等有器质性病变。定期检查，加以排除的同时，可先按照心因性心悸诊治。

心悸，中医学认为不是心气虚（含心阳不振），就是心血不足。前者宜益气养心，兼安神定志；可用琥珀养心丹或养心汤等加减；兼见心阳不振的，宜温补心阳，可桂枝甘草龙骨牡蛎汤（或真武汤等加减）。心血不足之心悸，宜养心益血，安神定志，可用归脾汤等加减。而心悸属功能性（心因性）的，还需考虑配合心理及语言疏导疗法等。

（孙娜娜 何裕民）

xīnxiàjì

心下悸（epigastric throb）

自我感觉到心下（胃脘部）惕惕然跳动样的症状。严格意义上，心悸、心下悸、脐下悸的发作部位不同，分别对应于心胸部、上脘部、脐周及脐以下。心下，指胃脘部；悸，指悸动不安，一种难以明确表述的不适感。心下部位非常复杂，既主要与胃肠（消化道）病变关系密切，也可能是肝胆胰病变的某种症状表现，更不排除心血管问题。

隋·巢元方《诸病源候论》指出："悸者，动也，谓心下悸动也。此由伤寒病发汗已后，因又下之，内有虚热则渴，渴则饮水，水气乘心，必振寒而心下悸也。"本症多数情况属于器质性伤损的表现，常因阳气虚，水饮内停，上凌于心，阻于心胸或胃肠所致；或由其他胃肠道病变所引起；不属于心神情志病变。但不少情况下，心下悸也可以因精神情志因素所致。此时，患者自诉一些不适的自觉症状，时轻时甚，胀闷悸动不已同时，还有咕噜咕噜振水声；且不适感常随神志怫郁或恼怒而加重；可伴有厌食、食后腹胀、泛泛欲吐酸水等。此乃胃肠功能障碍之表现（亦属胃肠神经症）。其起因或有或无器质性病变之存在。

本病症的治疗需形神兼顾。中医药常以辨证论治为主，属水气凌心之心下悸，宜蠲饮通阳等法，方可选茯苓甘草汤、桂枝甘草汤或茯苓桂枝白术甘草汤等加减。配合针灸等亦常有效。此外，可用理气温阳、蠲饮暖胃之品，打成药末，局部加温外敷，短期缓解症状，常效如桴鼓。再者，施以心理或语言疏导等疗法，愉悦其情性，消解其焦躁，也必不可少。

（孙娜娜 何裕民）

xīnxiàpǐ

心下痞（epigastric oppression）

心下（胃脘部）满闷不舒服的自我感受。与心下悸类似，从部位、所属区域、性质等都如此。只不过一个表现出心下及上腹部的悸动不安（也常可有胀闷），一个仅有上腹部的痞闷胀满。临床上，心下痞虽较心下悸，更多的属消化道功能失常，但也不可全然不考虑心血管疾病。即便是消化道功能失常，肝胆胰等的病变也很常见，同样可以表现出心下痞，都需审慎鉴别，不能贸然地仅局限于胃肠病症。

明·张介宾《景岳全书》分析"痞者，痞塞不开之谓；满者，胀满不行之谓。盖满则近胀，而痞则不必胀也。所以痞满一证，大有疑辨，则在虚实二字"。指出了其病机特点。心下痞比之心下悸，相对较少有心脏病变可能，其病机以脾胃病变相对为多些，常系脾胃气机升降不和所致。

就胃肠病症而言，《景岳全书》分析了痞满之证，强调辨证之关键在于虚实二字。"凡有邪有滞而痞者，实痞也；无邪无滞而痞者，虚痞也。有胀有痛而满者，实满也；无胀无痛而满者，虚满也。实痞实满者，可散可消；虚痞虚满者，非大加温补不可。此而错用，多致误人"。需辨证论治精准后，对证施治；名方木香顺气丸、四磨汤等都可加减配合。而虚痞虚满者，更多地见到情绪障碍在其病变发生发展中起着推波助澜之功。因此，施以心理或语言疏导等疗法，愉悦情性，消解郁闷，令其心情舒畅，是必不可少的治疗措施。此外，理气温阳、暖胃消胀之品，打成药末，局部加温外敷，缓解症状，常效如桴鼓；可以多加选用。

（孙娜娜 何裕民）

hēqiàn

呵欠（yawning）

不拘时间地点，不在困倦而该睡眠之时，情

不自禁地张口舒气，频频呵欠之现象。又称欠、欠伸、呼欠。疲倦欲睡时，或乍醒时打呵欠，一般属于正常生理现象；而非在上述情况下而呵欠频频，则属于病理表现。

《灵枢·口问》解释："人之欠者，何气使然"时，认为正常情况下"卫气昼日行于阳，夜半则行于阴。阴者主夜，夜者主卧……阴阳相引，故数欠"。提示入夜后，卫气入内，阴阳相引，故频繁打呵欠，是有睡意之表现。而平素呵欠频繁，总是营卫之气的相互功能失调，阴阳相引失常，属于不正常现象。

本病症常见两类情况：①精神虚羸，心神（特别是神识）功能低落，多见于老年人，白昼坐着时，或谈话看电视时，频频呵欠，疲倦欲昏睡。②肝郁气滞之呵欠频繁，抑郁少欢，精神不振，神识疲惫，表情淡漠同时，见时时欠伸，倦而欲睡，却睡不着；并兼见胸闷胁痛，嗳气腹胀，或咽中梗塞，或精神恍惚等症。两者都有精神神识低落之象，但前者是单纯的虚证，补益精血，振奋精神，提升神识即可；可右归丸/左归丸等辨证基础上加味。后者还兼有肝郁之症，需疏肝解郁同时，振奋神识，可柴胡疏肝散或逍遥丸加味；并必须施以心理或语言疏导疗法等，愉悦情性，消解郁闷，心情舒畅，令其神识振奋，积极地面对生活。

（孙娜娜　何裕民）

āiqì

嗳气（belching）

胃中气体逆而向上，出咽喉所发出的声响。其声长而缓，又称噫气、打嗝、打饱嗝、饱嗝，是消化道病变的常见症状之一。中医学认为，嗳气与呃逆不同：嗳气声音沉长，是气从胃中逆而向上；呃逆则声音急而短促者，则常发自喉间。

嗳气既是许多胃肠道疾病的常见症状，也是精神压力和不良生活、饮食习惯易见之症。嗳气又分为吞气症和非特异性过度嗳气等。前者常见于摄入较多的产气性食物，或无意识地吞咽了空气所致。嗳气的关键是胃胀（胃动力不足），故无意识的嗳气，常可减轻胀气、恶心、消化不良等症状。

对于嗳气一症，首先需胃镜等检查，排除胃的器质性疾病，如溃疡、胃炎等可能。临床上，精神压力过大，情绪低落，也会引起嗳气，中医学认为此乃肝郁犯胃所致。而现代医学则解释为心理因素影响到交感神经，抑制了胃的蠕动及排空功能，存储之物在胃中存留过久，发酵而出现气体所致。此外，进食过多的容易胀气类的土豆、红薯、板栗等食物，或长期卧床、长期伏案、缺乏锻炼等，也可影响胃排空而频见嗳气。

明·张介宾《景岳全书·杂证谟》："噫者，饱食之息，即嗳气也。"嗳气一证，有虚实之分。实者以食滞、肝郁为常见，虚者以脾胃虚弱为主。食滞停胃而嗳气，治以消食导滞、理气和中等法，方可用保和丸等，同时注意适当控制饮食；肝郁犯胃所致者，当治以疏肝理气、降逆和胃等法，方用柴胡疏肝散等加减；同时注意调畅情性等。脾胃虚弱之嗳气，则以补益脾胃为主，方可选用健脾散等。凡嗳气之症，胃胀（胃动力不足）都有肝的疏泄乏力，推动力量不足之存在。也就是说，多少存在心理情志因素。只不过肝郁犯胃者主要源自情志因素。故嗳气一症，均宜施以心理或语言疏导疗法等，愉悦情性，消解郁闷，助肝疏泄之性，疏泄得宜则中焦脾胃升降自如，气机得畅，胃之胀满自消。

（孙娜娜　何裕民）

shíyù bùzhèn

食欲不振（anorexia）

胃口差、食欲全无。又称不欲饮食、食欲差、不知饥饿、纳滞、纳呆、纳差、不思食、不能食。是消化道功能障碍的主要表现之一。其甚者，恶闻食味，闻食物即恶心欲吐，此又称恶食、厌食。此症病变在脾胃，其在慢性疾病中比较常见。而食欲不振又将有碍于身体康复。脾胃为后天之本，凡久病见此症，应特别重视。清·沈金鳌《杂病源流犀烛》曰："不能食，脾胃俱虚病也，……惟审知脾胃中或有积滞，或有实火，或有寒痰，或有湿饮，而元气未衰，邪气方甚者，方可稍用消导，而仍以补益为主。"

虽此症多见于慢性器质性、消耗性疾病之中，但精神情志因素所致者并非少见。诸如抑郁症、神经性厌食症等，都常以此症为主要表现。中医学则将此类食欲不振之病变，归因为肝郁气滞或肝气犯胃所致。其特点为不思饮食、呃逆嗳气、情绪低落、精神压抑，或伴有胸胁胀闷、胀痛、善太息、消瘦、失眠等。

食欲不振之诊治要点：均需明确其原发病或病机症结所在，治疗原发病症的同时，兼顾补益气血、健脾和胃等。因心理情志因素每每直接促进或影响着食欲，故几乎所有的食欲不振者，或因或果地存在着情志及心理障碍；都需要施以心理或语言疏导疗法等，以愉悦情性，消解郁闷，令肝气得其疏泄之性，以助脾胃运化得宜，中焦升降自如，胃和脾旺，则食欲可大振。而肝郁或肝气犯胃所致之食欲不振者，心理疏导同时，可治以疏肝健脾、理气和胃等法；方可选逍遥散合香苏散加减，或归脾丸加减等。

(孙娜娜 何裕民)

méihéqì

梅核气（plum-stone qi; globus hystericus）
自我感到咽喉部似有梅核状异物梗阻不适，咯之不出，咽之不下，但并不妨碍饮食之摄入的症状。又称咽中异物感。凡已导致吞咽困难或吞咽明显受阻者，均不属本症。此症是临床常见的心因性疾病，曾称癔病球。癔病是讲其属性特点，"球"则是自我感到有一球状异物卡在咽喉之处。本症多见于中青年女性。反复出现本症者，需做钡餐造影或食管镜等的检查，以免漏治器质性的食管病变等。

明·龚信《古今医鉴》："梅核气者，窒碍于咽喉之间，咯之不出，咽之不下，有如核之状者是也。始因喜怒太过，积热蕴隆，乃成厉痰郁结，致斯疾耳。"中医学认为，本病症主要因情志不畅，肝气郁结，加上运化失司，津液不得输布，凝结成痰，痰气交阻，结于咽喉而致；一旦情绪得舒，气顺而痰消，则症状自除。

本病症虽有咽部梗阻，状如梅核，咯之不出，咽之不下，但时或消失，吞咽无妨。此症的有资于鉴别之处是"吞咽无妨"，且每因情志起伏而变化。

本病症总以肝郁为主，治宜疏肝理气，消痰化结，可用柴胡疏肝散合旋覆代赭汤加减；也可用四七汤等加减。其实，本症完全可以仅借助心理/语言疏导等治愈。但考虑到患者多疑的特点，配合中医药，起正性暗示作用，则可促使效果更佳。

(孙娜娜 何裕民)

qí xià jìdòng

脐下悸动（throbbing below umbilical region）
少腹部惕惕然跳动样的症状。又称脐下悸、脐下有悸。与气上冲心易于混淆：两者症状发作处均在少腹，都是主要与精神情志相关的症状，用现代医学术语言，都有心因性、情绪性因素参与其中；但脐下悸动之悸动样异常感觉只在少腹，并无有一股气上冲之势；而气上冲心之症则主要是感觉到有一股气从少腹起，直接上冲于胸，甚至咽喉部。故后者亦称奔豚气。

清·张璐《张氏医通·神志门》曰："瘦人火水之盛，为水邪抑郁，在阴分不得升发，故于脐下作悸。及至郁发，转入于阳，与正气相击，在头为眩；在顶为颠；肾液上逆为吐涎沫；故用五苓（散）以伐肾邪，利水道，水去火自安矣。"指明了本症特点：①主要症状是脐下悸动不安，惕惕然跳动，难以言状。②常"至郁发"。③兼见症状则多种多样，均非特异性。可见其是典型的神经症之表现。

治疗则辨证论治为主，可以宁心解郁、化气利水为主；方用五苓散加减。有欲作"奔豚"之势者，则可通阳降逆、培土制水为主；可用茯苓桂枝甘草大枣汤加减；也可以调和阴阳，温肾纳气为主，方用桂枝加桂汤加减。鉴于此症主要由精神情志因素诱发，故借心理/语言疏导等疗法是治疗本症的重中之重（见奔豚）。

(孙娜娜 何裕民)

qì shàng chōngxīn

气上冲心（qi rushing upward to heart）
自觉有股气流从少腹向上攻冲脘腹、胸咽部的表现。其气上冲时像一头小猪（豚）在腹腔内奔突飞走。

托名战国扁鹊《难经·五十六难》："肾之积名曰贲（奔）豚，发于少腹，上至心下，若豚状，或上或下无时。久不已，令人喘逆，骨痿少气。"本病症乃是典型的心因性、神经性症状；多见于青中年女性，文化层次不高，个性常敏感多疑，身体素质偏差，平素小病不少；又因奔豚气频繁发作，惊恐不安，惊悸不宁，恶闻人声；或兼见腹痛、喘逆、呕吐、烦渴、往来寒热等；常可反复发作；甚至发作时有"欲死"样感受。

中医学认为，病机主要与心肝肾三脏相关（心神不宁、肝郁于内，复因惊恐伤肾），其上冲之机制又与冲脉有所关联。典型发作时，医师触诊时手感可以觉察到患者腹壁下肌张力明显升高，手下有一种顶撞感。其之发作，常在惊恐或激怒后突然出现，发作后患者一如常人。中医学治疗常以疏肝、宁神、平冲、降逆为主，可用唐·孙思邈《备急千金要方》的奔豚汤加减；亦可用旋覆代赭汤、茯苓桂枝甘草大枣汤等加减。此症属精神/情志病症无疑。患者又个性敏感多疑，身体素质偏差；而"奔豚"频繁发作，常人常理均无法解释，倍增惊恐不安。故如何利用心理疗法稳定其情志，并借语言疏导是可以有效消解或控制，从而治愈本症的关键环节（见奔豚）。

(孙娜娜 何裕民)

téngtòng

疼痛（pain）
一种复杂的生理心理活动，包括伤害性刺激作用于机体后所引起的、痛样的不适感觉，以及机体对该刺激之消极反应，同时通常还伴有强烈的情绪色彩。"痛"指当事人身体内部一种令人难受的伤害性感觉；

"疼"与"痛"的意义相近，也指身体一类难受的感觉，又可指余痛。为临床常见的一组自觉症状。《黄帝内经》广泛讨论了疼痛问题。其有多篇专门阐发疼痛现象及其机制。如《素问·举痛论》《素问·痹论》《灵枢·周痹》《灵枢·论痛》等。并提出了"通则不痛，痛则不通"等的著名论断。民间对疼痛也颇多认识，有"寂静则不痛""心不动，则不痛"等说法，表明疼痛的确具有心身相关性质。疼痛一症，各科临床均可见，且疼痛意义、性质、纠治方法等各不相同。

(孙娜娜　何裕民)

shēntòng

身痛（pantalgia）　周身或局部某处之疼痛症状。又称身疼、身体痛及体痛。多数为器质性伤损存在，部分可因精神情志、疲劳及所欲不遂等非器质性因素所致。所有身痛，不管器质性的，还是非器质性的，其之疼痛感受及状态，都受精神情绪、疲劳、休息及环境（温湿度）等的影响，故都需要参佐心理疏导等。

清·张璐《张氏医通》："体痛为一身尽痛，伤寒霍乱，中暑阴毒，湿痹痛痹，皆有体痛，但看兼证，及问因诊脉而别之。……寒而身痛，痛处常冷，或如湿状，甘草附子汤。内伤劳倦，兼风湿相搏，一身尽痛，补中益气加羌、防、藁本、苍术。……发寒热而周身作痛，胸胁痞闷不舒，肝血虚而郁火用事也，逍遥散加羌活、桂枝……。天暑衣厚，则腠理开汗出，邪留于分肉之间，聚沫则为痛，六和汤加羌活。遍身皆痛如劳证者，十全大补去白术、熟地，加羌活、附子。"张氏此处讨论之身（体）痛，大都属于非器质性的内伤身痛，其大致有以

下特点：①起因常由或疲劳，或虚弱，或虚弱又感受寒凉，或血虚而肝有郁火，或心境不佳，或情性怫郁等而诱发。②一般疼痛不很剧烈。③疼痛部位常不固定，可呈现游走性等特点。④无意中，身痛症状可以自行消失。⑤身痛时局部得温暖、情绪得舒畅，症状可明显消解。这些可归入内伤性/情志性身痛，纠治措施除辨证论治施以汤方中药、针灸推拿外，局部保暖，肢体抚慰按揉，配合心理或语言疏导等，愉悦情性，消解郁闷等，都有很好的效果。

(孙娜娜　何裕民)

tóutòng

头痛（headache）　发生在头部的疼痛样不适感。又称真头痛、脑痛、头风痛、头风。临床上极常见。与身痛类似，多数头痛可因脑及相关器官的器质性、占位性病变所致，但也有相当部分的头痛，可归入非器质性、占位性，而是内伤性、情志性、心因性之头痛。如历史上著名曹操患头痛（头风），正发作而剧痛难忍时，读了陈琳一篇大骂自己的淋漓酣畅之檄文后，惊出一身冷汗，头痛竟霍然而愈之故事。

头痛不同于身痛，身痛除难受外，大都短期内没有生命之虞。头痛则不然，某些头痛可导致顷刻生命垂危（像一些脑血管异常引起的剧烈头痛），因此，凡头痛都需认真检查，排除器质性、占位性、血管畸形等因素所致。

头痛类似于身痛，属于非器质性的内伤头痛，有以下特点：①常由疲劳、虚弱、睡眠不良、肝有郁火、心境不佳、情绪怫郁、大怒、紧张、压力太大等诱发。②一般起病非骤然，往往是缓慢、也不很剧烈的。③疼痛性质多样化，可痛、可胀、可晕、可

旋、可闷、可有重着感等。④头痛时有时无，经过休息，情绪改善，症状可自行消失。⑤一旦进入相似情景或境地，可再度诱发。这些似属于内伤性、情志性头痛。纠治措施，避免重复陷入相似情景境地是关键，以减少复发概率。但头痛的诱因远比身痛多，且繁杂，因人而异。故了解每个人头痛发病的不同特点，针对性地加以防范十分重要。

辨证论治施以汤方为主外，针灸推拿等效果也不错。此外，配合心理或语言疏导等疗法，愉悦情性，消解郁闷，学会恬淡自如，从容宽容等，以稳定情绪，都有很好的缓解发作，减少复发等疗效。

中医学认为，头为诸阳之会。三阳经脉皆循行于头面，而厥阴经脉也上达巅顶。中医学强调需依据头痛部位来判断疾病性质、特点、纠治方法等。如太阳头痛，多在头脑后部，下连项背；阳明头痛多在前额，连及眉棱；少阳头痛多在头之两侧，并及于耳部；厥阴头痛则见于巅顶，可连及目系。还有六经皆有头痛之说，但其证型，不外上述各类。需结合兼症、苔脉等帮助鉴别。然后有助于采取更为针对性的防范和纠治措施。

(孙娜娜　何裕民)

piāntóutòng

偏头痛（migraine）　一侧或局部的且经常部位固定性的头痛。又称偏头风、额角上痛、头半边痛、头角痛，临床10%~12.5%的女性有此症，中年女性更多见，且较顽固，易反复发作。此症与一般头痛不能截然分开。鉴别时与头痛相互参照。

金·李杲《兰室秘藏·头痛门》指出："头半边痛者，先取

手少阳阳明，后取足少阳阳明，此偏头痛也。"从临床来看，偏头痛者，常既有生理上的某些特点（如血管因素、神经因素、肌张力因素等），又因内伤诱因而诱发。最常见的诱因有情绪、压力、紧张、睡眠状态、生理期（行经等）因素及外界寒热等。其中的肝阳上亢型，最有特点：此症表现为一侧偏头痛，胀痛或刺痛，并伴眩晕、目涩、耳鸣、心烦、易怒、夜寐不宁，或有胁痛，口干面赤，舌红少苔，脉弦或细数等。常因情志怫郁、郁怒难以发泄而致。中医学认为是因情志不遂，肝郁化火，日久伤阴，肝阳独亢，上扰清窍，发为偏头痛一症。且其每随情志波动而复发或加剧。治宜养阴解郁、平肝潜阳，方可用滋阴潜阳方等加减。

（孙娜娜　何裕民）

jǐng-xiàngtòng

颈项痛（neck and nape pain）

颈项部位发生疼痛样不适的自觉症状。古人把颈项分为前后两部分，前部称颈，后部称项，两者联系密切，常相提并论。颈项痛与项强常可同时出现，但二者不同，项强虽可伴有疼痛，但以项部肌肉筋脉牵强板滞不舒为主。颈项痛虽也可以兼见项部牵强板滞样感觉，但却以疼痛为主。

颈项痛可见于内、外科、骨伤等多种疾病之中，共同的病机为局部脉络阻滞。其多数为器质性伤损、劳损、体位不当、落枕等因素所致，但部分也可因精神情志、疲劳及所欲不遂等因素引起或加剧。金·刘完素《黄帝素问宣明论方》："膪肿颈痛，胸满腹胀，上实下虚，气厥而逆，阳气有余，郁于胸也，不可针灸，宜服顺气汤。小茯苓汤主之"，就是例证。常发作的颈项疼痛，

可服用疏风通络、活血止痛之品，如葛根汤加减等。

颈项疼痛病因见身痛。体位因素对颈项疼痛影响很大，故保持正确体位，经常活动颈项部，时常自我按揉，注意颈项部保暖等，都是有效措施。此外，按压手上的经外奇穴"落零五"，常有即刻缓解效应。经常自我按揉，颇有益处。

所有颈项痛，都受精神情绪、疲劳、休息及环境（温湿度）等的影响，故对反复发作者，除需进一步检查，明确颈项疼痛性质外，也应配合心理疏导等疗法。

（孙娜娜　何裕民）

sìzhī téngtòng

四肢疼痛（pain of limbs）

上肢或下肢，或上下肢筋脉、肌肉、关节疼痛之症状。很常见，古医书记载很多，历节痛、四肢疼痛、骨节疼痛、痛风、风腰腿疼痛、风走注疼痛、肩臂痛、手指痛、大股痛、足痛、足跟痛、足心痛、腿痛及柳拐子病等，均属此症范畴。本病症与身痛类似，多数均存在有器质性伤损或退行性病变等，但部分亦可主要因精神情志、疲劳及所欲不遂等非器质性因素所致。而所有四肢疼痛，不管器质性的、退行性的，还是非器质性的、心因性的，其之疼痛感受及状态，都受着精神情绪、疲劳、休息及环境（温湿度）等影响，其之加重或缓解，很多情况下精神情绪状态和疲劳休息情况起着很大作用。

隋·巢元方《诸病源候论·四肢痛无常处候》曰："四肢痛无常处者，手足支节皆卒然而痛，不在一处，其痛处不肿，色亦不异，但肉里掣痛，如锥刀所刺，由体虚受于风邪，风邪随气而行，气虚之时，邪气则胜，与正气交争相

击，痛随虚而生，故无常处也。"此症乍一看，是风邪致病。细究之，有情志等因素在内："卒然而痛""痛无常处""手足支节皆不在一处""痛处不肿，色亦不异，但肉里掣痛，如锥刀所刺"等，表面上"由体虚受于风邪"，其实该病深层次机制中，有情志因素于中起着放大或减缓等作用。此症与身痛中归纳的5点鉴别类似，都不是单纯的风邪致病，而有其自身的精神情志因素等在作祟。鉴此，若能在辨证论治基础上施方用药，同时积极配合心理疏导、气功、静默等疗法，令其精神情绪稳定，疲劳能及时消解，睡眠确保，环境温湿度适宜，身体活动合理适度，以此来缓解和控制疼痛，稳定病情，防范其反复发作，效果将会明显提高。

（孙娜娜　何裕民）

jiāntòng

肩痛（shoulder pain）

肩关节及其周围的肌肉筋骨等组织的不适样感觉。因累及部位稍异，而有肩背痛、肩臂痛、肩痛周痹、肩痹痛、肩痹、肩背痹痛、肩胛周痹等别名。

肩痛之症，中医学大都归属于痹证范围。或因风寒，或因痰湿，或因闪扭瘀血等，不一而足。劳损性、退行性病变常是重要一环，其中也有精神情志因素参与此病变过程中。临床上大多数患者此症之发作，往往有过一段时间的情绪波动、压力、紧张、失眠、疲劳等诱因。东汉·张仲景《金匮要略》谓："夫尊荣人骨弱肌肤盛，重因疲劳汗出，卧不时动摇，加被微风，遂得之"，也较为典型。

对于肩痛之症，应在辨证论治基础上施方用药，同时积极配合心理疏导等疗法，令其精神情

绪稳定，疲劳及时消解，睡眠充足，肩部注意保暖，且适度运动，以此来缓解肩痛，效果将明显提高。清代徐大椿认为"痛定于肩背，此着痹之类，必用外治之药，以攻之提之，煎药不能取效也"。临床上可以借鉴其理，运用外敷法治疗肩痛，效果不错，值得重视和推广。

（孙娜娜　何裕民）

yāo-jǐtòng

腰脊痛（lumbar and vertebra pain）

腰脊等部疼痛样不适之感。临床常见。因腰脊相邻，其疼痛部位或以正中脊部为重，或在脊柱两侧腰部为甚，故习惯地称为腰脊痛或统称为腰痛。因疼痛牵掣部位不一，有腰背痛、腰尻痛、腰骶痛、腰腿痛等之别；因为此之不适感很常见，《黄帝内经》中还有"背痛、（腰）背冷痛、胫痠、折脊、脊痛腰似折、腰痛不可俯仰、腰痛不可以转摇""腰痛，不可以顾""腰痛，腰中如张弓弩弦""腰脊强"等很多称谓；东汉·张仲景《金匮要略》及其之后又有"腰冷重""腰中冷，如坐水中""身重腰冷""腰膝无力""腰酸痛""酸削""腰膝酸软"等说法。虽名称众多，其实大都是指腰背部异常及其连带引起的不适感，仅表现出不太相同的性质，影响（牵掣到）不同部位而已。

病因病机　隋·巢元方《诸病源候论》之后的医著多将腰痛按病程分为"卒腰痛"（急性腰痛）和"久腰痛"（慢性腰痛）两大类。南宋·陈言《三因极一病证方论》则按腰痛病因分为外感腰痛、内伤腰痛以及因跌仆扭伤所致腰痛3大类。而"久腰痛"与内伤腰痛基本重叠，都属慢性腰痛。这类腰痛除可由伤损等发

展而来外，自身的很多因素，如劳逸不当、情志波动、房事过度、休眠不足等，都可以导致，故称为劳损肾虚腰痛。

中医学认为，腰为肾之外候，诸经皆贯于肾而络于腰，饮食劳逸、七情怫郁、房事不节等，促使肾气一虚，腰背部必不适，酸而作痛。《素问·脉要精微论》所谓"腰者肾之府，转摇不能，肾将惫矣"，即指肾虚腰痛而言的。这类腰痛，症状特点是"悠悠戚戚，屡发不已"，疼痛并不甚，休息良好则不适感消除；一有劳累，或情绪一差，或天气变化，常腰部酸楚不适，绵绵不已，腰部疼痛常可加重。明·张介宾《景岳全书》说"腰痛之虚证十居八九"。指的就是这类情况。患者大都已50岁以上，多数存在着退行性、劳损性病变。其中，有些（尤其是男性）患者还特别在意此症。因为民间有"腰痛是肾虚，肾虚则是衰老之症"的根深蒂固之传统看法。而特别在意本身，又可强化这一症状。以至于始自《黄帝内经》，医著中就充满了关于腰痛、肾虚之类的描述及对策分析等。其实，这属于文化相关综合征之表现，因年龄增大，腰膝部常会有些不适乃正常现象。但因为文化传统中强调这点，故很多男性就会特别在意，以致无意识中其意义及危害被放大了。

治疗　对于慢性劳损型的肾虚腰酸痛者：症状轻的，除去病因，讲究适度、合理的运动（如散步、伸腰、做操、打太极拳），并适当进行导引、按摩、针灸等，即可控制。经久不愈且症状较重者，多兼有肾之虚弱症状的，需辨证论治，如症属老人肾气虚损腰痛，以年老体弱为主者，可用斑龙丸等；属肾阳虚腰酸痛，腰

痛不适同时又兼见畏寒腰背冷痛的，可八味肾气丸或右归丸等加减；属肾阴虚腰痛，腰痛同时兼见虚热等现象的，可用六味地黄丸或左归丸等加减。

凡慢性腰酸痛者，适当散步、活动腰腿等，并配合进行导引、按摩、针灸、理疗等。同时结合语言疏导或心理疗法等，使其对慢性劳损型腰痛形成正确认识：没有必要夸大腰痛及肾虚的可怕性，因为这是衰老兼见症状，且很常见。并应避免较长时间勉强从事力所不能及之劳动或动作等，尤其是从事腰部受力的长时间固定同一姿势（如久坐、久立、弯腰、负重）的劳作，包括适当控制性生活等，可以缓解症状，减慢腰酸背痛之发展。

预防　避免受凉及坐卧湿冷之地。腰部用力适当，不可强力举重、负重久行，坐、卧、行、走保持正确姿势，避免跌、仆、闪、挫。劳逸适度，避免太过，可多进行腰部为主的医疗体育活动。已患腰脊痛者，必要时休息或戴腰托。湿热腰痛慎食辛辣醇酒，寒湿腰痛慎食生冷寒凉食品。

预后　一般新感外邪或者闪挫扭伤者，预后良好。若为肾虚邪恋者，常反复发作，缠绵难愈。

（孙娜娜　何裕民）

qíngzhì bìngzhèng xīnlǐ zhìliáo

情志病症心理治疗（psychotherapy of emotional disease）

借助语言、行为及特意安排的场景等条件影响患者的心理和认知活动，唤起其祛除病痛的积极潜能，调整或促进机体功能活动，以达到治愈、缓解或康复作用的方法。心理疗法涉及行为改变等，又称行为疗法。某种意义上，心理疗法与行为疗法有时可以互换。中医学又称其为"意疗""心

疗""心药"或"非药物"疗法、"非针药"疗法等。

中医学发源于古人生活实践中对各种疾病痛苦的反复应对，在此过程中不断成熟和发展起来，造就了博大精深的中医学治疗体系。其中，包含着许多独特的心身兼治方法与手段。这类兼治方法既包括心理疗法、行为疗法等，也包括药物、针灸、推拿等方法。

中医学对情志（心身）病症的综合治疗，提出了一整套指导原则。《灵枢·师传》认为："人之情，莫不恶死而乐生，告之以其败，语之以其善，导之以其所便，开之以其所苦。虽有无道之人，恶有不听者乎？"既强调形神（心身）需综合纠治；又提出语言开导疗法是心理治疗的核心，且归纳出实施中的几大重要环节（见语言疏导疗法）。

（何裕民）

qíngzhì liáofǎ

情志疗法（emotional therapy）

借助情绪心志之间所存在的某种关联性，有意激发起一种激情，以改善另一种情志过分剧烈所致病态的一类心理疗法。为历史上中医心理疗法中使用最普遍、最常见的心理疗法，是一大类疗法的总称。形式多样，内容丰富，最能体现出中医心理学的特色。它建立在五志配五行、五志对应五脏、情志两分法等理论基础之上，实施时需遵循一定的理论模式。此疗法中的一部分内涵与现代合理情绪疗法相通，但含义及适应范围比合理情绪疗法广泛。

（赵若琳 何裕民）

qíngzhì xiāngshèng liáofǎ

情志相胜疗法（therapeutic method of emotional subjugation in five elements）

根据五行相胜关系，激发一类情绪心志以纠正其相应所胜的另一类病态性情志，以有效纠治因病态性情志所产生之病症的心理疗法。原理是依据五行相胜的制约关系。《素问·阴阳应象大论》："怒伤肝，悲胜怒；喜伤心，恐胜喜；思伤脾，怒胜思；忧伤肺，喜胜忧；恐伤肾，思胜恐。"奠定了情志相胜疗法的五行制约法则：悲胜怒、怒胜思、思胜恐、恐胜喜、喜胜悲。这是历代临床最常用的经典情志相胜法。

金·张从正《儒门事亲》对情志相胜疗法作了高度归纳"悲可以治怒，以怆恻苦楚之言感之；喜可以治悲，以谑浪亵狎之言娱之；恐可以治喜，以恐惧死亡之言怖之；怒可以治思，以污辱欺罔之言触之；思可以治恐，以虑彼忘此之言夺之。凡此五者，必诡诈谲怪，无所不至，然后可以动人耳目，易人听视"。这类疗法用之精当，常有良效。

以喜胜悲为例，张从正曾运用此法治疗一位因悲忧而心下疼痛之人："息城司候闻父死于贼，乃大悲哭之，哭罢便觉心痛，日增不已，月余成块，状若覆杯，大痛不住，药皆无功……求戴人。戴人至，适巫者坐其旁，乃学巫者，杂以狂言以谑病者，至是大笑，不忍回首，面向壁，一二日心下结块皆散"。此例因大悲致使气结于心下，胃脘作痛，气结为痞块。以喜胜悲，悲消解，气散布而痛则止，病向愈。

由于人的情感活动错综复杂，运用情志相胜疗法时，须注意患者的心身特点、文化水准，以及情志的刺激方式、强度、持续时间等，追求达到恢复相对平衡为度；避免情志刺激太过，从而带来新的形神（心身）障碍问题。

（赵若琳 何裕民）

xiāngfǎn qíngzhì liáofǎ

相反情志疗法（opposite emotional therapy）

利用情绪心志的两极性（肯定或否定、愉快或哀伤、阴或阳）特点，激发相对立的情志，以治疗因某种情志过激所致病症的心理疗法。根据情志两分法，情志之间普遍存在着相互对立的两极属性，充分利用这一属性特点，常有助于改善情志病症的病理过程。

如"喜"属于肯定、积极之情绪反应，"怒"属于否定、消极之反应。以喜制怒，历史上就十分常见。金·张从正《儒门事亲》载："项关令之妻，病不欲食，常好叫呼怒骂，欲杀左右，恶言不辍。众医师处药，长时间罔效。其夫请张医生视之。戴人（张）曰：'此难以药治。'乃使二娼，各涂丹粉，作伶人状，其妇大笑；次日又令作角抵，又大笑。其旁常以两个能食之妇，边食边夸其食美，以为诱导，其妇亦索其食，而为一尝之。不数日，怒减食增，不药而瘥。"因为人的喜、怒两者处于情感的两个极端；张氏借助相反情志疗法，并配合戏艺（戏谑）疗法，诱使其喜乐，并配合"其食美"的示范手段，从而达到怒消食增，旧疾消解之疗效。

（赵若琳 何裕民）

shùnqíng suìyuàn liáofǎ

顺情遂愿疗法（as one wishes therapy）

顺从患者的某些意愿（通常是合理的），满足其一定欲望，以改善其不良的情感状态，从而达到消解情绪心志病症的心理疗法。《素问·移精变气论》："闭户塞牖，系之病者，数问其情，以从其意。"意为在反复了解其内情基础上，顺从其某些意愿，满足其某种需求，达到治疗疾病之效果。例如，使劳者得其衣食，弱者得其关怀，天灾人祸者得其救助，病者得其诊治等。

元·朱震亨《格致余论》记其师罗知悌一案，在杭州寺庙见病僧，25 岁，黄瘦倦怠，虚损至极。询其病由，乃蜀人，出家时其母在堂，游浙右已 7 年半，忽一日念母之心不可遏，欲归无腰缠，徒尔朝夕西望而泣，已数月，以是得病。罗以好言慰谕之，更许送其钞十锭作路费，且以甘肥之品煮糜烂与之，明告其不望报，但欲救汝之性命耳。约半月余，察其形稍复苏，与汤剂下之，皆是血块痰积。再与饮食调理，将息又半月，其人恢复，遂与钞十锭，僧人康复而上归途。此即顺情从欲疗法之典型案例。

清·魏之琇《续名医类案》载一案：某官，素谨言。一日会堂属官。筵中，有萝卜颇大，客羡之。主曰：尚有大如人者。客皆笑以为无。主则悔恨自咎，人不见而吾语之，必以吾言为妄也，因而致病。药之不应。其子读书达理，知父因愧赧成疾，必实其所言方可愈。遂复会堂属，强父扶病相陪。另遣人至家取萝卜如人大者至宫所，客皆惊讶，其父大喜，厥且痊愈。此案之愈，顺情遂愿同时，恢复了患者的自尊是关键。这类现象并非少见，如何学会顺情遂愿，值得参照。

（赵若琳　何裕民）

yīngjī jīqíng liáofǎ

应激激情疗法（stress and passion therapy）

借助有意识诱发的紧张状态以改善其原本病理性心身状态的一类心理疗法。心身医学认为，应激状态下可以激发人产生一系列心理、生理或病理之巨变，使人致病。这一点中医学早有认识。古代中医师还发现：

由于应激之下机体爆发一系列剧烈变化，若巧妙地加以掌控及利用，借此时激发出的巨变，亦可用于治疗疾病。《内经》中就有用"大惊之"之法治疗哕逆之训示。因卒然遭受大惊患者每每产生应激反应，"惊则气乱"，有时可打乱原本哕逆患者呃逆节律而达到止呃之效。历史上运用此法成功治愈心身病症的案例很多。但具体运用时一定要掌握适应证，兼顾患者的个性特征，采用适当的刺激量等，以防诱发新的健康难题。

（赵若琳　何裕民）

qíngzhì xuānxiè liáofǎ

情志宣泄疗法（emotional venting therapy）

对情绪心志郁结不得宣泄者，借助适当方式，使其遭受压抑而郁闷不散之情志，顺势得以宣泄释放，情释开怀，身心得舒，从而愈病的一类心理疗法。清·何梦瑶《医碥》中指出："怒而不得发者发之，怒而屡得发者平之。"宣泄情志的方法很多。南朝·宋·范晔《后汉书·华佗传》记："一郡守病，佗以为其人盛怒则差，乃多受其货而不加治；无何弃去，留书骂之。郡守果大怒，令人追捉杀佗。郡守子知之，属使勿逐。守嗔恚既甚，吐黑血数升而愈。"就具有类似意蕴。唱歌、交谊舞、广场舞等，都带有宣泄情感之旨趣。在唱歌跳舞中，情志尽情宣泄，一俟释放完毕，令人一身轻松，故颇受民众青睐。

（赵若琳　何裕民）

yǔyán shūdǎo liáofǎ

语言疏导疗法（language grooming therapy）

借助语言解释、劝说、开导等帮助他人释怀而消解心理因素及情绪异常的一类心理疗法。是最常用、最便捷的心

理治疗工具。语言既可致病，也可治病。正确运用语言，对患者进行启发、诱导、劝说、开悟等，使其了解病情，解除疑虑，振奋精神，端正态度，并调动自身内在的抗病康复能力，主动积极配合治疗，常可促进身心康复，达到治疗目的。该疗法对各种病症具有普遍意义，也是现代心理治疗基本疗法之一。可单独应用，也可与其他疗法配合应用。

对于语言疏导疗法，《灵枢·师传》提出了具体要求、方法和步骤："人之情，莫不恶死而乐生，告之以其败，语之以其善，导之以其所便，开之以其所苦，虽有无道之人，恶有不听者乎？"关键在于如何充分利用人"恶死而乐生"之常情，调动其内在积极的抗病促康复之潜能，促进心身健康。它包括以下 4 个实施环节。

告之以其败　针对患者特点，告诉其健康受损之原由，帮助其分析社会及心理之病机，并恰当且适度解释病情程度和危险，使患者对"所败"及"所败"的后果等有全面、正确的触动、了解和掌握，以利于幡然醒悟，有所追悔。这是语言疏导的第一步，也是关键性的一步。

语之以其善　指借循循善诱之语言，让患者知晓如何去疾愈病，怎么走 / 怎么做才能够走出困境，走向心身康复之坦途；同时，指导其学会保持心身健康的正确选择及相关知识。

导之以其所便　针对患者特点，指点其知晓最适合解决自己不适之路（导其所便），并引导他能够节房事、戒恼怒、调饮食、慎起居、弃杂念，遵从养生防病之举，择善而从。

开之以其所苦　指善于抓住

导致病症的深理其内心的"症结"，并帮他解开"症结"，克服内心冲突，消除苦闷、恐惧、焦虑等的根源。"苦"，也指躯体病痛，若有躯体疼痛，应设法运用各种方法，包括药物、针灸等，尽快加以纠治。因此，强调需要语言疏导加药物等的综合纠正与治疗。

明·杨继洲《针灸大成》载一案："邝子元有心疾，知某僧医能治，叩之。僧曰：'贵恙起于烦恼，烦恼生于妄想，夫妄想之来，其机有三，……（有）过去妄想，……现在妄想，……未来妄想也。三者妄想，忽然而生，忽然而灭。……不患念起，惟患觉迟，此心若同太虚，烦恼何处安脚？'又曰：'贵恙亦原于水火不交，凡溺爱冶容，或成宵寐之变，禅家谓之内生之欲。二者之欲，绸缪染着，消耗元精。'若能离之，则心肾相交，形神安泰。僧医在语言疏导的同时，还规劝邝氏行澄心静默之法。'子元如其言，乃独处一室，扫空万缘，坐静月余，心疾如失。'"这一验案，就是语言疏导疗法综合运用之典范。

语言疏导的方法和步骤，现代临床仍具有现实指导意义。

（赵若琳　何裕民）

shìyí jiěhuò liáofǎ

释疑解惑疗法（therapy of dispelling doubt）

采用针对性的语言解释，祛除疑虑，以消除精神负担和消解病由，治愈病症的一类心理疗法。对那些疑虑较重、困惑犹豫者，宜采用此疗法。这是语言疏导疗法的另一种类型，属于广义语言疏导法之一。也含有祝由疗法中"祝说病由"之意。

困惑、多疑而又不能自拔，常造成沉重的精神负担；深感不适后，疑虑情感常加重，以致形成恶性循环。若能及时破疑释误，打破这种循环，可以纠治病症。此法既可单纯以语言为主，又可适当借助其他一些手段。运用言语时，医师要掌握分寸，避免留下任何不良暗示；对于性格内向，抑郁寡言者，尤当注意。

唐·房玄龄《晋书·乐广传》记载，河南尹乐广有亲客，久阔不复来。广问其故，答曰："前在坐，蒙赐酒，方欲饮，见杯中有蛇，意甚恶之，既饮而疾。"于时河南听事壁上有角弓，漆画作蛇。广意杯中蛇即角影也。复置酒于前处，谓客："酒中复有所见不？"答曰："所见如初。"广乃告其所以，客豁然意解，沉疴顿愈。这就是杯弓蛇影典故的原型。若不施以释疑解惑，终将因此而沉疴难起。

类似情况非常普遍。明·张介宾《类经》记载一儒生，合眼即有怪梦，甚为疑惑。张诊之，按《黄帝内经》理论"微言以释之"。儒生听毕大喜，曰："有是哉妙理，……今得教，可释然矣。"信服张氏之汤药，数剂即痊愈。此案提示，进行药物治疗同时，配合释疑解惑等心理疗法，将大大提升疗效。

（赵若琳　何裕民）

zhùyóu liáofǎ

祝由疗法（Zhu-You therapy）

由一定权威性的人物（上古通常由巫师担纲），在祈祷神灵等的仪式中，讲述患者发病之原由，使病家绝对信从，以致精神内守，情感改善，病态得到某种改善的一类古老疗法。祝者，告也，同咒；由者，生病原由也。《黄帝内经·灵枢·贼风》："先巫者，因知百病之胜，先知其病之所从生者，可祝而已也"，就是对此疗法的叙述。这是中国上古时代心理疗法之雏形。

秦汉以后，祝由分成两支：一支演进为以"祝说病由"为主体的语言疏导、移精变气等心理疗法，《素问·移精变气论》："余闻古之治病，惟其移精变气，可祝由而已"。另一支则继续发展巫术方式。明·张介宾《类经》评："祝由者，即符咒禁禳之法，用符咒以治病。"后者带有浓厚的迷信色彩。

（赵若琳　何裕民）

yíjīng biànqì liáofǎ

移精变气疗法（shifting essence and changing qi therapy）

采用多种方法，包括转移注意焦点等，以改变患者情性，达到治愈病症的一类心理疗法。是从祝由疗法发展而来。

《素问》有《移精变气论》专章讨论该疗法。唐·王冰注释曰："移，谓移易；变，为改变。皆使邪气不伤正，精神复强而内守也。"此疗法含有心理疗法意蕴，受到历代医家的重视。金·张从正《儒门事亲》辑录山东杨先生一案，就是借助移易情性，改善患者严重泄泻之症的。杨先生治府主洞泄不已，初至时，未处汤药，只是对患者与众人大谈日月、星辰、躔度，及风雨雷电之变，自辰至未，而病者听之，竟忘其圊。杨先生曰："治洞泄不已之人，先问其所好之事。好棋者与之棋；好乐者与之笙笛；勿辍，以移其情，则病自愈。"取效之关键，在于医家使患者聆听其趣谈，精神高度集中，产生了移易情性之效果；原本对频繁便意的病态性注意，转移到了新的兴奋点，从而洞泄自愈。杨氏提出了"先问其所好之事"，即事先了解患者兴趣、爱好，选择移易内容，加以诱导，以转换心境，消遣杂念，则是施行这类疗法的关键。

（赵若琳　何裕民）

ànshì liáofǎ

暗示疗法（suggestive therapy）

借助言语（或非言语）手段，让当事人在不经意中接受某种观点、信息或态度等，以改善某种症状或加强某些疗法的一类心理疗法。《黄帝内经》时期人们广泛运用的祝由疗法，就寓有暗示意蕴。巧妙地借助语言、行为、药物或情景等积极暗示，常可以改变患者的心身反应过程，改善原有病态的认知和不良的心境，达到治疗某些病症的目的。

受暗示性是人人都具有的正常现象。俄国生理学家、心理学家伊万·彼得洛维奇·巴甫洛夫（Ivan Petrovich Pavlov，1849~1936年）指出：“暗示是最简单、最典型的条件反射。”暗示性高低与接受暗示者的气质、性格，受教育程度和暗示施行者权威性有关。受暗示性是暗示疗法的心理基础。受暗示性强的人，暗示疗法的效果强。权威人物的言语、行为、举止等对他人更容易产生暗示。然而，暗示具有双重性特点，可以是正性的，也可能是负性的。临床很多医患冲突，就是起源于医师不经意中的负性暗示。因此，作为心理疗法，医师必须学会加以利用，并一定避免负性暗示。

暗示疗法的方法很多，有言语暗示、药物暗示、手术暗示、情境暗示等。暗示时，也常借助一些道具。但最重要的还是医师的语言。医师对患者的鼓励、安慰、解释、保证等也都有暗示的成分。暗示疗法可分被动暗示疗法和主动暗示疗法两类。

被动暗示疗法　指在与他人接触（包括诊疗）时，不经意中接受他人的某种观点、信息或态度等，以改善自身的某种症状的一类心理疗法，又称他人暗示疗法。这是最常见的暗示疗法。历代医家运用广泛。

宋·孙光宪《北梦琐言》记载一例病案：“唐时京城医生吴元桢治一妇人，误食一虫，常疑之，由是致疾。频治不减，请吴医师治之。吴揣知其所患，乃责主人姨妳中谨密一人，预戒之曰：今以药探吐，以盆盂盛之。当吐时但言有一小蛤蟆吐出且遁去。然切不可令患者知之，是诳绐也。妳仆如约，施之，其疾顿除。”这是纯粹借助语言，巧妙配合催吐药，同时借助暗示而起效的。

又如宋·范正敏（一作陈正敏）《遁斋闲览》记录一案：“一人，在姻家过饮，醉甚，送宿花轩。夜半酒渴，欲水不得，遂口吸石槽中水碗许。天明视之，槽中俱是小红虫，心陡然而惊，郁郁不散，心中如有蛆物，胃脘便觉闭塞，日想月疑，渐成痿膈，遍医不愈。吴球往视之，知其病生于疑也。用结线红色者分开，剪断如蛆状，用巴豆二粒，同饭捣烂，入红线丸十数丸，令病人暗室内服之，置宿盆内故水，须臾欲泻，令病人坐盆，泻出前物，荡漾如蛆，然后开窗，令亲视之。其病从此竟解。”此案则借助了道具。但本质上，都是暗示在起作用。

主动暗示疗法　指当事人对自我不断施行的，有意无意中可以改变自我心身（形神）状态的一类心理疗法。《儒门事亲》中张从正治内伤发热患者，嘱其“面北端，想北海雪浪滔天，冰山无际，大寒冷之气”；同时配合中

医药消解了热症。这种联想就带有明显的主动且正性的暗示效应，因为寒性可以制约发热。临床上，一些心理状态稳定的患者，常静默时想象自身白细胞正在不断地吞噬癌细胞。自我暗示疗法巧妙加以利用，常有意外之效。虽然其机制还有待进一步揭示。

自我暗示也有正性与负性之别。“望梅止渴”是正性暗示的经典故事。但临床上不少人则存在着严重且持续的负性自我暗示：表现为习惯于消极地思考问题，放大不良信息，在负性的自我暗示下，更容易催生出现不良后果。对此，应努力帮其纠正。可借助认知疗法等加以改善。

（赵若琳　何裕民）

zhōngyī xíngwéi liáofǎ

中医行为疗法（behavior therapy of traditional Chinese medicine）

借助现代心理学中有关行动作为理论，对古代医家的治疗经验和案例进行总结提炼而成的，运用行为举措等影响患者，改善患者情性，达到治疗目的之心理疗法。行为疗法有时与心理疗法是同义词，中医学文献中虽然没有同一概念，但对行为疗法的旨趣却早已娴熟掌握，且广泛地用于临床。

（赵若琳　何裕民）

yǐxí píngjīng liáofǎ

以习平惊疗法（acclimatize to calming therapy）

逐步学会适应，平定因突然受惊所致心神异常病症的一类心理疗法。《素问·至真要大论》有“惊者平之”教诲。金·张从正阐发：“平，谓平常也。夫惊以其忽然而遇之也。使习见习闻，则不惊矣”，故“惟习可以治惊”。

以习治惊之疗法，充分体现了现代行为疗法讲究“学习”“适

应"之旨趣。张从正就常用此法以治惊，如案例"卫德新之妻，旅中宿于楼上。夜值盗劫人烧宿，惊堕床下。自后每闻有声则惊倒不知人。家人辈蹑足而行，莫敢冒触有声，岁余不痊。诸医师作心病治之，人参珍珠及定志丸，皆无效。戴（张氏）人见而断之曰……惊者胆伤也，乃命二侍女执其两手，按高椅上，当前下置一小几。戴人曰：娘子视此，一木猛击之，其妇大惊……；伺少定击之，惊也缓；又斯须，连击三五次；又以杖击门；又暗遣人击背后之窗，徐徐惊定……是夜使人击其门窗，自夕达曙。……一二日虽闻雷亦不惊"。这就典型地体现了"以习平惊"的旨趣。这类病症，如果仅凭药物治疗常难以痊愈。

（赵若琳 何裕民）

zhēnduìxìng xíngwéi jiūzhìfǎ

针对性行为纠治法（targeted behavior correction method）

对致病性不良行为，加以纠治的一类心理疗法。其本质是一种指导思想，强调两点：行为不当可以致病；行为过度也可以致病。对于这些病症，纠治不良行为，讲究撙节、适度，就是很好的治疗方法。

唐·孙思邈《备急千金要方·养性》中："人之寿夭在于撙节""养性之道，莫久行、久立、久坐、久卧、久视、久听……莫强食、莫强酒、莫强举重、莫忧思、莫大怒、莫悲愁、莫大惧、莫跳踉、莫多言、莫大笑，勿汲汲于所欲，勿悁悁怀忿恨……"都体现出各种行为方式需撙节、适度之原则。明·汪绮石《理虚元鉴》中指出："起于色者节欲，起于气者慎怒，起于文艺者抛书，起于劳倦者安逸，起于忧思者遣

怀，起于悲哀者达观……"也体现了针对性行为纠治的主张。

（赵若琳 何裕民）

wēishè liáofǎ

威慑疗法（deterrence therapy）

以正气凛然等的威严震慑行为，诱发患者极度恐慌惧怕之类情感，从而以平定或抑制其病理性的狂躁或猥亵等反应的一类心理疗法。此疗法与现代出现恐怖情境疗法有某些类似之处。

明代御医龚子才在《增补寿世保元》曾治一性行为变态之青年女子，该女见男子便咬住不放，俟人拉开，即昏仆于地，阴户流出大量湿冷物。龚嘱其父母，一俟此女有此等征兆，即以痛责之，同时予以抑青丸。借凛然之势和中医药抑制相火而病愈康复。明·张介宾在《类经附翼》载，治一少妇，殴詈惊狂，举措无常。张即令人高声先导，整容正衣，突入内堂。病者褒衣不恭，瞠视相向。张施怒目以胜之，面对良久，患者报生神怯，息尔潜邃。张益令人索之，惧而不敢出。乃佐以白虎汤一剂，痊愈而安。这些案例中，痛责之、高声先导、正衣威仪突入、怒目直视等，都是施向患者的凛然且威慑之行为，可激起患者的恐惧及自报心理，一定程度可平定其病态之行为。此方法使用时，除凛然威严之气势震慑外，既要注意伦理及行为适度问题，还要配合药物治疗，气势之震慑只是暂时的，针对性药物纠治才是治本的。

（赵若琳 何裕民）

yìniàn liáofǎ

意念疗法（idea therapy） 借助意识（含显意识及潜意识等）以形成信念，从而主导人的精神心理等活动，并间接地影响自我心身功能状态的一类心理疗法。

意念，是个颇有争议的名词。但它在涵盖气功（导引、吐纳）、静默澄心、冥想、正念等流行心理疗法时，抓住了这些疗法的核心要素，并具有言简意赅的包容性，姑且存之。

（赵若琳 何裕民）

qìgōng liáofǎ

气功疗法（qigong therapy）

通过调姿、调息、入静等方式，促使生理功能更趋有序，并逐步开发自身潜能，改善诸多心身功能状态，从而强身防病的一类身心修炼方法。气功，古代又称吐纳、导引。所谓吐纳，指口吐浊气，鼻纳清气；本意指呼吸训练；所谓导引，指"导气令和，引体令柔"，引导气在体内有序地循行。先秦时期吐纳、导引已在中国盛行。近代以降，人们渐以气功指代过去的吐纳、导引。

中医学认为，合理而持续的气功修炼，可促进全身气机协调，各脏腑功能有序，经络通畅，阴阳气血调和，形神康宁，有助于养生、防病、祛疾、尽享天年等。气功已成为一个约定俗成之词，包括了不同流派的身心修炼方法之大体系。研究证明，气功修炼可明显改善中枢神经系统、呼吸系统、消化系统、心血管系统和内分泌系统的功能状态，从而防治心身病症。

气功修炼方法众多，流派也广，但各种流派都围绕着调姿、调息、入静三大环节。如仅就导引而言，隋·巢元方《诸病源候论》中已记载213种导引方法，分别适用于110种病症。书中明确指出不同病候当选用不同功法，多数病候有两种以上导引法，几无重复。因此，非专业书籍无法详细介绍气功的具体修炼方法。练功时，应强调在专业导师指导

下，循序渐进；并注意方法的正确掌握和心理状态的适当调控等问题，以防止出现偏差。必要时还可配合诱导、暗示等手段，促使患者进入静谧状态。

（赵若琳　何裕民）

jìngmò chéngxīn liáofǎ

静默澄心疗法 (meditation and tranquility therapy)

安静地、什么都不想，内守地达到一种境界，从而逐步改善整体状态的一类心身修炼方法。静默，指息想（什么都不想）静坐；澄心，指忘掉一切，古又称坐忘。战国·庄周《庄子》有颜回坐忘说，曰："堕肢体，黜聪明，离形去知，同于大通，此谓坐忘。"即坐到忘掉一切，不知肉体之存在。该法又称冥思坐禅法。它源于道家，佛教的参禅（坐禅）和印度的瑜伽等亦有类似旨趣，可归入其中。至宋明时期，坐忘已经简称为静默。历代大儒、养生家及医学家都十分注重此法，它是常用的疗疾却病方法。

静默澄心疗法与现代自我调整疗法、松弛疗法有相似意蕴，可以说后法是以前法为蓝本的。其养生及祛病关键在于"松"和"静"，诚如《素问·上古天真论》所言："恬淡虚无，真气从之。"因为"神劳则魂魄散，志意乱"；"静则神藏，躁则消亡"。故静默澄心等疗法的关键在于心绪宁静、肢体放松，并适当调整呼吸。行使静默澄心等疗法的同时，历代医家还强调须摒弃杂念，做到"六要"；一曰薄名利，二曰禁房色，三曰廉货财，四曰损滋味，五曰摒虚实，六曰除嫉妒等。强调这些，为的是更有利于进入"松"和"静"的心理状态，通过身心放松，稳定情绪，意守丹田，调整呼吸，心身松弛，缓

冲应激，从而可调整、修复或改善心身功能状态，达到治疗和预防心身病症的目的。这一疗法对于因紧张、焦虑、所欲不遂等导致的情志病症及心身病症等，尤为适宜。

导引吐纳与静默澄心均凭借意念的主导以调整呼吸、调整姿势、动作等，故有人又统称其为意念疗法。这些疗法都着重于调身、调息和调神，"松弛""入静"是其共同特点，但在形式和方法上又各有不同。一般说来，导引吐纳还注重以意念主导体内之气的运行，故改称其为气功。而静默疗法通常不涉及这一点，与现代流行的"松弛疗法""放松功"等比较接近。然而，两者都可以促使练习者通过身心松弛，进入"入静"状态，从而可调整、协调和改善心身功能状态，治疗和预防情志（心身）病症。由于导引吐纳与静默澄心两种疗法均既有调情治标之功，又有养性治本之效，故是防治情志病症及心身病症等行之有效，且发展前景良好的疗法之一。

清·黄凯钧、邢玉瑞《友鱼斋医话》记："前明道林蒋先生偶抱疾病，岁乙亥病益甚，哕血几不起。先生乃弃医药，借寓道林一室，只以一力自随。闭目叠足，默坐澄心，常达昼夜，不就席。一日，忽香津满颊，一片虚白，炯炯见前，猛然方省之间，而沉疴已霍然去体。"此说法虽有夸张之处，但静默澄心疗法确有改善心身功能状态之功。

（赵若琳　何裕民）

míngxiǎng liáofǎ

冥想疗法 (meditation therapy)

通过沉思、想象等方式，令心、意、灵专注于初始状态之中，并运用意识和想象力等，以调整身

心状态、增强体质、改善症状的一类心理疗法。已应用于多种心身病症和躯体病症治疗中。

冥想，本意为深沉的思索和想象，诞生于东方宗教和文化之中，已超过三四千年。冥想的原型起源于古印度，随着佛教或瑜伽传入中国。中国也有本土类型，如心斋、导引吐纳、静默澄心等。无论印度还是中国，它们原本都是宗教活动中的一种仪式，后演变为一类修心养性之行为方法。随着时代演进，逐渐跨越了最初的宗教和文化鸿沟，成为心理学研究的一个重要领域，并越来越多地应用于疾病防治及日常生活之中。心理学较系统地研究冥想，始于20世纪60年代，某种意义上可以说是人本主义心理学兴起后的寻根产物。

冥想过程通过建立一种特殊的注意机制，可自我调节身心，从而影响个体的生理心理状态，包括一系列复杂的情绪和注意调节训练，如身体放松、呼吸调节、注意聚焦等，可提高个体幸福感，有助于平衡情绪。

分类　分为沉浸冥想和专注冥想两大类。

沉浸冥想　强调开放和接纳，要求冥想者以一种知晓、接受、不作任何价值判断的立场，来体验自己在此过程中出现的一切想法和感受。

专注冥想　强调注意的集中，要求冥想过程中尽力将注意力放在感受呼吸、重复词语（如咒语）、想象图像等的心智活动上，并摈弃其他想法和感知觉干扰。其他冥想方式（或类型）则是处于这两极之间的连续体，靠近前者就接近沉浸式冥想，靠近后者就属于专注式冥想。

根据冥想时姿势的不同，有

静坐式冥想和运动式冥想等类别；根据冥想过程中注意聚焦点不同，又可分成相应类别。

机制 冥想疗法的主体是自我意识。信奉此疗法者认为：意识虽无形却有能量。通过意念，以调节神经系统，继而可影响全身各系统、脏腑、器官等的功能状态。其基本原理涉及神经、内分泌、免疫、代谢等，故冥想也是一类有着综合效应的疗法。

现代研究发现：静坐冥想时会使得呼吸次数减少，减少皮肤带电反应，减缓心跳，增加脑电波中的 α 波，并降低肌肉紧张的程度等。

应用 冥想疗法对许多心身病症有一定疗效，已较多应用于常见的心理疾病（如抑郁症、焦虑症、睡眠障碍等）的纠治之中，常可明显改善情绪低落、焦虑、创伤后应激障碍、压力、疲劳等症状。

健康人 冥想疗法对健康人的心理发展也有积极作用。首先，可以正性地促进情绪和情感活动，如增加快乐感、成就感、幸福感、自信心，改善人际关系等，并有助缓解压力，提升宽恕感等。其次，冥想对个体认知能力也有积极影响，如提升注意系统，降低负性情绪干扰，使注意力更集中等。此外，冥想可减少个体侵犯性行为，减少以自我为中心的不良行为态度，可改善价值观和提高情商分值等。

脑功能 对脑功能也有良性效应。长期的冥想练习者其大脑灰质体积不致随年龄的增长而缩小，故认为冥想会减少由于衰老导致的认知功能减退。脑电图显示：冥想时前额皮质的 θ 波和 α 波活动显著增加，这些脑波变化与心率、人格特征等有关。影像学显示：长期冥想者前额叶和右前脑岛区域比普通人厚，此区域与注意力和感知能力有关。

躯体疾病 对一些躯体疾病也有疗效，如可提高肿瘤患者的睡眠质量和生活质量，缓解慢性疼痛（如偏头痛、腰痛等），减慢心率，降低血中乳酸，甚至延缓艾滋病患者病情发展等。对高血压、神经衰弱、饮食障碍，及某些心脏病、皮肤病等都有一定疗效。冥想疗法还可以提高机体免疫力，有研究发现冥想的流感患者体内病毒抗体水平增高。

亚健康防治 冥想疗法有助于引导人们将意念回归自身，观察自己内心世界，与内心交流，从而认识自我，漱涤内心，促进身心宁静，提升自我境界，故也可用于亚健康的防治。当今信息时代，很多人感到浮躁而嘈杂，注意力和判断力下降，心身不宁。面对大量待处理信息，人们难以去粗存精，越来越少地体验到聚精会神的可能性；专注力不足又很难进行深入的思考和创新。冥想是集中意念的过程，可凝练专注能力，一方面可缓解过度膨胀信息量之刺激，另一方面让人们在工作生活中的思路更加聚焦和清晰。心理病症问题日益严峻，倘若人们对自己的内心像对外表一样的关注，心理缺失、物质有余而精神匮乏之失衡等很多问题，都会得到缓解。

（李亚天）

zhèngniàn liáofǎ

正念疗法（mindfulness therapy）
以正念思想为基础发展而成的一系列呵护心身、祛除病症的心理疗法。正念，指通过有目的地将注意力集中于当下，不加评判地觉察感知一个又一个瞬间所呈现的体验，从而涌现出的一种觉知力。其理论基础是东方的禅宗思想。正念的思想核心：一是将注意力集中于当下；二是对当下所呈现的所有观念均不作评价。

正念的滋生基础——东方佛教禅宗，原本是一种修行方法。20 世纪中叶，禅宗传入西方后，得到蓬勃发展。1979 年，美国麻省大学医学院乔·卡巴－金（Jon Kabat-Zinn）博士设计了正念减压疗法，意在协助患者以正念禅修为主，帮助处理压力、疼痛和疾病等，并逐步形成了系统的正念疗法。国际上，正念研究和实践已进入主流心理学领域，并扩展到临床医学、神经科学、教育学等诸多学科。

组成 以正念为基础的心理疗法主要有正念减压疗法、正念认知疗法、辩证行为疗法等。正念减压疗法通常采取连续 8~10 周，每周 2~2.5 小时密集的正念冥想训练或正念式的瑜伽训练，包括正式方法（如躯体扫描、正念瑜伽、静坐冥想、正念行走等）及非正式方法（如察觉愉悦事件及非愉悦事件、察觉呼吸、察觉吃饭、行走、人际交往等日常活动），以提高个体对此刻发生事件的观察能力，从而减轻压力。正念认知疗法主要有引导全身扫描、静坐冥想、行走冥想、注意运动和 3 分钟呼吸空间等，重点是对日常活动的关注。

机制 从心理学角度，正念疗法的机制在于：通过正念训练，使训练者直面而不是逃避潜在的困难，培养一种开放的、接受的态度，来应对当前出现的想法与情绪，将关注思维的内容转移到关注其过程，不必再努力改变消极的思维内容，转向注意所有体验的加工过程。正念疗法帮助个体在出现负面情绪时，停止消极的行动模式，而代之以思维的存在模式。

正念疗法练习时，个体与负性思维只是待在一起，而并不是对其进行分析；正念疗法帮助个体打破造成不愉快感的思维习惯，打破导致情绪恶化的螺旋式的锁链，从而阻止其发展成严重的情绪障碍。

正念疗法能够通过心理训练，促进大脑的积极情绪活动，从而作用于全身。有研究表明：正念疗法激活"积极情绪"的大脑左前额叶。正念冥想能够引发更强的前扣带回皮质的激活，而前扣带回皮质在集中注意、动机的激发和维持中起重要作用。脑电图显示：正念疗法会增加积极情绪脑区 θ 波活动。另外，正念疗法还可以让人体产生更多的抗体，提高免疫细胞和细胞因子的水平。

应用 主要用于治疗与压力有关的心身病症，包括头痛、高血压、慢性疼痛、心脏病、癌症、艾滋病、气喘、长期性疼痛、多发性硬化、皮肤病等，以及与压力有关的肠胃病、暴食症、睡眠失调、焦虑、恐慌症和反复发作性抑郁症等。正念认知疗法对消解焦虑障碍、社交恐惧、疑病症、双相情感障碍等都有一定的疗效。辩证行为疗法则常用来治疗边缘性人格障碍等。

正念疗法已从最初的宗教仪式性质中脱胎而出，发展成一类颇受重视的心理疗法体系。正念疗法不同于传统的心理疗法。传统的心理/精神疗法集中于收集疾病症状的信息，进行分析诊断，并加以纠正及治疗；而以正念为基础的心理疗法则将着眼点从疾病转向健康，致力于达到一种全面健康，包括心理、生理健康状态，先是去接受及体验，而后去

维护它。这也体现出以疾病为中心的医疗模式，转向以促进整体健康为主的思维方式，是心理治疗领域发展的一大新趋势。

（李亚天）

dàojiā rènzhī liáofǎ

道家认知疗法（taoist cognitive therapy）

借道家价值观和思想认识，帮助现代人因价值观陷入困顿、思想认识有所迷惑而表现出的心身偏差或某种病态，通过改善认知，达到消解病态、祛除病症的一种心理疗法。此疗法是由杨德森、张亚林依据道家思想所创，属认知疗法之一，较符合中国知识人的心理纠治。

道家思想集中体现在老子、庄周所著《道德经》《庄子》等著作中。道家讲究"守道"——尊重自然规律，探究生命奥秘，发展个性，超然物外，清静无为。黄薛冰指出："道家因其达观超脱，往往在中国知识分子身处逆境时发挥作用，调适心灵，支持人格，成为民族心理的一道保护屏障。""它既有利于个体的自我发展，避免外物和群体对个性的压抑束缚；又引导个体遵循客观规律，追求与他人和社会的配合，利己与利他的统一。""为个体的发展提供了一个较为理想的模式。"认为道家这些思想对于改善造成神经症及心身应激障碍患者的人生观和处世方式等问题有很强的针对性。有鉴于此，提出并建立了中国道家认知疗法。

理论基础 杨德森归纳此疗法的理论基础，体现在 4 个方面。

找到精神应激源 主观愿望与客观现实之间的矛盾会使个体处于应激状态，帮助患者认识到造成自己心理问题的应激源，是解决其心理问题的前提条件。

价值观 对于同一事物的不

同认知与评价，会使个体产生不同的情绪及行为反应。因此，价值观在应激状态的形成中起着重要作用。另外，心境或情绪定势与习惯行为方式等反过来也会影响个体对外界事物的感知与行为方式。

人格特征 不同个性的人，具有不同的感知、情感体验以及思维和归因方式。因此，面对同一外在客观世界时会产生不同的内心世界。焦虑型（回避型）与强迫型人格都具有社会适应不良的人格特征与行为方式，易于引发应激状态。

认知治疗与价值观的转变 以转变价值观为主要目的的道家认知心理治疗，在减少应激与预防心理障碍方面，有釜底抽薪的治本效果。如价值观对个体的性格、感知、思维和归因方式、情绪反应和行为方式都有很大的影响。而认知方式对价值观的改变，可以引起情绪、行为反应等的继发性转变。

治疗目的 道家认知疗法的目的，是使个体的价值观发生转变，以期更加接近客观现实，更好地适应现代生活。

基本步骤 此疗法有 5 个基本步骤，每一步骤英文的首字母连接起来，就是 ABCDE。故又可简称 ABCDE 技术。

找到心理应激源（A, actual stress factors） 帮助患者找出心理应激源，并进行定性、定量和分类。通过患者对自己生活事件中应激源的自评，可以比较全面地了解心理应激的来源、性质、严重程度等。然后通过分析评估，判定应激源的性质，以便后续治疗能采取相应的对策。在完成该步骤的同时，辅以一般性的社会支持。

了解价值系统（B, belief system） 帮助患者认清其自身的价值系统，从而可更深刻地理解产生应激的主观原因，使治疗者可以在运用道家思想的基础上帮其重建认知时做到有的放矢。有时，患者在弄清自己的价值系统后可产生"顿悟"，这更有利于以下步骤的顺利进行。

该疗法在患者评定其价值系统时，首先列出日常生活中的各种需要和愿望，让患者从中选出他认为最重要的一条，评为10分；再选出他认为最不重要的一条，评为1分；按照这个标准给其他项目评分。若患者还有其他未列出的条目，可补写在后面。

分析心理冲突和应对方式（C, conflict and coping styles） 分析/确定患者的心理冲突并了解患者的应对方式，针对其不当或不足之处，予以调整和强化。道家认知疗法将常用的应对方式总结为8种：①压抑或否认：凡事以"忍"为先。②倾诉：一类较为平和的疏泄方式。③升华：如埋头事业、热心公益、积德行善等。④物质滥用：大量抽烟、酗酒、吸毒或服用镇静药等。⑤发泄：一种较为暴烈的疏泄方式，如狂呼怒号、伤人毁物。⑥自我惩罚：如自罪自责、自伤自杀。⑦超脱和自慰：如看破红尘，认定"人生如梦"。⑧消遣娱乐：借各种文体活动、游山玩水、娱乐赌博及频繁性活动等以排遣心理冲突。

道家思想的导入和实践（D, doctrine direction） 此疗法中最核心部分，常需要花费很长时间。主要目标是让患者熟记32字保健诀，并能很好地理解和执行。治疗者首先向患者简单介绍老庄哲学，然后逐字逐句讲解道家认知疗法的4条原则，即32字保健诀，具体如下。

利而不害，为而不争 利而不害，指只做利己利人利天下的事，不做害己害人害社会的事；为而不争，指做事尽力而为，不争名夺利，不和人攀比，不嫉贤妒能。利而不害是对人起码的要求，应从现在做起；为而不争是崇高境界，需要长期修养。

少私寡欲，知足知止 减少私心，降低过高物质和名誉追求的欲望；做事有分寸，对人对己都不要作过高的要求；留有余地，适可而止；知足常乐。

知和处下，以柔胜刚 和谐是天地万物根本之理，谦恭是中华民族传统美德。强调知和处下的处事原则，借以减少人际冲突，维持安定和谐。水滴石穿，海纳百川；水的坚韧和包容万物特点，足以解决世间众多矛盾与难题。

清静无为，顺其自然 道家（包括《黄帝内经》）强调"守道"，别做有悖自然规律之事，别强行蛮干，不可倒行逆施，别急于求成。要了解和掌握事物发展之规律，因势利导，循序渐进，以求事半功倍，游刃有余。

患者通过透彻理解32字保健诀，并对照自己原有的价值系统和应对方式，找出自己原本不当之处，并据此制定矫正计划和家庭作业。患者可借每日记录心得体会的方式，在实践中不断学习运用新的价值系统和应对方式来解决实际问题。

评估与强化疗效（E, effect evaluation） 评估疗效，总结经验，强化和巩固疗效。通过患者自我陈述感受、症状量表的评估、生化指标的综合检测等分析疗效。治疗者应对患者已有的进步给予明确的肯定和鼓励，同时要了解其原本不适当之观念是否已有所改变，32字保健诀是否字字落实等。此时仍布置家庭作业，但日记可改为周记。每次患者复诊时，不仅要评估疗效，更要强化道家认知观点。同时制定进一步的治疗目标。

根据倡导者的归纳：标准的ABCDE技术一般分5次完成，每次60~90分钟，每周可安排1~2次。A、B、C在前两次治疗中完成。D是关键步骤（即导入32字保健诀），需安排两次治疗会谈时间。第5次用于评估和强化疗效。如因治疗需要，DE两步骤可反复多次使用。

除进行个人治疗外，此疗法还可用于集体心理干预中，如在改变大学生神经质人格倾向方面有一定作用，且长期效果较稳定。

意义 道家既提倡遵循外界规律，又强调顺应人的内在自然本性，重视个体的发展。这与西方人本主义思想有相近之处，且能避免西方一味追求个人主义之弊端。故此疗法既有浓厚的中国传统文化特色，又与现代社会个体发展的趋势相适应，在中国是有深厚基础和广阔发展前景。然而，由于时代的局限性，道家思想也存在一些消极方面，虽然在实践和应用时力图取其精华，古为今用，但仍不适宜在社会上普遍推广。只适宜于需要心理治疗者，特别是神经症或与心理应激相关的心身病症患者。

（赵若琳）

shūjiě yìyù liáofǎ

纾解抑郁疗法（relieving depression therapy） 借助改变认知、指导释怀、辅以饮食及生活方式优化等，从而帮助缓解抑郁的以心理治疗为主的综合疗法。又称癌症心理治疗十八法，系何裕民倡导，主要采用集体心理治疗方式，借助癌症康复营、康复讲座、公共媒体等形式，将治疗理念传递给患者，并组织患者相互对照、互相激励、共同改进，以集体方式来纾解压力，走出抑郁，改善心身状态，且强调需持之以恒。

机制 现代城市癌症患者中，很大一部分属于性急、要强、追求完美、事必躬亲，且事事谨慎，兼有焦虑或抑郁偏差者。癌症与抑郁症患者有类似的地方，对其治疗，首先要从心理治疗做起，康复也是从心理康复开始。故强调"从'心'治癌"。而要真正做到心身康复与社会适应良好，癌症患者就必须注意学会及时释放压力，走出抑郁；并逐步稳定心理与情绪；借久而久之的持续努力，最终达到优化个性及形成良好生活方式之目的。

具体内容 借助各种形式的讲授及集体活动，需要不断地强调以下这些要点。

换一种方法思考 认识决定态度，态度决定行为。要认识到生活中不是所有的事都非常重要，都必须认真对待，非达完美不可。其实，人所遇到的事，只有5%是非常重要或紧迫；15%~25%是比较重要或紧迫；余下的多不如人们想象的那么重要和紧迫。若事事认真，势必长期在重压下而心身疲惫，甚至功能紊乱，终致患病。而所有事务中，没有比自身健康更重要的了。因此，敦促患者必须换一种方法思考，改变认知、态度与自身行为。

不做无谓的联想 许多癌症和抑郁症患者存在着错误的思维模式，喜欢做无谓的联想；习惯于"如果……，结果必定……"，且总是拘泥于联想的消极后果。其实，许多事情的后果并非想象的那么严重，有些恶果是人们错误联想的后续结果。若从容应对，反倒能够柳暗花明。故敦促患者记住古谚："车到山前必有路""船到桥头自然直"。

无谓联想的心理学启动因素是恐惧与焦虑。有时，索性把最坏的结果想明白了，也就敢于直面恐惧，消解焦虑了。

有时"难得糊涂"反而更好 追求完美是许多心身障碍及心身病症（包括癌症）患者的心理源头，在女性及知识分子中尤其明显。故强调"有时'难得糊涂'反而更好"。尽管"阿Q"是鲁迅笔下的丑角，但现实生活中，"阿Q"性格者，很少生癌或患抑郁焦虑。因此，善于自我宽心安慰未尝不可。至少，可以平衡一下心理，稳定自己情绪。

勇于承认和面对现实 许多人对于生病总是耿耿于怀。其实，对所有人来说，应把它看作人生旅途的一道坎、一场考验。承认它，并勇于跨过去，才是正途。

活在当下 告诫癌症和抑郁症患者，应学会活在当下，且行且珍惜，并学会设置自己近期最低的生活目标；短期为宜，不断追求短期最低目标之实现；然后不断延伸，不断攀高，也就是生命长度的有效延伸。

学会及时释放压力 需告诫患者，应善于及时表达情感、宣泄郁闷、释放压抑，这是维护心身健康的核心举措之一。如此，不仅有助于走出抑郁，而且可帮助更好地适应社会生活。明代医家张介宾说过："随怒随消者，未必致病。"

学会放慢节奏，享受生活 快节奏、性子急、脾气躁，是一些具有不良生活行为患者的共性问题。许多生活在重压下的抑郁症或癌症患者，应学会放慢生活节奏，学会享受生活。

培养多种兴趣爱好 需告诉患者，可以培养多种兴趣爱好，如种花养鸟、书法绘画等，这都有助于释放压力、压抑及心身内在潜能。如此，可解郁悦情，陶冶情性，稳定情绪；久而久之，还可以很好地优化个性。

多结交朋友，善于取得有效的"社会支持" 社会支持度越高，情绪越容易稳定；即使有严重的心理应激，也易消解。即便患了癌症，社会支持度高，康复的概率就增加，复发的可能性则明显降低，更易走向心身健康。

善于及时表达情感，宣泄郁闷 是释放压力，走出抑郁，维护健康心理的重要一环。它对男性尤其重要。男性健康状态总体不如女性（包括期望寿命等），罹患癌症及许多常见病之比率比女性高。女性喜欢倾诉，既是寻求支持，又可帮助及时宣泄。应告诫男性要善于及时表达情感，学会倾诉，这是释放压力的重要途径。

读好书 建议患者常读些好书，有助于改变认知，愉悦情性，提高心理素质与优化个性，大儒朱熹就有此倡导。可帮助消解抑郁，稳定情绪。

学会给人宽松，人将会回报你"松弛" 许多人之所以抑郁，往往是过分追求完美，对自己与他人的要求太高，以至于心身疲惫不堪，终至健康出问题。因此，须学会给人宽松（包括对下属、同事、家人、孩子）；如此久之，他人将会回馈你"松弛"氛围。生活在宽松氛围里，心身就容易康宁稳定。

了解心身的周期性变化规律 人的情绪、心理、体力（包括睡眠等）会有周期性变化。低落或心身疲惫时应告诫自己：这只是暂时的，很快就会走出"谷底"；千万别一蹶不振，不断消极地暗示自己。这时，最好的方法是做点容易成功的事，借此以激励自己。

注重（人文／自然）环境之保护 环境是每个人赖以生存之空间。注重维护良好的环境，包括努力优化办公室等的人文小环境等，都有维护心身健康和防癌促康复之积极功效。而且，环境是共享的。潜在地伤及了他人，意味着自身也有可能受到伤害。因此，维护良好的人文／自然小环境，是公民基本健康素养，如此就可愉快而健康地享受生活。

适当改善生活／工作环境 必要时可遵循环境疗法之意，脱离原工作岗位或环境一段时间，或改善生活环境及生活节奏等。

善于借助饮食疗法 如常饮绿茶等，有解郁防癌、愉悦心身之效；常食用坚果（如松仁、腰果等）也有着较好的保健功效。

适当做户外活动 可从多方面改善以脑力为主的现代都市人的功能失调，稳定其"内环境"，调节其情绪，并有间接的抗抑郁及防癌之效；户外活动还有助于控制体重，消耗能量；并有助于舒缓压力与紧张，调节心身平衡。

秋冬季多晒太阳 这有着多方面保健防癌功效，且简单易行。

上述纾解方法需不断传输给癌症／抑郁症患者，并帮助他们组建非正规小团体，以集体方式，相互间不断的良性勉励，常可起到很好纾解抑郁、稳定情绪、优化个性之效。

（蒙玲莲　赵若琳）

yìshù liáofǎ
艺术疗法（art therapy）
以文艺美术活动为中介的一种非语言性心理治疗方法。又称艺术心理疗法。其宗旨是让患者通过艺术，产生自由联想来稳定和调节情绪，消除负性情绪，治疗心身或精神疾病。同时，通过艺术的非语言表达和沟通，还可以使个人与环境内外取得平衡及一致。广义上，艺术疗法包括了绘画、书法、音乐等治疗方法，狭义上则仅指绘画疗法。

历史沿革 早在《礼记·乐记》中，中国古人就有用音乐治病之记载，强调可用音乐调理身心。《黄帝内经》的祝由一法，用语言、歌唱等形式为患者治病。史书记载隋炀帝病燥热，隋代名医莫君锡画了两幅画：《梅熟时节满园春》与《京都无处不染雪》为其疗病，居然显效。清·吴师机《理瀹骈文》云："七情之病者，看书解闷，听曲消愁，有胜于服药者矣。"因此，此类疗法是古代中医师常用之法。

国外此类疗法的发展历史也很悠久。古埃及有用艺术活动形式治疗精神患者的传说。俄国戏剧和表演理论家康斯坦丁·谢尔盖耶维奇·斯坦尼斯拉夫斯基（Konstantin Sergeyevich Stanislavski，1863~1938年）最早将艺术与心理学联系起来。美国教育与心理学家玛格丽特·农伯格（Margaret Naumburg，1890~1983年）建立了以艺术为表现形式的治疗模式，即通过对患者所做的自由绘画作自由联想式的分析，此为艺术疗法的现代正式发端。

20世纪50年代，美国教师埃莉诺·厄尔曼（Elinor Ulman，1910~1991年）在对残疾儿童做绘画教育时，创造出了"Ulman评估程序"。同期，伊迪丝·克雷默（Edith Kramer，1916~2014年）提出为了能使患者在不干扰其防御机制的前提下，发泄其潜意识的内在，可以辅助运用心理治疗。1969年，美国艺术治疗协会正式成立。

分类 艺术疗法可以分为拼贴（Collage）疗法、陶艺疗法、诗歌疗法、连句疗法、神话疗法、绘画疗法、箱庭疗法（沙盘疗法）、音乐疗法（见乐律疗法）、舞蹈疗法、心理剧疗法、作业疗法（包括编织、镶嵌、打字、园艺等）、摄影疗法等。不同的艺术疗法有着不同的操作方法。

拼贴疗法 又称剪纸贴画疗法、粘贴疗法等，是让患者从杂志等的材料中选择、裁剪图画、照片或文字，在特定的纸张上拼贴、重组，一个人或多个人都可以拼贴。整个治疗类似于心理咨询方式，把混乱的思考、情感等，加以整理和归纳，从而帮助患者发现自我、表现自我，并获得美的满足。

绘画疗法 兼有心理诊断和治疗之性质。患者绘画，治疗师通过画作，了解患者的内心世界，并给予帮助。通过绘画，可以捕捉到患者难以用语言表现的梦、情感和无意识的冲突等，可以是外界现实事件和自我关系的投射；也可以反映患者的早期经历。同时，患者自己也可以借此重新观察自我，进行内省和思考。

箱庭疗法 来访者在一个沙箱中用沙子和各种各样的玩具模型、物品创造一些场景，借以宣泄个体情绪、情感，表现个体内部的心理世界，促进个体心理整合与成长，并可达到自我治疗的目标。

应用 可应用于一些治疗场景中，如医院、学校等；也可用于临床，以治疗一些精神疾病、心理障碍和生理疾病等。它可以缓解疼痛、焦虑、创伤后应激障碍、饮食障碍等，增强应付急变的能力。如常用于精神分裂症、边缘人格、强迫症、酒精中毒、抑郁症、神经症等的辅助治疗；还有用于药物成瘾、酒精成瘾的辅助戒断治疗；更多情况下是作为药物治疗和言语疏导的一个重要补充。其中，绘画疗法较多地用于治疗孤独症儿童，它还可以促进儿童心理的发展，增加成年人的社交能力和改善老年人的记忆力等。

艺术疗法虽然比较抽象，且种类繁多，但都是源于客观也是能够作用于临床实际病症的。艺术活动本身具有治疗功能。创作过程中的注意力高度集中，可避免胡思乱想，缓解情绪波动，帮助提高自我认识和完善自我人格。通过艺术的创作过程，还可以缓和情感冲突，净化负性情绪或心境，提高当事人对事物的洞察力，有助于自我认识和自我成长。艺术的创造性过程有时候会让难堪的潜意识冲突、愿望、顾虑和冲动等在不经意中浮现，从而获得某种程度的释放、消解或转移。因此，艺术创作过程也有着通过宣泄、升华、整合和象征等的机制，借助当事人创作时的联想和诠释，获得新的认知或洞察力，从而收到释放负性情绪或心结等的效果，达到意识和无意识的统合。有些治疗师甚至鼓励当事人使用和探索多种防御方式，或鼓励他对意象产生移情，以充分表达自己的体验。

艺术是个人内心世界和生活经历的反映，从艺术创作过程中，可以窥探患者的潜意识。治疗师通常以第三者的身份出现，借助非语言的沟通，以象征、转移、解释等方式巧妙地融入；这些都能降低患者的心理防御机制。而治疗过程相对轻松愉悦，又不干扰患者生活及社会活动，常可以获得较为良好的医患互动和患者的信任，并可以不时地给予心理支持。这都是艺术疗法的优势所在。但不同个体的艺术天赋及悟性差异很大，因此，在选择具体疗法时，要考虑患者的文化背景、接受程度、身体状况和兴趣爱好等的不同，因人制宜，以增加艺术疗法的可行性及其效果。

(李亚天)

yuèlǜ liáofǎ

乐律疗法 (music therapy)

中国古代版独特的音乐疗法。它的独特在于3方面：①中国古贤对乐有独特看法，"乐"与"礼"，构成了中国传统文化的主体；始自夏，至周初，周公"制礼作乐"一直是中国古文明的核心内容，故中华民族素被称为"礼乐文化""礼乐之邦"。②古代中国对音乐有着自身的理论认识，古称乐律学；又可分乐学和律学两部分，前者类似于现代音乐基础和作曲理论；后者近似于现代音乐声学的生律法与律制法等之研究。③古人认为乐律是与人体脏腑相匹配的，《黄帝内经》多篇反复提及乐律与五脏六腑、五志七情之间的关联性。《灵枢·邪客》曰："天有五音，人有五脏；天有六律，人有六腑；……此人与天地相应者也。"因此，作者众说纷纭，有子夏、公孙尼子、刘德、刘向诸说。《礼记·乐记》："乐行而伦清，耳聪目明，血气平和"，善用乐律，可助健康养生，也可帮助治疗。元·朱震亨明确提出"乐者，亦为药也"。

中医理论中，五音配五行，六律配六腑，音律对应于五脏六腑，并存在着五行的生克制化关系，从而可以借此进行身心调摄和纠治不同类型的形神病变。具体而言：角、徵、宫、商、羽为五音，王冰注曰："角谓木音，调而直也；徵谓火音，和而美也；宫谓土音，大而和也；商谓金音，轻而劲也；羽谓水音，沉而深也。"它们属于相对音高，对应 So、La、Do、Re、Me，分别络属于五行，对应肝、心、脾、肺、肾五脏；分别对所属之脏的病症有纠治作用。六律为十二律中的六个阳律，分别是黄钟、太簇、姑洗、蕤宾、夷则、无射，属于绝对音高，对应六腑；从而构成乐律疗法。其中，五音疗法应用更广泛，如角音调畅平和，善消忧郁，助人睡眠；徵音抑扬咏越，通调血脉，振奋精神；宫调乐曲，悠扬和谐，助脾健运，提升食欲；商调乐曲高亢悲壮，铿锵肃劲，善平躁怒，令人宁谧；羽音柔和透彻，发人遐思，启迪心灵。故历史上中医师常用角音以治肝火旺，日久灼伤肝阴的头昏目眩等症；用徵音以治喜笑无常，失眠多梦，心悸不安等症；借宫音以消纳差腹胀，体倦乏力等症；借商音以治哭泣悲拗，气促咳嗽，胸闷不舒等症；借羽音以治呻吟，腰酸腿软，耳鸣等症。宋·欧阳修《欧阳永叔集》曾记载"宋代文豪欧阳修曾患幽忧之疾，食欲大减，叠进汤药无效。后受宫声数行，得宽。久则乐之愉然，不知疾在人体矣。故叹曰：'用药不如用乐矣'"。其机制如明·龚居中《红炉点雪》所述"歌咏所以养性情，舞蹈所以养血脉"。合理运用乐律疗法效果良好。

此外，还可以辨证选曲，如属肝气郁结，怒伤肝等，可以选择角调式曲目，如《草木青青》《江南丝竹乐》《江南好》等；

属心气不足者，可选用徵调式曲目，如《喜相逢》《百鸟朝凤》《步步高》《喜洋洋》等；属思伤脾，以至于脾气虚者，可选宫调式曲目，如《秋湖月夜》《春江花月夜》《月儿高》《鸟投林》等；属忧伤肺所致的肺气虚者，可选择商调式音乐，如《阳关三叠》《嘎达梅林》《悲怆》等；属肾气虚者，可选择羽调式曲目，如《昭君怨》《塞上曲》《二泉映月》《梁祝》等。实践表明，用乐犹如用药，以乐配药，或以乐代药，对情志病症的纠治，有一定意义。

《礼记·乐记》曰："凡音之起，由人心生也；人心之动，物使之然也；感于物而动，故形于声。"通过音乐，可调整紧张、恐惧、焦虑、压抑、狂躁等情绪，进而影响五脏及整个机体，最终达到治病强身的目的。从 20 世纪 80 年代起，中医学界在临床开始运用各种改良过的五音疗法尝试治疗多种病症，较多集中在治疗失眠、消化性溃疡、冠心病、高血压、甲状腺功能亢进、更年期综合征等情志病症方面，以及在肿瘤放化疗期间进行减毒增效，都取得了较好的疗效。

音乐极具浓厚的民族及文化色彩，选择与患者生活相关的民族音乐，可更适合其情志病症的纠治。此外，运用时还要注意控制时间，一般以 30~40 分钟为宜，音量控制在 70 分贝以下。

（李亚天）

fāngxiāng pìhuì liáofǎ

芳香辟秽疗法（dispel filth with aroma therapy）

利用天然植物中的挥发香料或其提取出的芳香类精油，辟浊去秽，以清洁环境、提振情绪，减轻、预防或治疗人体某些病症的一种辅助疗法。中医学形成了独特的芳香辟秽疗法；国外则主要发展了精油疗法。中医理论认为，气味无孔不入，香气通过口鼻、皮毛、官窍等，渗入机体，以影响脏腑气血，纠偏祛疾，故有"芳香辟秽"一说。

历史沿革 公元前 3000 多年，就有在宗教典礼上燃烧树木或草药等的做法，猜测是将菖蒲根等用作杀菌防腐。殷商甲骨文中记载有艾蒸、熏燎及酿制香酒等的治疗内容。周朝有佩带香囊、沐浴兰汤等的卫生习俗。《山海经》载："薰草佩之，可以已疠"。在马王堆汉墓出土的香囊、熏炉内有花椒、肉桂、辛夷、茅香、佩兰等芳香类药物，说明当时用芳香类药物辟秽消毒、防治疾病、清洁环境等已成风俗。《灵枢·寿夭刚柔》记载的"淳酒二十升、蜀椒一升、干姜一斤、桂心一斤……以熨寒痹所刺之处"的外治法，也属于芳香疗法。唐代《新修本草》收录了很多新发现用途的和外来的芳香类药物，如安息香、苏合香、龙脑香、阿魏等。唐·孙思邈《备急千金要方》中《辟温》的桃枝洗方以外浴，太乙流金散以烟熏，用辟瘟杀鬼丸做成香袋佩在身边，以粉身散制成粉剂扑身，以搐鼻散以促使搐出鼻腔异物等，都是具体借用芳香药物，借"芳香辟秽"以防治疾病。

明·朱橚《普济方》中专列"诸汤香煎门"。明·李时珍《本草纲目》专列芳草类，介绍了敷法、扑法、吹法、含漱法、浴法、涂法、擦法等芳香类药物的各种给药方式。清·徐大椿《神农本草经百种录》中论述："香者，气之正，正气盛则除邪辟秽也。"清宫医案中记载了避瘟明目清上散、避暑香珠、透脑闻药方、清脑闻药方、避秽香、清静香、香发方、香皂方、香浴方、香丸方等数十张处方。清·吴师机《理瀹骈文》中的芳香辟秽疗法已形成一套较为完整的理论体系。香薰在人们的日常生活及保健中也非常普及，文人案前香薰盒，还有香囊、香瓶、香珠、熏炉、香串等用品。此外，焚香祭祀，端午节插艾草、菖蒲，都是自古流传下来的民间习俗。

分类 常用的芳香辟秽法有香佩法、香熏法、香枕法、香兜法、香敷法、搐鼻法等。

香佩法 将芳香类药物打成细末，装在囊状布袋或绸袋中，佩戴在胸前、腰际等处；或装入贴身衣袋内。常用的有苍术、佩兰、石菖蒲、藁本、山柰、甘松、樟脑、冰片、丁香、雄黄等，以芳香辟秽、消毒空气、预防疾病。

香熏法 把芳香类药物制成烟熏剂，在香炉内点燃；常用的有檀香、苍术、云香等，起到杀虫止痒、醒脑提神、消毒空气、预防疾病等的效果。

香枕法 将芳香类药物放入枕头中；常用的有决明子、菊花、绿豆衣等，常用于治疗失眠、改善头昏晕眩等症。

香兜法 把芳香类药物研成细末，装入布囊，缝好，兜于腹部等处；常用于治疗腹痛、腹泻、脾胃虚寒等的脾胃病变。

香敷法 将芳香类药物调制成药糊或膏药，敷贴于穴位或患部，使药效通过皮肤吸收，或借助经络而产生治疗效应；常用药物有乳香、没药、细辛、冰片、肉桂、乌头、天南星、丁香。常可用于风湿痛、筋骨痛等症。

搐鼻法 将芳香类药物研成粉末，吸入或吹入鼻腔；常用的有薄荷、菊花、川芎、冰片、麝香等，取其芳香开窍之效，治疗中风昏迷、鼻衄、鼻渊、头痛等病症。

应用 芳香类药物辛香走窜，具有很强的行气破结作用。百病都和气机相关联，尤其是七情致病的，病机多为气机不畅，通过芳香行气，木郁达之。芳香药物主要有鼓舞正气、除邪辟秽、疏风散邪，或芳香健脾、化湿醒脾，或通关开窍、温经通络、止痛消肿等功效；可用于痰湿、气郁、痰蒙心窍、气滞血瘀等证型。临床上较多应用于治疗昏迷、感冒、头痛、身体疼痛、痞满、恶心、中暑、失眠、心绞痛、骨科病症等多种病症中。也常用于保健、清心醒脑、养神、提振精神情绪状态、提高免疫力等，并有一定的预防传染病之功效。

需注意，辛香虽可行气，也可破气。过量和过久使用会耗气散气，从而损伤人之正气。多数芳香药，其性辛温香燥，常暗耗阴液，不适宜阴虚者长期使用。很多芳香类药物都易损伤胎元，扰动胎气，可造成流产，故孕妇当慎用。老人以及身体虚弱者，也当慎重选择，不宜长期使用。

(李亚天)

qíngzhì bìngzhèng zhēnjiǔ zhìliáo

情志病症针灸治疗 (acupuncture therapy for emotional disease)

应用针灸法对情绪心志症进行治疗。相传是伏羲发明了中医学的针灸疗法。针灸较药物治疗的历史更为悠久。马王堆医书中已有灸法运用的清晰记载，针刺疗法及器具也已有了雏形，并有了经络学说的原型。《黄帝内经》的《灵枢经》（又称《针经》《九针》）中系统讨论了经络学说及针灸应用的原则和方法。中医学率先被世界认可，并掀起

持续世界中医热的就是得益于针灸疗法。

历史沿革 针灸疗法对于情志病变，具有不可替代的关键性作用，是中医治疗情志病症的主要疗法之一。

传统认识中，针灸疗法具有温通经脉、调和气血、改善脏腑功能、愉悦性情、纠治形神失调等诸多功效。既可消解症状、缓解不适，又可达到防病治病、增强体质之综合目的。历史上，针灸疗法就频繁地用于情志病症的治疗，常能达到愈病之效。例如，战国名医扁鹊治晋国大夫赵简子之病、治虢国太子之"死"，都是借助针灸。如后者就是刺其百会穴，又用熨药（灸法之一），竟然起死回生，复苏后和常人无异。两者其实都是情志病症。

20世纪70年代后，中国的针灸陆续被世人接受。世界卫生组织（WHO）1980年公布了43种针灸治疗优势病种，并鼓励这些病症的全球患者选择针灸疗法。这些病症涉及疾病、症状和身体状况等，主要涉及神经系统、肌肉和骨骼系统、呼吸系统、眼科、口腔及消化系统等常见的一些炎症、疼痛、功能障碍及难治性病症等。其中，不少病症都属于现代心身疾病的范畴。

分类 针灸是针和灸两种疗法的统称，是中国人创造的独特的治疗手段之一。针法是指在中医理论指导下，以特制的针具刺激患者体表的穴位或某些特定部位，通过捻转提插等手法施加某种刺激，从而达到缓解症状或治愈疾病的目的。灸法起源更为古老，是以预先做好的灸炷或灸草等，在体表经络穴位上烧灼、熏熨等，利用灸的热刺激和药理作用，缓解症状和治疗疾病，和针

刺一样也具有强体防病等功效。

作用机制 针灸治疗调整心身的具体机制尚不清楚，可能是多环节、多途径、多通路的。针灸对呼吸、心血管、消化、泌尿、生殖、内分泌及免疫等系统具有多种调整功能；包括对相应的心身病变均有良好的纠治作用。机制可能是通过作用于中枢和自主神经系统；同时借助内分泌调节等实现的；而神经反射则是其中的关键环节。这一点与心身疾病的治疗机制颇为契合。所以，针灸治疗情志病症及心身病症等具有相当的优势。

另外，在施治针和灸的过程中，医师需要亲密地接触患者肢体，并不断地运用捻转与提插等手法，而这些接触本身就具有积极的抚慰、鼓励等作用。研究表明，用传统的捻转提插手法与借助脉冲电刺激，尽管给予患者的刺激是类似的，但针感及治疗效果却有差异。这说明在捻转与提插等手法的作用及影响中还包含有医患之间非物质性的情感交流等因素在内。

针刺疗法的基础是经络学说。关于经络的研究，国外学者多数倾向认为经络与神经系统功能最为密切，经络在一定程度上是和外周神经、血管等相吻合。

针灸治疗的心理效应 大量研究涉及针灸刺激经络后的心理活动机制，表明通过诱导入静能改变人的功能状态，从而诱发循经感传现象；且其入静之深度与诱发循经感传的结果呈平行关系。从针灸镇痛与针麻的研究可见：情绪状态是影响针刺镇痛、针麻效果的重要因素之一；患者情绪状态与针感效应及刺激的耐受程度等都呈现出显著的相关性；而针感效应、刺激的耐受程度等又

与针灸的疗效密切相关。心理认知过程，如迷惑、顾虑、不专心、怀疑、准备不足及配合程度差等心理情感因素，都可对针灸治疗的效果产生明显的干扰。正常情况下，针灸能大幅度提升大脑皮质的效能；而在病理情况下，针灸则能不同程度地促进大脑皮质效能的改善，甚至恢复正常的皮质生理平衡。这种调整作用也是通过神经通路来实现的。可见针灸治疗是一个涉及诸多环节、通路及途径的完整的心身综合调节过程，并不是一个简单的物理刺激的结果。

（姬晓兰）

zhēnjiǔ zhìliáo de nèifēitài xiàoyìng

针灸治疗的内啡肽效应（endorphin effect of acupuncture）

针灸治疗效果与内啡肽效应有关。内啡肽是具有阿片样活性的多肽类物质，其中 β - 内啡肽为神经肽，是 4 种内啡肽中与针灸治疗密切度最高的一种，是神经 - 内分泌 - 免疫系统的共同信使和关键性递质，在三者间起关键性的沟通作用，并在维持内环境方面也发挥重要作用。

分布与生理作用 脑垂体是 β - 内啡肽含量最多的部位，其次为弓状核、中脑导水管周围灰质、孤束核、下丘脑等部位。此外，在其他组织如胃肠道、胰腺、性腺等也有分布。β - 内啡肽具有较强的吗啡样活性与镇痛作用，对神经、精神、消化、生殖、内分泌及免疫系统均有调节作用。针灸治疗很大程度是通过作用于 β - 内啡肽而发挥作用。

机制 镇痛是传统针灸治疗的一个重要方面。针刺常可使患者的病患部位疼痛减轻或消失，并同时可维持机体的正常生理功能。研究显示：针刺镇痛的效应

是基于疼痛的诱导和抑制之间复杂的交互作用而产生的。病理性应激条件下，应激激素及诸多细胞因子的大量增加，是导致组织损伤和免疫功能紊乱的主要原因。β - 内啡肽对免疫系统的作用较复杂，因不同刺激引起的应激反应程度及机体功能状态的差异，可以表现为或促进或抑制的调节方式。β - 内啡肽的免疫调节作用通过中枢间接和外周直接这两条途径表现。它对免疫细胞的直接作用也有两种形式：一种是通过与免疫细胞表面阿片受体结合，介导免疫抑制效应，故其效应能被阿片受体拮抗剂所拮抗；另一种是通过与非阿片受体结合，介导免疫增强效应，其效应不能被阿片受体拮抗剂所拮抗。血液循环中有阿片肽以及免疫细胞上有阿片受体，使阿片肽能直接参与免疫调节。另外，体内给予阿片肽或阿片受体激动剂也可抑制或增强免疫细胞活性，并对多种免疫细胞有调节作用。故针灸对疼痛的缓解，可能借助了对 β - 内啡肽的调节。

应用 有以下几方面。

精神疾病 抑郁症患者存在血浆 β - 内啡肽及其他神经内分泌异常。抑郁症患者血浆 β - 内啡肽的升高，与精神性焦虑、恐惧症状、强迫症状等相关。经针灸治疗后，症状得到改善，血浆 β - 内啡肽也明显下降。另外，在临床中几乎半数以上的抑郁症患者都会体验到慢性疼痛，并且慢性疼痛可以加重甚至恶化抑郁症。而 β - 内啡肽在所有内啡肽中的镇痛作用最强。因此，中枢及外周 β - 内啡肽含量的改变有可能影响抑郁性疼痛的发生。而针灸通过作用于 β - 内啡肽，一定程度上可以改善抑郁状态。

消化系统疾病 针灸常用于多种消化系统病症的治疗，总体效果良好。其机制之一是通过作用于 β - 内啡肽环节产生作用，如 β - 内啡肽对胃黏膜的保护机制可能与其刺激自主神经，使支配肾上腺髓质的交感神经活性增高，导致胃酸分泌减少有关。儿茶酚胺含量的改变与应激性溃疡的发生也有联系。β - 内啡肽升高可对抗儿茶酚胺引起的微循环障碍，预防应激性溃疡的发生。当其分泌下降时，则加大了应激性溃疡发生的概率。这一作用可能就与阿片肽抑制胃酸分泌有关。

生殖系统疾病 针灸也常用于多种生殖系统疾病的治疗。β - 内啡肽参与下丘脑 - 垂体 - 性腺轴的功能调节。针灸可使下丘脑的 β - 内啡肽释放增加，刺激促性腺激素释放激素分泌增加从而引起排卵；而依据血中雌激素水平，可以预测中枢 β - 内啡肽的释放量。故可知针刺对垂体 - 性腺轴的调整作用也可能与 β - 内啡肽的变化有关。

（姬晓兰）

zhēnjiǔ zhìliáo de nǎo-chángzhóu huánlù

针灸治疗的脑 - 肠轴环路（brain intestinal axis loop of acupuncture）

针刺可治疗多种情志病症，其中一个重要环节就是通过改善胃肠运动和调节肠道菌群，借助对脑 - 肠轴和脑肠肽等的调节，从而发挥疗效。脑 - 肠轴又称神经 - 内分泌网络。1977 年，贝塞多夫斯基（Besedovsky）提出了神经 - 内分泌 - 免疫网络学说：免疫系统和神经 - 内分泌系统之间存在一个由共同或相似的肽类物质所介导的调节环路，以维持机体稳定。脑 - 肠轴作为机体中神经 - 内分泌 - 免疫网络系

统，一方面，将刺激和内在信息通过肠神经与高级神经中枢相连，以影响胃肠感觉、动力和分泌等；另一方面，内脏活动反过来也能作用于中枢的痛感、情绪和行为区域。因此，可将脑-肠轴视为脑与胃肠之间相互沟通的桥梁，通过从脑到肠的下行通路和从肠到脑的上行通路来完成调控。

组成 脑-肠轴位于整个消化道内层组织的鞘中，含有神经元、神经递质、蛋白质和复杂的环路。脑肠肽作为具有神经递质和激素双重功能的小分子多肽，产生于消化道的内分泌细胞，随后传送至胃肠道、肠神经系统和中枢神经系统。已发现的脑肠肽包括：促胃动素、缩胆囊素、瘦素、促生长素、促肾上腺皮质激素释放激素、降钙素基因相关肽、5-羟色胺、血管活性肠肽、促胃液素等。

作用机制 脑肠肽无论是在外周作为胃肠激素，还是在中枢作为神经递质，其产生、释放和作用等各方面都存在共同点，显示出脑-肠两系统间密切的关联性。脑肠肽可通过体液或作为神经递质或调节介质对胃肠进行调控，也可直接作用于胃肠道的感觉神经末梢或平滑肌细胞的相应受体，以调节胃肠道的动力、痛觉、情绪反应和免疫等；还可以通过影响迷走神经环路，在中枢水平发挥作用。

应用 临床中针灸对于许多消化系统疾病的疗效得到肯定。有研究从针灸对脑-肠轴的调整作用来分析治疗肠易激惹综合征、慢性胃炎等消化系统病症的机制。例如，功能性胃肠病是常见的典型胃肠道心身病症，多是生理、心理和社会综合因素相互作用后产生的消化系统病症，又称胃肠道

功能紊乱。针刺对功能性胃肠病的纠治，除去通过对肠道菌群的调节，促使有益菌群上升，以及对胃肠运动、分泌、消化吸收等的改善作用外，还主要同步地通过对中枢神经系统、脑肠肽的调整而取效的。针刺对脑肠肽的水平和含量都有明显的调节作用。

（姬晓兰 程 羽）

bǎihuì

百会（GV 20） 经穴名，属督脉。在头部，当前发际正中直上5寸（以针灸学"骨度分寸"为标准），或两耳尖连线的中点处。主治头痛、昏厥、眩晕、癫狂、中风失语等病症。

（姬晓兰）

fēngchí

风池（GB 20） 经穴名，属足少阳胆经。在项部，当枕骨之下，与风府相平，胸锁乳突肌与斜方肌上端之间的凹陷处。主治眩晕、神经衰弱、癫痫、头痛、耳鸣等病症。

（姬晓兰）

fēngfǔ

风府（GV 16） 经穴名，属督脉。在项部，当后发际正中直上1寸（以针灸学"骨度分寸"为标准），枕外隆凸直下，两侧斜方肌之间的凹陷中。主治目眩、中风不语、癫痫、精神分裂等病症。

（姬晓兰）

yìntáng

印堂（GV 29） 经外奇穴名，原属经外奇穴，中华人民共和国国家标准 GB/T 12346——2006《腧穴名称与定位》将其归入督脉腧穴。在额部，当两眉头之中间。主治眩晕、失眠等病症。

（姬晓兰）

shuǐgōu

水沟（GV 26） 经穴名，属督脉。又称人中。在面部，当人中

沟的上1/3与中1/3交点处。主治中风昏迷、口噤不开、口眼㖞斜、癫痫、面唇肿痛、鼻塞、鼻衄、精神分裂等病症。

（姬晓兰）

dàzhuī

大椎（GV 14） 经穴名，属督脉。在后正中线上，第7颈椎棘突下凹陷中。主治热病、颈项强痛、癫痫等病症。

（姬晓兰）

táodào

陶道（GV 13） 经穴名，属督脉。在背部，当后正中线上，第1胸椎棘突下凹陷中。主治癫痫、精神分裂、头痛等病症。

（姬晓兰）

xīnshù

心俞（BL 15） 经穴名，属足太阳膀胱经。在背部，当第5胸椎棘突下，旁开1.5寸（以针灸学"骨度分寸"为标准）。主治惊悸、健忘、心烦、癫痫、癫狂、失眠等病症。

（姬晓兰）

gānshù

肝俞（BL 18） 经穴名，属足太阳膀胱经。在背部，当第9胸椎棘突下，旁开1.5寸（以针灸学"骨度分寸"为标准）。主治胁痛、眩晕、癫狂、痫、神经衰弱等病症。

（姬晓兰）

dǎnshù

胆俞（BL 19） 经穴名，属足太阳膀胱经。在背部，当第10胸椎棘突下，旁开1.5寸处（以针灸学"骨度分寸"为标准）。主治惊悸、胸腹胀满等病症。

（姬晓兰）

píshù

脾俞（BL 20） 经穴名，属足太阳膀胱经。在背部，当第11胸椎棘突下，旁开1.5寸处（以针灸

学"骨度分寸"为标准）。主治脘腹胀痛、胸胁支满、便血、水肿、背痛等病症。

（姬晓兰）

shènshù

肾俞（BL 23） 经穴名，属足太阳膀胱经。在腰部，当第2腰椎棘突下，旁开1.5寸处（以针灸学"骨度分寸"为标准）。主治头晕、目眩、神经衰弱等病症。

（姬晓兰）

tiāntū

天突（CV 22） 经穴名，属任脉。在颈部，当前正中线上，胸骨上窝中央处。主治神经性呕吐、失音等病症。

（姬晓兰）

dànzhōng

膻中（CV 17） 经穴名，属任脉。在胸部，当前正中线上，平第4肋间，两乳头连线的中点处。主治胸部疼痛、腹部疼痛、心悸等病症。

（姬晓兰）

jiūwěi

鸠尾（CV 15） 经穴名，属任脉。在上腹部，前正中线上，当胸剑结合部下1寸处（以针灸学"骨度分寸"为标准）。主治惊悸、癫痫、精神分裂症等病症。

（姬晓兰）

jùquē

巨阙（CV 14） 经穴名，属任脉。在上腹部，前正中线上，当脐中上6寸处（以针灸学"骨度分寸"为标准）。主治惊悸、健忘、癫痫、精神分裂症、神经衰弱等病症。

（姬晓兰）

zhōngwǎn

中脘（CV 12） 经穴名，属任脉。在上腹部，前正中线上，当脐中上4寸处（以针灸学"骨度分寸"为标准）。主治失眠、惊悸、怔忡、脏躁、癫狂、痫、惊风等

病症。

（姬晓兰）

qìhǎi

气海（CV 6） 经穴名，属任脉。在下腹部，前正中线上，当脐中下1.5寸处（以针灸学"骨度分寸"为标准）。主治虚脱、厥、逆等病症。

（姬晓兰）

guānyuán

关元（CV 4） 经穴名，属任脉。在下腹部，前正中线上，当脐中下3寸处（以针灸学"骨度分寸"为标准）。主治眩晕、神经衰弱、失眠、精力减退等病症。

（姬晓兰）

qīmén

期门（LR 14） 经穴名，属足厥阴肝经。在胸部，当乳头直下，第6肋间隙，前正中线旁开4寸处（以针灸学"骨度分寸"为标准）。主治胸胁胀满疼痛、奔豚等病症。

（姬晓兰）

láogōng

劳宫（PC 8） 经穴名，属手厥阴心包经。在手掌心，当第2掌骨与第3掌骨之间偏于第3掌骨，握拳屈指时中指指尖所指之处。主治昏迷、晕厥、心痛、癫狂痫等病症。

（姬晓兰）

hégǔ

合谷（LI 4） 经穴名，属手阳明大肠经。在手背的第1掌骨与第2掌骨之间，当第2掌骨桡侧的中点处。主治口眼㖞斜、中风口噤、癔病、神经衰弱等病症。

（姬晓兰）

dàlíng

大陵（PC 7） 经穴名，属手厥阴心包经。在腕掌横纹的中点处，当掌长肌腱与桡侧腕屈肌腱之间。主治心痛、惊悸、呃逆、胸胁痛、

癫狂痫等病症。

（姬晓兰）

shénmén

神门（HT 7） 经穴名，属手少阴心经。在腕部，腕掌侧横纹尺侧端，尺侧腕屈肌腱的桡侧凹陷处。主治心痛、心烦、惊悸怔忡、健忘、失眠、癫狂痫、失音、喉痹、胁痛等病症。

（姬晓兰）

nèiguān

内关（PC 6） 经穴名，属手厥阴心包经。在前臂掌侧，当曲泽与大陵的连线上，腕横纹上2寸处（以针灸学"骨度分寸"为标准），掌长肌腱与桡侧腕屈肌腱之间。主治心痛、惊悸、健忘、失眠、癫狂痫、神经衰弱，精神分裂、癔病等病症。

（姬晓兰）

wàiguān

外关（TE 5） 经穴名，属手少阳三焦经。在前臂背侧，当阳池与肘尖的连线上，腕背横纹上2寸（以针灸学"骨度分寸"为标准），尺骨与桡骨之间。主治口眼㖞斜、胸胁痛、耳鸣、耳聋等病症。

（姬晓兰）

jiānshǐ

间使（PC 5） 经穴名，属手厥阴心包经。在前臂掌侧，当曲泽与大陵的连线上，腕横纹上3寸处（以针灸学"骨度分寸"为标准），掌长肌腱与桡侧腕屈肌腱之间。主治心痛、惊悸、热病、烦躁、痫、癫狂等病症。

（姬晓兰）

qūchí

曲池（LI 11） 经穴名，属手阳明大肠经。在肘横纹外侧端，屈肘，当尺泽与肱骨外上髁连线中点处。主治高血压、神经衰弱、热病、癫狂等病症。

（姬晓兰）

xuèhǎi

血海（SP 10） 经穴名，属足太阴脾经。屈膝，在大腿内侧，髌底内侧端上2寸（以针灸学"骨度分寸"为标准），当股四头肌内侧头的隆起处。主治月经不调、痛经、神经性皮炎等病症。

（姬晓兰）

yánglíngquán

阳陵泉（GB 34） 经穴名，属足少阳胆经。在小腿外侧，当腓骨头前下方凹陷处。主治胁肋痛、呕吐、半身不遂等病症。

（姬晓兰）

zúsānlǐ

足三里（ST 36） 经穴名，属足阳明胃经。在小腿前外侧，当犊鼻下3寸（以针灸学"骨度分寸"为标准），距胫骨前缘一横指（中指）处。主治失眠、眩晕、心悸、怔忡、虚劳、癫痫、神经衰弱等病症。

（姬晓兰）

fēnglóng

丰隆（ST 40） 经穴名，属足阳明胃经。在小腿前外侧，当外踝尖上8寸（以针灸学"骨度分寸"为标准），条口外，距胫骨前缘二横指（中指）。主治痰饮证、头痛眩晕、癫狂痫等病症。

（姬晓兰）

lígōu

蠡沟（LR 5） 经穴名。属足厥阴肝经。在小腿内侧，当足内踝尖上5寸（以针灸学"骨度分寸"为标准），胫骨内侧面的中央部位。主治梅核气、精神疾病、月经不调、疝气等。

（姬晓兰）

sānyīnjiāo

三阴交（SP 6） 经穴名，属足太阴脾经。在小腿内侧，当足内踝尖上3寸（以针灸学"骨度分寸"为标准），胫骨内侧缘后方

处。主治月经不调、失眠、神经衰弱、神经性皮炎、不孕、腹胀、腹泻等病症。

（姬晓兰）

tàixī

太溪（KI 3） 经穴名，属足少阴肾经。在足内侧，内踝后方，当内踝尖与跟腱之间的凹陷处。主治月经不调、阳痿、消渴、不寐、耳鸣耳聋等病症。

（姬晓兰）

shāngqiū

商丘（SP 5） 经穴名，属足太阴脾经。在足内踝前下方凹陷中，当舟骨结节与内踝尖连线的中点处。主治腹胀、便秘、腹泻、神经性呕吐等病症。

（姬晓兰）

chōngyáng

冲阳（ST 42） 经穴名，属足阳明胃经。在足背最高处，当踇长伸肌腱与趾长伸肌腱之间，足背动脉搏动处。主治癫狂痫、胃病、面肿、牙痛等病症。

（姬晓兰）

dàzhōng

大钟（KI 4） 经穴名，属足少阴肾经。在足内侧，内踝后下方，当跟腱附着部的内侧前方凹陷中。主治嗜卧、痴呆、气喘等病症。

（姬晓兰）

gōngsūn

公孙（SP 4） 经穴名，属足太阴脾经。在足内侧缘，当第1跖骨基底的前下方。主治心烦、失眠、狂证、胃痛、腹胀、腹泻等病症。

（姬晓兰）

yǐnbái

隐白（SP 1） 经穴名，属足太阴脾经。在足大踇趾末节内侧，距趾甲角0.1寸处（以针灸学"骨度分寸"为标准）。主治腹胀、癫狂、惊风、慢性出血等病症。

（姬晓兰）

tàichōng

太冲（LR 3） 经穴名，属足厥阴肝经。在足背侧，当第1跖骨间隙的后方凹陷处。主治眩晕、失眠、癫痫、胁肋胀痛、小儿惊风、高血压、精神分裂等病症。

（姬晓兰）

xíngjiān

行间（LR 2） 经穴名，属足厥阴肝经。在足背侧，当第1、2趾间，趾蹼缘后方赤白肉际处。主治眩晕、失眠、癫痫、瘈疭、小儿惊风、胸胁痛、神经衰弱、精神分裂等病症。

（姬晓兰）

yǒngquán

涌泉（KI 1） 经穴名，属足少阴肾经。在足底部，约在足底第2趾、3趾的趾缝纹头端与足跟连线的前1/3与后2/3交点处。主治晕厥、眩晕、喉痹、失音、小儿惊风、癫痫、休克、中暑、神经衰弱、精神分裂等病症。

（姬晓兰）

shísān guǐxué

十三鬼穴（thirteen evil acupoints） 古代治疗癫狂等精神疾患的13个有效经验穴。语出唐·孙思邈《备急千金要方》。历代文献记载略有差异。今多指水沟、少商、隐白、大陵、申脉、风府、颊车、承浆、劳宫、上星、曲池、海泉、男会阴女玉门头13穴。其中，男会阴女玉门头指男女生殖器部位，已很少用。

少商（LU 11）：属手太阴肺经；在手拇指末端桡侧，指甲根角侧上方0.1寸处（以针灸学"骨度分寸"为标准）；主治中风、中暑、昏厥、发热、癫狂、癔病等病症。申脉（BL 62）：属足太阳膀胱经；在外踝直下方凹陷中；主治头痛、癫狂痫证、失眠、内耳眩晕、癫痫、精神分裂等病症。

颊车（ST 6）：属足阳明胃经；在面颊部，下颌角前上方，耳下约一横指处，咀嚼时肌肉隆起时出现的凹陷处；主治牙痛、面神经麻痹等。承浆（CV 24）：属任脉，是足阳明胃经与任脉交会穴；在面部，颏唇沟的正中凹陷处；主治口喎、唇紧、暴喑、癫痫，面瘫、癔病性失语等病症。上星（GV 23）：属督脉；在头部，当前发际正中直上 1 寸；主治头痛、目眩、癫狂、痫症、角膜炎、近视等病症。海泉（EX-HN 11）：经外奇穴；在口腔内舌下面，将舌卷起，在舌下系带中点处；主治呕吐、呃逆、重舌肿胀、舌缓不收、喉闭喉痹等病症。

（姬晓兰）

yìyù de zhēnjiǔ zhìliáo

抑郁的针灸治疗（acupuncture of depression） 抑郁是以情绪低落，心绪不宁，胸部满闷，胁肋胀痛等为主要表现的心因性病变。针灸以理气解郁、养心安神为治疗大法，常取手、足厥阴经腧穴为主。

主穴：神门、大陵、内关、期门、心俞、合谷、太冲。

配穴：肝气郁结，配行间、肝俞，以疏肝理气解郁；气郁化火，配行间、内庭、支沟，以清泻肝火，解郁和胃；心脾两虚，配脾俞、三阴交、足三里、中脘，以健脾益气，养心安神；阴虚火旺，配三阴交、太溪、肾俞，以滋阴降火，养心安神；梅核气，配天突、列缺、照海，以清利咽喉；失语，配廉泉、风池，以通利舌窍；肢体瘫痪，配曲池、足三里、阳陵泉，以疏经通络；意识障碍配水沟、百会，以醒神开窍。

方义：本病症由心神失调所致，故取心经原穴神门，心包经原穴大陵，以宁心安神；心包经之络穴内关，以宽胸解郁；心之背俞穴心俞，补益心气而安神；肝之募穴期门、原穴太冲，疏肝理气以解郁；合谷配太冲，为"开四关"之法，有醒神开窍作用。

其他针刺疗法：①耳针：取心、枕、脑点、肝、内分泌、神门。毫针刺法或电针；恢复期埋针法或压丸法。②穴位埋线：取肝俞、心俞、脾俞、足三里。

（姬晓兰）

shīmián de zhēnjiǔ zhìliáo

失眠的针灸治疗（acupuncture of anhypnia） 失眠是以不能获得正常睡眠为特征的病症。失眠往往是心因性的，或心身共病，且较为顽固。基本治法是交通阴阳，宁心安神。常取阴、阳跷脉及手少阴心经穴为主。

主穴：照海、申脉、神门、三阴交、安眠、四神聪。

配穴：肝火扰心，配行间；忧思伤脾配心俞、脾俞；心胆气虚配心俞、胆俞。

方义：中医学认为跷脉主寤寐，司眼睑开合。照海通阴跷脉，申脉通阳跷脉，可通过这两个穴位，调节阴、阳跷脉以安神；神门为心之原穴，可宁心安神；三阴交为肝脾肾经的交会穴，可益气养血安神；经外奇穴"安眠"为治疗失眠的经验效穴；四神聪位于巅顶部，入络于脑，功在安神定志。这些穴位相互配伍，常有明显的交通心肾阴阳，宁心安神助眠功效。

其他针刺疗法：①耳针：取心、肾、肝、脾、胆、神门、皮质下、交感。毫针刺法，或者压丸法。②皮肤针：取印堂、百会、安眠、心俞、肝俞、脾俞、肾俞。叩刺至局部皮肤潮红为佳。

（姬晓兰）

tóutòng de zhēnjiǔ zhìliáo

头痛的针灸治疗（acupuncture of headache） 头痛是以头部疼痛为主要临床表现的病症。针灸治疗不仅长期疗效较佳，且有即刻止痛效果。基本治法以疏经活络，通行气血为主。以局部取穴为首选，常配合循经远端取穴。

主穴：治疗头痛需分清部位和类型。①阳明头痛：印堂、上星、阳白、攒竹透鱼腰、及丝竹空、合谷、内庭。②少阳头痛：太阳、丝竹空、角孙、率谷、风池、外关、足临泣。③太阳头痛：天柱、风池、后溪、申脉、昆仑。④厥阴头痛：百会、通天、太冲、行间、太溪、涌泉。⑤全头痛：百会、印堂、太阳、头维、阳白、合谷、风池、外关。

配穴：痰浊上扰，配丰隆、足三里，以化痰降浊、通络止痛；气滞血瘀，配合谷、太冲、膈俞，以行气活血、化瘀止痛；气血不足，配气海、血海、足三里，以益气养血、补虚止痛；肝阳上亢，配百会、通天、太冲、行间，以疏肝解郁、行气止痛。各部位的头痛，均可配阿是穴。

方义：头痛乃头部经络气血瘀滞不通，或经络气血亏虚不荣所致，故针灸取穴以局部选穴为主，远部取穴为辅，配合使用，共奏疏经活络、通行气血之功，使头部经络之气"通则不痛"。

其他针刺疗法：①耳针：取枕、颞、额、皮质下、肝阳、神门。毫针刺法，或压丸法。②三棱针：取印堂、太阳、百会、大椎、攒竹。三棱针刺血。

（姬晓兰）

xiāohuàxìng kuìyáng de zhēnjiǔ zhìliáo

消化性溃疡的针灸治疗（acupuncture of peptic ulcer） 消化性溃疡是以上腹胃脘部疼痛为主

要症状的病症。消化性溃疡是典型的心身疾病之一，容易反复发作。针灸治疗有较好的短期和长期疗效。基本治法以疏肝理气，和胃止痛为主。以足阳明经腧穴为首选，根据不同情况，进行配伍调整。

主穴：中脘、公孙、足三里、内关。

配穴：肝气犯胃，配期门、太冲，以疏肝理气；肝胃郁热，配行间、内庭，以清泻肝胃之热；气滞血瘀，配膈俞、三阴交、公孙，以行气化瘀。

方义：胃为六腑之中心，以通降为顺。中脘为胃之募、腑之会，足三里乃胃之下合穴，凡胃脘疼痛，均可用此穴以通调腑气，和胃止痛；内关为手厥阴心包经之络穴，沟通三焦，擅于理气降逆，又为八脉交会穴，通于阴维脉，"阴维为病苦心痛"，取此穴可畅达三焦气机，和胃降逆而止痛；公孙为足太阴脾经之络穴，善于调理脾胃而止疼痛，与内关穴相配，专治心、胸、胃等的病症。

其他针刺疗法：①耳针：取胃区、脾区、肝区、十二指肠区、神门。毫针刺法或压丸法。②兜肚法：取艾叶 30 克，荜茇、干姜各 15 克，甘松、山奈、细辛、肉桂、吴茱萸、元胡、白芷各 10 克，大茴香 6 克，共研为细末，放入棉布兜肚中，日夜放于中脘穴处，或腹部疼痛处。

(姬晓兰)

biànmì de zhēnjiǔ zhìliáo

便秘的针灸治疗 (acupuncture of constipation)

便秘病因中一部分是由于精神心理因素导致。中医将便秘分为气秘、热秘、冷秘、虚秘 4 种类型。气秘由气滞、气机不通导致，表现大便秘结，欲便不得，嗳气频作；热秘由热邪伤阴所致，多表现大便干结，小便赤短，口干口臭；冷秘由阳虚所致，表现大便艰涩，排除困难，小便清长，喜热怕冷；虚秘多见于老年或重病之后，严重气虚气虚，欲便不得，大便不干硬。临床 4 种类型可间杂出现。基本治法以通调腑气，润肠通便为主。常取大肠的俞、募、下合穴为主要穴位。

主穴：天枢、大肠俞、上巨虚、支沟、照海。

配穴：属气秘者，配中脘、太冲，以疏调气机；属热秘者，配合谷、曲池，以消泻腑气之热；属冷秘者，加灸神阙、关元，以通阳散寒；属虚秘者，配脾俞、气海，以健运脾气，补虚通便。

方义：便秘病位在肠，取天枢与大肠俞同用，属俞募配穴；再加下合穴上巨虚，"合治内腑"，三穴共用，通调大肠腑气；支沟、照海合用，为治疗便秘之经验效穴；支沟调理三焦气机，以助腑气之行；照海养阴，以增液行舟。

其他针刺疗法：①耳针：取大肠、直肠下段、三焦、腹、肝、脾、肾。毫针刺法，或压丸法。②脐疗：取生大黄、芒硝各 10 克，厚朴、枳实、猪牙皂各 6 克，冰片 3 克；共研为细末，每取 3~5 克，加蜂蜜调成膏状，敷贴于神阙穴，胶布固定。2~3 日换药一次。

(姬晓兰)

yuèjīng bùdiào de zhēnjiǔ zhìliáo

月经不调的针灸治疗 (acupuncture of menstrual disorder)

月经不调是以月经周期及经量、经色、经质等异常为主症的月经病。常由情志失调所致，也是针灸治疗的优势病种。针灸以疏肝理气，调理冲任为基本治法。常取任脉穴位为主。

主穴：关元、血海、三阴交。

配穴：属肝气郁结的，配期门、太冲，以疏肝解郁；属肝肾亏虚的，配太溪、肾俞，以补益肝肾。

方义：关元为任脉腧穴，与足三阴经交会，补肾培元，调理冲任；血海、三阴交均属脾经，两穴相配，为妇科理血调经之要穴。

其他针刺疗法：①耳针：取子宫、内分泌、皮质下、肝、脾、肾等。毫针刺法或压丸法。②皮肤针：取腰椎至尾椎、下腹部任脉、脾经、肝经和腹股沟，及下肢足三阴经循行线，轻叩；以局部皮肤潮红为度。

(姬晓兰)

yángwěi de zhēnjiǔ zhìliáo

阳痿的针灸治疗 (acupuncture of impotence)

阳痿病因分器质性病变和功能性失常。针灸多应用于功能性失常的阳痿。常以镇惊安神、助阳起痿为基本治法，取任脉腧穴为主。

主穴：关元、中极、肾俞、三阴交。

配穴：属命门火衰的，配命门、志室、气海，以温肾助阳；属心脾两虚的，配心俞、脾俞、足三里，以补益心脾；惊恐伤肾所致的，配命门、百会、神门，以交通心肾、安神定志；属湿热下注的，配曲骨、阴陵泉透阳陵泉，以清利湿热。

方义：关元、中极均为任脉与足三阴经的交会穴，能调补肝、脾、肾，温下元之气，直接兴奋宗筋（男性生殖器）；肾俞可补益元气，培元固本；三阴交是肝、脾、肾三经的交会穴，既可健脾益气、补益肝肾，又可清热利湿、强筋起痿。

其他针刺疗法：①耳针：取

外生殖器、内生殖器、内分泌、肾、神门。毫针刺法、埋针法、压丸法都可以。②穴位埋线：取肾俞、关元、中极、三阴交。每次选1~3穴，埋入医用羊肠线，每月1~2次。

（姬晓兰）

肥胖的针灸治疗

féipàng de zhēnjiǔ zhìliáo

肥胖的针灸治疗（acupuncture of obesity） 肥胖是由于多种原因导致体内脂肪细胞体积增大和数量增多，致使体脂占体重的百分比异常增高的代谢性疾病。一部分肥胖属于心身性病症，是针灸治疗的优势病种。针灸以通利肠腑，降浊消脂为基本治法；选穴以任脉、足太阴、足阳明经的腧穴为主。

主穴：中脘、水分、天枢、大横、曲池、支沟、内庭、丰隆、上巨虚、阴陵泉、三阴交、关元。

配穴：属胃肠腑热，配合谷，以清泻胃肠；属脾胃虚弱，配脾俞、足三里，以健脾利湿；属肝郁气滞，配期门、太冲，以疏肝理气。

方义：肥胖症由多种原因导致脾胃肠腑功能失调而致。中脘乃胃募、腑会，曲池为手阳明大肠经的合穴，天枢为大肠的募穴，上巨虚为大肠的下合穴，四穴合用，可通利肠腑，降浊消脂；大横可健脾助运；丰隆、水分、三阴交、阴陵泉，分利水湿、蠲化痰浊；支沟可疏调三焦；内庭可清泻胃腑；关元调理脾、肝、肾诸脏。诸穴共用以达健脾胃，利肠腑，化痰浊，消浊脂之功。

其他针刺疗法：①耳针：取口、胃、脾、肺、三焦、饥点、内分泌、皮质下穴。毫针刺法、埋针法、压丸法都可以。②皮肤针：按针灸主方及加减选穴，或取肥胖局部阿是穴，用皮肤针叩

刺。③电针：按针灸主方及加减选穴，针刺得气后接电针治疗仪，用疏密波强刺激。

（姬晓兰）

针灸戒毒

zhēnjiǔ jièdú

针灸戒毒（detoxification with acupuncture） 采用针刺、艾灸等方法抑制消除毒品症状的疗法。已在临床中应用多年，可有效消解戒断综合征。长期吸毒的人在成瘾并产生依赖性之后，突然强行中断，必然出现烦躁不安、呵欠连作、流泪流涎、全身疲乏、昏昏欲眠、感觉迟钝等一系列戒断现象，这常是毒瘾再犯的因素之一。针刺可以帮助尽快地消解这些症状，以宁心安神，醒脑开窍为基本治法。常选择督脉及手厥阴心包经的腧穴为主。

主穴：水沟、风池、内关、合谷、劳宫、丰隆。

配穴：属肝风扰动者，配太冲、行间、侠溪，以泻肝胆之火、镇肝息风；属脾肾两虚者，配脾俞、肾俞、三阴交，以健脾益肾、调和气血；属心肾不交者，配心俞、肾俞、太溪，以交通心肾、调和阴阳；属烦躁惊厥者，加中冲、涌泉，以加强镇惊宁神之力。

方义：水沟为督脉要穴，督脉内通于脑，风池位于枕后，内络于脑，二穴醒脑开窍；内关乃心包之络穴，劳宫乃心包之荥穴，合用可宁心安神、清心除烦；合谷通行气血、镇痛宁神；丰隆为化痰要穴，可健脾化痰、息风通络。

其他针刺疗法：①耳针：取肺、口、内分泌、肾上腺、皮质下、神门。毫针刺法或压丸法。②刺血拔罐：用皮肤针重叩督脉、夹脊穴及膀胱经背俞穴，然后加拔火罐。

（姬晓兰）

情志病症推拿治疗

qíngzhì bìngzhèng tuīná zhìliáo

情志病症推拿治疗（massage therapy of emotional disease） 以中医学的脏腑、经络学说等为理论基础，并结合现代医学的相关认识，以手法为主体，作用于人体表特定部位，以调节机体生理病理状态及形神功能等，从而实现治疗目的的一大类疗法。推拿，古称按跷、跷引、案杌、按摩等，是始自先秦的传统疗法之一，先于药物治疗，至今仍是中医学的主要疗法之一。类似于针灸疗法，推拿对于情志病症具有独特意义。

历史沿革 推拿，可追溯至远古。先民们生存中遇意外伤损，本能性地用手按抚患处而感到疼痛缓解或舒适，从而发现其特殊疗效，遂长期积淀中形成这一独特疗法。故人们赞其为"元老医术"。有记载的推拿原型，发轫于先秦；其原本是由摩挲、按跷、按摩等逐渐演变而来的。而"推拿"一词，则出现在明代大量推拿专著涌现之后。如明·龚云林《小儿推拿秘旨》，发行于1604年；明·周于藩辑注的《秘传推拿妙诀》，又名《小儿推拿秘诀》，发行于1612年。明之前，具有现代推拿意义的名称有摩挲、按摩、按跷、跷引、桥引、案玩、案杌等。春秋·李耳《老子》、战国·庄周《庄子》、战国·墨翟《墨子》、战国·荀况《荀子》等，都提到这类"摩挲""案杌"等的保健疗法。东汉·班固《汉书·艺文志》记有十卷本的《黄帝按摩经》，与《黄帝内经》类似，是中国最早的按摩医学专著，可惜早已亡佚。如西汉·司马迁《史记·扁鹊仓公列传》就提到"案杌"。案，通按；扤，通动，玩也。唐·司马贞在《史记索隐》

释曰："抚，也谓按摩而玩弄身体使调也。"案抚，即按摩和活动肢体，而使身体有所改善调整之意也。直至明朝，上述这些名词常并称或互用。

扁鹊曾用按摩治疗虢太子尸厥症。《黄帝内经》中也有多处谈到此类疗法的运用。《素问·异法方宜论》记：按蹻（通"跷"），出自中原，因该地区生活安逸，环境潮湿，民众"病多痿厥寒热，其治宜导引按蹻"。唐·王冰注"按，谓抑按皮肉；蹻，谓捷举手足"，即本法既在体表按摩搓揉；又令人举足投手，进行肢体活动。《素问·血气形志篇》曰："形数惊恐，经络不通，病生于不仁。治之以按摩醪药。"是按摩同时，再配合药酒，综合治疗。东汉·张仲景《金匮要略》中介绍了前胸按压，以抢救心跳、呼吸骤停的心肺复苏术，以及膏摩治病等方法；东晋·葛洪《肘后备急方》有爪掐人中，抢救晕厥的急救法。

隋唐时期，官方设立了按摩专科，有按摩博士、按摩师、按摩工等的职别，并在太医署开展有组织的教学活动。宋金元时期，推拿运用范围更广泛，如宋·庞安时《伤寒总病论》："为人治病十愈八九……有民家妇孕将产，七日而子不下，百术无所效……令其家人以汤温其腰腹，自为上下按摩，孕者觉胃肠微痛，呻吟间生一男子"。也就是运用按摩法以催产。宋·陈直《养老奉亲书》中提出，老年人宜常擦摩涌泉穴，可使晚年步履轻便，精神饱满，延年益寿。

嗣后，各朝代均将推拿列为临床专科，促进了推拿疗法的普及和发展。明清时期，在全面总结推拿临床治疗经验的基础上，发展出了许多各具特色的推拿治疗方法，形成了诸多不同的流派，有关专著达数十种之多。

推拿疗法已成为规范的医学术语，推拿学也已发展成规范的学科。它是医师用双手在患者身体上施加力量、技巧和功力，以刺激某些特定部位，达到恢复或改善人体功能、促使病情康复的"以人疗人"之法，属被推崇欣赏的自然疗法之一。故广受重视，美国、英国、意大利、法国、德国、朝鲜、日本、菲律宾、新加坡、泰国、马来西亚、印度、瑞典、西班牙、越南、阿根廷等国家都有人前来中国学习此类疗法。一些国家还聘中国专家出国开办学习班。

推拿手法 推拿，狭义的是指运用手、指等的技巧，在人体皮肤、肌肉组织上进行连续动作，以治疗疾病缓解不适的方法。广义上，凡通过各种操作技法，包括外加一些辅助器械，以发挥疗效；或各种推拿操作技法延伸出来的非药物疗法，也都被统称为推拿疗法。

成熟而公认的推拿手法种类繁多。最基本的推拿手法有：推法、拿法、按法、摩法、揉法、压法等。在此基础上，通过变化施治部位、不同方法组合等，又衍生出按揉、弹拨等复合手法。但无论何种手法，都是以力的形式表现出来的，力是推拿手法起效的基础。

运用时，治疗师适当调整施力部位、力的大小、方向和作用点，便形成了各种不同的推拿手法。如按法，包括作用面积较大的掌按，作用面积较小的肘按，面积更小的指按等，都是垂直方向用力；摩法，则通过不断的摩擦力来起效，按压力量小，需要持续摩掌作用所带来的温热感而起效；揉法，是手掌带动受治者的皮肤及皮下组织一起运动，这是揉法与摩法最大区别；推法是在按压的基础上添加了前推的力，最终在两种力的合力作用下起效；拿法是用两个相向的作用力固定治疗部位，有时还需要再加一定的力量向上提。

作用机制 主要有两方面。

推拿的现代医学机制 其一是力学作用，通过手法，松解粘连、缓解痉挛，或整复错位，来解除局部疾病，这也称为局部作用。二是感觉刺激，即通过推拿手法产生的局部刺激所带来的感觉变化，主要是伴随有欣快感的痛觉，也可伴有酸、胀、麻、热等感觉。

推拿的中医学机制 中医理论认为，推拿主要具有疏通经络、行气活血、调整脏腑、理筋散结、正骨复位等的治疗作用。其中，疏通经络、行气活血、调整脏腑等涉及复杂的心身作用机制。

疏通经络，行气活血 推拿手法除力学作用和局部感觉刺激外，常产生复杂的综合效应，如有效地刺激交感神经，反射性地使交感神经紧张度减低，血管扩张，改善机体局部血供情况。通常临床所见推拿后患者感觉头脑清新，眼睛视物清晰等的改变，就可以此理论来解释。通过对皮肤、深层筋膜和肌肉附着起止点神经末梢感受器的刺激，也可改善血液循环，消除肌紧张和痉挛，达到舒筋活血、通筋活络的作用。而且，同针灸疗法一样，中医推拿也注重循经络和选择穴位进行操作。经络内属脏腑，外联肢节，是人体信息和能量的传递通道。《素问·血气形志篇》指出："形数惊恐，经络不通，病生于不仁，治之以按摩、醪药。"可见,《黄帝内经》时代,中国人便有了推拿作用于经络的认识。"经络所至,主治所及",推拿疏通经络是其发挥综合作用的基础,在推拿手法的刺激下,相应部位也会有"得气"感,得气,说明推拿手法起到了疏通经络、调整脏腑的作用。

肢体和皮肤接触是推拿治疗的最重要形式。治疗过程中,治疗师与患者之间有大量的肢体及语言的互动和反馈,有经验的推拿医师其推拿的熟练度(或曰"功力")在很大程度上影响患者的体悟;又能通过言语治疗,进行充分的心理疏导,进而提升疗效。两者之间的反馈和互动不是单纯的定位、力度、模式规范等所能达到的。甚至,有人认为推拿的功力还包含部分"意念"作用。推拿医师在治疗时应集中意念,实时体察患者和自身的感受,做到"手随意动,法从手出"。清·吴谦《医宗金鉴》载:"诚以手本血肉之体,其宛转运用之妙,可以一己之卷舒,高下疾徐,轻重开合,能达病者之血气凝滞,皮肉肿痛,筋骨挛折,与情志之苦欲也。"其中蕴含着丰富的心身互动机制,也是一般仪器无法替代推拿医师的最重要原因。

缓解疼痛 研究表明,痛觉信号和推拿信号都可以到达中枢大脑边缘系统的不同脑区。推拿治疗有缓解疼痛的作用,而情绪与疼痛表达之间存在密切联系;并且推拿手法可在疼痛信号的传递环节上通过心理因素给予调控;其中中枢调控效应最为显著。这解释了推拿心理治疗作用的部分机制。边缘系统是与情绪密切相关的脑结构。当人体处于忧郁、悲哀等不良情绪时,可促使脑内分泌的致痛物质去甲肾上腺素含量上升,5-羟色胺(5-HT)含量下降,从而使患者痛阈急剧下降。还有研究认为,推拿的镇痛,不仅是消除疼痛,更重在"干扰"疼痛的发生。推拿力由外周传递到中枢,必定会与疼痛信号由外周向中枢传递过程产生相互的干扰,这种干扰是良性的,能最终减轻疼痛。根据罗纳德·梅尔扎克(Ronald Melzack)和帕特里克·沃尔(Patrick Wall)的闸门控制理论,推拿镇痛在于手法刺激并激活了大量外周粗神经纤维,其信号传入脊髓后角,阻碍或抑制了细纤维所传导的疼痛信号的传递,从而关闭了疼痛的闸门。另外,如果手法刺激强度加大,使部分信息经细纤维传入时,其镇痛的效应环节必定在脊髓后角以上的高级中枢。诸如点穴镇痛、压痛点强刺激等,"以痛制痛"的手法可能与此有关。

通常患者接受推拿治疗是在一个安静、清雅、宽松的环境里,医者用柔和的手法,使患者保持了良好的心理状态;手法通过作用脑的边缘系统来影响网状结构,加强了下行抑制系统,使脑内抗镇痛物质(如5-HT)的含量上升,提高了患者的痛阈。这种理论解释认为:不良情绪与痛觉有部分相同的物质基础,这些物质同时介导了不良情绪和痛觉。推拿通过降低体内相关负性因子,提高机体痛阈,可使患者情绪明显改善。

推拿是一种物理疗法,但有复杂的心身互动机制。物理作用和感觉变化刺激神经系统产生相应反馈,进而调动神经-内分泌-免疫网络产生正性调节。感觉刺激对推拿作用的解释由中医学的脏腑理论、经络学说等支撑;经络学说指导的推拿治疗,能够通过直接和间接作用,以影响脏腑功能,影响人的整体状态;推拿的整体调节作用反映了其心身同治的作用特点及优势。

适应证 适宜采用推拿治疗的情志病症很多,主要有痛经、功能性便秘、肠易激惹综合征、慢性疲劳综合征、紧张性头痛、失眠、焦虑、抑郁、疲劳、周身肌肉疼痛、腰背疼痛、腰肌劳损、肩周疼痛等。

(孙增坤)

qíngzhì bìngzhèng kāngfù zhìliáo

情志病症康复治疗(rehabilitation therapy for emotional disease)

康复医学于20世纪中叶后出现,属于新兴学科,但相应的康复思路及方法古已有之。如类似的概念"将息",就贯穿东汉·张仲景《伤寒论》始终;"善后"是古代医师主症消除后进一步所追求的目标,它们都含有现代"康复"的意蕴。对于情志病症来说,康复疗法也有重要意义。除常规躯体疾病或症状的康复外,心身康复、心智康复等都将成为新的康复重点。

康复医学是以消除和减轻人的功能障碍,弥补和重建功能缺失,设法改善和提高人的各方面功能状态(包括心身状态)的医学学科。试图达到这一目的的各种有益于康复的手段,都可纳入康复疗法范畴。康复医学被认为是和预防医学、临床医学和保健医学并列的4大医学之一。

分类 康复医学有广义及狭义之分。

广义康复医学 这是一个综合概念,是涉及医学、工程学、教育学、社会学、心理学等多个领域的综合性学科,目的是帮助残障人士回归社会。故康复需要

综合协调地应用医学、教育、社会、职业等方法，以使病、伤、残者（包括先天性的残障）已丧失的功能尽快、尽最大可能地得到恢复或重建，促使他们不仅在身体上，而且在心理和精神上得以康复。它的着眼点不只是保存伤残者的生命，更重要的是恢复其功能，提高生活素质，重返社会，过上有意义的生活。因此，广义的康复医学主要面向的是慢性患者、伤残者及老年失能者，强调功能的康复，而且是心身综合功能的康复。从这个意义上说，康复也是一种新观念，一种尊重生命的正确意识。故"不仅是康复专科医师的事，而且也是每个医师的事"。应该贯穿整个医疗体系之全过程中，且应该是综合性的，包括病前的预防，亚临床的早期识别，门诊的后续追踪，老年失能患者的康复（养老）护理，以及住院人出院后的全程医疗服务等。

狭义康复医学 是关于功能障碍的预防、诊断、评定、治疗和处理等问题的综合性医学学科。是医学的一个重要分支，主要涉及运用物理因子和方法（包括电、光、热、声、机械设备和主动活动等），以诊断、治疗和预防残疾及病痛（包括疼痛），研究使病、伤、残者在体能上、精神上、社会上、职业上尽可能得到康复，以消除或减轻功能障碍，帮助他们发挥残留功能，恢复其生活自理能力、工作能力，重新回归社会。狭义的康复医学是从理疗学、物理医学中逐渐发展而成的一门新学科。由于该领域传统上物理因子及物理疗法一直占据主导，故狭义的康复医学英文表达以物理为词根，如物理疗法（physiatrics，美国）、物理医学（physical medicine，英

国）、康复医学（physical medicine and rehabitition，美国、新西兰和澳大利亚）；日本则称为康复（rehabilitation）。后者接近广义的康复概念。无论广义还是狭义，康复医学都被认为是医学继第一阶段预防和第二阶段内外科治疗后的第三阶段。

康复医学遵循的原则 有以下几方面。

主动参与原则 指康复需强调"主动参与"这一原则，具体包含两层含义：①康复主动服务于临床：提倡康复理念和康复治疗早期主动介入临床，以免不合理的治疗措施使得临床阶段忽视了各种治疗方法可能给患者造成的功能残障或伤害，对患者的远期恢复不利。如骨科康复中提倡，骨折患者在实施骨折固定手术后，第一时间就应该配合开展康复训练，以防后期发生关节挛缩和失用性肌萎缩；并且，早期的康复训练还能有效降低长期卧床带来的高感染和血栓风险。又如，放疗可能对患者造成的永久性伤害，可以借助提前介入中医药等的方法，加以一定程度的防范和杜绝等。②康复的"主动参与"更强调患者本人接受康复治疗的主动性：慢性病的康复周期一般比较长，且常有反复。临床上，慢性病患者中不乏消极治疗、抗拒治疗、回避社会支持、谢绝康复者。特别是伴有严重并发症（如抑郁等）的一般慢性病患者和恶性肿瘤等难治性病症患者中，这类情况十分普遍。患者的消极治疗和消极康复，往往加速疾病发展，并增加了后期治疗和康复成本，使得患者身体上和精神上遭受更大打击，以至于形成恶性循环。所以积极鼓励患者及早主动参与康复十分关键。

康复疗法除一般意义上的治疗外，还需要通过定期"训练"来强化和巩固治疗成果。在这过程中，康复医师和治疗师在更多的情况下只是扮演指导"教练"的角色。要想取得更好的康复效果，需要充分调动患者主动参与的积极性。

有利即合理原则 康复疗法选择上需遵循"有利即合理"的原则，这是康复医学与传统临床医学在认识上和方法学上的最大不同。

疾病或残障从发生到产生之后的发展和转归，受多种因素的影响，其中既有正性因素，也有负性因素。"有利"，是指一切对患者康复有利的各种正性因素，包括良好的体质基础、有规律的作息、科学合理的饮食习惯、积极达观的心理状态、张弛有度的工作状态、良好的人际关系、舒心健康的居住和自然环境等，反之则为负性因素。辅助器具制作、社区改造、职业工具和场景的进化等，这些不被临床医学看重的措施，在康复理念下，都成为一种治疗手段。遵循"有利即合理"原则，这些方法都被纳入到综合康复的治疗方案之中，可以实现改善医疗效果、提高生活质量、促进回归社会等的各个环节。"合理"即强调一切有利于患者的因素都应被重视，并根据患者实际情况，选择合适的时机，充分、适度地发挥各种有利因素的作用。

将"有利即合理"作为康复疗法选择的主要原则，就是为了纠正主流医学治疗模式对其他被冠以"非医学疗法"的偏见，以使得诸如治疗性心理教育、中医药治疗、修身养性和体能锻炼、营养指导等各种有利因素都得到

应有的重视，在"合理"的时机，充分加以应用，以使患者能够最大程度地获益。

其实，"有利即合理"原则还包括"拿来主义"的方法学态度。诸如心理辅导和治疗、社会服务、康复疗养等都不是康复医学原创，但在康复医学体系中自有重要的一席之地，就是明证。只要是有利于患者康复的，"拿来""借用"就是合理的而且是必须的。

适应证 广义地说，所有造成伤害或病症后遗留不适而带有情志问题者，都是康复的适应证。狭义地说，适合康复治疗的心身病症主要有癌症、慢性疼痛、高血压、进行性肌萎缩、脑血管意外后遗症、各种心血管疾病导致的心功能不全或心力衰竭、各种呼吸系统疾病导致的呼吸功能障碍、糖尿病导致的后遗症等。

(孙增坤)

kāngfù liáofǎ

康复疗法（rehabilitation therapy） 试图达到康复目的的各种有益手段，都可纳入康复疗法范畴，它是在康复理念指导下的康复医学之核心组成。无论广义或狭义的康复概念，都重视患者的心身整体性，重视治疗方法的整合性。因此，康复疗法常是众多治疗措施的集合，主要包括物理治疗、作业治疗、言语治疗、心理治疗、文体治疗、中医治疗、康复工程、康复护理、社会服务等。从康复治疗角度看，其作用对象不只是关注疾病，更加关注功能障碍；不只是关注躯体，更加关注心（含精神、情绪）、智、灵。其最终目的是改善或消除功能障碍，促使受助的病、伤、残、弱、失能者都回归社会，尽可能过上更有意义的生活。因此，全面康复是康复医学的最重要理念，包含躯体、心理、职业和社会生活等多个层面。其中，躯体和心理功能的尽可能全面改善，又是实现上述目的的基础和前提条件。可见，康复疗法的本质就是心身并重的。更宽泛地说，只要有助于达到心身全面康复的手段与方法，都属于康复疗法范畴。

(孙增坤)

wùlǐ zhìliáo

物理治疗（physical therapy, PT） 利用各种物理因子作用于人体，以发展、维持、恢复人体功能，令其尽可能最大化的治疗技术；这是康复治疗的核心技术。临床上，物理治疗又分为两类：①运动疗法：通过手法或器械让患者进行主动或被动的运动，以改善关节活动度，维持和加强肌力，纠正错误体态，提高身体平衡能力等，可有效地预防和治疗关节挛缩、肌肉失用性萎缩、骨质疏松、局部或全身畸形等的并发症。②物理因子疗法：利用声、光、电、热、冷、力等各种物理因子，以治疗瘢痕增生，减轻炎症，缓解疼痛，改善血液循环，从而促进恢复。

(孙增坤)

zuòyè liáofǎ

作业疗法（occupational therapy, OT） 通过模仿或直接参与日常生活活动、职业劳动、文娱活动和认知活动等，进行有针对性的训练，以使患者缓解相应功能障碍的治疗方法。此疗法的具体运用，又需根据患者的年龄、性别、兴趣、病残前从事职业、功能障碍类型等因素进行选择。如可选择日常生活方面的进食、洗漱、穿衣等；或职业劳动方面的刺绣、木工、电脑使用等；或文化娱乐方面的书法、绘画、棋牌、摄影等。对于严重活动障碍患者，还需要为其量身定制和佩戴辅助器具，并让其在辅助器具帮助下，实现相关的作业活动。作业疗法常是促使患者转换角色，逐步适应社会生活的关键一步，心身因素往往共同起作用。

(孙增坤)

yányǔ zhìliáo

言语治疗（speech therapy, ST） 通过言语康复和物理刺激相结合的训练方法，帮助患者改善听、说、读、写等方面的功能障碍，以利于其言语功能的康复。又称语言治疗。主要针对脑血管意外、小儿脑瘫、自闭症等在语言交流等方面存在较大障碍者，其中大部分人还有语言开发和再次恢复的潜力，积极合理加以训练，可以促进他们的语言功能康复。

(孙增坤)

xīnlǐ fǔdǎo zhìliáo

心理辅导治疗（psychological counselling therapy） 心理医师应用心理学知识改变患者的认知、情绪、行为，以达到治疗疾病的方法。主要用于伴有严重心理创伤的慢性病患者。多数慢性病患者常伴有或轻或重的心理障碍，而伴有肢体瘫痪的中风、癌症等重大疾病患者，在发病早期还常伴有严重的心理创伤，这类人群迫切需要进行及时且充分的心理辅导和心理康复治疗。因为良好的心理状态对慢性病患者治疗、预后及康复起着积极作用。而慢性病患者的心理康复需要循序渐进、不断纠治。特别是在确诊和开展康复治疗初期。而且，除专业人员和志愿者的辅导外，多数时间都需要患者进行自我调整，以实现心理状态的改善和康复。而心理调整和康复的方法多种多样，基本上都是借鉴现代临床心理学、心身医学及中医情志学说等具体操作技巧及方法。

（孙增坤）

kāngfù gōngchéng

康复工程（rehabilitation engineering） 利用现代工程学的原理和方法，研制康复仪器、器械，开发辅助器具，以减轻、代偿、适应患者残疾生存的科学技术。其内容包括：开发各种用于康复工程的材料；研制康复评定的设备、功能训练的器械、假肢和矫形器（包括装饰性假器官等）；无障碍建筑的设计施工和残障友好城市设计施工等。如城市中出现的无障碍坡道、人性化盲道、3D打印假肢和大量辅助器具等，都是康复工程学研究的范畴及其成果。

（孙增坤）

shèhuì kāngfù

社会康复（social rehabilitation） 由医护人员、家属、社会志愿者、福利和救助部门等共同参与的，帮助患者尽快熟悉环境、适应社会生活的康复疗法。包括帮助患者正确地对待现实与未来，制定新的合理的生活（含社会生活）目标，树立人生理想等。在这过程中，康复医护人员和志愿者就应该鼓励患者与家属一起，向社会各界，包括社会福利、保险、救助等部门主动寻求帮助，在治疗期间就争取与相关职能部门或职业单位建立联系，争取在出院后及时获得帮助，解决实际困难。

（孙增坤）

kāngfù liáoyǎng

康复疗养（rehabilitation and recuperation） 借助疗养以寻求更好地康复的各种措施及方法。一般做法是在比较理想的疗养地，利用日光、空气、矿泉水、宜人的景色，以及各种可能的自然资源（负离子、氧吧、矿物质温泉等），配合康复医学和其他康复疗法的积极介入，促进患者心身的综合康复。

（孙增坤）

qíngzhì bìngzhèng zhōngyīyào zhìliáo

情志病症中医药治疗（traditional Chinese medicine treatment of emotional disease） 合理借助中医药，可配合情志病症的有效纠治和改善。中医药是临床治疗的主体，从《黄帝内经》起，就频繁地用于情志病症的治疗。该书仅有的少数名方中，半夏秫米汤是典型代表。它由半夏、秫米两味简单药物组成，可治湿痰所致"胃不和则卧不安"之失眠。流传至今，效果不错。后世这类方药更多，值得重视。

适用范围主要有3类情况：①直接有愉悦情性作用，用后可改善个体基本的心理状态。②配合其他治疗，以纠治病情，消解病理症状或不良情志。③修复业已存在的因情志病症所致的病理性躯体改变。

常见类型有3种：①多种药物组合成的方剂，这是中医药治疗的主要方式。②单味有效药物服用，这是轻中度情志病症的常用方式。③某些有特殊功效食品的长期食用，这是形神兼治之好方法。

组方的运用机制：情志病症的致病机制总以累及心、肝、脾三脏功能最为常见，且常可以直接损伤脏腑。尤其对情志病症的中重度患者，已有明显的气机失常、脏腑功能失调、阴阳偏盛偏衰，以及瘀血、湿滞、痰凝等病理产物停滞时，须合理选用方药，清·徐灵胎《和解祖方》："药有个性之特长，方有合群之妙用。"通过药物的有效组合配伍，常可形神兼顾，相辅相成，相得益彰，以增强疗效，故代表性的方剂每每针对某些病机或病症特点。

（席斌）

shūgān jiěyù

疏肝解郁（dispersing stagnated liver qi for relieving qi stagnation） 用具有舒肝理气、行滞解郁作用的方药治疗肝郁气滞证的方法。此类方剂临床常用，适宜于情志抑郁、肝失疏泄等；症见心情欠佳，出现胀闷疼痛，胸胁或少腹胀、憋闷、窜痛、胸闷、善太息等；或压抑易怒，或咽部有异物感，或颈部胀闷似有块状物，或胁下扪及肿块；女性还可见乳房胀痛、经前头痛、痛经、产后抑郁等。此类病症临床最常见，且症状多变，有时容易混淆。但症状多与情志起伏有关，则是关键。

（席斌）

xiāoyáosàn

逍遥散（xiaoyao powder） 方源于北宋·太平惠民和剂局（编）、刘景源（整理）《太平惠民和剂局方》。组成：甘草半两（16克），当归、茯苓、芍药、白术、柴胡各1两（约30克）。用法：上为粗末，每服2钱（6克），水1大盏，加生姜1块（切破），薄荷少许，一同煎至7分，去滓热服，不限定服用时间。现代用法：参照原方比例，酌定用量，作汤剂煎服。亦有丸剂，每日2次，每次6~9克。功用：疏肝解郁，健脾养血；本方有调畅情志之功，且性较温和，故被广泛使用。

主治：肝郁血虚脾弱之证。症见两胁作痛，头痛目眩，口燥咽干，神疲食少，或月经不调，乳房胀痛，脉弦而虚者。本方气血兼顾，肝脾并治，可用于现代医学的慢性肝炎、肝硬化、胆石症、胃及十二指肠溃疡、慢性胃炎、胃肠神经症、经前期紧张症、乳腺小叶增生等属肝郁血虚脾弱，兼见轻度情绪抑郁者。但此方偏燥，有阴虚内热者，不宜长期服用，以免助生内热。

（席　斌）

jiāwèi xiāoyáosàn

加味逍遥散（modified xiaoyao powder）

方源于明·薛己《内科摘要》，为逍遥散方剂的改进型。组成：当归、芍药、茯苓、炒白术、柴胡（以上均1钱，3克）、牡丹皮、炒栀子、炙甘草（以上均5分，约2克）。用法：水煎服。功用：疏肝清热，养血健脾。

主治：肝郁化火，兼夹虚证。症见烦躁易怒，或自汗盗汗，或头痛目涩，或颊赤口干，或月经不调，少腹胀痛，或小便涩痛，舌红，苔薄黄，脉弦或虚数。本方为逍遥散加用丹皮和栀子，因肝郁血虚日久，则生热化火，此时逍遥散已不足以平其火热，故加丹皮以清血中之伏火，炒山栀善清肝热，并导热下行。

本方可用于改善抑郁/焦虑症状，特别是民间述说的兼见有内热之情况，其在抑郁症的临床治疗中有一定优势。

（席　斌）

sìnìsàn

四逆散（sini powder）

方源于东汉·张仲景《伤寒论》。组成：甘草（炙）、枳实（破，水渍，炙干）、柴胡、芍药各6克。用法：4味药各6克，捣筛，用温水送服，口二服。现代常用作汤剂，水煎服。功用：透邪解郁，疏肝理脾。

主治：肝脾气郁证。症见胁肋胀闷，脘腹疼痛，脉弦等。本方原治阳郁厥逆之证，症见手足

不温，或腹痛，或泄利下重等。方中炙甘草益气健脾；柴胡疏肝解郁；枳实下气破结，与柴胡合用而调气；芍药和血养阴，缓急止痛，与柴胡合而疏肝理脾；四味合用，使气血调畅，疏解阳郁。

四逆散是治疗抑郁症疗效较好，且副作用较少的组方。本方配伍独特、效用优越，已为临床实践证实。

（席　斌）

yuèjūwán

越鞠丸（yueju pills）

方源于元·朱震亨《丹溪心法》，又称芎术丸。组成：苍术、香附、川芎、神曲、栀子各等分（原方未著用法用量）。现代用法：常用水丸，每服6~9克，温开水送服；亦可用原方用量比例酌定，作汤剂煎服。功用：行气解郁。

主治：六郁证。症见胸膈痞闷，脘腹胀痛，嗳腐吞酸，恶心呕吐，饮食不消等。本方是主治气血痰火湿食六者之郁滞（六郁）的代表方。以"五药治六郁"，因痰郁乃气滞湿聚而成，若气机流畅，五郁得解，则痰郁随之而化，故方中不另加它药。方中用香附行气解郁，调理脾胃，乃治气郁之要药；以苍术醒脾和胃，燥湿除胀，治湿郁；以川芎活血行气止痛，治血瘀；以栀子清泻郁热，治火郁；以神曲消食导滞，治食郁。

本方以行气解郁为主，在临床运用时，须随诸郁轻重之不同，而变更其主药，并适当地加味使用。六郁之中，以气郁为主。临证时气郁一症常见情绪抑郁，精神不宁，胸胁胀满疼痛等，为郁病的各种证型所共有，故本方对抑郁症的治疗有较好效果。

（席　斌）

cháihú shūgānsàn

柴胡疏肝散（chaihu shugan powder）

方源于明·张介宾《景岳全书》。组成：柴胡、陈皮（醋炒）均2钱（6克），川芎、枳壳（麸炒）、芍药、香附均1钱半（4.5克），炙甘草5分（1.5克）。用法：水一盅半，煎八分，食前服。现代用法：水煎服。功用：疏肝理气，活血止痛。

主治：肝气郁滞之证。症见胁肋疼痛，胸闷善太息，情志抑郁易怒；或嗳气，脘腹胀满，脉弦等。本方为疏肝解郁的常用方剂。方中柴胡疏肝解郁，调理气机；白芍敛肝柔肝，缓急止痛；香附调经止痛，助柴胡行气解郁；陈皮消食导滞和胃；枳壳理气降泄，去浊平逆；川芎活血通络；甘草和中缓痛。诸药相合，共奏疏肝行气，活血止痛之功。

本方临床常用于治疗慢性肝炎、慢性胃炎、肋间神经痛等属于肝气郁滞，兼见抑郁者。对神经症兼见抑郁者，亦有较好疗效。本方芳香辛燥，易耗气伤阴，不宜久服。

（席　斌）

bànxià hòupǔtāng

半夏厚朴汤（banxia houpu decoction）

方源于东汉·张仲景《金匮要略》。组成：半夏半升（12克），厚朴3两（9克），茯苓4两（12克），生姜5两（15克），苏叶2两（6克）。用法：以水7升，煮取4升，分温四服，日三夜一服。功用：行气散结，降逆化痰。

主治：梅核气。症见咽中如有物阻，咯吐不出，吞咽不下，胸膈满闷，或咳或呕，舌苔白润或白腻，脉弦缓，或弦滑者。本方为治疗情志不畅，痰气互结所致的梅核气之常用方。相当于现

代医学的咽异感症。方中用半夏化痰散结，降逆和胃；厚朴燥湿行气；茯苓甘淡渗湿，宁心安神；生姜温胃止呕；苏叶芳香行气，理肺舒肝；诸药合用，共成利气化痰，宽中解郁之功。

本方具有抗抑郁、抗焦虑作用，适合于兼见明显焦虑或抑郁情绪之患者。方中多用辛温苦燥之品，仅适宜于痰气互结而无热象者。若见颧红口苦，舌红少苔，属于气郁化火，阴伤津少者，虽具梅核气特征，则不宜使用本方。

（席　斌）

jīnlíngzǐsàn
金铃子散 (jinlingzi powder)

方源于金·刘完素《素问病机气宜保命集》。组成：金铃子、玄胡各 1 两（各 30 克）。用法为细末，每服 3 钱，酒调下。用法：为末，每服 9 克，酒或开水送下。亦可按原方用量比例酌定，单独或同其他方药一起煎服。功用：行气疏肝，活血止痛。

主治：肝郁有热，肝郁火证。症见心腹胁肋诸痛，时发时止，口苦，舌红苔黄，脉弦数等。本方所治诸痛，乃由肝郁气滞，气郁化火所致。肝气最易受情志变化所干扰，故疼痛常随情绪而时发时止。方中用金铃子（又名川楝子）疏肝气，清泻肝火；玄胡（又名延胡索）行气活血；二药相配，气行血畅，疼痛自止。

本方为气郁血滞所致诸痛的常用基本方。临床常用于溃疡病、肝炎、胆囊炎、肋间神经痛等疼痛，兼见肝郁气滞偏热者。

（席　斌）

yìgān fúpí
抑肝扶脾 (repress the liver and support the spleen)

运用补脾柔肝的药物，治疗情志郁结，肝旺脾虚所致的泄泻等消化道障碍

之症的方法。

（席　斌）

tòngxièyàofāng
痛泻要方 (pain and diarrhea formula)

方源于元·朱震亨的《丹溪心法》，又称白术芍药散。组成：白术（炒，3 两）90克，白芍（炒，2 两）60 克，陈皮（炒，1 两 5 钱）45 克，防风（8 两）30 克。用法：上细切，分作八服，水煎或丸服。用法：水煎服，用量按原方比例酌减。功用：补脾柔肝，祛湿止泻。

主治：脾虚肝旺之痛泻。症见肠鸣腹痛，大便泄泻，泻后仍腹痛，舌苔薄白，脉两关不调，左弦右缓。本方为治肝脾不和之痛泻的常用方。方中用白术燥湿健脾；白芍养血柔肝，缓急止痛；陈皮理气醒脾；防风散肝舒脾。四药相配，补脾土而泻肝木，调气机以止痛泻。

本方特别适用于因情绪紧张所致的阵发性腹痛，痛而欲泄；相当于现代医学的肠易激综合征属脾虚肝旺者。

（席　斌）

qīngxīn xièhuǒ
清心泻火 (clearing heart fire)

运用寒凉药物以清热泻火，治疗情志内伤而兼见火热证的方法。症见火热内盛所致神明扰乱，发为癫狂、谵语、躁扰不宁、狂动多怒、行为暴戾等症者。但更多运用于焦躁不寐、烦躁不安的焦虑而较为轻症者。

（席　斌）

zhúyè shígāotāng
竹叶石膏汤 (zhuye shigao decoction)

方源于东汉·张仲景《金匮要略》。组成：竹叶二把（20 克），石膏 1 斤（48 克），麦门冬去心 1 升（24 克），半夏洗半升（12 克），人参 2 两（6

克），炙甘草 2 两（6 克），粳米半升（12 克）。用法：上 7 味，用水 1 升，煮取 6 升，去滓，纳入粳米，煮米熟汤成，去米，温服 1 升，日三服。用法：参照剂量，水煎服。功用：清热生津，益气和胃。

主治：胃热津伤气逆证。症见身热多汗，心胸烦热，气逆欲呕，口干喜饮，气短神疲；或虚烦不寐，舌红少苔，脉虚数等。方中用竹叶、石膏，清热除烦；人参、麦冬，益气养阴；半夏降逆止呕；甘草、粳米，调养胃气。诸药合用，使热祛而烦除，气复而津生，胃气调和，诸证自愈。

本方现用于肺炎、麻疹或麻疹并发肺炎、流行性脑脊髓膜炎、流行性乙型脑炎、糖尿病、小儿夏季热、中暑等病后期余热不清，耗伤气阴，兼见情绪焦虑烦躁者。本方为清补并行之剂，若阳明气分热盛，气津未伤者不宜使用。

（席　斌）

xījiǎo dìhuángtāng
犀角地黄汤 (xijiao dihuang decoction)

方源于唐·孙思邈《备急千金要方》。组成：犀角（现用水牛角代替）一两（30 克），生地八两（24 克），芍药 3 两（12克），丹皮 2 两（9 克）。用法：上药 4 味，咬咀（用口将药物咬碎），以水 9 升，煮取 3 升，分 3次服。现代用法：可水煎服。功用：凉血散瘀、清热解毒。

主治：①热入血分证：症见身热谵语，斑色紫黑，舌绛起刺，脉细数；或善忘如狂，漱水不欲咽，大便色黑易解等症。②热伤血络证：症见吐血、衄血、便血、尿血等，舌红绛，脉数。这是治疗温热病热入血分证的常用之方。方用苦咸寒凉之犀角（水牛角），凉血清心解毒；用甘苦寒之生地，

凉血滋阴生津，助犀角清热凉血止血，以恢复已失之阴血；赤芍、丹皮清热凉血，活血散瘀。

本方凉血与活血散瘀并用，清热宁血而无耗血动血之虞，凉血止血而不留瘀滞之患。临床常用于重症肝炎、肝昏迷、弥散性血管内凝血、尿毒症、过敏性紫癜、急性白血病、败血症等属热入血分而兼见焦躁不安者。此方阳虚失血、脾胃虚弱者忌用。

（席 斌）

dítán kāiqiào

涤痰开窍（removing phlegm to induce resuscitation） 运用化湿涤痰，开窍醒脑的方药，以治疗痰湿闭阻气机，蒙蔽清窍而致痰涎壅盛，心神不安，神志不宁证的方法。如痰浊上扰之健忘，痰火扰心的心悸，不寐，痰气交阻，气郁化火之顽固性失眠等。

（席 斌）

èrchéntāng

二陈汤（erchen decoction） 方源于北宋·太平惠民和剂局（编）、刘景源（整理）《太平惠民和剂局方》。组成：半夏（汤洗7次）、橘红各15克，白茯苓9克，炙甘草4.5克。用法：上药㕮咀，每次服12克，用水一盏，生姜7片，乌梅1个，同煎6分，去滓，热服，不拘时候。用法：加生姜7片，乌梅1个，水煎温服。功用：燥湿化痰，理气和中。

主治：湿痰证。症见咳嗽痰多，色白易咯，恶心呕吐，胸膈痞闷，肢体困重；或头眩心悸，舌苔白滑或腻，脉滑。本方为燥湿化痰的基础方，方中用半夏辛温性燥，善能燥湿化痰，又和胃降逆；橘红既可理气行滞，又能燥湿化痰。二药等量合用，不仅相辅相成，增强燥湿化痰之力；而且，体现治痰先理气，气顺则

痰消之意；且半夏、橘红皆以陈久者良，而无过燥之弊，故方名"二陈"。佐以茯苓健脾渗湿；兼加生姜，既能制半夏之毒，又能协助半夏化痰降逆，和胃止呕；复用少许乌梅，收敛肺气，与半夏、橘红相伍，散中兼收，防其燥散伤正之虞；以甘草为佐使，健脾和中，调和诸药。

本方临床常用于慢性支气管炎、慢性胃炎、内耳眩晕病、神经性呕吐等属湿痰或湿阻气机而兼见胸闷、情绪低落，抑郁不振者。因本方性燥，故燥痰偏热性体质者慎用；恐燥热诱发出血，故吐血、消渴、阴虚、血虚者忌用本方。

（席 斌）

wēndǎntāng

温胆汤（gallbladder-warming decoction） 方源于南宋·陈言《三因极一病证方论》。组成：半夏、竹茹、枳实（麸炒）各6克，陈皮9克，炙甘草3克，茯苓5克。用法：上诸味锉散，每次服12克，水一盏半，姜5片，枣1枚，煎7分，去滓，食前服。用法：上述诸味药物，另加生姜5片、枣1枚，水煎服。功用：理气化痰，清胆和胃。

主治：胆胃不和，痰热内扰证。症见胆怯易惊，虚烦不眠；或呕吐呃逆，以及惊悸不宁、癫痫等症，见苔白腻、脉弦滑者。本方为治疗胆郁痰扰所致失眠、惊悸、呕吐、眩晕、癫痫的常用方，方中半夏辛温，燥湿化痰，和胃止呕；竹茹清热化痰，除烦止呕；陈皮理气行滞，燥湿化痰；枳实降气导滞，消痰除痞；佐以茯苓，健脾渗湿，以杜绝生痰之源；煎时加生姜、大枣调和脾胃，且借生姜以制半夏毒性；甘草调和诸药。

本方临床常用于神经症、急

慢性胃炎、消化性溃疡、慢性支气管炎、内耳眩晕病、更年期综合征、癫痫等属于胆郁痰扰者。

（席 斌）

xiǎoxiànxiōngtāng

小陷胸汤（ xiaoxianxiong decoction） 方源于东汉·张仲景《伤寒论》。组成：黄连3克，半夏（洗）12克，瓜蒌实30克。用法：上3味，以水6升，先煮瓜蒌，取3升，去滓；内入其他药，煮取2升，去滓，分3次温服。用法：先煮瓜蒌，后加入他药，水煎温服。功用：清热化痰，宽胸散结。

主治：痰热互结证；症见胸脘痞闷，按之则痛；或心胸闷痛，或咳痰黄稠，舌红苔黄腻，脉滑数等者。方中全瓜蒌甘寒，清热涤痰，宽胸散结；黄连泻热除痞；半夏辛温化痰散结。本方是主治胸脘痰热之证的基础方，有开胸散结解忧之功。

本方临床常用于因痰热互结所致的情绪低落、抑郁寡欢、胸部憋闷、心中烦乱等症。临床常用于急慢性胃炎、胸膜炎、胸膜粘连、急性支气管炎、肋间神经痛、心绞痛等属痰热互结而兼见上述诸症者。方中瓜蒌有缓泻作用，故脾胃虚寒，大便溏薄者慎用。有寒痰证者亦应慎用。

（席 斌）

bànxià báizhú tiānmátāng

半夏白术天麻汤（banxia baizhu tianma decoction） 方源于清·程钟龄《医学心悟》。组成：半夏4.5克，天麻、茯苓、橘红各3克，白术9克，甘草1.5克。用法：加生姜1片，大枣2枚，水煎服。功用：燥湿化痰，平肝息风。

主治：风痰上扰之证。症见眩晕，头痛，胸膈痞闷，恶心呕吐，舌苔白腻，脉弦滑等。本方

为治风痰眩晕、头痛的常用方。方中以半夏燥湿化痰，降逆止呕；以天麻化痰息风，而止头眩晕，二者合用，为治风痰眩晕头痛之要药。白术、茯苓健脾利湿化痰，根除生痰之源；橘红理气化痰，使气顺则痰消；姜枣调和脾胃，生姜兼治半夏之毒；甘草和中调药。诸药合用，使风息痰消，眩晕自愈。

本方临床常用于耳源性眩晕、高血压病、神经性眩晕、癫痫、面神经瘫痪等属风痰上扰而兼见眩晕、头痛、胸闷不适者。本方化裁对痰湿内生引起的不寐、头昏等，也有不错的疗效。肝肾阴虚、气血不足之眩晕，不适宜本方；对阴盛肝阳上亢引起眩晕头痛者，亦慎用或忌用。

（席 斌）

huóxuè huàyū

活血化瘀（promoting blood circulation for removing blood stasis）

运用促使血行通畅、消除瘀血之药，以治疗血行异常所致情志病症的方法。活血祛瘀，血行通畅，则心神得以濡养，神志得以安宁。如气血凝滞，瘀血内阻，则血气不能上达于心脑，可兼见失聪、失明等症，甚或发为癫或狂之病；瘀血内阻又可兼见心悸怔忡、顽固性失眠等症，均可选用此类方药。

（席 斌）

xuèfǔzhúyūtāng

血府逐瘀汤（decoction for removing blood stasis in the chest）

方源于清·王清任《医林改错》。组成：桃仁12克，红花、当归、牛膝、生地黄各9克，川芎、桔梗各4.5克，赤芍、枳壳各6克，柴胡、甘草各3克。用法：水煎服。功用：活血化瘀，行气止痛，开窍利脑。

主治：胸中血瘀证。症见胸痛，头痛，日久不愈，痛如针刺而有定处；或呃逆日久不止；或饮水即呛，干呕；或内热瞀闷，或心悸怔忡，失眠多梦，急躁易怒，入暮潮热；唇暗或两目暗黑，舌质暗红；或舌有瘀斑、瘀点，脉涩或弦紧等。方中桃仁破血行滞而润燥；红花活血祛瘀以止痛；赤芍、川芎活血祛瘀；牛膝活血通经，祛瘀止痛，引血下行；生地、当归养血益阴，清热活血；桔梗、枳壳，一升一降，宽胸行气；柴胡疏肝解郁，升达清阳，与桔梗、枳壳同用，尤善理气行滞，使气行则血行；甘草调和诸药。合而用之，使瘀血活化，滞气得行，诸症可愈，为治胸中/脑中血瘀证之良方。

本方常加减后用于治疗冠心病、心绞痛、风湿性心脏病、胸部挫伤与肋软骨炎之胸痛，以及脑震荡后遗症之头晕、头痛，精神抑郁属于血瘀气滞者。本方具有抗抑郁作用，兼有明显抑郁情绪的患者尤其适宜。也可用于因血瘀引起的失聪、失明等。由于方中活血祛瘀药多，故孕妇忌用。

（席 斌）

tōngqiào huóxuètāng

通窍活血汤（decoction for orifice-dredging and blood-activating）

方源于清·王清任《医林改错》。组成：赤芍、川芎各3克，桃仁6克，红花9克，老葱（切、研）、生姜（切片）均9克，大枣去核，7个，麝香绢包，0.15克，黄酒半斤。用法：用黄酒半斤，将前7味煎至150毫升，去滓，将麝香入酒内，再煎2沸，临卧时服。功用：活血化瘀，通窍利脑。

主治：血瘀阻于头面之证；症见头痛头晕，耳鸣耳聋，头发脱落，或血瘀引起的失聪、失明，面色青紫，脉涩等。方中赤芍、川芎行血活血，桃仁、红花活血通络，葱、姜通阳，麝香开窍，黄酒通络，佐以大枣补益气血。诸药合用，共奏行气活血，通窍开闭之功。

（席 斌）

bǔyáng huánwǔtāng

补阳还五汤（decoction for yang-supplementing five-retuning）

方源于清·王清任《医林改错》。组成：黄芪120克，当归尾6克，赤芍5克，地龙、川芎、红花、桃仁各3克。用法：水煎服。功用：补气活血通络。

主治：中风之气虚血瘀证；症见半身不遂，口眼歪斜，语言謇涩，口角流涎，小便频数，或遗尿不禁，舌黯淡，苔白，脉缓等。本方既是益气活血的代表方，又是治疗中风后遗症的常用方。方中重用黄芪，补中益气为主，使气旺而血行；当归尾、川芎、桃仁、赤芍、红花，行瘀活血，疏肝祛风；地龙通经活络，诸药合用，共成补气活血通络之剂。

本方临床常用于脑血管病所致的偏瘫及其后遗症，脑动脉硬化，小儿麻痹后遗症，及面神经麻痹等属气虚血瘀、脑/面部功能失能者；也用于治疗神经/精神系统的各种神经痛、神经衰弱、癫痫、健忘、痴呆等；及心血管系统的冠心病、高血压病、肺心病、闭塞性动脉硬化、血栓闭塞性脉管炎、下肢静脉曲张，以及慢性肾炎、糖尿病、前列腺增生等属气虚血瘀而兼见脑/面部等部分功能失能者。凡由气虚导致血瘀发为半身不遂而见上述症状者，运用本方较为贴切。如属血瘀实证，需谨慎使用本方。

（席 斌）

ānshén dìngzhì

安神定志 (tranquillization method)

具有安神定志功效的药物多入心经和肝经，可用于治疗过度持久心理刺激，情志波动而引起的惊悸、失眠、健忘、多梦、烦躁惊狂等的情绪波动、心神不宁之症。

（席 斌）

zhūshā ānshénwán

朱砂安神丸 (zhusha anshen pills)

方源于金·李杲《医学发明》。又称安神丸。组成：朱砂 15 克，黄连 18 克，炙甘草 16 克，生地黄 4.5 克，当归 7.5 克。用法：上 4 味为细末，另研朱砂，水飞如尘，阴干，为衣，汤浸蒸饼为丸，如黍米大，每次服 15 丸（3 克），津唾咽之，饭后服。现代用法：上药研末，炼蜜为丸，每次 6~9 克，睡前温开水送服；亦可作汤剂，用量按原方比例酌减，朱砂研细末水飞，以药汤送服。功用：清热养血，重镇安神。

主治：心火偏亢，阴血不足证；症见心神烦乱，失眠多梦，惊悸怔忡；舌尖红，脉细数等。方中朱砂味甘性寒而质重，既能安心神，又能清心火；黄连苦寒泻火，清心除烦；当归、生地养血滋阴，补充被耗伤之阴血；甘草安中护胃，调和诸药。诸药合用，标本兼顾，使心火下降，阴血上承，神志安宁。

本方对神经衰弱所致心悸、健忘、失眠等症，或精神抑郁引起的神志恍惚等属心火亢盛，阴血不足者，均有显著效果。方中朱砂含硫化汞，不宜多服或久服，以防引起汞中毒。阴虚、脾弱者忌用。如改成汤剂，朱砂每次 0.5~1 克，研末冲服为宜；连服时间不可超过半年。

（席 斌）

cízhūwán

磁朱丸 (cizhu pills)

方源于唐·孙思邈《备急千金要方》，原名神曲丸。组成：磁石 60 克，朱砂 30 克，神曲 120 克。用法：上药为末，炼蜜为丸，如梧子大，饮水冲服，每次 3 丸（约 6 克），每日 3 次。功用：清心滋肾，安神明目。

主治：心肾郁热证。症见失眠多梦，心悸头晕，耳鸣耳聋，视物昏花；舌红少苔、脉细等。亦治癫痫等症。方中用磁石滋阴潜阳，重镇安神，聪耳明目；朱砂清心降火，镇心安神；神曲健脾助运，防范磁石之重镇药伤及脾胃。全方合用，以收镇心安神，滋阴潜阳，聪耳明目之功。

失眠古称"不寐"，表现为夜不能寐，反而清醒。故失眠共性病机是"心神不宁"，本方核心效用为宁心安神，故可用作治疗失眠之主方。本方联合抗精神病药物，对精神分裂症的治疗，疗效确切，不良反应较少。本方偏于苦寒，易伤胃，脾胃虚弱而胃脘冷痛者慎用。方中朱砂含硫化汞，气虚下陷、急性眼痛、孕妇、胃溃疡、肝肾功能差者禁用；且不宜多服或久服；不宜与碘、溴化物等合用。

（席 斌）

suānzǎoréntāng

酸枣仁汤 (suanzaoren decoction)

方源于东汉·张仲景《金匮要略》。组成：酸枣仁 15 克，甘草 3 克，知母、茯苓、川芎各 6 克。用法：上 5 味，以水 8 升，煮酸枣仁，得 6 升；纳入诸药，煮取 3 升，分 3 次温服。功用：养血安神，清热除烦。

主治：心肝阴血虚证；症见虚烦心悸，失眠多梦，头晕目眩，两目干涩，指甲失泽；或急躁易烦，手足烦热，咽干口燥等；见舌红少苔，或薄黄、脉弦细者。本方是治心肝血虚，血不养心，虚烦失眠之代表方。方中酸枣仁补血益肝，养血舍魂而安神；知母清热益阴以除烦；茯苓宁心安神，益气健脾，兼制酸枣仁滋腻壅滞；川芎活血行气，调肝疏肝；甘草益气和中。诸药配伍，以奏养血安神，清热除烦，以助睡眠之效。

本方临床常用于失眠多梦，易醒，醒后无精打采，焦虑，烦躁等症。可见于更年期综合征、神经症、神经衰弱等属肝血不足，虚热内扰，心神不安而兼见失眠者。有痰热内蕴的失眠者不宜使用本方。

（席 斌）

zīyīn qiányáng

滋阴潜阳 (nourishing yin for suppressing hyperactive yang)

运用滋阴与重镇潜降之药物，以滋养肝肾之阴，镇潜上亢之阳，适用于肝肾阴虚，肝阳上亢之证。如阴虚阳亢之眩晕、头痛、耳鸣耳聋等症。应用时，须注意明辨阴虚与阳亢之程度孰轻孰重，以确定治疗中滋阴与潜阳的用药剂量之比例。

（席 斌）

tiānmá gōuténgyǐn

天麻钩藤饮 (tianma gouteng drink)

方源于 1958 年胡光慈的《杂病证治新义》。组成：天麻、山栀子、黄芩、益母草、桑寄生、夜交藤、朱茯神均 9 克，钩藤（后下）、川牛膝、杜仲各 12 克，石决明（先煎）18 克。用法：水煎服。功用：平肝息风，清热活血，补益肝肾。

主治：肝阳上亢，肝风上扰证。症见头晕头痛、目眩、失眠、多梦，见舌红、苔薄黄、脉弦或数等。方中天麻、钩藤平肝息风；石决明咸寒而质重，能平肝潜阳，并能除热明目；川牛膝引血下行，并能活血利水；杜仲、桑寄生补益肝肾，以培治其本；栀子、黄芩清肝降火，以折其亢奋之阳；益母草合川牛膝，活血利水，有利于平降肝阳；夜交藤、朱茯神，宁心安神。诸药合用，共成平肝息风，清热活血，补益肝肾之剂。

本方对肝阳上亢、肝风上扰之高血压病等病症，有一定的治疗和预防并发症作用。兼见头晕头痛、目眩、失眠、多梦者，用之更为适宜。但脾胃虚寒者，慎用本方。

（席　斌）

dìhuáng yǐnzǐ

地黄饮子（dihuang drink）　方源于金·刘完素《黄帝素问宣明论方》。组成：熟地黄、巴戟天、山茱萸、石斛、肉苁蓉（酒浸，焙）、炮附子、五味子、官桂、茯苓、麦门冬（去心）、菖蒲、远志（去心），各等分（10克）。用法：上药为末，每次服9克，水1盏半，加生姜3片，大枣2枚，薄荷5~7叶，同煎至8分，食前温服。用法：水煎服。功用：滋心肾之阴，补心肾之阳，开窍化痰。

主治：肾阴阳两虚，痰浊上泛之喑痱证。症见舌强不能言，足废不能动，口干不欲饮，足冷面赤；见苔薄，脉沉细弱。本方是治疗肾虚喑痱的常用方，喑是舌不能言，痱是足废不能用（实为中风后遗症）。方中熟地、山萸肉滋补肾阴；巴戟、苁蓉温补肾阳；麦冬、石斛、五味子以助滋阴敛液；附子、肉桂以助温养真元，且可摄纳浮阳，引火归原；菖蒲、远志、茯苓交通心肾，宣窍化痰；生姜、大枣调和脾胃。

诸药合用，使水火相济，虚火得清，痰浊得除，则喑痱可愈，中风后遗症可改善。

本方也常用于治疗晚期高血压病、脑动脉硬化、中风后遗症、脊髓灰质炎等慢性疾病过程中出现的阴阳两虚者，兼见上述症状者；可加减应用。湿热内蕴者，慎用本方。

（席　斌）

bǔyì qì-xuè

补益气血（invigorating qi and blood）　运用补气补血药物，治疗七情内伤日久，耗伤气血，形成气血不足或阴阳亏虚证的方法。如神疲乏力，失眠多梦，情绪失常，精神萎靡等。

（席　斌）

bǔzhōng yìqìtāng

补中益气汤（decoction for invigorating spleen-stomach and replenishing qi）　方源于金·李杲《脾胃论》。组成：黄芪（病甚、劳役热甚者）18克，白术、炙甘草各9克，人参（去芦）、当归（酒焙干或晒干）、橘皮（不去白）、升麻、柴胡各6克。用法：上药咬咀，共作1服。用水2盏，煎至1盏，去滓，空腹时稍热服。功用：补中益气，升阳举陷。

主治：脾虚气陷证。症见饮食减少，体倦肢软，少气懒言，情绪低落，面色萎黄，大便稀溏等；见舌淡，脉虚等；以及脱肛、子宫脱垂、久泻久痢，崩漏等；或气短乏力，情绪低落，见舌淡，苔白，脉虚弱等；或气虚发热证，如身热，自汗，渴喜热饮，情绪低落，气短乏力等。本方为补气升阳，甘温除热的代表方，方中黄芪补中益气，升阳固表；人参、白术、甘草甘温益气，补益脾胃；陈皮调理气机，当归补血和营；升麻、柴胡协同人参、黄芪，升

举清阳。综合全方，一则补气健脾，使后天生化有源，脾胃气虚诸证自可痊愈；二则升提中气，恢复中焦升降之功能，使下脱、下垂之症自复其位。

本方临床常用于治疗内脏下垂、慢性胃肠炎、慢性菌痢、脱肛、重症肌无力、乳糜尿、慢性肝炎等兼见情绪低落者。妇科之子宫脱垂、妊娠及产后癃闭、胎动不安、月经过多等；眼科之眼睑下垂、麻痹性斜视等脾胃气虚或中气下陷兼见情绪低落者，均可选用。阴虚发热、内热炽盛、湿热泻痢、虚烦不安者不宜使用本方。

（席　斌）

sìjūnzǐtāng

四君子汤（sijunzi decoction）　方源于宋·太平惠民和剂局（编写），刘景源（整理）《太平惠民合剂局方》。组成：人参（去芦）、白术、茯苓（去皮）各9克，炙甘草6克。用法：上诸味为细末，每次服6克；水1盏，煎至7分，温水送服，不拘时候。现代用法：同等剂量，水煎服。功用：益气健脾，提振体力及精神。

主治：脾胃气虚证。症见面色萎白，语声低微，气短乏力，食少便溏，精神不振；见舌淡苔白，脉虚弱等。本方是治疗脾胃气虚证的基础方，后世众多补脾益气方多从此方衍化而来。方中人参甘温益气，健脾养胃；苦温之白术，健脾燥湿，加强益气助运之力；甘淡茯苓，健脾渗湿；苓术相配，则健脾祛湿之功益著；炙甘草，益气和中，调和诸药。四药配伍，共奏益气健脾之功。

本方临床常用于慢性胃炎、胃及十二指肠溃疡等属脾胃气虚而兼见精神不振者。

（席　斌）

guīpítāng

归脾汤（guipi decoction） 方源于南宋·严用和《济生方》。组成：白术、茯神（去木）、黄芪（去芦）、龙眼肉、酸枣仁（炒，去壳）各30克；人参、木香（不见火）各15克，炙甘草8克，当归3克，蜜炙远志3克。（当归、远志两味，从《校注妇人大全良方》补入）。用法：上诸味药咬咀，每次服12克，水1盏半，生姜5片，枣1枚，煎至7分，去滓温服，不拘时候。现代用法：同等剂量，水煎服。功用：益气补血，健脾养心。

主治：心脾两虚证。症见心悸怔忡，健忘失眠，盗汗虚热，食少体倦，面色萎黄；见舌质淡，苔薄白，脉虚弱等；或脾不统血证，如便血；以及妇女崩漏，月经超前，量多色淡；或淋漓不止，或带下等。方中人参益心补脾；龙眼肉养心补血；黄芪、白术补气健脾，助人参益气；当归补益营血，活血通经；酸枣仁养血安神；茯神，益气宁心以安神；远志开窍安神；木香行气，兼防滋补药壅滞气机；甘草益气，调和诸药。诸药配伍，以奏益气补血，健脾养心之效。

本方是治疗心脾气血两虚证的常用方，常用于胃及十二指肠溃疡出血、功能性子宫出血、再生障碍性贫血、血小板减少性紫癜、神经衰弱、心脏病等属心脾气血两虚，及脾不统血而兼见心慌心悸、健忘失眠者。此方还用于神经症、失眠，及抑郁症等的治疗，均有较显著疗效。

（席　斌）

shènqìwán

肾气丸（shenqi pills） 方源于东汉·张仲景《金匮要略》。组成：干地黄24克，山药、山茱萸

各12克，茯苓、泽泻、丹皮各9克，桂枝、附子（炮）各3克。用法：上8味药，共为末，炼蜜和丸，如梧桐子大，酒下15丸（约6克），逐步加至25丸（约10克），1日2次。用法：稍微调整剂量，水煎服。功用：温补肾阳，提振精神。

主治：肾阳不足证；症见腰痛脚软，身半以下常有冷感；少腹拘急，小便不利，或小便反多，入夜尤甚；阳痿早泄，精神不振，性功能冷淡；见舌淡而胖，脉虚弱等。方中地黄、山茱萸补益肾阴而摄纳精气；山药、茯苓健脾渗湿；泽泻泄肾中之水邪；牡丹皮清肝胆之相火；桂枝、附子补肾助阳，温通阳气。诸药合用，共奏温补肾气，提振精神之效。

本方临床常用于慢性肾炎、糖尿病、甲状腺功能低下、慢性支气管炎、更年期综合征等辨证属肾阳不足而兼见精神萎靡不振者；亦适用于肾阳虚之心身功能低下的神经衰弱、情绪低弱失常、精神萎靡、少腹偏寒凉、性功能冷淡等病症。

（席　斌）

tiānmá

天麻（gastrodiae rhizoma） 兰科天麻属多年生草本植物天麻 *Gastrodia elata* Bl. 的干燥块茎。又称赤箭、独摇芝、离母、合离草、神草、鬼督邮、木浦、明天麻、定风草、白龙皮。立冬后至次年清明前采挖，冬季茎枯时采挖者名冬麻，质量优良；春季发芽时采挖者名春麻，质量较差。采挖后，立即洗净，蒸透，敞开低温干燥，用时润透或蒸软。味甘、辛，性平，归肝经。功用：息风止痉，平抑肝阳，祛风通络。

主治：肝风内动，惊痫抽搐；

眩晕，头痛及肢体麻木，手足不遂，风湿痹痛。五代·大明《大明本草》（《日华子诸家本草》，简称《日华子本草》或《日华本草》）曰：（此物）"治风虚眩运头痛。"明·倪朱谟《本草汇言》："主头风，头痛，头晕虚旋，癫痫强痉，四肢挛急，语言不顺，一切中风，风痰等证。"

天麻归肝经，常用于热极生风和肝风内动诸证，有"定风神药"之誉。治小儿慢惊风，可与人参、白术、全蝎等同用，共奏补脾止痉之功；如南宋·许叔微《普济本事方》的醒脾散。治疗中风口眼㖞斜，肢体拘挛，麻木，可与钩藤、白芍、地龙、牛膝等同用，以平肝息风，解痉通络。天麻还是治疗眩晕、头痛、头昏、记忆力和智力下降的要药。肝阴不足，肝阳上亢者宜用之，常与钩藤、石决明、牛膝等配伍，以平肝潜阳息风。治风痰上扰之头痛目眩，可配伍半夏、茯苓、白术，以化痰息风。天麻还有很好的助眠功效，已成功开发出中药制剂。常用以治疗头晕目眩、肢体麻木、失眠、老年智力下降、小儿惊风等症，并可用于防范老年痴呆等。

用法：干品蒸透或蒸软后，切成薄片，水煮30~40分钟后服用，每天1次，每次3~9克，可连渣嚼碎，一起服下。也可以研末冲服，每天1次，每次1~1.5克。注意：服用本品同时不宜服用藜芦、五灵脂、皂荚或其类似制剂。气血虚甚者慎服。

（席　斌）

língzhī

灵芝（ganoderma） 多孔真菌赤芝 *Ganoderma lucidum*（Leyss. ex Fr.）Karst. 或紫芝 *Ganoderma sinense* Zhao, Xu et Zhang 的干燥

子实体。又称三秀、灵芝草、芝、芮，主产于中国四川、浙江、江西、湖南等地，除野生外，现多为人工培育种。全年可采收。除去杂质，剪除附有朽木、泥沙或培养基质的下端菌柄，阴干，或40~50℃烘干。味甘，性平，归心、肺、肝、肾经。功用：补气安神，止咳平喘。

主治：气血不足，心神失养所致的心神不宁，失眠，惊悸；咳喘痰多，虚劳证等。《神农本草经》写："赤芝主胸中结，益心气，补中，增智慧不忘。久食轻身不老延年神仙。""紫芝主耳聋，利关节，保神，益精气，坚筋骨，好颜色。久服轻身不老延年。"叶显纯《中国传统补品补药》称："养心安神，补肺益肝。适用于血不养心，心悸失眠健忘，肺虚咳喘，日久不愈，以及肝炎恢复期，神疲纳呆等。"

本品有补气养血作用，故可改善虚劳短气，可配人参、黄芪、当归、熟地等，以增益气补血之效。若脾气虚弱，食欲不振，体虚乏力者，可与白术、茯苓等同用，以健脾益气。若肺气不足，咳喘不已者，可与人参、五味子等同用，以保肺气而止咳喘。若血不养心，心悸、失眠者，可与酸枣仁、柏子仁等同用，以养心安神。灵芝除对全身有补益作用外，还对神经衰弱、高脂血症、冠心病心绞痛、心律失常、部分癌症、克山病、高原反应、肝炎、出血热、消化不良、气管炎等有不同程度的疗效，且具有抗焦虑、抗惊厥、抗衰老的功效；也已成功开发出多种剂型的中药制剂。

用法：水煎服，6~12克；必要时可以加大剂量。可以长期服用。

（席　斌）

yìzhìrén

益智仁（alpiniae oxyphyllae fructus）

姜科植物益智 Alpinia oxyphylla Miq. 的干燥成熟果实。又称益智子、摘艼子，主产于中国广东、云南、福建等地，夏、秋季间由绿转红时采收，晒干，砂炒后去壳取仁，生用或盐水微炒用，用时捣碎。味辛，性温，归肾、脾经。功用：暖肾固精缩尿，温脾开胃摄唾，悦色延年，且"久服轻身"，有一定提高记忆力和智力作用。

主治：肾气虚寒，遗精，遗尿，小便频数；亦主治脾胃虚寒，腹痛吐泻，口涎自流等症。元·王好古称："益脾胃，理元气，补肾虚滑沥。"清·汪昂《本草备要》称其："能涩精固气，温中进食，摄涎唾，缩小便。治呕吐泄泻，客寒犯胃，冷气腹痛，崩带泄精。"

本品善治脾胃虚寒，呕吐泄泻，脘腹冷痛等，常与干姜、白术等同用，以散阴寒之气，使脾胃升降复常，气机调畅。治脾虚寒，涎唾常流，配人参、白术等，以温脾摄涎唾。治肾气虚寒，膀胱不约，小便频数或遗尿，可单用本品与食盐同煎服；若与乌药同用，则缩尿之功益著。如南宋·陈自明《妇人大全良方》中的缩泉丸。治夜梦遗精，与人参、远志、龙骨等同用，共奏补益心肾，安神涩精之效。治寒凝疝气疼痛，可与茴香、乌头、青皮等祛寒行气之品同用，如南宋·严用和《济生方》的益智仁汤。

用法：水煎服，3~10克。注意：阴虚火旺或因热而患遗精、尿频者忌服。

（席　斌）

héhuānpí

合欢皮（albiziae cortex）

豆科植物合欢 Albizia julibrissin Durazz.

的干燥树皮。又称合昏皮、夜合皮、合欢木皮。夏、秋季节剥取，晒干，切断生用。味甘，性平，归心、肝、肺经；功用：解郁安神，活血消肿。

主治：情志不遂的心神不宁，愤怒忧郁，烦躁失眠健忘等症，为悦心安神要药。《神农本草经》曰："主安五脏，利心志，令人欢乐无忧，久服轻身明目，得所欲。"现代张琦节录、蒋溶辑补《萃金裘本草述录》称其："补阴气，宁心志，解郁结。"

本品可单用，或与柏子仁、酸枣仁、首乌藤、郁金等安神解郁药配伍应用；还能用于跌打损伤、血瘀肿痛之症，常与乳香、没药同用。此外，本品有活血消肿之功，能消散内外痈肿，用治肺痈，胸痛，咳吐脓血。单用有效。与鱼腥草、冬瓜仁、桃仁等同用，疗效更佳。

用法：水煎服，6~12克，外用适量，研末调敷。注意：溃疡病及胃炎患者慎服合欢皮。风热自汗、外感不眠者禁服合欢皮。孕妇慎用。

（席　斌）

yùjīn

郁金（curcumae radix）

姜科植物温郁金 Curcuma wenyujin Y.H.Chen et C.Ling、姜黄 Curcuma longa L.、广西莪术 Curcuma kwangsiensis S.G.Lee et C.F.Liang 或蓬莪术 Curcuma phaeocaulis Val. 的干燥块根。又称马蒁、五帝足、黄郁。前两者分别称温郁金和黄丝郁金，其余按性状不同，习称为桂郁金或绿丝郁金。冬季茎叶枯萎后采挖，除去泥沙和细根，蒸或煮至透心，干燥。味辛、苦，性寒，归肝、胆、心经，功用：活血止痛，行气解郁，清心凉血，利胆退黄。

主治：气滞血瘀之痛症；如胸胁脘腹胀痛，月经不调，痛经等，常与木香配伍，气郁倍木香；血瘀倍郁金；亦主治热病神昏，可与清热化湿之菖蒲、连翘、栀子等清热化湿药配合运用。元·朱震亨《本草衍义补遗》称："治郁遏不能散。"清·汪昂《本草备要》称"行气、解郁、泄血、破瘀；凉心热，散肝郁；治妇人经脉逆行"。还可治癫痫痰闭，与皂角、蜈蚣等祛痰搜风定痫之品配用。治吐血、衄血、倒经，配以生地、丹皮、栀子等使气火降而出血止。治疗尿血、血淋，与生地、蒲黄、赤芍等凉血止血药同用。治疗肝胆湿热黄疸、胆石症，可配以茵陈、山栀、鸡内金、海金沙等。少量长期服用，有愉悦情性，令人少有肝郁而欢愉之效。

用法：水煎服，5~12 克；研末服，2~5 克。注意：本品畏丁香，且阴虚失血及无气滞血瘀者忌服，孕妇慎服。

（席 斌）

huángqí

黄芪（astragali radix） 豆科植物蒙古黄芪 *Astragalus membranaceus*（Fisch.） Bge.var. *mongholicus*（Bge.）Hsiao 或膜荚黄芪 *Astragalus membranaceus*（Fisch.） Bge. 的干燥根。又称北芪、北蓍、黄蓍、黄耆、绵耆、箭芪、百本、王孙、戴椹、独椹、蜀脂，主产于中国内蒙古、山西、黑龙江等地。春秋两季采挖，除去地上部分及须根，晒干，切片，生用或蜜炙用。味甘，性微温，归脾、肺经。功用：补气升阳，益卫固表，利水消肿，托毒生肌。

主治：脾气虚证，本品为补中益气要药。《神农本草经》中提到："……补虚，小儿百病。"

金·张元素《医学启源》称其："治虚劳自汗，补肺气，实皮毛，泻肺中火，脉弦自汗。善治脾胃虚弱，疮疡血脉不行，内托阴证，疮疡。"本品可单用，或与党参、白术等补气健脾药配伍运用。肺气虚证，常与紫菀、款冬花、杏仁等祛痰止咳平喘之品配伍。合牡蛎、麻黄根、浮小麦等，可治气虚自汗。配生地、黄芩、黄连、黄柏等，可治阴虚盗汗。此外，本品对气血亏虚，疮疡难以溃腐之症；或溃久难以收敛之症，也有较好功效。

本品可增强机体免疫功能，增强造血功能；改善物质代谢，增强性腺功能，抗应激，延缓衰老，从而具提振精神等作用。还具有强心、调节血压、抗病毒性心肌炎、保肝、抗溃疡等作用。

用法：水煎服，9~30 克，蜜炙可增强其补中益气作用。表实邪盛，气滞湿阻，食积停滞，痈疽初起，或溃后热毒尚盛等实证，以及素体偏阴虚者，须慎用。

（席 斌）

báisháo

白芍（paeoniae radix alba） 毛茛科植物芍药 *Paeonia lactiflora* Pall. 的干燥根。又称芍药、金芍药，主产于中国浙江、安徽、四川等地。夏秋季节采挖，去净泥土和支根，去皮，沸水浸或略煮至受热均匀后，晒干。用时润透切片，一般生用，或酒炒，或清炒用。味苦、酸，性微寒，归肝、脾经。功用：养血敛阴，柔肝止痛，平抑肝阳。

主治：肝气不和，胁肋脘腹疼痛，或四肢拘挛作痛。本品能养血柔肝，缓急止痛。《神农本草经》称："主邪气腹痛，除血痹，破坚积，寒热疝瘕，止痛，利小便，益气。"金·张元素《医

学启源》指出："泻肝，安脾肺，收胃气，止泻利，固腠理，和血脉，收阴气，敛逆气。"如"逍遥散"以本品配当归、白术、柴胡等，治血虚肝郁，胁肋疼痛；"痛泻药方"以本品配防风、白术、陈皮，治腹痛泄泻。用于肝阳上亢，头痛眩晕之症，多配伍生地、牛膝、代赭石等；如清·张锡纯《医学衷中参西录》的建瓴汤，亦可用于自汗盗汗，月经不调等症。

芍药甙有抗菌、解热、抗炎、增加冠状动脉流量，改善心肌血流，扩张血管，对抗急性心肌缺血，抑制血小板聚集，镇静、镇痛、解痉、调节血糖、改善脑血流等作用。通过增加冠状动脉流量，扩张血管，解除痉挛，改善心肌和脑血流等，可间接地提高心脑功能。

用法：水煎服，5~15 克，可加大剂量至 15~30 克。注意：阳衰虚寒之证，不宜单独应用。

（席 斌）

cháihú

柴胡（bupleuri radix） 伞形科植物柴胡 *Bupleurum chinense* DC. 或狭叶柴胡 *Bupleurum scorzonerifolium* Willd. 的干燥根。又称茈胡、地薰、山菜、茹草。按性状不同，分别称北柴胡及南柴胡；北柴胡主产于中国河北、河南、辽宁、湖北、陕西等省；南柴胡主产于湖北、四川、安徽、黑龙江、吉林等省。春、秋二季采挖，除去茎叶及泥沙，干燥，切段，生用或醋炙用。味苦、辛，性微寒，归肝、胆经。功用：和解退热，疏肝解郁，升举阳气。

主治：肝气郁结；为疏肝解郁，愉悦情性之要药。《神农本草经》曰："主心腹，去肠胃中结气，饮食积聚，寒热邪气，推

陈致新；久服轻身明目益精。"明·李时珍《本草纲目》称其："治阳气下陷，平肝、胆、三焦、包络相火，及头痛眩晕，目昏赤痛障翳，耳聋鸣，诸疮，及肥气寒热，妇人热入血室，经水不调，小儿痘疹余热，五疳羸热。"还常用于表证发热及少阳证，症见寒热往来，口苦咽干，心烦喜呕等，常与黄芩、半夏等同用，以和解少阳之邪。如东汉·张仲景《伤寒论》的小柴胡汤；亦主治肝郁气滞之胸胁胀痛，常与枳壳、香附、川芎等同用；治疗肝郁血虚头痛，月经不调等，常与当归、白芍、白术等相配伍，以疏肝养血，柔肝健脾；用于气虚下陷所致的脱肛，子宫脱垂等，常与升麻一起，共佐黄芪，以补气升阳；如金·李杲《脾胃论》中的补中益气汤。

用法：水煎服，3~9克，解表退热宜生用，且用量稍重。疏肝解郁宜醋炙，升阳举陷可生用或酒炙，其用量均宜轻。注意：柴胡性升散，有"柴胡劫肝阴"之说，阴虚阳亢，肝风内动，阴虚火旺，及气机上逆者，忌用或慎用。

（席　斌）

yuǎnzhì

远志（polygalae radix）

远志科植物远志 *Polygala tenuifolia* Willd. 或卵叶远志 *Polygala sibirica* L. 的干燥根。又称葽绕、棘菀、细草、小鸡腿、小鸡眼、小草根，主产于中国山西、陕西、吉林、河南、河北等地。春秋二季采挖，除去须根及泥沙，晒干；生用或炙用。味苦、辛，性温，归心、肾、肺经。功用：安神益智，祛痰开窍，消散痈肿。

主治：失眠健忘魂魄不宁等症；《神农本草经》曰："主咳逆伤中，补不足，除邪气，利九窍，益智慧，耳目聪明，不忘，强志倍力。久服轻身不老。"唐·甄权《药性论》称："治心神健忘，安魂魄，令人不迷，坚壮阳道，主梦邪。"历史上有四五张（如《三因极一病证方论》《重订严氏济生方》《明目至宝》《太平惠民和剂局方》《普济本事方》等）同名的远志丸，都以远志为主要药物，加减茯神、龙齿、朱砂等镇静安神药，用于失眠多梦、健忘惊悸、神志恍惚等症。

本品治癫痫昏仆，痉挛抽搐等，常与半夏、天麻、全蝎等配伍，减少癫狂发作。纠治痰阻心窍的精神错乱，常与胆南星、牛黄、石菖蒲配伍。此外，本品还有益智作用。可用于因心肾不足导致的记忆力减退、善忘、精力不集中等，常配伍菖蒲、龙骨、龟板、麦冬、五味子、柏子仁等。

用法：水煎服，3~9克；炙后运用，似乎效果更佳。有胃炎及胃溃疡者慎用。

（席　斌）

shíchāngpú

石菖蒲（acorus tatarinowii rhizome）

天南星科植物石菖蒲 *Acorus tatarinowii* Schott. 的干燥根茎。又称昌本、菖蒲、昌阳、昌草、尧时薤、尧韭、木蜡、阳春雪、望见消、水剑草、石蜈蚣、水蜈蚣、香草、野韭菜，中国长江以南各省均有分布，主产于四川、浙江、江苏等地。秋、冬二季采挖。除去须根及泥沙，晒干，生用或鲜用。味辛、苦，性温，归心、胃经。功用：化湿开胃，开窍醒神，宁神益智。

主治：痰浊扰心之心悸、健忘、失眠等。《神农本草经》曰："主风寒湿痹，咳逆上气，开心孔，补五藏，通九窍，明耳目，出音声。久服轻身，不忘不迷惑，延年。"明·高濂《遵生八笺》称其："能开智慧，添神明，暖下元，补虚，减小便。"本品入心经，可开心窍，益心智，安心神，聪耳。常与郁金、半夏同用，用于湿浊蒙闭清窍所致之神志昏乱；与远志、茯苓等同用，如安神定志丸，治健忘、耳鸣、耳聋。此外，可用治癫狂、痴呆等症，单用或配伍平肝、安神药同用。亦主治湿阻中焦，脘腹痞满，胀闷疼痛等症，可单用或配伍藿香、半夏、陈皮、川朴等，有醒脾健运，开胃宽中之功。民间习惯用于开窍豁痰，醒神益智。

用法：水煎服，3~9克。注意：剂量要谨慎。若有阴虚阳亢、烦躁汗多、咳嗽、吐血、精滑者，应慎用。

（席　斌）

suānzǎorén

酸枣仁（ziziphi spinosae seman）

鼠李科植物酸枣 *Ziziphus jujube* Mill. var. *spinosa*（Bunge）Hu ex H.F.Chou 的干燥或成熟种子。又称枣仁、酸枣核，主产于中国河北、陕西、辽宁、河南、山西、山东、甘肃等地。秋末冬初采收成熟果实，除去果肉及核壳，收集种子，晒干，生用或炒用，用时捣碎。味甘、酸，性平，归心、肝、胆经。功用：养心益肝，安神，敛汗，生津。

主治：心肝血虚之心悸失眠，健忘多梦；亦治体虚自汗，盗汗。明·倪朱谟《本草汇言》曰："养气安神，荣筋养髓，和胃运脾。"清·罗大伦《本草再新》称其："平肝理气，润肺养阴，温中和湿，敛气止汗，益志定呵，聪耳明目。"本品为滋养性安神药，可养心阴，益肝血而宁心安神。配伍川芎、知母、茯苓等，如酸枣仁汤，用于虚烦不眠、惊悸多梦。此外，本品味酸而收敛，故有敛阴生津之功效，还可以治伤津口渴咽干者；常与生地、麦冬、天花粉同用。酸枣仁有一定敛汗作用，尤宜于虚汗而兼有心烦失眠者，可与五味子、山茱萸、白芍等同用。也可单用于安眠，效果不错。于临睡前研末吞服。

用法：水煎服，9~15克。研末吞服，每次1.5~2克（也可以酌情增加剂量）。注意：有实邪及滑泻者慎服。

（席　斌）

zhīzi

栀子（gardeniae fructus）

茜草科植物栀子 Gardenia jasminoides Ellis 的干燥果实。又称木丹、鲜支、越桃、支子、黄鸡子、山栀、黄栀子，主产于中国长江以南各省。9~11月果实成熟显红色时采收，除去果梗及杂质，蒸至上汽或沸水中略烫，取出，干燥，生用、炒焦或炒炭用。味苦，性寒，归心、肺、三焦经。功用：泻火除烦，清热利湿，凉血解毒。

主治：内热烦躁之症；兼治高热神昏，烦躁不安。金·张元素《医学启源》称："其用有四：去心经客热一也；除烦躁二也；去上焦虚热三也；治风热四也。"元·朱震亨曰："泻三焦火，清胃脘血。治热厥心痛，解热郁，行结气。"本品善于清诸经之火，尤长于清心肝之火。

栀子擅长于清泻心、肺、胃经之火邪而除烦宁神，与淡豆豉合用以宣泄邪热，解郁除烦，如淡豆豉汤。若火毒炽盛，高热烦躁，神昏谵语者，则须配伍黄芩、黄连等凉血解毒、泻火除烦之品，如清瘟败毒饮。亦治湿热黄疸，常配茵陈、大黄或黄柏等，如《伤寒论》茵陈蒿汤、栀子柏皮汤。

治血淋涩痛，常配木通、滑石等利尿通淋药。还治血热吐衄，目赤肿痛，火毒疮疡等热证。本品生用清热，炒黑止血，姜汁炒止呕除烦。

用法：水煎服，5~10克，外用生品适量，研末调敷。注意：本品有缓泻功效，脾虚便溏，胃寒作痛者不宜用。

（席　斌）

chuānxiōng

川芎（chuanxiong rhizome）

伞形科多年生草本植物川芎 Ligusticum chuanxioni Hort. 的干燥根茎。又称山鞠穷、芎藭、香果、胡藭、雀脑芎、抚芎，主产于中国四川、贵州、云南；以四川产者质优，系人工栽培；5月采挖，除去泥沙，晒后烘干，再去须根，用时切片生用，或酒炙。味辛，性温，归肝、胆、心包经。功用：活血行气，祛风止痛。

主治：血瘀气滞的胸痛、胁痛、头痛、痛经、半身不遂、外伤瘀痛等。五代·大明《大明本草》（《日华子诸家本草》，简称《日华子本草》或《日华本草》）曰："治一切风，一切气，一切劳损，一切血，补五劳，壮筋骨，调众脉，破癥结宿血，养新血，长肉……及排脓消瘀血。"金·张元素《医学启源》称："其用有四：少阳引经一也；诸头痛二也；助清阳之气三也；去湿气在头四也。"本品辛散温通，既能活血化瘀，又能行气止痛，为"血中之气药"；具通达气血功效，尤为妇科常用药；广泛用于妇科疾病的四物汤中即有川芎，临床应用每以此方为基础加味。

本品善于上行头目，为治头痛要药。单用即取效。亦可随证配伍，治疗各种头痛。如头痛属风寒者，配白芷、荆芥、细辛等；

风湿头痛，配羌活、藁本、蔓荆子等；痰浊头痛，配南星、半夏、白芥子等。本品单用，主要用于止痛，通过止痛而改善情绪。川芎还可用于治疗气、血、痰、火、湿、食等多种因素郁结所致的胸膈痞闷、脘腹胀痛、吞酸呕吐等，与香附、苍术、神曲、栀子等配伍，共奏行气消食、清热燥湿，以开郁结之效，如《丹溪心法》越鞠丸。

用法：水煎服，3~9克。注意：阴虚火旺、多汗、热盛、孕妇当慎用。

（席　斌）

huánglián

黄连（coptidis rhizome）

毛茛科植物黄连 Coptis chinensis Franch.、三角叶黄连 Coptis deltoidea C.Y.Cheng et Hsiao 或云连 Coptis teeta Wall. 的干燥根茎。又称王连、支连，以上3种分别称为味连、雅连、云连。多系栽培，主产于中国四川、云南、湖北等地。秋季采挖，除去须根及泥沙，干燥，生用或清炒、姜汁、酒炙用。味苦，性寒，归心、脾、胃、胆、大肠经。功用：清热燥湿，泻火解毒。

主治：湿热痞满，呕吐吞酸，湿热泻痢，高热神昏，心烦不寐，血热吐衄及各种炎症等。金·张元素《医学启源》："泻心火，除脾胃中湿热，治烦躁恶心，郁热在中焦，兀兀欲吐，心下痞满。"

本品擅长于清泻心经和中焦热邪。与白芍、黄芩等配伍，如黄连阿胶汤，可滋阴养血，清心安神。本品可清火安神，故临床也常用于有内热而心烦不眠者。

用法：水煎服，2~5克，外用适量。注意：本品大苦大寒，久服易伤脾胃，脾胃虚寒者忌用。

（席　斌）

shānzhūyú

山茱萸（corni fructus） 山茱萸科落叶小乔木植物山茱萸 *Cornus officinalis* Sieb.et Zucc. 除去果核的成熟果肉。又称山萸肉、枣皮、鼠枣、鼠矢、鸡足、实枣儿、药枣、肉枣，主产于中国浙江、安徽、河南、陕西、山西等地。秋末冬初采收。用文火烘焙或置沸水中略烫，及时挤出果核，晒干或烘干用。味甘、酸、涩，性微温，归肝、肾经。功用：补益肝肾、收敛固涩。

主治：肝肾阴虚之腰膝酸软，头晕耳鸣之症。兼及肾阳虚之阳痿，遗精滑精，遗尿尿频，崩漏，月经过多，大汗不止，体虚欲脱等。魏晋·陶弘景《名医别录》曰："强阴益精，安五脏，通九窍，止小便利，明目，强力长年。"唐·甄权《药性论》称其："治脑骨痛，止月水不定，补肾气，兴阳道，添精髓，疗耳鸣，除面上疮，主能发汗，止老人尿不节。"

本品酸涩微温质润，其性温而不燥，补而不峻；补益肝肾，既能益精，又可助阳；为固精止遗之要药。其特点为补益固精，益脑安神，故比较适合于高龄因衰老所致的智力、脑力下降之症。若肝肾素虚，腰酸脚弱感觉显著者，常可与杜仲、牛膝等同用，以补肝肾，养髓荣筋，强健腰膝。山茱萸味酸涩，能收敛固脱，治肾阳不足之阳痿、遗精、遗尿等，可与补骨脂同用，以温补肾气，固精缩尿。老人小便难以控制，或自遗不禁者，可与益智仁、人参、白术同用，温肾益气而固缩小便。治妇女血崩，可配白芍收敛以藏血，配黄芪、白术补脾益气而统血。病后阳虚，腠理不固，遍身汗出者，可与人参、黄芪、

熟地、白芍等同用。肾虚气喘，常与五味子加入补肺纳肾剂中。

用法：水煎服，5~10克，急救固脱20~30克。注意：素有湿热而致小便淋涩者，不宜用。

（席　斌）

wǔwèizǐ

五味子（schisandrae Chinensis fructus） 木兰科植物五味子 *Schisandra chinensis*（Turcz.）Baill. 或华中五味子的成熟果实。又称荎、玄及、会及、五梅子、山花椒、荎藸，前者俗称北五味子，主产于中国东北，为传统使用的正品；后者俗称南五味子，主产于西南及长江流域以南各省。秋季果实成熟时采取，晒干，生用或经醋、蜜拌蒸晒干用。味酸、甘，性温，归肺、心、肾经。功用：收敛固涩，益气生津，补肾宁心。

主治：久咳虚喘，自汗，盗汗，遗精，滑精，久泻不止，津伤口渴，消渴等。中国上古时期炎帝《神农本草经》曰："主益气，咳逆上气，劳伤羸瘦，补不足，强阴，益男子精。"清·徐大椿《药性切用》称其："敛肺滋肾，专收耗散之气；为喘嗽虚乏多汗之专药。"

五味子长于宁心安神，可用于阴血亏损，心肾不交所致的虚烦心悸，失眠，多梦之症。可以其配伍生地、麦冬、丹参、枣仁等，如天王补心丹。五味子生津敛汗，无论阳虚自汗、阴虚盗汗，均可使用，常与人参、麻黄根、牡蛎配伍。治夏月伤暑，或热病后期，气阴两伤，汗多体倦，气短口渴，脉虚弱，常与人参、麦冬同用，如唐·孙思邈《备急千金要方》生脉散。此外，五味子外用，可治口舌生疮、疮疡溃烂等疾。

用法：水煎服，3~6克，研末服，1~3克。敛肺止咳，用量宜小；滋补安神、救脱等，用量宜稍大。注意：表邪未解，内有实热，咳嗽初起，麻疹初期，均不宜用。

（席　斌）

sānqī

三七（notoginseng radix et rhizome） 五加科植物三七 *Panax notoginseng*（Burk.）F.H.Chen 的干燥根。又称山漆、金不换、人参三七、田七、盘龙七，主产于中国云南文山、砚山、广南及广西靖西、睦边、百色等地。8~9月收获的称春七，质量好，产量高；11月收获的称冬七，质量差，产量低。块根洗净泥土，经过日晒或火烘2~3天，然后进行揉搓，反复四五次，最后，可加入龙须草或青小豆，直至块根光滑圆整，干透即可。味甘、微苦，性温，归肝、胃、心、肺、大肠经。功用：止血散瘀，消肿定痛。

主治：各种出血证。如跌扑瘀肿，胸痹绞痛，癥瘕，血瘀经闭、痛经，产后瘀阻腹痛，疮痈肿痛。清·黄元御《玉楸药解》称其："和营止血，通脉行瘀。行瘀血而敛新血。凡产后、经期、跌打、痛肿，一切瘀血皆破；凡吐衄、崩漏、刀伤、箭射，一切新血皆止。"凡血瘀伴有精神情志异常者，常看加用本品。

三七味甘而微苦，温通而入血分，功善止血，又善化瘀，具止血而不留瘀之长，可治内外各种出血证。单用本品内服或外敷，即有良好的止血作用。若失血证属血热者，则当配生地黄、白茅根、侧柏叶等，以滋阴凉血止血；属阴虚血热者，当配旱莲草、阿胶、龟板胶等，以滋阴凉血止血；属虚寒者，可配山萸肉、仙鹤草、

炮姜等，以补虚温阳止血；属气虚失统而失血者，可配黄芪、党参、灶心土等，以补气摄血止血。三七善散瘀消肿止痛，为治瘀血诸证之佳品，被誉为金疮杖疮之圣药。此外，三七兼能补虚，对人体有强壮作用，民间治虚损劳伤，常同肉炖服。三七还可以抗肿瘤。

用法：内服：煎汤，3~9克；研末，1~3克；或入丸、散。外用：适量，磨汁涂；或研末调敷。注意：孕妇慎服。

(席　斌)

cìwǔjiā

刺五加（acanthopanacis senticosi radix et rhizome seu caulis）

五加科植物刺五加 *Acanthopanax senticosus*（Rupr. Maxim.）Harms 的干燥根、根茎或茎叶。又称刺拐棒、老虎镣子，主产于中国辽宁、吉林、黑龙江、河北、山西等地。9~10月中旬或春季采收，去掉泥土，晒干保存。药用叶可8月采摘，干燥保存。用时洗净，切薄片，干燥。味微苦、辛，性温。归脾、肾、心经。功用：补肾强腰，益气安神，活血通络。

主治：肾虚体弱，腰膝酸软之症；兼治小儿行迟，脾虚乏力，气虚浮肿，食欲不振，失眠多梦，健忘，胸痹疼痛，风寒湿痹，跌打肿痛。吉林省中医中药研究所编著的《长白山植物药志》称："补气益精，祛风湿，强筋骨。"

刺五加善补肾强腰，益气固本，为治肾虚体弱要药。肾虚腰膝酸软，单用或配杜仲、桑寄生、川断等药，以增强补肾强腰、壮骨健体之效。刺五加益气健脾，治脾虚乏力，单用即能益气强力。或配黄芪、党参、白术等益气补脾之品，其效益彰。刺五加尚能补肾健脑，益气安神，用治失眠、

多梦，健忘，单用即效。证属心气虚者，可配人参、茯苓、五味子等，以益气宁心安神；属心虚不足者，可配地黄、当归、枣仁等；以养血补心安神；证属心脾两虚者，可配黄芪、当归、龙眼肉等，以健脾养心安神；证属心肾不交者，可配莲子、石菖蒲、远志等，以养心补肾，安神定志。

用法：内服：煎汤，6~15克；或入丸、散；泡酒。外用：适量，研末调敷；或鲜品导敷。注意：阴虚火旺者慎服。

(席　斌)

jiǎogǔlán

绞股蓝（gynostemmatis rhizome seu herba）

葫芦科植物绞股蓝 *Gynostemma pentaphllum*（Thunb.）Makino. 的根茎或全草。又称七叶胆、落地生、公罗锅底、遍地生根，主产于中国长江以南各地。每年夏秋两季可采收，洗净，晒干备用。味苦、微甜，性凉。归肺、脾、肾经。功用：清热，补虚，解毒。

主治：体虚乏力，虚劳失精，白细胞计数减少之症；兼治高脂血症、病毒性肝炎、慢性胃肠炎、慢性气管炎兼见情绪低弱者。本品能显著提高肿瘤患者细胞免疫功能，可用于抗肿瘤治疗。此外，绞股蓝还有延缓衰老，调节脂质代谢，升高白细胞等作用。

用法：煎汤，15~30克；研末，3~6克；或泡茶饮。

(席　斌)

qíngzhì bìngzhèng shíliáofǎ

情志病症食疗法（dietetic therapy of emotional disease）

借助日常饮食等以改善或纠治情志异常的方法。中医学强调药食同源，上工先施以食疗，食疗不愈，才行药物治疗。因此，食疗在药疗之先，这传统一直延续至今。

现今普通国民都知道借助饮食疗法来防范疾病，纠治异常。而且，中医学的食疗包括情志病症在内的诸多病症，已经形成了一整套理论、原则、操作技巧及具体食疗选择等的理法食药。

(孙丽红)

shíliáo yǎngxīn

食疗养心（dietotherapy for nourishing heart）

广义指食物为主（或药食混用）以保健养生、呵护形神、防治疾病、延年益寿的方法措施，已融入日常生活之中，成为一种生活方式或生活态度。狭义则等同于食治，单指借助食物（或药食混用）以防治疾病，主要是为了健康或不生病，已是民间常见趋势。简言之，广义的食疗养心涉及所有的形神饮食调养法；狭义的食疗养心，就指借助饮食疗法（食治），以呵护形神。

历史沿革　中国古代，药食同源，更明确地说，最早的中药是发端于厨房饮食的。故食疗历史十分悠久，食疗养心同样源远流长。其理论雏形发端于商周，春秋战国之际已颇成系统，成熟于汉魏，完善于隋唐，宋明清则枝叶繁茂。而追溯"食疗"之词，当为唐·孙思邈《备急千金要方·食治》，该书不仅系统阐述"食治"一法，而且强调："知其所犯，以食治之；食疗不愈，然后命药"。指出食治与药物疗法之间的先后逻辑关系。

《黄帝内经》中重点突出了食疗重要性。提出"五谷为养，五果为助，五畜为益，五菜为充，气味合而服之，以补精益气"。东汉·张仲景在《伤寒论》和《金匮要略》中较为详细地介绍了具体的饮食疗法，如常以酒、粥、大麦、小麦、蜜、枣等调理，或

配合中药服用。如酒煎服下瘀血汤；酒冲服当归散、肾气丸等，都取酒性能温经散寒，行血止痛之效；桂枝汤中以大枣和营，服药后又"啜热稀粥一升余"助汗；硝石矾石散服后食大麦粥，以护养正气；十枣汤服后"糜粥自养"，顾护脾胃，防伤正气，并十分注重服药前后的饮食调摄。

东晋·葛洪《肘后备急方》中，载有很多食疗方，如生梨汁治嗽；蜜水送炙鳖甲散以催乳；小豆与白鸡炖汁；小豆汁治疗腹水；用豆豉与酒，治脚气病等。

唐·孙思邈《备急千金要方》中设"食治"专篇，共收载药用食物164种，分为果实、菜蔬、谷米、鸟兽四大门类，且详述每种食物的性味、毒性、治疗作用、归经、宜忌、服法等。《备急千金要方》《备急千金翼方》中有许多关于食疗的论述，强调"夫为医者，当须先洞晓病源，知其所犯，以食治之。食疗不愈，然后命药"。"食能排邪而安脏腑，悦神爽志以资血气，若能用食平疴释情遣疾者，可谓良工。"如果能用食疗方法缓解和祛除疾病，才是医术高明的好医师。

金·李杲《脾胃论》特别重视药与食的关系，提出"药不妨食，食助药力"之原则。如论述黄芪人参汤加减法时，"如汗大泄者，津脱也，急止之，加五味子六枚，炒黄柏五分，炒知母三分，不令妨其食，当以意斟酌；若妨食则止，候食进，则再服"。稍已妨食，宁可停药，等能进食后再服。李杲处方中常用姜、醋、酒、浆水等辅助佐药，如生姜取其温胃散寒，调和营卫之效；用醋取其调味，减少峻药刺激肠胃之副作用，并引药性深入血分；借酒之善于行气散滞；用浆水以

调中开胃等，着力发展《黄帝内经》毒药攻邪、谷食助益之理论。

元代饮膳太医忽思慧主张先食治，后药治，并著《饮膳正要》，全书所载基本上都是食疗之品。所载诸方，大多是补中益气之方，还有不少纯属营养方。例如，柳蒸羊、带花羊头、芙蓉鸡、炒鹌鹑、姜黄鱼、肉饼儿、馒头松子油、杏子油、酥油等。

特点　中医食疗体系，在理论及操作方面自然形成了诸多特点。与食疗养心有关的，主要可概括为以下几点。

食药一体的营养观　食药一体观包括药食同源、药食同功、药食同理。

天人相应的食疗观　也可表述为整体食疗观，始自《黄帝内经》的天人相应观。该观点认为，人与自然界是有机联系的统一整体。借助食疗，正是履行这一观点的恰当举措。如《素问·六节藏象论》曰："天食人以五气，地食人以五味。五气入鼻，藏于心肺，上使五色修明，音声能彰。五味入口，藏于肠胃，味有所藏，以养五气。气和而生，津液相成，神乃自生。"

形神同养论　合理借助食疗方法，可以形神同步滋养。"天食人以五气，地食人以五味。……气和而生，津液相成，神乃自生。"就体现了这一思想。

药攻食补论　《素问·藏气法时论》指出："毒药攻邪，五谷为养，五果为助，五畜为益，五菜为充，气味合而服之，以补精益气。"认为凡药物，其性味之偏较甚，大多有毒，作用猛烈，宜用来攻邪；食物性味之偏较轻，一般平和无毒，可以用来补精益气，强身健脑。而且，更善于形神共补。

调理阴阳的营养健康观　《黄帝内经》提出调理阴阳的营养健康观，即用食物性味之偏，纠正人的形神阴阳盛衰之偏。《素问·骨空论》有："调其阴阳，不足则补，有余则泻"之大法。据此，食疗养形神也可以概括为补虚泻实两大法。在食物搭配和饮食调制方面，食疗养心同样注重调和阴阳，所使用之膳食无寒热升降之偏，这已深入人们的日常生活。如烹调鱼、虾、蟹等寒性食物时，佐以葱、姜、酒、醋等温性调料，以防其性偏寒凉，易引起脾胃不适之弊。

辨证施膳　辨证施治是中医治疗疾病的基本操作原则，也是食疗的精髓之一。《素问·至真要大论》："调气之方，必别阴阳，定其中外……寒热温凉，衰之以属，随其攸利，谨道如法。"强调根据病症寒热温凉性质之异，谨慎遵守之，以减轻或祛除病症。药膳也同样需根据辨证来调配，若是随便食用，轻则于身体无益，重则可加重病情，故辨证施膳非常重要。

食疗需讲究忌与宜　所谓忌，就是犯忌、不适宜的；所谓宜，则是合适、妥帖的。《黄帝内经》论述了各种不同病症之饮食禁忌。如《素问·热论篇》指出外感热病的饮食禁忌："病热少愈，食肉则复；多食则遗，此其禁也。"热病刚愈，多食肉类，可使余热遗留不清，极易再见低热，故为热病初愈所禁忌。这不仅为经验所证实，且有实验依据支持。

需讲究烹调方法　根据食疗的不同目的，还需讲究烹调制作工艺，才能令食疗养心更为有效。为此，中国传统文化形成了丰富且科学的烹饪方法：如按加工形态分，有粥、汤、饮、羹、菜肴、

面食、药酒、药茶等；按制作方法分，有煎、炒、蒸、煮、炖、烤、煨、炸等；按治疗作用分，有保健强身、延年益寿、防病治病、美容养颜等；按治病功效分，有解表、清热、祛寒、化湿、滋阴、调气、理血、补益、安神等。讲究很多，各有一定的科学性、技巧性，需要考虑。

（孙丽红）

shíbǔ yǎngxīn

食补养心（nourishing heart with food）

偏重于用补益的食材，以助养形神。是狭义的食疗养心的组成部分。中医学治疗虚证主要借助补法或攻补兼施法，而补法则有食补或药补之分。相对而言，药物力猛，多主攻邪；食物力缓，重于调补，故素有"药补不如食补"之说。食补养心的基本特点有以下几方面。

以相宜之法，补五脏之虚《黄帝内经》详细讨论了如何借饮食之味以选择性调补五脏虚损之法，提出了"五宜"原则：以五脏相宜之物，补五脏之虚损。《素问·至真要大论》归纳为："肝色青，宜食甘；粳米、牛肉、枣、葵皆甘。心色赤，宜食酸；小豆、犬肉、李、韭皆酸。……肾色黑，宜食辛；黄黍、鸡肉、桃、葱皆辛"。即以本脏相宜之味，以补本脏之虚的食补法，体现了"同气相求"学说的具体应用。

需讲究性、味、归经中医学认为，食物与药物一样，也有性、味、归经等，故需在中医理论指导下，根据性味归经理论，参佐脏腑病机等，辨证施食，才能更好地保健身体，呵护形神，防范虚弱，杜绝疾病。食物的寒、凉、温、热称四性，酸、苦、甘、辛、咸称五味；归经指主要作用于哪个脏腑。相对于药，食物的

偏性弱得多，只要配制得法，烹调有方，功效是较明显的。许多中医书中都有常见食物的性味归经记载。如经常食用的粳米，其性味甘平，归脾经，清·柴裔《食鉴本草》中有"补脾、益五脏、壮气力、止泻痢"的记载。

适合于轻症的调养东汉张仲景就强调此法可用于纠治因饮食不当或误治而致的轻浅之症，在其《金匮要略》中指出"疟脉自弦……弦数者风发也，以饮食消息止之"。疟而发热，伤津耗气，可恰当地以甘寒之梨汁、蔗汁调补气阴，利于病情好转。

需遵循的基本原则《黄帝内经》总结了"虚则补之、损则益之，形不足者，温之以气；精不足者，补之以味"等原则，这也是针对食补养心而言的，强调补益须对症。食补可细分为病后与平时两大类。无论是病后食补，还是平时食补，都需针对自身体质、参照自我肠胃消化功能、考虑食物性味归经来选用，而且需循序渐进。否则，滥施食补，非但无补之效，有时还会带来副作用。如糯米功效类同于粳米，有补中益气，健脾养胃之功，但如糯米用之不当，原本脾胃较弱者，会出现食欲缺乏、腹胀、梗阻等症，此乃"虚不受补"。

（孙丽红）

yǐzāng bǔzāng

以脏补脏（reinforece organ with organ）

利用动物内脏以补养/治疗人体同名内脏"虚""损"病症的方法。属食疗养心方法之一，是"同气相求"原理的应用，也是中医学食补疗法的主要内容之一。

食疗名著，如元·忽思慧《饮膳正要》中写："猪肾一对，去脂膜，切，粳米三合，草果二钱，

陈皮一钱，去白，缩砂二钱，右（上）件先将猪肾、陈皮等煮成汁，滤去渣。入酒少许，次下米，成粥，空心食之。"是用猪肾粥以治疗肾虚劳损、腰膝无力疼痛等症。

中医学认为，动物脏器是"血肉有情之品"，以脏补脏可产生"同气相求"的效果。一些动物脏器，与人体相应内脏在功能、形态上都十分相似。当人体某内脏发生病变时，用相应的动物内脏来治疗，或作为补益，往往会收到一定的疗效。如眼目干涩，视物昏花，多为肝血不足所致。因肝开窍于目，故可用动物之肝，以补其肝血，明其目。代表性的食疗方，如猪肝羹、猪肝炒枸杞苗等。若头昏耳鸣，腰膝酸软，形寒肢冷者，为肾阳不足使然，可选补益肾阳之猪肾羹、猪肾炖枸杞等，以脏补脏，达到恢复和重建该脏腑功能之目的。

中医学指出，心主血脉，为周身血液循环之中心；心又主神志，与精神意识活动有关。若某种原因引起心脏病变或心脏衰弱，或心血不足，或心血阻滞，可引发各种病症，如胸闷心痛、惊悸、失眠、健忘、神志错乱等。用动物之心治疗，包括单用，或配伍使用，可收较好效果。故《饮膳正要》推荐说："羊心，主治忧恚膈气；马心，主喜忘。"著名的药膳方——玫瑰烤羊心，是《饮膳正要》中一道很好的养心药膳方，借助同气相求、以脏补脏，来补益心脏及形神。

（孙丽红）

sùshí yǎngxīn

素食养心（vegetarian diet for nourishing heart）

认为不食肉、家禽、鱼类等的饮食行为有助于养生与养心。不吃动物食品称素

食，这既是佛教的传统，也是现代素食者的定义。

历史沿革 早在春秋战国时期，由于牛耕和铁制农具的广泛使用，农业得到发展，各种瓜果、蔬菜有大幅度的增长，烹制原料越来越丰富，萌生了素食养生趋势，春秋·左丘明《左传》："肉食者，鄙"，战国·吕不韦《吕氏春秋·本生》："肥肉厚酒，务以自强，命之曰烂肠之食"，都体现了素食倾向。可见，当时就反对多食荤腥之物，素食在先秦时期已比较流行。

汉代淮南王发明豆腐、粉丝、粉皮（始见于北魏·贾思勰《齐民要术》），南朝梁武帝创制面筋，被传为佳话。道教的建立和佛教的引入，促使汉晋以后素食进一步得到蔓延。如西汉·枚乘《七发》中指出"甘脆肥脓，命曰腐肠之药"。唐·孙思邈主张"厨膳勿使脯肉丰盈，常令俭约为佳"。在他们看来，动物食品过多，损害健康；而有所节制，则对形神健康有好处。宋代则出现了素食专著，如陈达叟的《本心斋疏食谱》、林洪的《山家清供》等。《山家清供》是一本专门讨论素食食谱之著作，书中大多数以素食方为主，仅收载少量荤菜或荤素搭配菜肴，且以"尚俭不嗜杀"立论，提倡素食之意十分明显。

因为药食同源之理，故素食方也有食疗效果。《山家清供》中对许多原料和肴馔的食疗方等，都记载其功效主治，或引《神农本草经》中的论述来介绍。如"紫英菊"中菊苗有"清心明目"之功；"进贤菜"中苍耳有"疗风"之效。一些山间易得的素食原料，则记载其养心滋补之效，如"玉延饼"的山药"其性温无毒，且有补益"；松黄饼"不惟香味清甘，亦能壮颜益志，延永纪算"；青精饭可"久服，延年益寿"等。

谈论素食养心，一定涉及宗教影响。许多佛经中都指出肉食之弊端。如《楞伽阿跋多罗宝经》[又称《入楞伽经》《大乘入楞伽经》，译名分别出自南朝宋元嘉二十年（公元443年）·求那跋陀罗、北魏·菩提流支和唐·实叉难陀]指出：肉食有18种害处，除从因果报应和慈悲善心角度讨论外，危害还兼及对心身健康不利影响。如"凡愚所嗜，臭秽不净，无善名称故，不应食肉。""令口气臭故，不应食肉。""多恶梦故，不应食肉。""令饮食无节故，不应食肉。"其他宗教类同，《旧约·创世纪》中上帝说："我把遍地上一切蔬菜，和一切树上所有的果实，全赐给你们做食物。""但是动物的肉与血你们不得吃！"

意义 随着人们健康意识的提高，素食的特点与益处也被人们所认识，如素食可助益寿延年，减轻体重，降低血液胆固醇含量，减少患癌机会等。研究发现：素食者与非素食者肠道内的微生物菌群明显不同，当人的消化液与上述肠道微生物作用时，所产生的化学物质也不相同，这可能是非素食者更易患癌的原因之一。而且，素食比滥用肉食更环保。故从保健养心等角度，适度倡导素食是有意义的。但不能绝对素食，确保必需动物蛋白质（如可以从蛋类中获得）的摄入，是维持健康生命的前提。同时，需加强豆制品等的摄入。

（孙丽红）

yàoshàn yǎngxīn

药膳养心（medicinal food for nourishing heart） 广义食疗养心的方法之一。所谓药膳，是在中医学、烹饪学和营养学理论指导下，按照药物兼顾膳食的配伍方法，将辨证论治的中药与某些具有药用价值的食物相组合，采用独特的饮食烹调技术和现代科技制作而成的，具有一定色、香、味、形的美味且养生之食品。

历史沿革 药膳的形成与发展类同于食疗，是中国先民在寻觅食物，辨别药食的生活中积累的。在漫长的历史进程中，先民由茹毛饮血的原始状态，逐步进入刀耕火种、炮生为熟的初级阶段。早于殷商，中国饮食烹调已形成，伊尹发明了汤剂，彭祖创造了煮、熬等烹饪方法。周代已有食医、疾医、疡医、兽医等医政制度，且饮食治病（食医）具有重要地位。秦汉是中医药与饮食文化相互交融的重要时期，"药膳"一词出现于汉代。此后，中医药、饮食及药膳文化都有较大发展，终成为实用技术体系。

药膳方剂 《黄帝内经》首创了一些药膳方剂。如就六气病而言，每年运气不同，四时气候各异，选择药膳食材应有所区别。《素问·至真要大论》说"诸气在泉，风淫于内，治以辛凉，佐以苦，以甘缓之，以辛散之；热淫于内，治以咸寒，佐以甘苦，以酸收之，以苦发之……热淫所胜，平以咸寒，佐以苦甘，以酸收之"。

东汉·张仲景《金匮要略》有"食禁"专篇，列举了纠治少阴病之咽痛的猪肤汤，治产后腹痛的当归生姜羊肉汤，以及桂枝汤、百合鸡子黄汤等，这些都是药膳名方，至今仍被临床所常用。南北朝·陶弘景《本草经集注》中记载了大量的药膳食材，如蟹、麦、枣、豆、海藻、昆布、苦瓜、葱、姜等日常食物，以及较罕用的食物近百余种，并提出药膳食物之禁忌问题。

北宋·王怀隐、陈昭遇等编撰的《太平圣惠方》专设"食治门"，记载药膳方剂160首，可治疗28种病症，包括中风、骨蒸虚痨、三消、霍乱、耳聋、五淋、脾胃虚弱、痢疾等，且药膳以粥、羹、饼、茶等各种剂型出现。

元·忽思慧《饮膳正要》中所列药膳食谱非常丰富，可治疗各门类病症。如熬桃仁粥，以治疗咳嗽、胸满、喘急之症；创黑牛髓煎，用黑牛髓半斤，生地黄汁半斤，白沙蜜半斤，共熬为膏，治疗肾虚弱、骨软瘦弱等症，都是典型的药膳。

明代食疗药膳著作达30余种。李时珍《本草纲目》列药膳食材就十分丰富，仅谷、菜、果3部就收有300多种药膳食材，并专门列有药膳禁忌等。明清时期，人们尤为重视对慢性虚损性疾病及年老者的药膳食疗。其中，高濂《遵生八笺》所记载的适合老人之药膳，极为详尽，如粥类就有38种、汤类32种。

特点 药膳是兼于食疗与药治双重特点的疗病方式，用于养心时，特点如下。

注重整体，辨证施膳 药膳的使用应以中医学的整体辨证观为指导，故临床上药膳的配伍可以依据药物的治疗原则等进行。

防治兼故，效果显著 药膳有着食疗之预防和药物之治疗的双重功效。故有规律地长期服用药膳，防治效果比较显著，对一些慢性迁延性疾病，其疗效更加突出。如参照"脾胃为后天之本"说，研制的八珍食品，对小儿厌食就有明显疗效。长期服用后，小儿脾胃得以健旺，胃口大开，生长发育明显改善。

良药可口，服食方便 这是相对于中药／西药而言的。中药的汤剂，熬制较复杂，味道差，患者通常不愿接受；丸、散虽方便，但疗效稍微逊色一些。西药口服注射，也不为人们乐于接受。而药膳既考虑效果，制作时又兼顾色、香、味等，且可当正餐食用，故较易被接受，甚至青睐。

形式多样，寓治于食 如有单纯以药用价值食物为主，通过精心烹饪，直接服用的药膳。东汉·张仲景《伤寒论》中的赤小豆鲤鱼汤，均为日常食材，可口又祛疾；又如，以食物为主，辅以少量中药，烹饪后形成的食物，如当归生姜羊肉汤，常食有补益气血作用；再者，以药物为主、食物为辅。如治外感风寒，营卫不和的桂枝汤，服法明确要求，服药后啜热粥一升，既助药力，又充盈谷气。既祛病，又让身体和胃脘部感到舒服，兼有药与膳的双重功效。

加工方式精致，诱惑食欲 传统药膳有炖、煨、蒸、煮、熬、炒、卤、烧、煮粥、药酒、饮料等不同且独具一格的制作方法。根据季节、地区、食用方式等不同，而分别采取冷盘、小吃、菜肴、饮料、药粥、糕点、药酒、主食、佐肴或旅游食品等花式食法，如当归全鸡、天麻乳鸽、当归烧羊肉、桂圆童子鸡、银耳羹、十全大补汤、三七全鸡、虫草鸭子、天麻鱼头、八宝鸡汤、陈皮鸡等，不计其数，不仅加工方式精到细致，体现中华烹饪之精华；且美味可口，色香味俱全，诱惑人的食欲。

(孙丽红)

yàozhōu yǎngxīn

药粥养心（medicated porridge for nourishing heart） 食疗养心方法之一。以谷类为主，按某种配伍方法，佐以水果、蔬菜、鱼肉蛋奶或药物等，置于一起，文火慢慢熬制成稀饭（粥）。此疗法是中医学之独创，也是中医药膳中的重要组成部分。

历史沿革 借用药粥以治病，在中国历史悠久，粥与药配合以治病的说法，最早见于长沙马王堆出土的《五十二病方》。书中记载，服用青粱米之粥，可以疗蛇伤。东汉·张仲景《伤寒论》《金匮要略》中的"白虎汤、桃花汤、竹叶石膏汤"等方中，皆有粳米与药同煮之法，可药借食力，食助药威。

特点 食粥是中国先民传统的饮食法之一。清·黄云鹄《粥谱》总结粥的功效"（粥）于养老最宜：一省费，二味全，三津润，四利膈，五易消化"。故自古以来，食粥养生防病一直是中国人的保健良法。药粥有以下特点。

药补可与食补配合，相辅相成 药粥疗法是将药物与食物同用，药借粥力，粥助药威，相辅相成。如肉苁蓉羊肉粥，方中肉苁蓉可补肾壮阳，羊肉可温补脾肾，同粳米煮制成粥，不仅增强温补肾阳之效，还能起到温脾暖胃之功。

安全有效 药粥是以中医药理论为基础，经过历代医家长期临床实践逐步形成的，只要辨证正确，药粥组方合理，就能起到预期效果。如气短声低、倦怠无力、懒于言语、食欲不振、大便稀或脱肛、头晕自汗，就可用补气药粥方。如补虚正气粥、参苓粥等。

药粥协同的优越性 药粥既不同于单用药物以治病，又不同于纯服米粥以充饥扶正；药物与米谷配伍，慢慢文火同煮为粥，相须相使，可起到协同作用。古代医学家认识到：米药合用煮粥，"峻厉者，可缓其力；和平者，能倍其功"。以南宋·许叔微《普济本事方》的乌头粥为例，乌头之性刚暴有毒；如与生姜、蜂蜜、粳米等同煮，熬粥服食，可缓减其毒性而保留其药力，除弊留益。

可长期服用 药粥适应于慢性病及病后的调理。久病患者，不能求其速愈；但可选用针对性药粥，坚持长期服食，慢慢自我调理，可收药半功倍之效。

食之可口，接受度高 广州一带，甚至把煲药粥当成饮食美味的乐趣。

于养老最宜 清·黄云鹄《粥谱》说：（粥）味全、津润、利膈、易消化而于养老最宜。其实，老年人也往往喜欢喝粥。胃以喜为补。

粥也养心 大米与百合、莲心、大枣等同煮，既可口，又有养心功效。

粥在制作时，水应一次加足，一气慢慢煮成，才能达到稠稀均匀、米水交融状态。熬制药粥时，对可供食用之中药，如扁豆、山药、枸杞、大枣等，可直接与粳米同煮。若有不宜直接食用之中药，则可先将中药煎取浓汁后去渣，取汤汁，再加入大米，煮粥。

至于药粥之口味，可根据各人喜好而调配。如药粥中有百合、红枣、花生、莲子之类，可再酌情加入少许冰糖，做成甜味口感，以增强粥之补益功效；如粥中有鸡肉、猪肉和鱼类等，可加入适量葱、姜和盐调味等，以成可口之咸粥。

（孙丽红）

yàochá yǎngxīn

药茶养心 （medicinal tea for nourishing heart） 药茶为含／不含茶叶的某些药材，经特别加

工而成的一类以冲泡为主，兼有治疗功效的助饮之品。其应用时一般以沸水冲饮、泡饮、煎煮后代茶饮、或直接饮用方式，并达到某种治病或保健养生功效目的。

历史沿革 中国是茶的发源地、培育地和最早大规模开发运用国，已有5000多年的饮茶史。《诗经》就有"谁谓茶苦，其甘如荠"之诗句，其中"茶"即指"茶"。中国现存最早的中药学著作《神农本草经》有"神农尝百草，日遇七十二毒，得茶而解之"记载，当时没"茶"这个字，用的是"茶"。可见，茶本身就是良药。唐·陈藏器《本草拾遗》中认为茶"上通天境，下资人伦；诸药为百病之药，茶为万病之药"，地位极其突出。故饮茶早已不局限于中国而走遍世界，它与咖啡、可可并列为世界3大饮料。相比较而言，作为饮料，三者中利弊相抵，茶的益处最大，弊端最少。

最早提及茶的药用功效的是三国魏时张揖的《广雅》："荆巴间采茶作饼，成以米膏出之。若饮，先炙令色赤，以汤浇覆之，用葱姜芼（调和）之。其饮醒酒，令人不眠。"说明已认识到茶与药相通，有药用功效。

唐代有"茶药"专词[代宗大历十四年（公元779年）王圆题写的"茶药"]；宋·林洪撰《山家清供》中，有"茶，即药也"之说。北宋·太平惠民和剂局（编）、刘景源（整理）《太平惠民和剂局方》，王怀隐、陈昭遇等编撰的《太平圣惠方》，这些中医学方药巨著中，都有"药茶"专篇。《太平圣惠方》97卷为"药茶诸方"，专论药茶，共列8方。其中，有茶者4方，无茶叶4方，但用萝摩、皂荚等"如造茶法"

泡制，并"一依煎茶"法饮服。元·邹铉增续的《寿亲养老新书》中，载防治老年病的药茶方两首，一是槐茶方，二是苍耳茶。元·忽思慧《饮膳正要》中集中地记载了各地多种药茶的制作方法、功效和主治等。明·朱橚《普济方》中设"药茶"专篇，载药茶方8首。李时珍《本草纲目》中药茶方更多，并论述了茶叶的药性、功用等。这些表明饮茶代药方式已成为较常用的疗法之一，是现代"药茶疗法"之先河。

特点 药茶疗法集中了茶与药的优势，特点颇多：

有效成分易析出，易吸收 很多中药含有易被水解破坏的苷类成分，如先加水浸泡后再煎煮，使有水解作用的酶类不立即被灭活，在水的作用下，苷类的有效成分大部分或全部被水解，因而常可降低疗效。制成茶剂后，由于直接用沸水泡浸，酶类迅速被灭活，苷类成分大部分或全部被保存，因此，有效成分易保留，易析出，也容易吸收，疗效更显著。故宋明后许多常用的药物经常制成药茶类的。如陈可冀的《慈禧光绪医方选议》中，药茶已是清代宫廷医学的一大组成部分。以慈禧运用为例：其热病咳嗽饮清热止嗽代茶饮，平时有生津代茶饮、滋胃和中代茶饮、清热理气代茶饮、清热化湿代茶饮、清热养阴代茶饮、清热代茶饮等。光绪曾饮药茶有安神代茶饮、利咽代茶饮、平胃代茶饮、和脾代茶饮和清肝聪耳代茶饮等。

饮用方便，口感好 一般药材用沸水冲泡，盖闷15~40分钟（花叶类时间短，根木类时间稍长些）后即可饮用。操作简单易行，且药茶大多为花叶类，口感较好，易被接受；同时，其治疗作用并

不逊色于中药煎剂。

适宜于长期饮用 饮茶，作为中国人的一种传统习惯，已植根于人们日常生活，长期饮用药茶，对防治疾病及调整人的形神健康，都有很好的疗效。

简洁方便，可随心所欲 宋明后制茶工艺不断改进，日益精良，形成了多系列茶类，如绿茶、红茶、花茶、白茶、乌龙茶、紧压茶等，都可制备药茶。广义的药茶还包括不含茶叶，由食物和药物经冲泡、煎煮、压榨及蒸馏等方法制作而成的代茶饮品，如汤饮、鲜汁、露剂、乳剂等，简洁方便，可随心所欲。

形神兼养，此物最佳 在中国，茶原本是作为形神兼养之品而备受推崇的。品茶，既是有修养的象征，又有助于宁心、聚神、醒脑、平定情绪，传说中饮茶是因魏晋高祖曹丕与大臣王肃就饮茶事进行"王肃茗饮"而大为流行的。日本、印度则认为饮茶起于"达摩禅定"。研究提示：饮茶有太多的保健及治病功效，形神兼养。如其能有效降低心脑血管发病和死亡风险、减少患糖尿病风险，这些可通过抑制心脑血管病变而维护心智水平。而且饮茶直接有防治早老性痴呆、抗压力、抗焦虑、抗抑郁等的作用。

饮药茶有禁忌 临床饮用药茶，为确保疗效良好且避免副反应，须讲究忌口。如服解表药茶，宜禁生冷；服止咳平喘药茶，宜禁食鱼虾类食品；服清热解毒药茶，宜禁食油腻辛辣、腥臭食品；服滋补类药茶，则避免破气耗气之品。

此外，素体胃寒者忌过量饮用浓茶及凉性之茶（如绿茶）；哺乳期妇女忌饮浓茶；睡眠欠佳者忌饮浓茶；服用西药（如阿司匹林）后，忌马上喝茶；忌用茶水送服西药；忌空腹饮浓茶，以防稀释胃液，有碍消化。

（孙丽红）

yàojiǔ yúqíng liáofǎ

药酒愉情疗法（medicated wine and pleasure therapy） 有两个含义：①以一定浓度的酒，泡制某些针对性药物，若干天后内服（或外用）该药酒以防病养生、愉悦情性的疗法，这也是最古老的疗法之一。②酒本身就是良药，借助酒性（不管直接用酒，还是借酒炮制药物），帮助祛除疾苦，缓解病痛。

历史沿革 酒，味甘苦，辛而大热，其本身就是一类良药，具有和血通脉，祛寒壮神，宣导药势等作用。酒，应用于临床，历史悠久。医的繁体字"醫"从"酉"（酒），寓有"医源于酒"之意。马王堆出土的古籍中有大量关于酒的记载，《五十二病方》全书中283方，用酒的高达40多方。后世更是把药酒作为主要剂型，广泛用于调理情性的各种配伍之中。

特点 有以下几方面。

使用普遍，作用广泛 《黄帝内经素问·汤液醪醴论第十四》非常重视药酒疗法，除专设《汤液醪醴论》详述其理外，还在其他篇章中讨论了多种疾病的药酒疗法。如《素问·缪刺论》用"饮以美酒一杯"治疗"尸厥"；《灵枢·经筋》借"饮美酒"以治痹痛；《素问·腹中论》以"鸡矢醴"治臌胀等。《素问·玉版论要篇》中还将药酒疗法与汤液疗法作比较：认为病轻浅者，当治之以"汤液"；病深重者，则治之以醪酒，指出"其色见浅者，汤液主治，十日已""其见大深者，醪酒主治，百日已"。此外，《黄帝内经》还将醪酒疗法与推拿按摩等相结合，用于治疗情志失常引起的诸多病症，如《素问·血气形志篇》云："形数惊恐，经络不通，病生于不仁，治之以按摩、醪药"。药酒疗法后世也广泛运用。明·李时珍《本草纲目》中载有药酒配方69种，其中人参酒、桑椹酒等沿用至今。

主要用法 酒在药用上，大致分3类：单用、复方、辅助。

单用：即把酒作为单独的药物，运用酒所具有的药理作用，对相关病症进行治疗。如《本草纲目》用烧酒灰汤治鹅掌风；用烧酒入飞盐，治冷气心痛；用烧酒温饮，治阴毒腹痛；用真火酒一杯，治呕逆不止等。

复方：即将酒作为药物的一种，与其他相关药物组成复方，起共同治疗疾病的作用，这是真正意义上的药酒。如唐·孟诜《食疗本草》中有姜酒、桑椹酒、葱豉酒、葡萄酒、地黄酒、牛膝酒、虎骨酒等，很多流传至今。

辅助：即用酒来炮制、加工药物。涉及到浸、泡、渍、炒、熬、焙、淬、蒸、洗、拌、和、酿等多种炮制方法。如《本草纲目》中的热厥头痛，大黄酒炒；虚损自浊，地黄汁，及酒熬膏。

酒能行药势，消忧愁 元·忽思慧《饮膳正要》指出：酒能助药力，行药势；杀百邪，去恶气，通血脉，消忧愁。但同时强调：饮酒须适度，"酒……少饮尤佳，多饮伤神损寿，易人本性，其毒甚也。醉饮过度，丧生之源"。明·李时珍《本草纲目》更是辩证地指出："少饮则和血行气，壮神御寒，消愁遣兴。痛饮则伤神耗血，损胃亡精，生痰动火。过饮不节，杀人顷刻"，指出饮酒不当有危害性。

酒是双刃剑，适度为宜　适量饮酒对健康无大碍，但过量饮酒则会对身体造成损伤。《黄帝内经》最早记载了过量饮酒可致病。《灵枢·论勇》《素问·腹中论》等篇章对酒性的论述都强调酒性剽悍酷烈，易耗伤气血，导致疾病。《黄帝内经》明确提出，饮酒应适可而止，切不可"以酒为浆"。认识到过量饮酒耗伤精气，散失真元，导致早衰。《黄帝内经》关于"酒伤"的论述，促使后世发展"酒伤"理论，为防范"酒伤"病奠定了基础。对当今运用酒治病，以酒防病，及预防饮酒致病，有现实意义。

过度饮酒可导致急慢性酒精中毒和依赖，同时还影响人体免疫功能，与肿瘤发生也有关系，研究发现饮酒过量与口腔、鼻咽、喉、胃、食管、膀胱及肝部位肿瘤的发生有明显相关性。故强调饮酒必须适量，即便是药酒也是如此。

（孙丽红）

shíjì

食忌（dietetic incompatibility）
饮食养生养心时，既需讲究相宜的，也需注意有所忌讳和禁忌的，即不太适宜或有害性问题。又称食禁，是中医学食疗养生的重要组成部分，在中国有悠久历史。东汉·班固《汉书·艺文志》记载了西汉前的专门研究"食禁"之著作。《黄帝内经》有专篇论述食忌问题，从而形成了中国传统饮食养生学特有的"食忌学说"。惜食忌（食禁）问题过于琐屑和具体，不便展开。

食忌问题的提出，反映了中国传统饮食养生（养心）学对饮食调补形神的"两点论"：既看到一些饮食物对形神有益，遂充分加以开发利用；同时也看到某些饮食物或饮食方法对形神不利的方面，反复进行叮嘱告诫，从而丰富和完善中国情志病症的食疗方法学体系。

（孙丽红）

xiǎomài

小麦（wheat）　禾本科植物小麦 Triticum aestivum L. 干燥成熟的颖果。又称淮小麦，主产于中国河南、山西、山东、江苏、江西、黑龙江等地。秋季采收果穗，晾晒，打下果实，除去杂质，取其成熟果实，晒干备用。

本品味甘，性凉；具有养心、益肾、除热、止渴等功效，可用来治疗脏躁、烦热、消渴、痈肿等症。唐·陈藏器《本草拾遗》称："小麦面，补虚，实人肤体，厚肠胃，强气力。"常用以治疗体虚、妇女脏躁、失眠、烦躁不安等症。未成熟果实（浮小麦）还可入药治盗汗、骨蒸劳热等。

用法：小麦 50~100 克，煎汤；或煮粥；外用，可将适量小麦炒黑，研末调敷；也可小麦面炒黄，温水调服。

（孙丽红）

bǎihé

百合（lily bulb）　百合科植物百合 Lilium brownie F. E. Brown var.viridulum Baker、卷丹 Lilium lancifolium Thunb.、细叶百合 Lilium pumilum DC. 的干燥肉质鳞叶。又称强瞿、中庭、百合蒜。于秋季茎叶枯萎时采挖，洗净，剥取鳞片，沸水烫过，或略蒸过，晒干或烘干。

本品味甘，微苦，微寒；入心、肺经；可养阴润肺、清心安神，主治阴虚久咳、痰中带血、热病后期余热未清，或情志不遂所致的虚烦惊悸、失眠多梦、精神恍惚等症。明·陈嘉谟《本草蒙筌》称其："养脏益志，定胆安心，逐惊悸狂叫之邪。"明·张介宾《景岳全书·本草正》称其："补益气血，润肺除嗽，定魄安心，逐惊止悸。"化学分析发现，百合发挥抗抑郁功效的成分是皂苷类，其含量丰富。

用法：内服，煎汤 6~12 克；或入丸、散；亦可蒸食、煮粥。外用，适量，捣敷。注意：风寒咳嗽及中寒便溏者忌用；初咳者不宜遽用。

（孙丽红）

lóngyǎnròu

龙眼肉（longan）　无患子科植物龙眼 Dimocarpus longgana Lour. 的假种皮。又称桂圆，主产于中国台湾、广东、福建、广西等地。于初秋果实成熟时采收，烘干或晒干，去核取肉备用。

本品味甘，性温；入心、脾经，有补益心脾、养血安神之功效。《神农本草经》云："主安志、厌食，久服强魂魄，聪明。"主要用于心脾虚损，气血不足所致的失眠、健忘、惊悸、眩晕等。明·兰茂《滇南本草》："龙眼，养血安神，长智敛汗，开胃益脾。"龙眼肉除有补益作用外，对脑细胞特别有益，能增强记忆，消除疲劳；还具有抗焦虑、抗衰老等功效。本品为滋补良药，又不壅气，具有很好的保健作用。

用法：内服，一般 10~15 克，补虚可用至 30~60 克；水煎；或浸酒、熬膏、入丸剂。零食，每次 50 克左右。注意：素有痰火，及湿滞中满者，慎用。

（孙丽红）

dàzǎo

大枣（Chinese date）　鼠李科植物枣 Ziziphus jujube Mill. 的干燥成熟果实。又称木蜜、干枣，秋季果实成熟时采收，晒干。主产于中国山西、河北、河南、山东、四川、贵州等地。

本品味甘，性平；入心、脾、胃经；可补中益气、养血安神、缓和药性，主治脾胃体虚、倦怠乏力、食欲不振、气血不足、心烦不寐等症。中国上古时期炎帝《神农本草经》称："主心腹邪气，安中养脾，助十二经。平胃气，通九窍，补少气、少津液、身中不足，大惊，四肢重，和百药。久服轻身延年。"魏·吴普《吴普本草》："主调中益脾气，令人好颜色，美志气。"大枣含丰富的营养成分，被营养学家称为"天然维生素"，尤其是维生素C含量很高。本品具有维持毛细血管弹性、降低其通透性，利于降低血压，且有助于中枢神经镇静、保肝、抗癌、抗突变等作用，是形神兼补之品。

用法：内服，9~15克，煎汤、泡茶、煮粥均可。零食每次5~8枚。注意：湿热内盛、痰湿偏盛、腹部胀满、舌苔厚腻者，忌食。

（孙丽红）

hétáorén

核桃仁（English walnut seed）

胡桃科植物胡桃 Juglans regia L. 的干燥成熟种子。又称胡桃肉、胡桃仁。于白露前后果实成熟时采收，除去肉质果皮，晒干，备用。主要产于中国华北、西北、西南、华中、华南和华东等地。

本品味甘，性温；入肺、肾、肝经；可温肺定喘、补肾固精、润肠通便，主要用于咳嗽气喘、阳痿遗精、腰痛脚弱、肠燥便秘、老年病症等。核桃仁含丰富的蛋白质、磷脂、多种维生素，及数量允足、比例适宜的亚油酸等，中医学称其有"乌发、养颜、健脑、强身"之功效，是中国传统的药食两用佳品，享有益智果、长寿果、养人之宝等美称。

核桃仁所含磷脂有补脑作用，是神经细胞新陈代谢所需的基本物质，故又被称为天然脑黄金。食物中磷脂进入人体后，可水解成胆碱，并随血液进入大脑，与大脑中的乙酸结合转化为乙酰胆碱。脑内乙酰胆碱的含量越高，大脑神经元之间的信息传递速度越快，越有助于记忆力与智力水平的提升。核桃中还含有丰富的维生素E，是体内各种生物膜的强大"保护神"，可通过清除自由基来改善脑缺血，有效地抵抗动脉硬化等，减慢和延缓脑细胞衰老死亡的速度。核桃油中还有一种无色油状液体——角鲨烯，具有令人愉快的气味。因其有多种活性成分，故中医学一直看好其益智健脑、养颜抗衰老之功效。

用法：零食、炒食、煮粥、制糕点等。注意：肺有痰热，阴虚火旺及泄泻，大便溏薄者，应慎用。

（孙丽红）

āyuèhúnzǐ

阿月浑子（pistache）

漆树科黄连木属落叶小乔木植物阿月浑子的果实，又称开心果、无名子、胡榛子，原产于中亚和西亚等地，中国新疆等地有栽培。7~9月采摘成熟果实，果仁完整饱满，色泽鲜绿者为佳。

本品味辛，性温，微涩；入脾、肾、大肠经；可温肾助阳。唐·陈藏器《本草拾遗》称："味温无毒，主诸痢，去冷气，令人肥健。"元·忽思慧《饮膳正要》认为：本品具"调中顺气"之功效，可以理气开郁，让人保持心情愉快。清·赵学敏认为"滋肺金，定喘急，久食利人"。

开心果是一种营养价值极高的坚果，除含有丰富的维生素A、B族维生素和维生素C外，还含

具有抗衰老作用的维生素E，是中老年和脑力劳动者理想的补脑佳品。由于营养丰富，能增进体质和抗病防衰老，古代波斯国王把它当作"仙果"，每日必食数粒，以求长生不老。宋丕方《波斯语汉语词典》说它是具有神奇功效的佳果。还可帮助人们减轻生活压力。开心果也被誉为"心脏保镖"，其富含精氨酸，不仅可缓解动脉硬化的发生，有助于降低血脂，还能降低心脏病发作危险，缓解急性精神应激反应等。

用法：同核桃仁，可零食、炒食、煮粥、制糕点等。注意：贮藏时间太久者不宜食用。因含较多脂肪，血脂高、肥胖者少吃。

（孙丽红）

liánzǐxīn

莲子心（lotus plumule）

睡莲科莲属植物莲的成熟种子中间的绿色胚芽。秋季果实成熟时采割莲房，取出果实莲子，剥开，取出绿色胚，鲜用或晒干。主产于中国浙江、江苏、安徽等地。

本品味苦，性寒；入心、肾经；可清心安神、交通心肾、涩精止血，可治热入心包、神昏谵语、失眠遗精、心烦口渴等症。清·黄元御《玉楸药解》称："泻火，治心烦上热之证。"清·王士雄《随息居饮食谱》归纳其"敛液止汗，清热养神，止血固精"。莲子心含有生物碱、黄酮、挥发油等化学成分。其中，莲心碱抗心律失常功效显著，与其他药物配合，可发挥安神宁心，清火等功效。临床上可治疗焦虑、失眠、癫、狂、痫、小儿梦游症等情志病症。

本品用法：内服煎汤，3~5克；或入散剂。注意：阳虚火衰者忌用。

（孙丽红）

míhóutáo

猕猴桃（Kiwi fruit） 猕猴桃科猕猴桃属植物猕猴桃的果实。又称藤梨、木子，夏末秋初成熟果实，鲜用或晒干用，主产于中国陕西、四川、河南等地。

本品味甘，酸，性寒；入肾、胃经；可调中下气、生津润燥、解热除烦、利尿通淋，适用于反胃呕吐、消渴烦热、便秘、痔疮等症。北宋·刘翰、马志等编撰的《开宝本草》称："止暴渴，解烦热，冷脾胃。"《全国中草药汇编》归纳其有"调中理气，生津润燥，解热除烦"等功效。中国湘西有"常吃猕猴桃，浑身不知劳"之农谚。

猕猴桃中含有 5-羟色胺（5-HT），5-HT 有镇静作用。因此，猕猴桃可消除紧张疲劳，缓解压力。猕猴桃营养丰富，尤其富含维生素 C，并含有丰富的膳食纤维和抗氧化物质，能够起到清除自由基、促进类固醇代谢等作用。此外，猕猴桃含大量天然的糖醇类物质——肌醇，肌醇是细胞内第二信使系统的一种前体，能有效地调节糖代谢，调节细胞内的激素和神经的传导效应，对防范糖尿病，改善抑郁症等有独特功效。猕猴桃果汁可以通过调节脑神经单胺类物质水平，对脑内调控衰老之结构和机制（又称衰老钟）有一定的调控作用，从而发挥抗衰老功效。还常用于肿瘤康复治疗。

用法：零食，每次 1~2 个。注意：脾胃虚寒者慎用。

（孙丽红）

xiāngjiāo

香蕉（banana） 芭蕉科芭蕉属植物甘蕉、香蕉的果实。又称甘蕉、蕉果，秋季果实将成熟时采摘，主要产于东南亚及中国南部。

本品味甘，性寒；入肺、胃、大肠经；可清热解毒、润肠通便，可治热病烦渴、肺燥咳嗽、便秘、痔疮等症。

研究发现多吃香蕉可改善抑郁症。香蕉类似化学"信使"，其含有的活性成分能把信号传递到大脑的神经末梢，使人的心情变得宁静、愉悦，甚至可以明显减轻疼痛。这是因为香蕉内含有一种物质，能促进人脑产生更多的 5-羟色胺（5-HT），从而使人心情舒畅、愉快开朗。因此，鼓励抑郁症者多吃香蕉，以提高大脑内 5-HT 浓度，改善症状，促进康复。香蕉中的色氨酸还可在体内转化为血清素，血清素有助于放松身体，改善情绪，缓解焦虑。香蕉富含 B 族维生素，对神经系统也有一定的镇静作用，可消解紧张情绪。

用法：当零食鲜吃；也可炖熟食，蜜渍食，制成干果食用。注意：由于香蕉性寒，女子经期、脾胃虚寒、胃痛、腹泻者不宜食。肾功能不全、尿少、肾炎患者不宜多吃。

（孙丽红）

yīngtáo

樱桃（cherry） 蔷薇科植物樱桃的果实。又称含桃、朱桃、麦英。成熟期早，有早春第一果之美誉，号称百果第一枝。早熟品种一般在 5 月中旬采收，中晚熟品种也可随后陆续采收，采收樱桃要带果柄，多鲜用。

本品味甘，性温；入脾、肾经；可补脾益胃、健脾祛湿，可用于病后体虚、倦怠少食、血虚、麻疹不透等症。魏·吴普《吴普本草》："主调中，益脾气，令人好颜色。"明·兰茂《滇南本草》认为其"治一切虚证"，能大补元气，滋润皮肤。

樱桃含铁量高，在水果中名列前茅。铁是合成人体血红蛋白、肌红蛋白的原料，在人体免疫、蛋白质合成及能量代谢等过程中发挥着重要作用，同时也与大脑及神经功能、衰老过程等密切相关。常食樱桃，可补充机体对铁元素的需求，促进血红蛋白再生；既可防治缺铁性贫血，又可增强体质，健脑益智。樱桃中褪黑素含量高于其他水果。褪黑素能够调节季节性节律和昼夜节律，还具有镇静、催眠、镇痛、抗抑郁、抗惊厥等的作用。樱桃中还含有一种重要的活性物质——花色苷。研究证明，樱桃的花色苷能穿透血脑屏障，到达与学习和记忆有关的大脑区域，发挥保护作用，从而减少脑损伤。

用法：当零食鲜食，每次 100~200 克；或制成果酱、罐头、果酒等；外用，浸酒涂擦，或捣敷。注意：内热，有咳嗽者，少用。

（孙丽红）

méiguīhuā

玫瑰花（rose flower） 蔷薇科植物玫瑰 *Rosa rugosa* Thunb. 和白花重瓣玫瑰的干燥花蕾。又称徘徊花、刺玫花，5~6 月盛花期前，采摘已充分膨大但尚未开放之花蕾，小火烘干，或阴干。

本品味甘，微苦，性温；入肝、脾经；有理气解郁、和血散瘀之功效，可用于治疗肝胃气痛、腹中冷痛、吐血咯血、行经乳房胀满、赤白带下等。明·薛己、卢和、汪颖编撰，钱允治校订《食物本草》曰："主利肺脾，益肝胆，辟邪恶之气；食之芳香甘美，令人神爽。"清·张山雷《本草正义》称："玫瑰花，香气最浓，清而不浊，和而不猛；柔肝醒胃，流气活血，宣通窒滞；而绝无辛温刚燥之弊。"

用法：内服 3~6 克，入煎剂、酒剂、浸膏；还可熏茶，做糕点、制作菜肴食用。注意：阴虚有火者勿用。

（孙丽红）

júhuā

菊花（chrysanthemum flower）

菊科植物菊 *Chrysanthemum morifolium* Ramat. 的干燥头状花序。又称节华、日精、女华，主要产于中国浙江、安徽、河南等地。9~11 月花盛开时分批采收，阴干或焙干，或熏、蒸后晒干。药材按产地和加工方法不同，分为亳菊、滁菊、贡菊、杭菊等。由于花的颜色不同，又有黄菊花和白菊花之分。

本品味甘，苦，性微寒；入肺、肝经；可疏风清热、清肝明目、解毒消肿，可治外感风热或风温初起、发热头痛、眩晕等。唐·孟诜《食疗本草》："主头风，目眩，泪出，去烦热，利五脏。"清·王士雄《随息居饮食谱》指出："清利头目，养血息风。"菊花提取物具有抗疲劳（包括脑力疲劳）的功效。

用法：内服，煎汤 10~15 克；或入丸、散；或泡茶；外用，适量，煎水洗；或捣烂敷。注意：气虚胃寒、食减泄泻者，慎用。

（孙丽红）

tónghāo

茼蒿（garland chrysanthemum）

菊科茼蒿科植物茼蒿的嫩茎叶。又称蓬蒿、菊花菜，冬春夏季皆可采收，洗净备用。原产于地中海地区，今中国南方普遍有栽培，北方如河北、内蒙古、宁夏等省区亦有生产。

本品味辛，甘，性平；入心、脾、胃经；可养胃安心、消痰行气，常用于心悸、失眠多梦、脾胃不和、心烦不安、消化不良、咳嗽痰多等症。唐·孙思邈《备急千金要方·食治》称："安心气，养脾胃，消痰饮。"元·忽思慧《饮膳正要》认为其"主通利肠胃，安心气，消水饮"。清·王士雄《随息居饮食谱》指出其功在"清心养胃，利腑化痰"。中国农业科学院蔬菜花卉研究所主编《中国蔬菜品种志》归纳："有清血，养心，降压，润肺，清痰等功效。"

茼蒿，蕴蒿之清气，含菊之甘香，花形如菊，有"菊花菜"之美誉。不仅味美宜人，且营养丰富，尤其是钾的含量颇高，能很好地调节钠钾平衡、降低血压、保护心脏。茼蒿含有的一种芬芳挥发油及胆碱等物质，不仅有消痰平喘、疏郁理气之功效，而且还具有养心安神、润肺补肝、补脑降压、防止记忆力衰退等特长。

用法：可凉拌、炒食、涮食，做馅，制作饮料等。注意：脾胃虚寒者，不宜多食。

（孙丽红）

jīnzhēncài

金针菜（daylily）

百合科萱草属植物黄花菜、萱草等的花蕾。又称忘忧草、黄花菜、萱草花、川草花、健脑菜、安神菜，生于山坡、荒野、河边等处，中国河北、河南、湖北、湖南、四川等地多有野生或栽培的。春夏花将开放时采收，鲜用；或直接晒干 / 蒸后晒干，备用。

本品味甘，性凉；入心、肺、脾经；可宽胸解郁、利湿解毒、清心安神，善治夜难安寐、胸闷心烦、失眠健忘、小便短赤等症。北宋·苏颂《本草图经》称其："安五藏，利心志，明目。作葅利胸膈。"明·李中梓《本草征要》称其："长于利水快膈，令人欢乐忘忧。"清·柴裔《食鉴本草》指其："安五脏，利心气，好欢乐，令人忘忧，轻身明目，利胸膈。"

金针菜含丰富的卵磷脂、蛋白质及人体所需的 8 种必需氨基酸，尤以赖氨酸含量丰富。本品对心悸、失眠等具有很好的食疗效果，也是孩子成长期间益智健脑的食品。

用法：凉拌、炒、熘或做汤等。注意：脾虚便溏者，慎用。

（孙丽红）

cháyè

茶叶（tea）

山茶科植物茶的嫩叶或嫩芽。又称茗、茶芽，主产于中国长江以南各地，培育 3 年即可采叶。4~6 月采春茶或夏茶；因茶叶种类不同，加工方法差别，可分为全发酵、半发酵、不发酵 3 大类。

本品味苦，甘，性凉；入心、肺、胃、肾经；可清头目、除烦渴、消食化痰、利尿解毒，可治头痛目昏、多睡善寐、心烦口渴、食积、癫痫等症。元·吴瑞《日用本草》称："除烦止渴，解腻清神。"明·李时珍《本草纲目》强调其："使人神思清爽，不昏不睡，此茶之功也。"明·许次纾《茶疏》指出："常饮则心肺清凉，烦郁顿释。"茶叶提神的功效主要是因其中含有咖啡碱、茶叶碱和可可碱等嘌呤碱类化合物之故，而且这种作用不受其他因素的影响而降低效应。

用法：内服，煎汤 3~10 克；或入丸、散，沸水泡；外用，适量，研磨调敷；或鲜品捣碎。注意：脾胃虚寒者和失眠者，慎用。

（孙丽红）

kāfēi

咖啡（coffee）

茜草科植物小果咖啡、中果咖啡、大果咖啡的种子。又称咖啡豆，产于热带、亚热带的常绿小乔木或灌木。果皮开始变红即可采收；鲜果晒干或烘干后，用脱壳机脱去果皮和种皮，筛去杂质即成。

本品味微苦，涩，性平，可醒神、利尿、健胃，可用于精神倦怠、食欲不振等。《广西中药志》称其"有兴奋利尿作用，经炒焙过的咖啡可助消化"。

咖啡含有咖啡碱，有兴奋中枢神经系统的作用，对心血管系统有影响。咖啡因具有很强的中枢兴奋作用，可使睡意消失，疲劳减轻，思维敏捷。适量摄入咖啡因，对短时记忆和长时记忆都有好处，有助于防止认知能力下降。还有研究表明：粗咖啡因可能含有对阿尔茨海默病阻止细胞死亡和记忆障碍的预防药物。

用法：内服，研末煎汤，每次6~10克。注意：失眠及心脏病患者慎用。喝咖啡的最佳时间是在上午，最好不要空腹饮用，也别在晚餐后喝，以免影响睡眠。

(孙丽红)

gānmài dàzǎotāng

甘麦大枣汤 (ganmai dazao decoction)

方源于东汉·张仲景《金匮要略》，创制本方以治脏躁："妇人脏躁，喜悲伤欲哭，象如神灵所作，数欠伸。甘麦大枣汤主之。"本方组成：甘草3两，小麦1升，大枣10枚。用法：上3味药，以水6升，煮取3升，温分3服。主治：精神恍惚、常悲伤欲哭、不能自主、心中烦乱、睡眠不安、甚则言行失常、呵欠频作。本方善于养心安神，和中缓急。三味均为药食同源之品，药性平和，故广为使用。临床常用于情绪低落、精神恍惚、抑郁寡欢、心中烦乱、无故悲伤欲哭、哭笑无常者；更年期综合征、经前期紧张综合征、神经症、抑郁症、神经衰弱等属心阴不足，肝气失和，心神不宁者。

本方是中医学调控轻症的抑郁、焦虑、情绪失常之常用方。有痰火内盛之癫狂症、心火亢盛、湿浊内盛者，不宜使用。

(孙丽红)

bǎihé dìhuángtāng

百合地黄汤 (baihe dihuang decoction)

治疗百合病专用方。方源于东汉·张仲景《金匮要略》："百合病，不经吐、下、发汗，病形如初者，百合地黄汤主之。"组成：百合七枚、生地黄汁1升。用法：以水浸洗百合一宿，去其水；再以泉水400毫升，煎取200毫升，去滓；入地黄汁，煎取300毫升，分温再服。

百合地黄汤由百合和生地黄组成，以泉水煎药，具有润养心肺、凉血清热之功效，用以治疗"意欲食，复不能食；常默然；欲卧不能卧；欲行不能行；饮食或有美时，或有不欲闻食臭时；如寒无寒，如热无热；口苦，小便赤，诸药不能治，得药则剧吐利，如有神灵者，身形如和，其脉微数"的百合病。此病症由于心肺阴虚内热，以至于影响神明，出现精神恍惚不定，语言、行动和饮食等的失调表现，类似于现代医学的神经症。

本方较多用于神经/精神系统病症，尤其是情感性精神障碍和心理障碍等的治疗，包括神经症、抑郁症、焦虑症、失眠症、睡行症（梦游）、癔症等，有一定效果。有风寒咳嗽、中焦胃寒便溏者，慎服。

(孙丽红)

dòuchǐ zhūxīn

豆豉猪心 (pig heart with black bean sauce)

系民间经验方，无明确出处。中医学认为：猪心性平，味甘，咸，无毒；入心经，有安神定惊、养心补血之功，可治惊悸、怔忡、自汗、失眠、神志恍惚、精神分裂症、癫痫、癔病等症。唐·咎殷《食医心镜》（又称《食医心鉴》）有一道以猪心为主的养心安神药膳——豆豉猪心，可能是本方最早出处。组方及制法：猪心一枚，切，于豆豉汁中煮，五味调和食之。方以猪心为主，养血安神，借"以心治心"之意；以淡豆豉为辅，除烦安神；两者合用，补心、除烦、安神，共成补心安神之食疗良方。

本方适用于心血不足，惊悸、怔忡、忧烦，及心血亏虚见心悸、产后惊悸抽风等症；也可用于神经衰弱的治疗。

(孙丽红)

bànxià shúmǐtāng

半夏秫米汤 (banxia shumi decoction)

方源于《黄帝内经》。原用于治邪之所客而失眠不安者，现代多用于痰湿内阻所致失眠，称失眠第一方。组成：半夏10克、秫米15克。用法：上二味，以流水600毫升，煮取360毫升，每次服180毫升，每日2次，分服。半夏味辛，性温，有毒；归脾、胃、肺经；具有燥湿化痰、降逆止呕、消痞散结之功效。半夏对中枢神经系统有良好的镇静和安定作用。

(孙丽红)

méiguī kǎo yángxīn

玫瑰烤羊心 (roasted goat heart with rose)

方源于元·忽思慧《饮膳正要》。原名炙羊心，用于治"心气惊悸，郁结不乐"，为治疗心虚惊悸常用方。心血不足，情志抑郁，则见惊悸郁闷，法宜补心解郁。本方组成：鲜玫瑰花50克，羊心1个，藏红花6克，食盐适量。用法：羊心切片备用。

鲜玫瑰花捣烂取汁，放入小锅中，加清水、藏红花，略煮取汁，加入食盐备用。羊心串在不锈钢针上，蘸玫瑰花汁在火上翻烤，反复数次，至羊心熟透，即可。

本方可补心、安神、解郁，适用于心血亏虚所致惊悸失眠、郁闷不乐等症。方中以羊心为主，补心血，解郁结，以心治心；以藏红花、玫瑰花为辅佐，助羊心以疏郁开结，兼以调色增香。诸料合用，共成补心解郁之方。本方与一般的补心安神方不同，补心并能解郁，对心虚郁闷者尤为适宜。孕妇不宜食用。

(孙丽红)

shénxiān fùguìbǐng

神仙富贵饼（fairy prosperous cake）

方源于明·高濂《遵生八笺》。组成：炒白术、九节菖蒲各 250 克，山药 1 千克，米粉适量。用法：将白术、菖蒲用米泔水浸泡一天，切片，加石灰一小块同煮，以减去苦味，去石灰不用。然后加入山药，共研为末，再加米粉适量，和少量水，做成饼，蒸熟即可，食用时可以佐以白糖。

本药膳可健脾化痰，开窍益智，适用于痰湿阻窍所导致的记忆力衰退，神思不安，悲忧不乐，头昏头晕，胃纳不佳，恶心胸闷，神情恍惚；或哈欠连天等症。《神农本草经》称菖蒲："开心孔，补五脏，通九窍，明耳目，出音声，久服轻身，不忘，不迷惑，延年。"可知其益智之功在其他药物之上，配合健脾补气、燥湿化痰的白术和平补脾肺肾三脏的山药，则能健脾祛湿，改善心窍蒙蔽所致的健忘、情志不安所致的症状。

本方调治两相宜，老人儿童皆可食用。

(孙丽红)

wǔfú xuéshuō

五福学说（five blessings theory）

早期儒家提出为后世推崇的五种幸福观，主要以康寿为核心，故可视同于儒家传统的健康观。《尚书·洪范》有"五福，一曰寿、二曰富、三曰康宁、四曰攸好德、五曰考终命"，这是公认的经典性阐述。

"一曰寿"，首先要长寿。"二曰富"，不仅物质条件良好，更要精神富有。"三曰康宁"，身体康泰，心绪宁谧安详。康宁虽是心理学重要的新概念，但两千多年前儒家就已强调。"四曰攸好德"，释为"康宁而寿取决于品行良好"，或曰"德"维系着康寿。"五曰考终命"，根据寿之长短，考评品性及健康水准。

康宁概念亘古弥新，是儒家传统健康观中最闪亮部分。儒家追求这样的境界：躯体康泰无大疾，心里安宁、静谧而知足。身康心宁合为一体，乃是理想状态；在此基础上追求长寿，讲究富有；三者呈现递进关系。三者又共同受制于自我品行，故曰"攸好德"。康宁寿富与否，可由"终命"来考评。春秋以降的儒生，都把"五福"当成健康高境界加以追求。

(孙增坤 蒙玲莲)

lèshēng xuéshuō

乐生学说（theory of enjoying life）

先秦时期诸贤们在对生死本质探讨中所诞生的丰富思想，有代表性的如乐生、达生、卫生（庄周）、全生、贵生（杨朱）、正德厚生（《尚书·大禹谟》）等。其后，乐生、达生、卫生逐渐成为道家主流性的生命观、健康观、医学观，在此影响下，中医学也锻造出相关认识。

乐生，即以生为乐。战国·杨朱《列子·杨朱》："可在乐生，可在逸身，故善乐生者不窭。"庄周就体现出鲜明的"乐生死"态度，愉快地接受自然给予的一切，包括生死。因此，"乐"也成为中国传统精神中的核心之一。《易经·系辞上》有"乐天知命，故不忧"，主张乐于顺从天道之理，安守命运之份。西汉·戴德、戴圣的《礼记·哀公》有"乐天"之说，"不能乐天，不能成其身"。战国·荀况的《荀子·荣辱》主张"乐易者常寿长，忧险者常夭折"。经东汉·于吉的《太平经》渲染后，乐生成为道教的核心诉求，并深刻影响着普通百姓。东汉·宫崇的《太平经·乐生得天心法》指出："人最善者，莫若常欲乐生，汲汲若渴，乃后可也"，把乐生视为百姓之至善行为。

卫生语出《庄子·庚桑楚》，晋·李颐《庄子集解》把"卫生"理解为"防卫其生，令合其道也"。宋·王雱《南华真经新传·庚桑楚篇》释曰："卫生者，卫全其生也，能卫全其生则生所以常存，故曰卫生之经也。"这是中国传统语境中"卫生"之本义。医疗则是在此基础上派生而出的。

卫生是防卫性的，机体病变之后的被动举措；真正的健康自主行为，更高级别的乐生，是达生。《庄子·达生篇》，专论此命题。达，指通晓、通达，令生命通达，自然发挥，心身达到高度和谐。庄周倡言"独与天地精神往来，而不敖倪（傲视鄙倪）于万物"，"旁日月，挟宇宙""而游乎尘垢之外"。为此，庄周强调："达生之情者，不务生之所无以为；达命之情者，不务命之所无奈何。养形必先之以物，物有余而形不养者有之矣；有生必先无离形，形不离而生亡者有之矣。生之来不能却，其去不能止。"提出不追求生命所不必要之物，摒除各种外欲，心神宁寂，事事释然。达生可通过养形与养神来实现，持守纯和元气，使精神凝聚，自我与外界融为一体，"不内变""不外从"，忘却自我与忘却外物，达到"忘适之适"的无所不适之境界。达生，是中医学肝主疏泄理论之滥觞。

乐生、卫生、达生基础上，庄周还倡导享生、全生说，这些建构了道家的生命观、健康观体系，也塑造着中医学的相关思想认识。

(孙增坤　蒙玲莲)

zhōngyīxué jiànkāngguān

中医学健康观 (health concept of traditional Chinese medicine)

中医学吸纳道家为主的先秦诸贤之思想财富，形成了融合具体医学知识的健康观。《灵枢·师传》曰："人之情，莫不恶死而乐生。"《素问·移精变气论》又曰："远死而近生，生道以长。"《黄帝内经》还专设篇章，讨论保命全形问题，接受了"乐生""达生""卫生"等概念，体现出对生命的珍视。

中医学认为，健康，即平人。《素问·调经论》对健康做了详尽解释："阴阳匀平，以充其形，九候若一，命曰平人。"即包括人之心、身健康，与四时、环境、社会变化方面之协调适应。故健康有两方面内涵：①内外协调：机体与所处外部环境保持协调适应关系。②自身内在协调：涉及多方面，核心是心身（形神）协调、各系统及脏腑功能之间协调。在此基础上，"尽终其天年，度百岁乃去"。要守住健康，又需要践行养生及养性（养神）。

(孙增坤　蒙玲莲)

déshòulù

德寿律 (theory of relationship between morality and health and longevity)

个人的道德水准及行为品行等一定程度影响着其生存状态及寿命的理论。又称德康律。这是从中医学传统认识中提炼而出，并结合一些现代研究成果所得的结论。

《尚书·洪范》五福中，强调"悠好德"；《礼记·中庸》引孔子："故大德……必得其寿。"提出"仁（德）者寿"的命题；《黄帝内经》有"全德保形"思想，指道德良好（全德），可促进躯体康健（保形）。《素问·上古天真论》曰："所以能年皆度百岁而动作不衰者，以其德全不危也。"这都体现出德寿律思想。

当人处于平静快乐之心境，神经内分泌系统及各器官功能正常，自身免疫力增强，疾病就缺乏滋生土壤。同样的快乐对人体及健康长期影响却大不相同。由"崇高目标"带来的幸福感，可在分子水平上增进人体健康，"单纯自我满足"的快感则可能造成负面影响，尽管两种情况下都会感受到某种快乐。可见，德寿律有一定的客观依据。

(孙增坤　蒙玲莲)

jiànkāng zhǐshù yánjiū

健康指数研究 (study on health index)

用以测量和评估健康水准的数据指标系统。这是中国科技部"十一五"支撑计划重点项目"亚健康状态测量及诊断标准研究"的成果之一，通过对 15 000 多例对象的调查分析，提炼出了重要评估概念——健康指数，并总结出相应的评估方法。健康指数体系体现了中西医学在健康评价领域有所融合的特点，并且列入

部分地区卫生科技进社区项目。

该评估体系围绕"康商"概念展开，"康商"是管理健康的一种能力，是一个完整体系，由 5 方面要素构成，分别是：健康文化、健康意识、健康行为、健康感受、健康参数。借助对 5 个领域的数字分析，就可测评个体或人群"康商"的具体状况。5 方面在整个评估中所占权重分别为 8%、12%、15%、35% 与 30%。

健康文化　指影响健康的社会氛围因素。只有形成良好的健康文化氛围，才能指导民众管理好自己的健康。它主要涉及社会领域与健康相关的氛围、价值观、重视程度及传播效果等。在指数问卷中共有 6 个条目。

健康意识　指个体或某人群对健康问题的自我认知程度。问卷中有 10 个条目反映健康意识。剔除年龄、以往疾病等因素，当事人的健康意识与真实的健康状况在 15~25 的分值区域里呈现出明显正相关（满分为 30 分）。提示健康意识强，身体状况维护的好。但健康意识高于 25 分，健康状况反而略有下降，这可能与对自身健康关注过度，带来情绪应激或慢性压力导致。分值低于 15，表明个体对自己的健康不够重视，应给与引导和教育。

健康行为　指个体在保健养生方面的知行合一情况。保健养生始于自我行动，知道了不做，或做得不对，是没有意义的。问卷中 15 个条目反映个体在自我保健行为方面的知行合一情况。总分 45 分，35 分以上则说明个体的健康行为较好。

健康感受　指对自身健康状态的自我感受。自我感受也是评估健康的重要领域，诸如亚健康状态（多症状群亚健康）、单一

症状性亚健康，都只是自我感受，必须纳入评估体系。量表以简化方式，可用以简约地评估每个人的健康感受。分值越高越好。调查表明：没有人达到满分，需根据年龄做出一定的校正，60岁以上群体的平均分值是70分。

健康参数 指以实验室方式体现的、能客观反映个体生理情况的指标。这部分内容与无症状（隐匿）性亚健康相对应。健康指数系统中罗列了其中最重要的14个健康参数问题，分别反映血脂、血压、血糖、肥胖及心肺肝肾功能、血管状态、骨质情况等。总分45分，分值越高越好。调查表明：22%的人可获满分，60岁以上满分者12%；高于38分者健康情况总体良好；低于30分者问题较严重。而此时很多被调查者自我并无任何不适，健康参数可以提示当事人充分重视（见健康指数调查表）。

（孙增坤　蒙玲莲）

zhōngyī yǎngshēng xuéshuō

中医养生学说（theory of health keeping in traditional Chinese medicine）

在中医学健康观的指导下，研究及践行如何增强体质、防范疾病，以延年益寿，尽终其天年的理论和操作方法，或如何贯彻乐生、达生、卫生宗旨，尽享天年的理论及操作系统。养生学说是中医学所独创的，英国生物化学家、科学技术史专家李约瑟（Joseph Terence Montgomery Needham，1900~1995年）在《中国科学技术史》中说，养生学家"推荐的这些做法为健康带来的实际好处是不可否认的"。

（孙增坤　蒙玲莲）

yǎngshēng

养生（preserve one's health）

怡养和呵护生命的理论及方法。

生有广义和狭义之分，广义泛指在人的生活中有意识、无意识的一切有益于生命之行为，从大处说，乐生、达生、卫生、享生等都是养生；从细节说，渴而欲饮、饥而欲食、寒而加衣等，也都属于养生活动。狭义专指人们有意识进行的各种有理论指导、按照一定操作程序要求，具有计划性、程序性、仪式性和目的性的专门行为。

养生思想及方法之发端，远早于《黄帝内经》。但《黄帝内经》确立了颇成体系的养生知识及操作方法。如就养生基本原则言，该书确定了顺应自然、形神共养、注重起居、惜精固本、综合调整等的要点，并分养形、养神，提出了一些具体养生方法。养形须做到"虚邪贼风，避之有时""饮食有节，起居有常，不妄作劳"，节欲保精等；养神则要求"恬淡虚无""和喜怒""无为惧惧，无为欣欣"，应努力排除劣性情绪刺激，保持情性稳定等。指出懂养生之道、重视且坚持养生者，才可以尽终其天年，享寿百岁。

养生大师南北朝（梁）·陶弘景在代表作《养性延命录·教诫》提出："养生大要：一曰啬神，二曰爱气，三曰养形，四曰导引，五曰言语，六曰饮食，七曰房室，八曰反俗，九曰医药，十曰禁忌。"为后世养生学所遵奉。

（孙增坤　蒙玲莲）

yǎngxīn

养心（nourishing heart）

偏重于调控心理、稳定情绪，以使阴平阳秘，气血匀和，五脏淳厚，从而促进健康长寿的养生之法；属于养生的一个分支。始见于战国·孟轲《孟子·尽心下》曰："养心莫善于寡欲。其为人也寡欲，虽有不存焉者，寡矣。其为人也多欲，虽有存焉者，寡矣。"古贤在形神相关观念指导下，认为养生涉及身心（形神）两大方面，通常人们容易看到躯体形肉而忽略精神心理；为了强调后者，故告诫"养心先于养形"。其实，养生中养形、养心不可偏废。

《黄帝内经》主张的"恬淡虚无"，平静宁谧、乐观豁达、凝神自娱之心境，其实就是养心的具体体现。随着养生学说的发展，养心基础上后世又演绎出养性、养神、养德等；笼统说，这些都属于"养心"范畴。但细加分析，又有细微差异，它们是层层递进关系：养心，仅指调控心理、稳定情绪；或等同于平衡心理、纠治情绪；而养性涉及个性纠治，深了一层；养神、养德涉及价值观和道德品行之改善等，属更深层次。

唐·李隐《潇湘录·呼延冀》有养（正）心之法："欲身之无病，必须先正其心，不使气索，不使狂思，不使嗜欲，不使迷惑，则心先无病。心无病，则余脏腑虽有病，不难疗也，外之九窍，亦无由受病也。"归纳了调控心理及情绪之要点。

（孙增坤　蒙玲莲）

yǎngxìng

养性（nature cultivation）

借助修养情性，以促进健康长寿之养生法。养生的一个分支，与养心方法类同，既针对养形而言，又较养心深一层次：除调控心理情绪外，更深层次地涉及修养身心，涵养天性。语出战国·孟轲《孟子·尽心上》："存其心，养其性，所以事天也。"南朝·宋·范晔在《后汉书·华佗传》中称华佗："晓养性之术，年且百岁，而犹有壮容，时人以为仙。"

汉唐以后，医家及养生家对养性尤其重视，认为养生以养性为本，养心重在养性。如西汉·刘安《淮南子·泰族训》主张："神清志平，百节皆宁，养性之本也；肥肌肤，充肠腹，供嗜欲，养生之末也。"梁·陶弘景写下名著《养性延命录》。唐·孙思邈《备急千金要方》中专列《养性》卷。明·朱橚《普济方》明确反对人活着"驰骋六情，追名逐利，千诈万巧，以求虚文，没齿而无厌"。强调"养性者，知其如此，于名利若存若亡；于非名非利，亦若存若亡，所以殁身不殆也"。《备急千金要方》指出："夫养性者，欲所习以成性，性自为善，不习无不利也。性既自善，内外百病自然不生，祸乱灾害亦无由作，此养性之大经也。善养性者，则治未病之病，是其义也。""欲所习以成性"是养性的重点，这需要从优化个性及品行做起。性自善，则百病不生，治未病也；可以达到更高层次的养生保健及防病。

如何才能养性，它不是一般的调控心理情绪。《淮南子·俶真训》强调："静漠恬澹，所以养性也。"清·李渔《闲情偶寄·颐养》认为："弹琴实堪养性。"各种高尚的兴趣爱好，陶冶个性，均可参考。

（孙增坤　蒙玲莲）

yǎngshén

养神 (nourishing the mind)

培养优秀品德，以促进健康长寿之法。是养生的一个分支，与养心／养性方法类同；既是针对养形而言，又较养心、养性深一层次：除调控心理情绪、优化情性品行外，更涉及价值观及道德／灵魂层面之修养提升。故养神又称养德、全德。战国·庄周《庄子·天地》

有"德全者神全""德全而神不亏"之说。《尚书·洪范》的"五福"强调"攸好德"。西汉·戴德、戴圣《礼记·中庸》主张"故大德……必得其寿"。《黄帝内经》的"全德保形"思想，《素问·上古天真论》："所以能年皆度百岁而动作不衰者，以其德全不危也。"西汉·刘安《淮南子·俶真训》在提及"静漠恬澹，所以养性也"，紧接着进一步强调"和愉虚无，所以养德也"。唐·孙思邈《备急千金要方·养性》卷中敦嘱："德行不充，纵服玉液金丹，未能延寿"，都凸显出养神的重要性，它是养生的最高境界，也是中国传统文化推崇的人类生活的理想化、最优化状态（见德寿律）。

托名春秋李耳（老子）《西升经·邪正》说："伪道养形，真道养神。"只知养形者，是养生之皮毛；真正养生之道，在于养神。清·沈金鳌《杂病源流犀烛》指出"太上贵养神，其次才养形"。养神先于且重于养形，这是秦汉以后养生学一以贯之的原则思想和核心要领。

（孙增坤　蒙玲莲）

yǎngshén xiūxìng fāngfǎ

养神修性方法 (method of nourishing spirit and cultivating nature)

中医学形成的一整套养神修性之操作体系，涉及日常生活各方面，且层层递进不断深化。

清静以宁神　指精神情性保持平和、淡泊宁静的状态，有助于心神宁静而得怡养，这是养性养神的共同要求。"清静"源于老庄思想。春秋·老子《道德经》曰："致虚极，守静笃，万物并作，吾以观复。夫物芸芸，各复归其根，归根曰静，静曰复命。"老庄的清静主张，成为中医养生

的核心思想之一。

清静又以心静为本。其含义很广，关键是"恬淡虚无"。《素问·上古天真论》曰："恬淡虚无，真气从之；精神内守，病安从来？"明·李中梓注："恬者，内无所营，淡者，外无所逐；虚无者，虚极静笃，即恬淡之极，臻于自然也"。即摒除杂念，畅遂情志，神静淡泊，保持心静而神得所养；心静则不躁，神安而不乱，精神自可内守。

节欲以守神　指善于自我控制欲望及需求，如此则有助于守住精神，怡养情性。"节欲"，含义很广。中医学认为一切名利物欲，心身欲念等，都不能过度。托名华佗传授南北朝吴晋作《太上老君养生诀》指出"薄名利、禁声色、廉货财、捐滋味、除佞妄、去妒忌"。明·龚居中《红炉点雪·忌忧郁》强调"然所当戒者，酒色财气之四欲也"。

中医学强调节欲，核心是节制性欲，认为放纵性欲可对健康造成直接威胁，提倡节欲保精以守神。《素问·上古天真论》告诫："醉以入房，以欲竭其精，以耗散其真，不知持满，不时御神，务快其心，逆于生乐，"会导致"半百而衰"。明·张介宾《类经》："善养生者，必保其精，精盈则气盛，气盛则神全，神全则身健，身健则病少，神气坚强，老而益壮皆本乎精也。"

怡情以达神　指借助自我欢愉，怡情悦性，令心胸畅达，可以养益精神而延年益寿。中医理论认为，情志贵在舒畅调和。清·吴澄《不居集》曰："人之性情最喜畅快，形神最宜焕发，如此刻刻有长春之性，时时有长生之情，不惟却病，可以永年。"《素问·上古天真论》提出了怡

情畅神几条原则："无恚嗔之心""无思想之患""以恬愉为务，以自得为功"。即要戒除恼怒、忿恨等消极情绪，淡泊名利，解除思想包袱，消解精神负担；追求心境恬然、愉悦，保持愉快之情绪。遇事乐观，而又知足常乐，自我悦纳。如此可情志畅达，使"形体不敝，精神不散"，达到养神而长寿之境界。这是庄周达生思想的深化和具体化。

撙节以惜神　指各种行为有所节制，讲究中庸、行为适度，有助于珍惜精神，保全精气神而延年益寿。这是中医学基本思想之一，体现在日常生活中，也体现在养神领域。唐·孙思邈《备急千金要方·养性》强调："养性之道，莫久行久立，久坐久卧，久视久听。盖以久视伤血，久卧伤气，久立伤骨，久坐伤肉，久行伤筋也""仍莫强食，莫强酒，莫强举重，莫忧思，莫大怒，莫悲愁，莫大惧，莫跳踉，莫多言，莫大笑；勿汲汲于所欲，勿悁悁怀忿恨，皆损寿命。若能不犯者，则得长生也""故善摄生者，常少思少念，少欲少事，少语少笑，少愁少乐，少喜少怒，少好少恶。行此十二少者，养性之都契也"。

适时以调神　指养生之道须遵循自然规律，顺应生长收藏之变化，在适应自然过程中令精神调摄，内外和谐中生命安顺而然。中医学认为，人与自然界息息相关，只有顺应自然界的变化规律，才能使人祛病延年，保持健康。《素问·四气调神大论》曰："阴阳四时者，万物之终始也，死生之本也；逆之则灾害生，从之则苛疾不起。"提出了四时调养原则，强调养生需遵循春生、夏长、秋收、冬藏的规律，其主旨是在顺应自然中令形体精神得到滋养。

荣辱不惊以安神　指不管遇到何种境遇，懂得从容面对，情绪不大起大落，不躁不扰，以使精神能够内守，神定志闲而有益于健康长寿。这表明养神（情性修养）已达到相当的境界。对此，《备急千金要方·养性》有阐发："凡心有所爱，不用深爱；心有所憎，不用深憎，并皆损性伤神。亦不可用深赞，亦不可用深毁，常须运心于物平等。如觉偏颇，寻改正之""常以深心至诚，恭敬于物，慎勿诈善，以悦于人，终身为善"。荣辱不惊，就能平静安定地生活，心绪平和，"精神内守"，可从容地御病于体外，尽享天年。

凝思以聚神　指通过凝神敛思等，令精神汇聚，从而得到滋养充实的一种养神方法。即《素问·上古天真论》"精神内守"之意蕴。《备急千金要方·养性》提出："尝习黄帝内视法，存想思念"，强调此法。中医学认为，心静之所以可以养神，其关键是学会善于凝神敛思，保持内念"清静"，从而促进精神凝聚，精气神自我得以充实滋养。

清·翁藻《医钞类编》："养心则神凝，神凝则气聚，气聚则形全，若日逐攘扰烦，神不守舍，则易于衰老。"自我安定情性，宁神定志，则精神得以充养。

神易动而难静。而动神必定耗及精神。明·陈继儒《养生肤语》指出："今人作文神去，作事神去，好色神去，凡动静运用纷纭，神无不去。"不断动神，焦虑烦躁，最耗及精血，伤及精神。故养神需常使精神静而内守，善于凝思，"静以养之"；最忌讳焦虑烦躁，头绪众多，心烦气乱，心神不宁。

然而，此"凝思"之"静"

是相对的。凝思静神的最佳状态是动中求静。如清·曹廷栋《老老恒言·燕居》指出"静时固戒动，动而不妄动，亦静也"。又曰：脑力"用时戒杂，杂则分，分则劳，惟专则虽用不劳，志定神凝故也"。凝思静神，贯注专一，虽用神，也能产生良好调节效果。故凝思静神不是绝对的静止不动，或是消极的逃避尘世；而是寓静于动，讲究去烦，去焦躁，专注如一而内心平静。如气功中的静功宁神锻炼，静默、正念疗法中的专注，以及音乐书画等艺术活动中主张的宁神定志，专心致志等，都有补益精神之功。

全德以养神　指通过提高自身的道德修养，促进精神内守，从而增进健康，尽享天年的养生方法。这是中医学认定的养生之最高境界。

全德，就是优化自己的价值观，涵养自我道德水准，提升自我品行修养，借此以养益精神。养生家历来将道德修养作为立身之本和养生大事，注重信念、理想、情操、性格等方面的自我陶冶和自我完善，遂有"养性莫若养德"之说，也有"仁者寿"，"大德必得其寿"之论。古今寿星中，有德者居多。要实现健康长寿，首先要培养自己高尚的道德情操，完善自我价值观，树立理想，坚持信念，充满信心，为善而作，量力而行，始终保持善良、积极、健康的精神情感状态。这是养生以延年的有力保证。

全德以养神涉及诸多方面。战国·庄周《庄子·养生主》提出："为善无近名，为恶无近刑，缘督以为经，可以保身，可以全生，可以养亲，可以尽年。"指提升自己的品行，约束自我行为，是全德养神的方法之一。

研习义理之书，提高认识水准，完善自我价值体系，亦是其途径之一也。清·俞震《古今医案按》记俞震自述：幼年患咯血症，20多岁时更剧，忧病畏死，苦不可言。朋友劝其阅内典，遂取《楞严经》等潜心研究，后又广求释儒经典读之，且实力遵行，竟别有一番境界，不仅病除，且成就一代名医。

听大师开导，且愿意践行之，也是养德方法之一。南朝·萧统组织文人共同编选《昭明文选》记楚太子患重疾，医师"为太子奏方术之士有资略者，若庄周、魏牟、杨朱、墨翟、便蜎、詹何之伦。使之论天下之释微，理万物之是非，孔、老览观，孟子持筹而算之"。听毕高论，太子幡然醒悟，曰："涣乎若一听圣人辩士之言"，霍然病已。

再者，与高人切磋，提升认知水平，也有助于全德养神。明·缪希雍《先醒斋医学广笔记》记其治顾某病重，给予方药同时，告诫其"平居应独处旷野，与道流韵士讨论离欲之道，究极性命之源，使心境清宁，暂离爱染，则情念不起，真精自固，阴阳互摄而形神调适矣"。在这过程中，提升了自我认知水平，可助养神。

明·孙一奎《孙氏医案》记崔百原病，因官场操劳而病重，孙治之，疏药同时，劝其请假缓治，嘱其"慎怒，内观以需药力"。且开导曰：内观当以正心为主。"正之为义，一止而已，止于一，则静定而妄念不生。"患者听从，上疏请告，如法调养，半年而病根尽除。这是借助内观（禅修）而全德养神的。

清·魏之琇《续名医类案》记沈某，患惊悸焦躁，心神不宁，动则心慌，终日畏死，名医之门无不造，罔效。一日就诊于卢不远。卢为之立方用药，导谕千万言，略觉释然，卢并嘱其指菁山叩问谷禅师授参究法。参禅百日，念头始定，惊悸全消，情性大变。盖患者焦虑，参禅则可内忘思虑，外息境缘，也是全德养神之法。

总之，改变认知，优化价值观，提升认识水准，完善道德品行，以及研习佛道义理之书，修习内观、禅修、参禅，与高人多交往等，都有全德养神修身养性之功。此外，静默澄心、冥想、正念、道家认知、纾解抑郁等疗法，对全德养神也有帮助。

（孙增坤　蒙玲莲）

zhìwèibìng xuéshuō

治未病学说（theory of preventive treatment of disease）
治未病是中医学一贯的原则，基此初步形成了一整套理论认识、操作实践及相应的评估体系。《素问·四气调神大论》指出："是故圣人不治已病治未病，不治已乱治未乱，此之谓也。"可以说"治未病"是中医学重要的思想原则。它形成于理论体系草创时期。《黄帝内经》在反复强调上述思想的同时，深刻地阐述说："夫病已成而后药之，乱已成而后治之，譬犹渴而穿井，斗而铸锥，不亦晚乎！"这些告诫，成为历代医家耳熟能详的不二宗旨。它体现了预防为主的正确原则，中医学基此并形成了一整套理论解释及养生防病（治未病）之操作体系。

（倪红梅）

shànggōng zhìwèibìng

上工治未病（an experienced doctor preventive treatment of disease）
高明的医师能在疾病未发而仅见端倪之际，便及时进行干预，防微杜渐，以杜绝或延缓疾病之发生。《素问·八正神明论》曰："上工救其萌芽……尽调不败而救之""下工救其已成。"《难经·七十七难》也强调"上工治未病"。

在上述认识基础上，经过历代医家的不断充实和完善，中医学逐步形成了"治未病"的理论体系和操作系列，可以归纳为4个主要层次，即养形调神，强体防病；防微杜渐，先病而治；既病防笃，杜绝传变；综合善后，调理康复。"未病先防"着眼于未雨绸缪，养生保健，增强体质以防病，是治未病的第一要义；"先病而治"重在守神，早期诊查，采取措施，将病变消灭于萌芽状态；"既病防笃"着力于掌控病机，阻截传变，防止疾病发展和恶化；"综合善后"立足于综合调理，扶正健体，瘥后防复，并促进康复。而治未病的核心，就是一个"防"字，充分体现了"预防为主"的先进医学思想。

（倪红梅）

wèibìng

未病（pro-disease）
尚未生病的状态。是中医学的重要概念，有丰富的内涵。明确"未病"的内涵，是践行"治未病"之基础。未病两字最早见于《素问·四气调神大论》："圣人不治已病治未病，不治已乱治未乱。"

未病字面之意，是尚无疾病之状态。但中医学的恒动观促使人们意识到未病也是一个动态过程，存在着发展演变的充分可能性。归纳历代医家分析的未病概念，具有多重含义：①"尚无病"之未病，即没有疾病的健康状态。就此还可进一步区分出平人和未病之病两个属概念。其中，平人指健康者。②"已病"状态下的"未病"，又可进一步分为"病虽未发，征兆已见""已病尚未传变"两类情况。

另外，在两大"未病"概念之间，唐·孙思邈提出欲病之病。

（倪红梅）

wèibìng zhī bìng

未病之病（a person will be sick）

对于平人而言，已不完全是健康者；身上潜藏着一些病变的苗头，发展下去有可能生病，但目前没有病，故仍视为未病。类似于现代所谓亚健康状态。此概念为唐·孙思邈在《备急千金要方·论诊候》中提出："古之善为医者，……上医医未病之病，中医医欲病之病，下医医已病之病。若不加心用意，于事混淆，即病者，难以救矣。"可见，未病之病还是需要良医进行治疗的"上医医"，否则发展成"即病者，难以救矣"。

据史籍记载中：魏文侯曾问扁鹊，你三兄弟"孰最善为医"？"扁鹊曰：'长兄最善，中兄次之，扁鹊最为下。'魏文侯曰：'可得闻邪？'扁鹊曰：'长兄于病视神，未有形而除之，故名不出于家。中兄治病，其在毫毛，故名不出于闾。若扁鹊者，镵血脉，投毒药，副肌肤，闲而名出闻于诸侯。'魏文侯曰：'善。使管子行医术以扁鹊之道，曰桓公几能成其霸乎！'凡此者不病病，治之无名，使之无形，至功之成，其下谓之自然。故良医化之，拙医败之，虽幸不死，创伸股维。"（见战国·鹖冠子及其弟子庞煖等《鹖冠子·世贤》）其中，最善于治病的长兄，"于病视神，未有形而除之，故名不出于家"。典型地体现了上工守神精神。而"未有形而除之"，就是治疗未病之病，使其痊愈。

（倪红梅）

yùbìng zhī bìng

欲病之病（a person has been sick, but signs are not yet apparent）

身体将有可能发生病变，但目前还处于早期；及时控制，还可将病态遏制。类似于现代所说的病前可逆的亚临床、前临床阶段。这是唐·孙思邈提出的重要概念，其《备急千金要方》说："凡人有少苦似不如平常，即须早道，若隐忍不治，冀望自瘥，须臾之间，以成痼疾"。欲病之病，虽有不适之表现，但也仅是"苦似不如平常"，医师不足以确诊为某病；但有发展成某种病变，甚至"痼疾"之可能。它是介乎"视神"而"未有形"的"未病之病"、与中工擅长的"病虽未发，征兆已见"的早期临床阶段之间的中间地带。理论上，要区分这3阶段不成问题，但临床操作中要细分它们之间有困难。然而，其理论意义不容小觑。孙思邈之所以如此细腻地对未病严加区分，其本意突显了以恒动观审视治未病，并对治未病给予高度重视之旨趣。

病兆已见 孙思邈提出"病虽未发，征兆已见"的情况，指已经有病，却没有出现明显的症状，但已能见到一些蛛丝马迹（征兆），多见于疾病发展之早期。如《素问·刺热篇》所言："肝热病者左颊先赤，心热病者颜先赤，……病虽未发，见赤色者刺之，名曰治未病。"即已经有了病，只是症状上没有表现出来，当事人本身并没有觉察到，但细加诊查，还是能够看出一些征象的。这犹如扁鹊之"中兄治病，其在毫毛，故名不出于闾"。扁鹊三兄弟治病之说，或许只是先秦的一种传闻，但也代表了中医学及中国早期社会对"治未病"思

想之充分认识。这情况类似于今人常说的"前临床阶段"或潜临床期，此时，已需要积极诊治了。

初病未传变 孙思邈提出"已病，尚未传变"的情况，指已生病，但病变暂且仅停留在某一不太严重的早期阶段，并未累及下一较为严重的病理阶段。也常称"此脏有病，他脏未发"。这时候，积极进行治疗，还可有效加以控制。中医学家对这一阶段的"已病防变"也很重视。如托名战国·扁鹊的《难经·七十七难》与东汉·张仲景《伤寒论》都曾论及："所谓治未病者，见肝之病，则知肝当传之与脾，故先实其脾气，无令得受肝之邪，故曰'治未病'焉。"这也是清·叶桂倡导的"先安未受邪之地"的旨趣所在。

治未病是中医学的预防医学体系，在理论上构建了中医学自成体系的预防医学之架构。而且，未病概念之诞生及多层级细化，催生了治未病这一重要的中医学防治思想体系之落地并系统化。在治未病思想指导下，中医学确立了具体的防治原则和养生防病方法体系。就防治原则言，用现代语境表达，它包括未病先防、欲病早治、已病防变、病后康复。且每一个环节都有丰富的可操作内容作为支撑。

未病先防 注重养生保健，增强体质，防止疾病发生。

欲病早治 充分应用中医对状态调整的优势，采取多种手段和方法促使"欲病"向健康转化。

已病防变 可把握某些常见病、慢性疾病的发展变化规律，采取以中医药为主的综合治疗措施，防止疾病的发展和传变。

病后康复 就是注重病后调理，防止病愈后的复发。

治未病的核心是主动防范。该理念囊括了现代一级、二级、三级预防之核心思想且有所超越。它在养生、强体、保健、防病、治疗、康复、养老等医学各领域或医疗全过程中都有突出意义。在中医学看来，只有贯彻了未雨绸缪的"主动防范"之治未病思想原则，而且全身心、全程地关注人的生老病死问题，医学才能真正担当起"卫生（护卫生命）"之重任，也才能真正提供低成本、高效率、少伤害、多增悦的保健医疗服务。对于构建健康中国之宏伟蓝图，也意义突出：既可提供思想领域的历史渊源和逻辑起点，更可奉献一系列可操作的具体方法措施。

（倪红梅）

yàjiànkāng

亚健康（sub-health） 介乎健康与疾病之间的一类状态或一个过程，其发生、发展常与社会、心理等因素密切相关，既可表现为有自觉症状但各种检查结果正常，也可表现为检查结果有所偏离却不符合临床疾病诊断标准，或够不上亚临床标准，其本质大多是可逆的心身失调。

概念 亚健康这一概念是继20世纪80年代，苏联学者布赫曼（N.Berhman）提出"第三状态"一词后由中国学者提出。国家科技部的重点支撑项目——"亚健康范畴及测量标准研究"，对亚健康做出了下述定义：是介乎健康与疾病之间的一类状态或一个过程；亚健康成因复杂，综合而言，涉及生理、个性、心理及社会环境因素等；此外，还关涉生活事件、生活方式、压力挫折、体质及遗传、性源性因素、文化与伦理冲突等；它本质上主要由社会、心理等非生物因素引起，

由神经－内分泌－免疫网络系统中介，常以疲劳、虚弱等非特异性症状为主要表现，或兼及循环、消化系统等部分功能偏差，并可累及内分泌、代谢与免疫等功能某些异常的一大类心身失调，涉及心身等众多环节。亚健康的确是"主动防范"疾病之关键；把卫生及预防工作重心前移到亚健康关口，可切实缓解慢性病"井喷"、高度老龄化、医疗事业不堪重负等社会性难题带来的社会影响。而研究揭示，亚健康在人群中分布差异很大，有一定的规律可循。

亚健康调查 "亚健康范畴及测量标准研究"共调查1.5万人，人群来自全国8个不同地区，得出中国人亚健康状态的概况：调查人群中男性稍多于女性，超过半数已婚；学历普遍较高，大学及以上学历占56.66%；职业分布广，包括管理人士、专业人士、服务人员、学生、工人、农民等，大致代表了人群现状。调查结果如下。

疲劳状态 约70%不同程度地存在着持续疲劳状态，与国内其他相关研究相吻合；其中36%存在着非一过性的、较严重的慢性疲劳状态，需引起高度警觉；慢性疲劳中尤其以35~55岁人群为多见。对此，需加以告诫，令其警觉，并作出有效防范。

虚弱状态 相对较少，只占整个人群的17%；而且，以接近中老年人为多数；多数虚弱者常同时伴疲劳状态。此类人群的症状比较明显，自身多已有所警觉。

免疫失调状态 比例不高，约占21%，以女性及年轻人居多。多数（87%）伴有中轻度的疲劳状态。由于免疫失调者本身症状较明显，因此，多数已对自身状态

比较关注。

消化不良状态 约占整个人群的21%，其中，只有约3%可归为严重的消化不良，需要治疗。其余大都属于与心理因素关系密切的、常因情绪紧张引起的消化功能失常，一般的非药物调整即可解决。

性功能低下 男女比例都很低，与中国文化比较含蓄，人们不太愿意涉及这类问题有关。

分类 结合大样本调查，亚健康又可进一步区分为多症状群亚健康、单一症状性亚健康、无症状性亚健康等。

防范及干预 中医药方法在纠治亚健康中意义显著。但亚健康的防范及纠治，不仅依赖医疗手段，更多地有赖于综合措施。亚健康涉及广泛，对其干预不可一概而论，仅靠单一的手段难以解决，需要综合干预、多方面调整。故其之干预，涉及行为、心理、运动干预及饮食调养、健康教育等方面，同时还需配合以中西医理论为指导的多种调整方法和手段。其中，关键之一是心身的综合干预和调适。

干预应对措施有：①开展健康教育，传播健康文化，培养全民健康意识。②培养健康的行为生活方式，建立健康生活方式可从以下几方面入手：合理营养，平衡膳食；适量运动、坚持身体锻炼；起居有常，劳逸结合；自我调节，减轻压力，包括学会宣泄不良情绪等；定期检查，有健康偏差，早发现早纠治。③以中西医理论为指导，对各种亚健康情况作出相应且针对性的调整。④积极进行亚健康领域的心理纠治与调整等（见中国人亚健康状态评估表）。

（倪红梅）

多症状群亚健康（multisymptom sub-health） 由多个不适或症状所组成的综合症状群，但尚够不上临床疾病或病症诊断之标准的一类亚健康。又称亚健康状态，是亚健康最常见的类型。此命名由中国"十一五"国家科技支撑计划重点项目"亚健康范畴及测量标准研究"通过流行学调查结果的分析后确定。主要有疲劳状态、虚弱状态、消化不良、抑郁倾向、焦虑倾向等。

（倪红梅）

单一症状性亚健康（single symptom sub-health） 自我感知有不适，但症状或表现往往单一，且无法纳入疾病或综合征范畴的、偏离了健康的一类亚健康。又称为单纯性亚健康。此命名由中国"十一五"国家科技支撑计划重点项目"亚健康范畴及测量标准研究"课题组确定。

常见于一些非特指性的症状或不适等，集中在单纯睡眠障碍、单纯便秘、仅有健忘、仅有非特指性的疼痛等。如城市居民有各种类型睡眠障碍者占84%；经常为严重失眠所困者占46%。女性（53%）高于男性（37%）；学历越高、社会阶层越高，失眠越严重。其次是便秘，易被忽略，主要集中在女性，34%女性有长期便秘史，23%一直为便秘所困；男性则不到4%。老年便秘者明显较中青年常见，占老年人数22%；老年男性为13%，老年女性为41%。女性直肠/乙状结肠癌患者中约1/3原先有顽固性便秘，部分男性前列腺癌患者前期也有便秘。而便秘可加速衰老过程；排便用力较大时，易诱发心脑血管意外。疼痛也是常见症状，女性明显多见于男性。女性87%有过明显疼痛感，男性仅有31%。女性之疼痛，多为非特异性的，男性主要是腰背酸痛等。

（倪红梅）

无症状性亚健康（asymptomatic sub-health） 仅因某些生理参数或检查结果有所偏离，但尚不符合临床疾病诊断标准，或够不上亚临床标准的一类亚健康。又称为隐匿性亚健康。此命名由中国"十一五"国家科技支撑计划重点项目"亚健康范畴及测量标准研究"课题组确定。主要集中在中老年人，且有明显增多趋势。如血压偏高、血脂偏高、血黏度偏高、尿酸偏高等，但当事人并无不适或无求医需求。由于这些生理参数或检查结果偏差，存在或预示着某种发展态势，可能会发展成某些病态，而率先防范则可能阻断这一发展态势，故无症状性亚健康具有突出的预防意义，是亚健康研究中的重点之一。

（倪红梅）

生理性亚健康（physiological sub-health） 生理过程中所出现的一些偏离正常的症状或体征，既非健康状态，又非病态，虽可泛泛理解为亚健康（有症状或体征），却属于生理性因素，如衰老、更年期、围产期、围经期等过程中所出现的一些症状或体征等。此命名由中国"十一五"国家科技支撑计划重点项目"亚健康范畴及测量标准研究"课题组确定。应明确，生理性亚健康不属于通常理解的亚健康范畴。

（倪红梅）

未病与亚健康（pro-disease and sub-health） 亚健康与中医未病是两个跨度2000多年的概念。亚健康属于现代概念，其诞生和广泛深入的研究，正是人们对健康强烈的需求和注重生存质量之体现。亚健康问题之凸显和亚健康概念的提出，一方面是与人和自然、社会、科学技术（包括医疗）发展到一定阶段后引发内在诸多的冲突和矛盾相关联的；另一方面体现出后现代的人们希冀从传统智慧中寻找解决"钥匙"，找寻出路之努力。

分析未病与亚健康的逻辑关系，未病是后者原型及母版；亚健康则是其升级版和现代表述。未病的概念更大，它既包括无病者，也包括有病者，而且，它以恒动观来洞察从未病到病重之逐渐演变过程；亚健康则仅涉及未病中未病之病及部分欲病之病（图1）；参照未病概念体系，亚健康可以获得很多新思路及着眼点，借助亚健康的细化研究，治未病的目标可以真正的兑现。因此，两者的有机结合，有可能塑造全新而更合理的预防保健医疗体系。

（倪红梅）

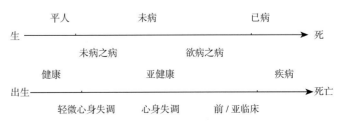

图1 未病与亚健康的关系

zhōngyī jiànkāng guǎnlǐ xīnmóshì

中医健康管理新模式 (health management mode of traditional Chinese medicine)

中国"十一五"国家科技支撑计划重点项目"亚健康范畴及测量标准研究"课题组依据亚健康研究，糅合了传统治未病思想及操作经验，提炼出的健康管理新模式。倡导者认为：现行的健康管理可称为典型的线性干预，虽可阻击部分疾病之发生，但过于强调"疾病"本身，忽视了生病的"人"。而今天许多慢性病之发生发展，常由多因素、多状态所促成。故提出"多环节切入、状态调整、线性干预"的"三明治"型中医健康管理新模式。

多环节切入：指充分考虑未病/健康问题的复杂性、多样性，干预应综合兼顾机体结构、心理状态、应激反应、生活方式、社会适应性等多环节要素。

状态调整：指通过体质纠正、情志和调、饮食调养等方法，从整体性上把握人的健康或疾病之本质，并对个体状态（又称功能态）进行调整、纠治。其理论基础是中医学的相关认识，并结合中医临床经验给予有效的前瞻性干预。

线性干预：则是现代已相对成熟了的方法，优点是作用靶点明确，效果明显。通过"预测"和"预警"机制对疾病病因进行分析，提前阻断，从而有效预防疾病发生。"状态调整＋线性干预"整合在一起，既体现了整体性、辨证性，又充分把握了现代科学研究的"病－因"假设验证法，是"点－面"结合之典范。

（程 羽）

rénguì sīxiǎng

人贵思想 (all things, people are the most valuable)

万物之中，人及其生命最为珍贵，并强调各种医学诊疗实践活动都应围绕这一中心展开之原则。体现了中国本土的人本主义思想，并贯彻于中医学理论及临床所有行动中。

"人贵论"将人之生命置于神圣位置，体现出对生命之珍视，《素问·宝命全形论》中说"天覆地载，万物悉备，莫贵于人"。《灵枢·玉版》中有"人者，天地之镇也"。这是《黄帝内经》直接论述的"人贵"思想之举隅。唐·孙思邈在《备急千金方》曰："人命至重，有贵千金；一方济之，德逾于此"，也集中体现了这一宗旨。

中医学认为人是万物之灵，最为贵重。就医学言，它看重的是对患者的尊重。在人贵思想指导下，中医学十分强调"医德"，突出了对病患之尊重及关爱。中医学的"人贵论"还体现在把人视为一个整体，反对人为地分割形与神，重视心身合一。在生老病死问题上，中医学认为人与人之间没有区隔，有"君王众庶，尽欲全形"之说。强调虽身份地位可能有差等，但在大医/上工眼里，生命及健康等具体问题上每个人则是平等的，都需要得到公平的对待。可以说，人贵思想是儒家"仁爱"思想在医学领域的具体化，充分落实了"生命至重""病人至上"的中医学传统理念，以及对患者应一视同仁、尊重关爱之基本的品德要求。

（龚 鹏）

dàyījīngchéng

大医精诚 (a doctor must have superb medical skill and noble character)

良好医师应该在技艺和德行诸多方面都有自我的严格要求。大医，与上工、良工类同，指好的临床医师；"精"指医疗技术精湛；"诚"，诚心实意，品行良好，忠于职业，并取信于患者。

《大医精诚》一文出自唐·孙思邈的《备急千金要方》开卷第一篇，乃是中医学典籍中，论述医德的一篇极重要文献，为后代习医者所必颂读，影响深远。文中全面细致地论述了作为医师应具备的道德素养、行为举止及医技要求，"大医精诚"思想在中医学家自身行为塑造过程中上作用巨大，后世医学家纷纷继承这一理念，不断丰富提升着中医学家的自我医德品行修养标准。

《大医精诚》开宗明义地强调：作为一名优秀的中医师，首先要"精"，必备精湛之医术，认为医道乃"至精至微之事"，习医者必须"博极医源，精勤不倦"。其次必须"诚"，医者要有高尚的品德修养，以"见彼苦恼，若己有之"，感同身受的同理心，激发"大慈恻隐之心"；进而发愿立誓"普救含灵之苦"。再次要摒弃杂念，不得"自逞俊快，邀射名誉""恃己所长，专心经略财物"。最后注重举手投足之行为，行医时应庄重大方，气度宽宏。这些背后，折射出对"人贵"思想之遵奉，对形神综合一体之恪守，对患者人格尊严之尊重。

《大医精诚》被誉为"东方的希波克拉底誓言"，享有世界性声誉。直到现在，很多医学院校仍用它作为医学生的职业誓言，并用它作为准则来严格约束每一位从业医者。

（龚 鹏）

pǔtóngyīděng

普同一等 (universal equality)

对所有患者应一视同仁，不能考虑他们的地位高低、家境贫富、年龄长幼、相貌美丑、关系亲疏、羌狄蛮夷汉、愚者智者等差异，而是都应该视为骨肉兄弟，看作是至亲有难，为他竭尽全力。普同一等既是儒家仁爱思想之延伸，也是"大医精诚"理念的自然诠释。唐·孙思邈在《大医精诚》指出："大医治病，必当安神定志，无欲无求，先发大慈恻隐之心，誓愿普救含灵之苦。若有疾厄来求救者，不得问其贵贱贫富，长幼妍媸，怨亲善友，华夷愚智，普同一等；皆如至亲之想。亦不得瞻前顾后，自虑吉凶，护惜身命；见彼苦恼，若己有之，深心凄怆；勿避险巇，昼夜寒暑，饥渴疲劳，一心赴救；无作功夫形迹之心。如此，可为苍生大医。反此，则是含灵巨贼。"

普同一等思想的出发点，始终以平等的人，作为医疗事业的中心。在健康及诊疗问题上，人与人没有分别。在中医师眼里，每个人对健康的企盼、需求、权利及能够享受的服务，都是同等的，都需要得到公平的对待。体现出一种公平、平等享受医疗服务的思想。它既成为中医学的行医经典的社会学文本，也是世界卫生组织（WHO）1977 年提出且人们尚在努力争取中的"人人享有卫生保健"（Health For All）宏伟战略目标之历史滥觞。

（龚 鹏）

yī nǎi rénshù

医乃仁术（doctor should have compassion and love）

医师应当怀有对患者的关怀、爱护、同情、同理之心和仁人之术，以处理与患者相关的所有关系。在中国古语里，医术的代称就是"仁术"。这是中国儒家"仁爱"思想在医学领域的具体体现。医乃仁术，包含了几层含义：①医乃关乎性命之道，需要仁术以体现对生命的尊重。②医乃爱人爱己之道，只有仁术，才可爱人爱己。③医乃济世救人之道，立足仁术，才可救人济世。中国历代医家皆以"医乃仁术"为行医之宗旨，临床诊疗行为之基本原则。

"仁"是儒家思想的核心内容。西汉·戴圣《礼记·中庸》说："仁者，人也；亲亲为大。"《论语·雍也》曰："夫仁者，己欲立而立人，己欲达而达人。"《论语·颜渊》记载："樊迟问仁。子曰：爱人。"战国·孟子《孟子·离娄下》解释说："仁者爱人……爱人者，人恒爱之。"东汉·许慎《说文解字》释："仁，亲也。从人从二。"仁，亲爱。徐铉注"仁者兼爱（同时爱别人），故从二""'仁'字之古文写作'忎'，从'千心'"（"忎"）。清·徐灏《说文解字注笺》指出"千心为仁，即取博爱之意"。从本义来看，"仁"含有爱自己、爱别人、博爱大众之意。这里的爱，没有先后高低之分，是兼爱；既爱自己，同时爱别人，是博爱、大爱、广泛浩瀚的爱。《孟子·梁惠王上》提出："无伤也，是乃仁术也"。为医之道，历代也主张"无伤"；类似于现代医学伦理学的"不伤害原则"。历代医家皆以"医乃仁术"为行医宗旨和医学道德的基本原则。

中医学"医乃仁术"体现在多方面。如医师的使命是"爱人"，《灵枢·师传》指出掌握医术可"上以治民，下以治身，使百姓无病，上下和亲，德泽下流，子孙无忧，传入后世，无有终时"。可见，作为仁术之医学，对于社会、百姓、家族、自身，包括子孙后世，均有重要意义。此外，"医乃仁术"还需强调对医技的专研及医道的传承之关注。《灵枢·玉版》有对话，"岐伯曰：能杀生人，不能起死者也。黄帝曰：余闻之则为不仁。然愿闻其道，弗行于人"。体现出对民众生病的极其同情，对有伤害疗法的高度担忧，这些都是"仁术"之体现。

（龚 鹏）

shànggōng shǒushénlùn

上工守神论（a good doctor should be good at grasping the patient's mind）

杰出的医师诊治时强调要守神，而守神有三层含义：最抽象、最广义的，指守住自然现象（包括病症）背后之总规律；其次，抓住人生命活动之总体；再次，注重人之精神情感活动。是中医学最重要的诊治学原则。

《黄帝内经》将临床医师划分成几个等级：最高水平的是"上工"，即出色的医师，类似于"大医"；最差的是"下工（粗工）"，诊疗水平差，误人性命之庸医。《灵枢》卷首《九针十二原》就强调"粗守形，上守神"。紧接着《灵枢·小针解》释："粗守形者，守刺法也。上守神者，守人之血气有余不足可补泻也""神者，正气也"。

上工守神是基于心身相关思想所确定的临床诊治原则。

首先，最高层次，守神就是治未病。《素问·四气调神大论》："是故圣人不治已病治未病，不治已乱治未乱，此之谓也。夫病已成而后药之，乱已成而后治之，譬犹渴而穿井，斗而铸锥，不亦晚乎！"体现的正是这思想。类似的经典论述很多。《灵枢·逆顺》有"上工治未病，不治已病"，托名战国扁鹊的《难经·七十七难》以同语重复。东汉·张仲景《金匮要略》开篇《脏腑经络先后病脉证》也用同样语言加以强调。

其次，一个好医师要善于把握求诊者的心身总体特征。这个总体特征，即"神"的第二层含义，体现着个体内在的心身活动之综合特点。张仲景《伤寒论》有"上工望而知之"之说，《难经·六十六难》有"望而知之谓之神"，此"神"，即是以躯体生理活动为基础，且不能脱离躯体而独存。医师若能很好地把握与调控，对于各种疾病的治疗，将得心应手，举重若轻。然而，要做到这一点绝非易事，需要行医者对健康与疾病等生命的本质、心身互动关系的实质，以及具体疾病的演变规律等有所洞察把握，并且在临床诊疗中恪守整体观念和心身兼顾原则，充分运用人类历史上所积累的丰富知识与技能，方能做到。

再次，一个好医师要注重患者及求诊者的精神心理，要善于从心身相关角度去理解患者的不适与疾病，调整也须从心身两个方面切入。主观上，首先应将对象看作是心身合一之整体，回归人的本来面貌，而不是割裂心身或唯躯体生物是论，或信奉精神至上。为此，行医者必须努力充实临床心理学及心身医学的相关知识与技能，并注重医患的交流与沟通。客观上，要认真寻找患者心身失调的蛛丝马迹，要善于依据每个个体不同的心身特点，灵活化裁，积极设法给予综合调治，努力发掘患者自己的心身健康潜能，消解其负性情绪。同时还要考虑自身的言行等各个方面，给患者以正性的、向上的激励。这不仅能提高临床疗效，降低医疗费用；还可以免去许多医疗纠纷。

(龚　鹏)

dòngshén yǎngxìnglùn

动神养性论（doctors allow patients to have a positive psychological activities, cultivate good personality）

又称动其神，养其性。动其神，指行医者所采取的任何治疗方法，一定要使患者有切身的感触，能撼动其心神感情，产生积极的心理活动，调动其自身的抗病信心和康复能力，从而促进疾病趋向痊愈。诚如《素问·疏五过论》所言："医不能严，不能动神，外为柔弱，乱至失常，病不能移，则医事不行。"而要动其神，医师的素养和能力至关重要，尤其是良好的医德和驾驭语言的能力。故明·张介宾《类经》曰："言不切则无以动其神"，如是则病不移。

养其性，指培养与重塑患者良好个性气质，以利于疾病康复，防范其复发。诸如唐·孙思邈《备急千金要方》、东汉·丹波康赖《医心方》等医学典籍中都有很大篇幅专门介绍养性问题。除了日常生活中应注意养性外，它还应落实在治疗的方方面面，如诊治环境要宁静，以怡神养性，免得荡人神魂；在药物治疗时要注意药性与人的气质性格之间相胜相畏的关系，如《素问·腹中论》："夫芳草之气美，石药之气悍，二者其气急疾坚劲，故非缓心和人，不可以服此二者"，都体现了养其性以调治原则。

治疗时欲动其神、养其性，医师须针对患者病情、个性特征、心理需求等作出辨治，所使用的疗法措施能真正打动患者的心，激发其积极向上的情感活动，帮助其排遣消极活动，改变其非理性观念和非健康行为；还需讲究方式方法，若方式不当，可能遭患者反感，或荡人神魂，恶化病情，甚或促使新病又起。

即使进行针药治疗，也要注意动其神、养其性，借助心理因素提高针药疗效。《黄帝内经》再三重申：良医治百病，须先治其神（见上工守神论）。隋·杨上善《黄帝内经太素》亦强调"魂神意魄志，以神为主，故皆名神。欲为针者，先须理神也"。张介宾分析认为："凡治病之道，攻邪在乎针药，行药在乎神气。故治施于外，则神应于中，使之升则升，使之降则降，是其神之可使也。"也就是说，针刺药物等的祛病之效，很大程度取决于患者届时的心理状态和与之相关的生理功能，这就要求医者在施以针药前后须注意患者的精神心理，否则真气散却，病必不愈。故《素问·汤液醪醴论》有："针石，道也。精神不进，志意不治，故病不可愈"，《黄帝内经太素·知古今》有："精神进，志意定，故病可愈"等说。这些对于心因参与其间的各种情志或心身病症来说至为重要。

(龚　鹏)

zhēngsìshīlùn

征四失论（four reasons in the failure of treating）

在诊疗中要严格防范并惩戒医家所出现的4种失误。是《黄帝内经》提出的诊疗行为规范之一部分，出自《素问·征四失论》，其中"征"本为"徵"，即惩罚、惩治；"四失"就是4种失误。征四失论的宗旨是不断提醒、告诫、警示临床医师，希望精于技、厚于德，避免过失而贻误患者的治疗，明确指出有4种情况应受到惩戒。

第一失　诊治时不懂阴阳逆从之理。"夫经脉十二，络脉三百六十五，此皆人之所明知，工之所循用也。所以不十全者，精神不专,志意不理,外内相失,故时疑殆。诊不知阴阳逆从之理,此治之一失矣。"指出治疗不能收到预期效果(十全者),原因往往不是不熟悉经脉等的医学知识,而是医患之间缺乏有效沟通,医师无法了解患者所想,以致不能调动其精神,稳定其意志,使其能够很好地配合治疗,最终导致内外相失,标本不得。

第二失 指"受师不卒,妄作杂术,谬言为道,更名自功,妄用砭石,后遗身咎,此治之二失也"。受师不卒,指从师学习尚未精通就半途而废。明·张介宾《景岳全书》:"受师不卒者,学业未精,苟且自是也",学业未精,而盲目施行各种不正规的疗法。张介宾分析"妄作杂术者,不明正道,假借异端也"。更名自功,指乱立病名,夸大自己的功劳。明·张介宾批评:"巧立名目以欺人也。"后遗身咎,指最后给自己和患者造成了错误、过失、灾祸,或罪责。

第三失 指"不适贫富贵贱之居,坐之薄厚,形之寒温,不适饮食之宜,不别人之勇怯,不知比类,足以自乱,不足以自明,此治之三失也"。不适贫富贵贱之居,指不考虑对象的贫富贵贱等的差异,不了解其居住条件之好坏;坐之薄厚,指居处环境不同;张介宾说:"坐,处也……察处之薄浓,则奉养丰俭可知。"不深究其形之寒温,指没有弄清楚体质之属寒属热;再加上不兼顾饮食之宜;不鉴别对象性格勇怯;不考虑所有这些异同,"不足以自明",自己都没有弄明白;盲目诊治,只会引起混乱,加重功能内乱,何以解决病症问题。

第四失 指"诊病不问其始,忧患饮食之失节,起居之过度,

或伤于毒,不先言此,卒持寸口,何病能中,妄言作名,为粗所穷,此治之四失也"。强调问诊没有将一些细节搞清楚,不明病情,卒持寸口,仓促而草率地切脉,"何病能中"?这"为粗所穷",粗枝大叶导致的后患无穷。故张介宾批评:"误治伤生,损德孰甚,人己皆为所穷,盖粗疏不精所致。"这些行医做法,最终导致"人己皆为所穷",医师患者都遭受恶果,为粗糙马虎"所穷"。

征四失论实际上是反复叮嘱医师,人命关天,故在"技"和"德"等的问题必须精益求精、慎之又慎,如履薄冰,全面周到,临床诊疗中应谨防失误。

(龚 鹏)

shūwǔguòlùn

疏五过论 (five faults in diagnosis and treating)

详细解释临床上医师的医疗行为与医疗态度所造成的种种过失行为。疏,是分条说明之意;古有上疏、奏疏、注疏等;五过的"过"和四失的"失"基本同义;故《素问》将《疏五过论》和《征四失论》前后排列,都是讨论临床诊疗中如何谨防失误之问题,是涉及医技、医德和医患关系的专门篇章。

临床常见的五过:良工所失,不知病情,一过也;愚医治之,不知补泻,二过也;不善为脉,不以比类奇恒从容知之,为工而不知道,三过也;医不能严,不能动神,外为柔弱,乱治失常,病不能移,则医事不行,四过也;医不能明,不问所发,唯言死日,五过也。

临床上,若不问明白患者的情况,不知其致病之因,不可能治愈,这是诊治的第一大过失。技术低劣的医师,诊治时,既不能恰当地运用补泻疗法,又不了

解病情,致使精气日渐耗散,邪气得以积并,这是诊治第二大过失。善于诊脉察病的医师,必将病之正常异常,反复比较辨别,从容分析,得知其真实病情。如医师不懂此理,不了解诊疗规律,他的诊治技术就很一般,无法治愈病症,这是诊治的第三大过失。诊病时须注意患者的一些情况,须问清其社会地位之贵贱,是否曾有被削爵失势之事,及有否欲作侯王之妄想;因为原来地位高贵,突然失势后,情志必定抑郁不伸。这种人虽未中外邪,但精神已经内伤,身体必将败亡。先富后贫者,虽未伤邪气,也会发生皮毛憔枯,筋脉拘屈,足痿弱拘挛,不能行走等症。对这类患者,医师如果不能严肃地加以开导,不能撼动其思想情性,改变其精神面貌,而只是一味地对其柔弱顺从,任其发展下去,则必然乱而失常,医治也不会获得效果,这是诊治的第四大过失。治疗这些病时,由于不了解病系劳伤脉积,而多次刺其经脉,使其气血更虚,致身体懈散,四肢转筋,死期已不远。医师对此既不能明辨,又不问其发病之因,只是说病已危重,这是粗疏的医师,此为诊治的第五大过失。

《素问·疏五过论》强调:医者不可不知病因与病情,应详细询问了解,尤其是患者社会地位与生存状态之改变;了解患者饮食起居、情绪上有无剧烈波动;医师应遵循自然规律,懂得比类分析,通过思考而灵活应用;对那些因情志遭受刺激导致疾病之患者,应懂得针对情志病因进行治疗;了解疾病从发生到终结演变的全过程,仔细分析其后果,不能急功近利,粗率地断言死期。临床五过的原因,概括起来都是

"凡此五者，皆受术不通，人事不明也"。

《素问·疏五过论》还强调，医疗行为有"五过四德"，明·张介宾《类经》注释四德："一言天道，一言脏象，一言人事，一言脉色，即四德也。明此四者，医道全矣。"即须了解天地阴阳等的变化规律；须全面掌握医学知识技巧；须明白人情事理；须善于诊治，全面分析病情，推求病理，再施以正确治疗。而且，"五过"与"四德"紧密相连，"无过既有德，重德可疏过"，加强"四德"修养，可以一定程度弥补某些临床诊治之不足。

（龚 鹏）

biāoběn xiāngdé

标本相得 (compatible of the root and branch)　中医学对医患之间理想的融洽相处关系之阐述。又称医患相得，源自《黄帝内经》，广受后世推崇的。

《黄帝内经》中，"标本"的最初含义，分别指树梢和树根。"标"是树梢，"本"是树根；树梢是显现部分，树根则是隐藏部分；树梢在一定程度标示了树根。中医学借标本概念以指称主次、显隐等关系，临证时需用标本关系来分析病症之主次先后、轻重缓急，以确定相应的治疗步骤。人们常说的"治标不治本"，就源于中医学。《素问·标本病传论》："知标本者，万举万当；不知标本，是为妄行。"凡病因与症状、先病与后病、正气与邪气、病在内与病在外等，都存在标本关系。就机体与致病因素言：机体正气是本，致病邪气是标；以疾病本身言，病因是本，症状是标；从新病与旧疾、原发与继发病而言，旧病/原发病为本，新病/继发病为标；从疾病部位言

说，病在内为本，病在外为标。

"标本相得"的"标本"，不是用来描述病症的主次先后，而是用来规范医患之间的主次及契合关系。《素问·汤液醪醴论》曰："病为本，工为标。标本不得，邪气不服。"唐·王冰补注："言医与病不相得也……此皆谓工（医师）病不相得，邪气不宾服也。岂惟针艾之有恶哉，药石亦有之矣。"

"病为本，医为标"，清楚地界定了临床诊治中医患之间谁主谁次问题：患者及其病是第一位的；医师为患者服务，从属列第二。"标本不得，邪气不服"，如医师和患者配合不密切，没有充分沟通，双方没能达成一致，患者不听从医嘱，以及医师对疾病的认识与实际病情不吻合，那么医师和患者的共同敌人——疾病是无法被驯服的。标本相得之"得"，指医师和患者之间心领神会，彼此默契，心有灵犀之感。患者充分展示完整的疾病信息，医师则系统把握患者的精气神状态，医患同处于一个"气场"内，此时，通过医师诱导患者显现许多隐藏信息，任意一方的些许变化都会被对方所体察。因此，在医患双方密切配合下，疾病就易被控制或消解。这就是标本（医患）相"得"。一个"得"字，非常传神。有满意、合适、收获等意思。与针灸治疗"得"气一说，含义接近，指一种相互感应状态。

标本（医患）"相得"，指双方互相都有所收获，情感愉悦，知识增长，成本节约，减少达成共识之周期。《素问·移精变气论》将此医患关系进一步推演："标本不得，亡神失国。"王冰补注云："标本不得，谓工病失宜。夫以反理倒行，所为非

顺，岂唯治人而神气受害？若使之辅佐君主，亦令国祚不保康宁矣。标本不得，工病失宜，则当去故逆理之人，就新明悟之士，乃得至真精晓之人以全己也。"标本不得时医师给人治病，不但不能治人，反而加重患者之伤害。需注意"标本相得"蕴含着主次关系，也有反映与被反映、显现与隐藏之关系。欲追求"标本相得"，就应该认真把握患者之全部信息，诊治时须"仁爱"为先，尊重患者，讲究与其良性互动，并依据其心身特点，认真辨证施治，以帮助其消解或治愈病症。标本相得之原则，对于情志病症之诊治，显得尤其重要。

（龚 鹏）

yījiā wǔjiè

医家五戒 (five commandments of doctor)　医师诊疗过程中有5大行为戒律必须时刻遵奉。此乃明·陈实功在《外科正宗》中所列，其列有《医家五戒》和《医家十要》，对后世有一定的影响。

医家五戒具体有：①一戒：凡病家大小贫富人等请视者，便可往之，勿得迟延厌弃；欲往而不往，不为平易；药金毋论轻重有无，当尽力一例施与，自然生意日增，毋伤方寸。②二戒：凡视妇女及孀妇尼僧人等，必候侍者在傍，然后入房诊视；倘傍无伴，不可自看。假有不便之患，更宜真诚窥视。虽对内人，不可谈此，因闺阃故也。③三戒：不得出脱病家珠珀珍贵等送家合药，以虚存假换。如果该用，令彼自制入之，倘服不效，自无疑谤，亦不得称赞彼家物色之好，凡此等非君子也。④四戒：凡为医者，不可行乐登山，携酒游玩，又不可片时离去店中。凡有抱病至者，必当亲视，用意发药，又要依经

写出药帖，必不可杜撰药方，受人驳问。⑤五戒：凡娼妓及私夥家请看，亦当正己，视如良家子女，不可他意儿戏，以取不正，视毕便回；贫窘者药金可璧，病回只可与药，不可再去，以图邪淫之报。

医家五戒既体现了对业医者的道德品行要求，也折射出尊重患者人格、关注其情性特点等的中医心理学思想原则，值得汲取精华，加以光大。

（龚 鹏）

bùshī rénqínglùn

不失人情论（agree with the human feelings）

在医疗诊治过程中必须考虑患者的情性特点，不要在这些问题上有所闪失。这是中医心理学的重要思想原则之一。《素问·方盛衰论》提出"不失人情"之要点。此后，明清医家对此多有阐述。其中，尤以明·李中梓在张介宾基础上论述的《不失人情论》影响最广。《黄帝内经》中"不失人情"的"人情"，原指"人的病情"，李中梓则有意发挥成"人之常情"，并将其细分为病人之情、旁人之情和医人之情等，分别予以讨论，既指出须顺应或迁就的人之常情，更多地则分析了不可迁就的人之常情。因感受到人之常情异常复杂，故特别强调要"思之慎之，勿为陋习所中"。

《不失人情论》曰："尝读《内经》至《方盛衰论》，而殿之曰：'不失人情。'未尝不瞿然起，喟然叹轩岐之入人深也！夫不失人情，医家所甚亟，然戛戛乎难之矣。大约人情之类有三：一曰病人之情，二曰旁人之情，三曰医人之情。"

"人情"有着丰富之内涵，临床诊疗不可须臾疏忽，既可指人通常之情感事理，也可以指交情、情面等，还可以指人际往来的应酬、礼节、礼物、习俗等。李中梓所讲"人情"，主要指通常的情感事理。不管是病人之情、旁人之情，还是医人之情，都有一些认识误区，如作为患者，"有参术沾唇惧补，心先痞塞；硝黄入口畏攻，神即飘扬；此成心之为害也。有讳疾不言，有隐情难告，甚而故隐病状，试医以脉。不知自古神圣，未有舍望、闻、问，而独凭一脉者？且如气口脉盛则知伤食，至于何日受伤，所伤何物，岂能以脉知哉？"再如，趋利避害是人之常情，无可厚非，但若患者缺乏远见，安于一时一地得失就麻烦了。故李中梓列举说："性好吉者危言见非，意多忧者慰安云伪；未信者忠言难行，善疑者深言则忌。"这既提醒医师要根据患者之情性进行沟通；又强调医患不相得和患者也有很大关系。患者在就医态度上存在偏差，一定影响治疗效果。

又如，作为"旁人之情"，"或执有据之论，而病情未必相符；或兴无本之言，而医理何曾梦见；或操是非之柄，同我者是之，异己者非之，而真是真非莫辨；或执肤浅之见，头痛者救头，脚痛者救脚，而孰标孰本谁知？或尊贵执言难抗，或密戚偏见难回。又若荐医，动关生死，有意气之私厚而荐者，有庸浅之偶效而荐者，有信其利口而荐者，有食其酬报而荐者；甚至薰莸不辨，妄肆品评，誉之则跖可为舜，毁之则凤可作鸮；致怀奇之士，拂衣而去，使深危之病，坐待死亡。此皆旁人之情，不可不察者也"。患者身边常有各种各样的人，对患者有影响，他们各有不同目的，见识也有高下之分，有些会表现出一些破坏医患关系，误导患者的倾向。对此，医患都需要有所提防。

医师中"或巧语诳人，或甘言悦听，或强辩相欺，或危言相恐：此便佞之流也。或结纳亲知，或修好僮仆，或营求上荐，或不邀自赴：此阿谄之流也……"。患者要增强识别能力，学会甄别，选择诚信而可靠的医师，向其求助。

（龚 鹏）

zhòngshì tóngháng zhī qíng

重视同行之情（attach importance to relationship between doctors）

处理好同行之间的人际关系问题。又称同道人之情。医师"不失人情"，既包括病人之情、旁人之情，也包括同道人之情。如何评价同道及与同行如何相处，中医学有着原则要求，其中折射出丰富的医学心理学思想，值得重视。

元代儿科医师曾世荣规劝医师要存慈爱之心，忠厚之性，慎重诊疗，不可诋毁他医，炫耀自己，贪图厚利。他指出："医门一业，慈爱为先，尝存救治之心，方集古贤之行。近世医者，诊察诸疾，未言理疗，訾毁前医，不量病有浅深，效有迟速，亦有阴虚阳实，翕合转移，初无定论；惟务妒贤嫉能，利己害人，惊谑病家，意图厚赂，尤见不仁之心甚矣。"明·刘纯《杂病治例》强调，对待同行总要谦和礼让："同道中切宜谦和，不可傲慢于人。年尊者恭敬之，有学者师事之。倘有医头，但当义让，不可攘夺，致招怨谤。经云：礼之用，和为贵。"

清·张璐《张氏医通》的《医门十戒》中指出，同道之间交流学习，应互相促进技艺，"游于艺者，咸赖声气之交通；惇于谊者，尤为医林之切务。有互资相长之功，切磨相向之益"。同行其实是医家十分重要的社会资源，应当善待，加强切磋交流。对待同行尤不可妄加诋毁非议，唐·孙思邈《备急千金要方》："道说是非，议论人物，炫耀声名，訾毁诸医，自矜己德。偶然治瘥一病，则昂头戴面，而有自许之貌，谓天下无双，此医人之膏肓也。"

当多名医师共同诊治某位患者时，既要考虑病情，又需注意彼此关系，要打破门户之见；但切不可偏执激进，固执己见，拒听谏言，不问是非。同时，也不要曲顺医人之情。清·吴楚《医医十病》批评："此所以不得不曲顺人情也"，以免"获罪于人，失利于己"。对于他医之法，医家总是不敢公开表示异同，以免于同道攻讦。曲顺医人之情，实则是医家同流合污，随波逐流，丧失原则，且以患者利益为代价，实属不当行为，应该努力加以避免。

(龚　鹏)

zhěn yǒu dàfāng

诊有大方 (physician should abide with the medical principle)

医师诊治患者时的行为举止、出入起坐等，应大度而有章法，契合礼仪。《素问·方盛衰论》指出："诊有大方，坐起有常，出入有形，以转神明。"明·张介宾《类经·脉色类》释曰："大方者，医家（举止）之大法也。坐起有常，则举动不苟而先正其身，身正于外，心必随之"；"行，德行也，医以活人为心，其于出入之时，念念皆真，无一不敬，则德能动天，诚能格心，故可以转运周旋，而无往弗神矣"。理论上阐发了"诊有大方"则"德能动天，诚能格心"，促使标本相得，提升疗效。

实践中，要做到"诊有大方"殊为不易，需要医师在内外多方面进行修炼。内修，即内在提升自我道德修养，包括医师的善心、善行等。如唐·孙思邈《备急千金要方·序》所言"安神定志，无欲无求"。在任何时候都要把控好自己，不在诊疗关系中寻求自身在爱憎、依恋、欲求等方面私欲的满足。外修，主要涉及服饰整洁，仪表端庄，举止大方，谈吐得宜等；同时需态度和蔼，平和地诊治病症。外修某种程度上是内修之结果；外修反过来可促进内修之提升。中医学认为，讲究自我内外修行，先正己自身，促使神随形往，心神合一，如此才能外可知邪气之侵袭，内可知五脏之变化，从而可"上工守神"，疗效提升。

(龚　鹏)

zhìyuán dǎndà

智圆胆大 (wit's courage to take responsibility)

医师在临床诊疗时既需智虑周到通达，行为端方不苟；又需心细谨慎，敢于担当。这是中医学就良医（上工、大医）理想诊疗行为而言的；其原文是"行方智圆，心小胆大"。所谓行方，指处事公正，为人正直；贫穷不失高尚人格，发达不忘理想信念。所谓智圆，指考虑问题要周到，临床善于发散思维，不拘泥于一条道走到底。所谓心小，指处事小心，行为谨慎，要有自制力而不能放纵。所谓胆大，指要有决断力，敢于担当，不可错过治疗良机。

"行方智圆，心小胆大"最早语出春秋战国·文子《文子·微明》中有"老子曰：凡人之道，心欲小，志欲大；智欲圆，行欲方……智圆者，无不知也；行方者，有不为也。"明·张居正《襄

毅杨公墓志铭》："维公之德，智圆行方，忠不近名，言不泥常。"

五代·刘昫《旧唐书·孙思邈传》曰："胆欲大而心欲小，智欲圆而行欲方。《诗》曰'如临深渊，如履薄冰'，谓小心也；'赳赳武夫，公侯干城'，谓大胆也。'不为利回，不为义疚'，行之方也；'见机而作，不俟终日'智之圆也。"明·李中梓《医宗必读》设专篇《行方智圆、心小胆大论》对孙氏观点解释："宅心醇谨，举动安和，言无轻吐，目无乱观，忌心勿起，贪念罔生，毋忽贫贱，毋惮疲劳，检医典而精求，对疾苦而悲悯，如是者谓之行方。禀赋有厚薄，年岁有老少，身形有肥瘦，性情有缓急，境地有贵贱，风气有柔强，天时有寒热，昼夜有重轻，气色有吉凶，声音有高下，受病有久新，运气有太过不及，知常知变，能神能明，如是者谓之智圆。"

"行方智圆，心小胆大"之本意在于：告诫医师临床工作中，应宅心仁厚，行为举止方正；面对千变万化之病情，不可拘泥死板，要灵活变通；应慎而后勇，遇有危重急症，用药须果断；不得于生死关头，畏首畏尾，贻误病情；敢于担医疗风险，杜绝医疗差错；不得拒绝急诊或中止治疗等。己所不能，及时转诊会诊，不可错过良机，拖延治疗，置患者于危险境地。

(龚　鹏)

bìhù sāiyǒu

闭户塞牖 (close all the doors and windows)

临床诊治疾病时，应紧闭门窗，让患者处于安静、无外界干扰的环境中，才可详细询问其病情，顺从其意愿，更好地诊疗其疾病。语出《素问·移精变气论》："闭户塞牖，

系之病者，数问其情，以从其意"。静谧安详保密的诊疗氛围与良好的医患关系在中国古代已受到足够重视。

闭户塞牖，既强调尊重患者隐私，借此可闻患者吐露心声；也暗含丰富的心理治疗学思想。明·张介宾《类经》指出："闭户塞牖，系之病者，欲其静而无扰也。然后从容询其情，委屈顺其意，盖必欲得其欢心，则问者不觉烦，病者不知厌，庶可悉其本末之因而治无误也。"这是对《素问》上述论述的发挥；也在提醒医者，诊疗病患，一定要选择安静环境，关好门窗，从而可与患者心灵良性互动，才可能耐心细致的询问病情，务使患者尽吐心声，遂能掌握病情关键。明·陈实功《医家五戒》中，也强调"假有不便之患，更宜真诚窥视，虽对内人，不可谈此，因闺阃故也"。

这与人贵思想相契合统一。注重保护患者隐私，不仅是医师应具备的医德修养，也是促进医患之间良性互动，达到共情，获取患者最真实的疾病信息，从而提高临床疗效的关键措施之一。

（龚 鹏）

chǔfāng qīngxī

处方清晰（clear prescription）

病案或处方字迹务必清楚，开列药名宜通俗易懂，剂量数字清楚，落款署名一目了然。属于诊疗中医师应该做好的细节之一。

这是对临床医师的基本要求。清·顾文烜《书方宜人共识说》强调："凡书方案，字期清爽，药期共晓。"他对两种临床现象提出批评：①医人用草书处方，认为医案中的字别人不识，所系尚无轻重，而处方中的药名因草书使人不识则要误事，孟浪者约

略撮之而贻误，小心者往返询问而羁延。②"图立异矜奇，致人眼生不解"，也就是处方字标新立异，生造杜撰，弄得别人看不懂。医师为了追求标新立异、夸耀自己才能出众，故意把一些不常用的药名开在处方里。如把远志写成小草，使人误解为细小的甘草；把常山写成蜀漆，市人不知而另加干漆。乳香写成熏陆；天麻写成独摇草；人乳为蟠桃酒；灶心土为伏龙肝；鸽粪为左蟠龙等，使人感到眼生而不解。在病情危急时往往误事。有的医师善于写草书，走笔龙蛇，使人难以认辨。粗心的人随便抓药，就会留下祸害；细心谨慎的人来回询问，就会延误救治时间。因此，他提出凡是书写处方医案，希望字迹清楚工整，且必须使用大家共识的规范药名。

字大多是写给别人看的，比如信件、病史、药名、合同、便条等，应写得工整清楚，一旦潦草，对方就有可能误解。医案是病情和治疗的记录，可作为后续治疗的依据，应该严肃认真对待。时至今日，医师处方潦草仍较为普遍，有复杂的成因，但医师应当牢记药物处方，人命关天，医患之间有些矛盾和冲突就是由于文字书写不规范，难以辨识造成的。因此要做到"危急之时、确保无事"，要保证患者知情权，应该自觉做到"字期清爽、药期共晓"。

这是对医师诊疗行为提出的最基础性的要求，需引起重视。行医，至少要做到"字期清爽、药期共晓"，不至于误事、坏事。

（龚 鹏）

liùbúzhì

六不治（doctor do not treat six types of patient） 医师对于患

者6类不当行为要引起重视，有时候甚至不要轻易给予施治。

六不治理论始见于西汉·司马迁《史记》，是最早出现的行医伦理准则。《史记·扁鹊仓公列传》记载，秦越人扁鹊提出："骄恣不论于理，一不治也；轻身重财，二不治也；衣食不能适，三不治也；阴阳并，脏气不定，四不治也；形羸不能服药，五不治也；信巫不信医，六不治也。"一是狂妄、骄横、不讲道理、不遵医嘱者；二是只重视钱财而不重视养生者；三是对服饰、饮食、药物等过于挑剔、不能适应者；四是体内气血错乱、脏腑功能严重衰竭者；五是身体极度羸弱、不能服药或不能承受药力者；六是只相信鬼神、不信任医学者。对于他们临床要格外小心，必要时学会拒绝施治。

古代医师常面临危险境况，一方面，由于社会地位较低，自己的利益、甚至生命常受到威胁；另一方面，由于医疗技术之局限性，对疾病的治疗后果难以把握。以扁鹊为代表的医师群体，周游各国，适应病家要求，"随俗为变"，施以医术后，在医疗实践中总结出了六不治原则。六不治可分3层意思：①主张早期发现病情，早加治疗。②担忧医师有限的治疗方法。③提出医师行医的准则：应当做什么，不应当做什么。这3点在逻辑上有着内在关联性：即阐述了由于病情之复杂和诊疗方法之局限，医师在行医过程中应当遵循的原则。六不治的行医准则一方面是从心理上劝说患者要改变生活行为观念，以利于疾病诊治；另一方面，由于当时医疗手段局限，患者病情恶化，很难说明是病情发展之必然，还是医疗之过失。所以，医

师站在自我保护的角度，这6种情况下不要轻易施治。这种"不应当"的判断是一种对行为的评价，属于价值判断。因此，六不治是中国古代医师的一种伦理准则，是对医师职业行为的规范。六不治原则的提出，有利于医师保护自己的名誉和维护自己的利益，也体现了医师面临的社会现实状况和风险，也为后世个别医家为保全自己名声而袖手旁观，逃避责任提供了借口。

随着时代的进步，六不治原则也发生了相应的变化，前四不治的情况，在患者主动求助的情况下，应该施以援手，加以纠治。在施救同时，应注意自我保护。

（龚　鹏）

信巫不信医 xìnwū búxìnyī (people prefer the necromancer to doctor)

相信巫师以巫术等神秘手段治病，而不相信医师以医药等科学手段施治的错误医疗观。西汉·司马迁《史记·扁鹊仓公列传》云："信巫不信医，六不治也。"属于六不治中的一种。

就起源而言，医学和巫术存在密切的关系。上古时代，巫兼行医之职，巫就是医；医、巫不分；那时候，无所谓信巫或信医之别。始自西周中期，由于古代医学的形成和专职医者的出现，医学逐渐从巫术丛林中走出，医、巫一体的关系逐渐演变为巫、医对立，信巫不信医反映了巫医分离时的历史背景。医师治病有别于巫术治病，故医师也对患者提出了"不得信巫"之警示。

东汉·王符《潜夫论·浮侈》提到"疾病之家……或弃医药，更往事神。故至于死亡，不自知为巫所欺误，乃反恨事巫之晚"，写出了当时民俗、民风信巫不信医之严重现实，揭露了巫觋之猖獗和危害。按理说，随着时代之发展、文明之进步和医疗水平之提升，巫风自当日渐消弭。但有关信巫不信医之记载，却大量见诸于历代文献。民间信巫不信医之表现各异，后果严重，产生原因也很复杂，时至今日仍难以禁绝。钱钟书曾指出"巫祝甚且僭取医药而代之，不许后来者居上"。"司马迁乃以'巫'与'医'分背如水火冰炭，断言'信巫'为'不治'之由，识卓空前矣。"因此，仍需坚持反对"信巫不信医"。但不一定拒绝其治疗，而应该加以说服、教育，以事实帮助中巫术之毒者醒悟，令其相信充满人文关爱且疗效卓著的医学，自觉告别巫术。

（龚　鹏）

病不许治者 bìng bùxǔzhìzhě (a person who is not willing to receive treatment)

不愿意接受治疗者。对其施治没有意义，即使治疗了，效果不会好，且劳而无功。这是患者错误医疗观之体现。

此原则始自《素问·五脏别论》："凡治病必察其下，适其脉，观其志意与其病也。拘于鬼神者，不可与言至德；恶于针石者，不可与言至巧。病不许治者，病必不治，治之无功矣。"提出了患者不配合，治疗不会有效，而且劳而无功之现象。这类现象临床是客观存在的，对此，医师只有两个对策：①努力改变其错误的医疗观。②若不行，无须强求，强求无益。

此外，还有一类患者不很好配合治疗的情况：南朝·宋·范晔《后汉书·郭玉传》记载，郭玉是位德医双馨的良医，"仁爱不矜，虽贫贱厮养，必尽其心力，而医疗贵人，时或不愈。帝乃令贵人羸服变处，一针即差。召玉诘问其状。对曰：'医之为言意也。腠理至微，随气用巧，针石之间，毫芒即乖。神存于心手之际，可得解而不可得言也。夫贵者处尊高以临臣，臣怀怖慑以承之。其为疗也，有四难焉：自用意而不任臣，一难也；将身不谨，二难也；骨节不强，不能使药，三难也；好逸恶劳，四难也。针有分寸，时有破漏，重以恐惧之心，加以裁慎之志，臣意且犹不尽，何有于病哉！此其所为不愈也。'"这一分析十分深刻，揭示了临床一常见现象：某些自以为尊者/贵者/有钱者，往往傲气十足，"处尊高以临臣（医师）"，自用意而不听从医师，再加上他们心身有诸多偏颇之处，同样治疗，效果就很差。郭玉分析的四重难处，如今依然存在。对于这类患者，若想获得良好疗效，患者自身的态度及摄生行为，需要很好改进。

（龚　鹏）

病家十要 bìngjiā shíyào (ten major concerns of patient)

作为患者应该遵循10项基本的行为品德要求，才能配合医师，促使自身疾病康复。这是明·龚廷贤《万病回春》中提倡的。而病家十要，也有人称其为"病德"，对患者的尊医行为之要求。

明·龚廷贤在《万病回春》中对医师和患者均提出告诫，撰写了《医家十要》和《病家十要》。《医家十要》讲的是医师临床品德问题，俗称医德；与此相对应，《病家十要》讲的是患者所应该遵循的品德要求，也可称为病德。《病家十要》包括：一、择名医，于病有裨，不可不慎，生死相随。

二、肯服药，诸病可却，有等愚人，自家担阁。三、宜早治，始则容易，履霜不谨，坚冰即至。四、绝空房，自然无疾，倘若犯之，神医无术。五、戒恼怒，必须省悟，怒则火起，难以救护。六、息妄想，须当静养，念虑一除，精神自娱。七、节饮食，调理有则，过则伤神，过饱难克。八、慎起居，交际当法，稍若劳役，久气愈虚。九、莫信邪，信之则差，异端诳诱，惑乱人家。十、勿惜费，惜之何谓，请问君家，命财孰贵？

（龚 鹏）

zéyī yǒudào

择医有道（how to choose a good doctor）

从病患角度思考如何找到一个称职的良医（好医师）。择医现象在历朝历代都有体现，现代同样突出。不少医家和患者等都留下了关于择医的分析，值得重视。

明·龚廷贤《万病回春·病家十要》中将"择明医"置于第一，明·章楠也说："是故详慎在选医之时，不在临病之际"，都认为患者求治时，首先是选择一位好医师。

明·徐春甫《古今医统大全》中引用晋·杨泉《物理论》"良医"标准："夫医者，非仁爱之士不可托也，非聪明达理不可任也，非廉洁淳良不可信也。是以古之用医，必选明良。"

清·陆以湉《冷庐医话》中提出"求医"之要点："一曰择人必严，医者之品学不同，必取心地诚谨，术业精能者，庶可奏功。一曰说症必详，脉理渊微，知之者鲜，惟问可究病情，乃医之自以为是者，往往厌人琐语，而病家亦不能详述，此大误也，故凡求医诊治，必细述病源，勿惮其烦。"

清·徐大椿《医学源流论》也有洞见："然则择贤之法若何？曰：必择其人品端方，心术纯正，又询其学有根柢，术有渊源，历考所治，果能十全八九，而后延请施治。然医各有所长，或今所患非其所长，则又有误。必细听其所论，切中病情，和平正大，又用药必能命中，然后托之。所谓命中者，其立方之时，先论定此方所以然之故，服药之后如何效验，或云必得几剂而后有效，其言无一不验，此所谓命中也。如此试医，思过半矣。若其人本无足取，而其说又怪僻不经，或游移恍惚，用药之后，与其所言全不相应，则即当另觅名家，不得以性命轻试。此则择医之法也。"这些对于如何选择诊疗医师，都有现实的参考意义。

择医方式有多种。观察其文化水平是关键。北宋·孙光宪《北梦琐言》记"唐薛廷珪少师……馆中旧疾发动，蜀人送当医人杨仆射，俾攻疗之。孤卿致书感谢，其书末请借肩舆，归京寻医。蜀主讶之，乃曰：'幸有方药，何不俟愈而行？'坚请且驻行轩，公谓客将曰：'夜来问此医官，殊不识字，安可以性命委之乎！'竟不服药而北归"。意思是虽途中生病，主人请来医师，却不愿接受其治疗，因为"问此医官，殊不识字"，文化水平很低，怎么敢把性命委托于这样的人？

良医的选择，首先要考察其人品是否端正，学问是否精深高明，之前行医生涯中是否能医治好大多数患者，"学有根柢，术有渊源"，这些特点都能满足，即可将疾病由他诊治。此外，诊疗过程中还要留心考察该医师：其所开药方要讲清楚依据何在，服药后患者会有何反应，要多久才能见效等；对这些问题医师都能正确地回答并符合实际疗效的，才说明该医师是真正值得信赖的良医。

（龚 鹏）

dàochù zéyī bùhélǐ

到处择医不合理（wide selection of doctors may not be reasonable）

到处过度的广择名医不合理，不一定有利于患者疾病的有效诊疗。

得了重病、怪病，经济条件许可的家庭一般都愿意广择名医会诊。这一现象现代依然普遍存在。理性的择医无可厚非，但到处过度择医，特别是广择名医，也可能带来弊端。首先，多位医师会诊的结果，众说纷纭，并不一定对疾病控制有好处。清·徐大椿《洄溪医案》中指出：医师的意见常不一致，"或云损证，或云宿食，或云发毒"，争论不休，谁都不肯拿主意；以至于"惊风骇浪之中，竟无把舵之人"。此时，如有某位医师力持己见，则往往会招来嘲讽和质疑。更意味着他要独自承担诊治失败的责任。故一般医师往往含糊其辞、模棱两可、见机自保，可见"广择名医"并没有达到应有的效果。其次，广择名医的结果就是频繁更换医师。清·儒林医隐《医界镜》分析："又有一等病家，胸无主见。偶听人说那个医师好，即去请来试试；一试不效，药未尽剂，又换一个；甚至一日之间，广请数人；各自立说，茫无主张。那时即真有高明之人，病家反不深信，在医者亦岂肯违众力争，以遭谤毁，亦惟随人唯诺而已。"徐大椿（选自明·黎澄《南翁梦录》）："今人必欲一剂见效，三剂不验，则易他医。"频繁换医师中，不仅延误了治病最佳时机，而且患者接受了各种不同的诊疗方案，可能已伤及身体，令后续治疗更加困难。这时，患者往往把希望寄托在后一位名医身上，徒增择医和治疗之难度。

因此，即使在今天，过度择医、广择名医、不断更换主治医师的现象依然严重。人们误以为名医有绝招，一二帖中药下去，或给你一个方案，立马见效。这只是小说渲染的情节。除非是典型之癔症，而后者只需要有效的心理暗示即可，因为其并无器质性病变或病理损伤存在。凡病症之治疗，自有其痊愈规律，需假以时间，逐步起效。因此，中医学主流认识倡导择医有道，对主治医师需多方了解、考察，一旦认可，则充分信任，不轻易更换，随时沟通；而并不主张过度择医、广择名医、不断更换医师。尤其是对一些相对比较难治性病症（如肿瘤、胶原病等），需要有一定的求医定力。可事先了解主治医师对该病症治疗大致趋势、规律及预后等的预测判断，然后不断加以验证；若基本吻合，更换医师就须谨慎。

（龚　鹏）

附　录

健康指数调查表

第一部分　健康文化

1. 你与周边人讨论健康话题吗？
　①从不　②偶尔　③经常　④总是

2. 你认为自己对健康问题有正确认识吗？
　①没有　②说不清　③基本有　④肯定有

3. 你感受到你周围的人关心你的健康吗？
　①从无人　②偶尔有人　③经常有人　④有很多人

4. 你感到健康已经是周边人特别关注的资讯了吗？
　①从不　②偶尔　③经常　④总是

5. 你注意到周围人在意他自己的健康吗？
　①没有　②偶尔有　③不少人　④许多人

6. 你注意到政府或卫生管理机构对民众的健康指导了吗？
　①没有　②偶尔　③经常　④总是

第二部分　健康意识

7. 你会看媒体、书籍或电视的健康信息及节目吗？
　①从不看　②偶尔看　③经常看　④总是仔细看

8. 你能够对杂乱无章健康资讯做出正确的区分识别吗？
　①不能　②偶尔能　③经常能　④总是能

9. 你多长时间做一次体检？
　①从不　②想到过，准备去　③曾经做过
　④定期一两年

10. 你意识到要注意自己的健康问题了吗？
　①从没有　②偶尔有　③最近经常有　④总是

11. 你意识为了自己的健康，应该改变生活方式吗？
　①没有　②偶尔　③最近意识到　④早就意识到

12. 你认为自己的健康
　①无所谓　②听天认命　③由医师呵护　④掌握在自己手中

13. 你认为下列哪个先后排序符合你的看法
　①赚钱第一　②成功第一　③生活质量第一

④身体健康第一

14. 你知道哪些生活方式不利于健康，哪些有利于健康吗？
　①从不关心　②知道一些　③基本了解
　④非常清楚

15. 你明白自己最大的健康危险是什么吗？
　①没有想过　②偶尔会想　③基本明白
　④很明白

16. 你在意自己的心理保健吗？
　①从不　②偶尔　③经常　④总是

第三部分　健康行为

17. 为了健康，你能改变自己不良的生活方式吗？
　①很难　②也许能　③应该能够　④一定能坚持

18. 你锻炼吗？
　①从不　②偶尔　③一周两三天　④几乎天天

19. 你注意自己的饮食合理吗？
　①从不　②偶尔　③经常　④近年来一直

20. 你与医师（或懂医者）讨论自己的健康问题吗？
　①从不　②偶尔　③经常　④总是

21. 你抽烟吗？
　①一直抽，没戒　②想过戒，未坚持　③已经戒
　④未抽过

22. 你每天吃蔬菜水果吗？
　①从不　②很少吃　③吃得不少　④大量地吃

23. 碰到好吃/喜欢吃但可能有损健康的，如肉、火锅、烧烤、重油等，你会
　①没有忌讳　②吃了再说　③有忌讳，少吃点
　④坚决不吃

24. 你每天中餐、晚餐
　①放开肚子吃　②时饥时饱　③有定量
　④只吃七八分饱

25. 你每天喝酒吗？

①每天喝，量不少　②经常喝　③偶尔喝
④从不喝

26. 你吃饭睡觉有规律吗？
①没有　②基本没有　③过去没有，现在有
④一直有规律

27. 你做有氧运动（慢跑、游泳、打球、打拳等）吗？
①从不　②偶尔　③经常
④几乎每天 20~30 分钟

28. 你控制糖、盐、油的每天摄入量吗？
①从不在乎　②偶尔　③部分控制　④严格控制

29. 不吃早餐、常吃快餐、好吃夜宵等习惯，你
①都有　②部分经常有　③偶尔有　④从来没有

30. 你对自己的生活现状
①不满，且无法改变　②不满，但可改变
③基本满足　④满足

31. 同事、领导、朋友对你友好吗？
①不太好，很失望　②说不清　③可以　④很好

第四部分　健康感受

32. 你有疲乏无力，很累的感觉吗？
①总是　②经常　③偶尔　④从不

33. 压力大的时候你会感到特别累吗？
①总是　②经常　③偶尔　④从不

34. 你的胃不舒服吗？
①总是　②经常　③偶尔　④从不

35. 你有饱胀的感觉吗？
①总是　②经常　③偶尔　④从不

36. 你腹泻（拉肚子）吗？
①总是　②经常　③偶尔　④从不

37. 你便秘吗？
①不吃药就不会大便　②常三四天才大便一次
③偶尔　④从不

38. 你对自己睡眠满意程度如何？
①满意　②一般　③不太满意　④很不满意

39. 你容易感冒生病吗？
①几乎每月一次　②经常　③偶尔　④从不

40. 你有这样那样的小病小疾吗？
①总是　②经常　③偶尔　④从不

41. 你容易打喷嚏吗？
①总是　②经常　③偶尔　④从不

42. 你对食物或常用药物过敏吗？
①几乎对许多东西　②经常有　③偶尔有
④没有

43. 即使周围温度不高，你白天也会出汗吗？

①总是　②经常　③偶尔　④从不

44. 你有睡着了出汗的现象吗？
①总是　②经常　③偶尔　④从不

45. 你容易口舌溃疡吗？
①总是　②经常　③偶尔　④从不

46. 有手足心发烫，体内有热散不出来的感觉吗？
①总是　②经常　③偶尔　④从不

47. 你感到自己的内热重吗？
①从不　②偶尔　③经常　④总是

48. 你有四肢冰冷冰冷，比别人明显怕冷的感觉吗？
①总是　②经常　③偶尔　④从不

49. 你有腰部及膝盖不适的感觉吗？
①总是　②经常　③偶尔　④从不

50. 你每天夜间小便的次数
①总是 3 次以上　②经常两次以下　③偶尔有
④一次也没有

51. 你的白发如何？
①尽是白发　②不少　③偶尔有几根　④没有

52. 你看东西（包括戴眼镜）时眼睛模糊吗？
①很模糊是　②较明显　③稍微有点　④不模糊

53. 你耳朵嗡嗡作响吗？
①总是　②经常　③偶尔　④从不

54. 你牙齿松动、脱落吗？
①一半以上　②有多个　③有一两个
④一个没有

55. 你咽痛、喉部不适吗？
①总是　②经常　③偶尔　④从不

56. 你感到胸闷吗？
①总是　②经常　③偶尔　④从不

57. 你感到心慌吗？
①总是　②经常　③偶尔　④从不

58. 你有手脚麻木感吗？
①总是　②经常　③偶尔　④从不

59. 你头痛、头晕吗？
①总是　②经常　③偶尔　④从不

60. 你颈部、背部酸痛吗？
①总是　②经常　③偶尔　④从不

61. 你关节疼痛吗？
①总是　②经常　③偶尔　④从不

62. 你病倒躺在床上吗？
①总是　②经常　③偶尔　④从不

63. 你咳嗽吗？
①总是　②经常　③偶尔　④从不

64. 你感到自己的记忆力比同龄人

①差多了　②不清楚　③差不多　④好多了

65. 你感到自己的体力比同龄人

①差多了　②不清楚　③差不多　④好多了

第五部分　健康参数

66. 你的体重超过标准吗？

①严重超标　②不知道　③基本可以

④没有超标

67. 你的空腹血糖（不吃药时）（mmol/L）

①8以上　②6~8　③5~6　④5以下

68. 你的腰围

女性填此栏：① 2.6 尺 /86cm 以上　② 2.4 尺 /80cm 左右　③ 2.2 尺 /73cm 以下　④ 2.0 尺 /66cm 以下

男性填此栏：① 3 尺 /100cm 以上　② 2.8 尺 /93cm 左右　③ 2.6 尺 /86cm 以下　④ 2.4 尺 /80cm 以下

69. 你的血脂（mmol/L）

①6以上　②5左右　③4以下　④3以下

70. 你的收缩压（不吃药时）

① 160mmHg 以上　② 140~160mmHg

③ 130~140mmHg　④ 130mmHg 以下

71. 你的舒张压（不吃药时）

① 100mmHg 以上　② 100~90mmHg

③ 80~90mmHg　④ 80mmHg 以下

72. 你的血黏度

①很高　②不知道　③稍微高一点　④正常

73. 你的尿酸

①很高　②不知道　③稍微高一点　④正常

74. 你有贫血吗？

①有明显贫血　②不知道　③一般　④正常

75. 你两步并作一步，快步迈上几楼，会气喘吁吁，呼吸急促的

①平地快步走都不行　②二楼　③三、四楼

④五楼以上

76. 你的肝功能

①很不好　②不知道　③不太好　④正常

77. 你的肾功能

①很不好　②不知道　③不太好　④正常

78. 你有脂肪肝吗？

①有明显的脂肪肝　②不知道　③还可以

④正常

79. 你感到自己的血管状态是否硬化

①不好，有硬化　②不知道　③一般　④正常

80. 你感到自己的骨质情况（有否骨刺或骨质疏松）

①有，很不好　②不知道　③一般　④正常

测试评分标准解释：

0~49分　较差　可能您及您周围的人对健康都不注重，没有形成良好的健康文化氛围；您自己的健康意识很差，缺乏保健的自我行动；目前自我感受到的健康状态也比较差，一些反映身体状态的生理指标，大部分存在着异常；身体可能已经出现了警报，需积极检查并加以干预。

50~59分　一般　可能您及您周围的人对健康不太注重，没有形成良好的健康文化氛围；您自己的健康意识不强，保健的自我行动做得不够；目前自我感受到的健康状态部分比较差；一些反映身体状态的生理指标存在着异常。健康可能已出现了某些偏差或异常，需及时就医。

60~69分　中等　可能您及您周围的人对健康有一定程度的关注，但仍显不足；您自己有一定健康意识，采取了一些自我保健行动；目前自我感受到的健康状态小部分比较差，一些反映身体状态的生理指标也存在着一些异常或偏差。健康可能已出现某些小问题，需积极改进。

70~79分　良好　可能您及您周围的人对健康比较关注，您自己的健康意识也比较强；采取了一定的自我保健行动；但目前部分健康状态有异常，一些反映身体状态的生理指标存在着某种偏差；强调需加强对自己健康的合理关注；健康管理基本合格，但需强调科学化。

80~89分　优秀　可能您及您周围的人对健康很关注，您自己的健康意识很强；已积极采取自我保健行动，目前自我感受到的健康状态没有太大异常；一些反映身体状态的生理指标也不错；健康管理做得不错且有效，继续努力。

90~100分　极好　可能您及您周围的人能够科学地关注健康问题，您自己的健康意识及自我保健等都做的很好；目前自我感受到的健康状态正常；一些反映身体状态的生理指标也正常；健康管理做得很好，继续保持。

中国人亚健康状态评估表

1. 近一月来您有疲乏无力，很累的感觉吗？

从不□ 很少□ 一般□ 经常□ 总是□

2. 您的疲乏在休息后是否能够得到缓解？

不能缓解□ 很少能缓解□ 部分缓解□

明显缓解□ 完全缓解□

3. 在休息日或长假时，感到累，只想休息不想动吗？

从不□ 很少□ 一般□ 经常□ 总是□

4. 压力大的时候您会感到特别累吗？

从不□ 很少□ 一般□ 经常□ 总是□

5. 情绪好的时候您也容易感到累吗？

从不□ 很少□ 时有时无□ 经常□ 总是□

6. 近一月来，您的胃经常不舒服吗？

从不□ 很少□ 时有时无□ 经常□ 总是□

7. 近一月来，您有反酸（吐酸水）吗？

从不□ 很少□ 时有时无□ 经常□ 总是□

8. 近一月来，您有饱胀的感觉吗？

从不□ 很少□ 时有时无□ 经常□ 总是□

9. 您胃部感到怕冷吗？

从不□ 很少□ 时有时无□ 经常□ 总是□

10. 近一月来，您入睡困难吗？

从不□ 很少□ 时有时无□ 经常□ 总是□

11. 您平时睡着后做梦的情况如何？

从不□ 很少□ 一般□ 经常□ 总是□

12. 近一月来，您夜间睡着后易醒，且醒后难以再入睡吗？

从不□ 很少□ 时有时无□ 经常□ 总是□

13. 您对自己睡眠满意程度如何？

很不满意□ 不太满意□ 一般□ 比较满意□

非常满意□

14. 您看东西（包括戴眼镜）时眼睛模糊吗？

从不□ 很少□ 时有时无□ 经常□ 总是□

15. 近一月来，您耳朵嗡嗡作响吗？

从不□ 很少□ 时有时无□ 经常□ 总是□

16. 您牙齿松动吗？

完好□ 极少数松动□ 少数松动□

多数松动□ 全部松动□

17. 即使周围温度不高，您白天也常动不动就出汗吗？

从不□ 很少□ 时有时无□ 经常□ 总是□

18. 您有睡着了出汗的现象吗？

从不□ 很少□ 时有时无□ 经常□ 总是□

19. 近一月来，您感到气短、呼吸急促吗？

从不□ 很少□ 时有时无□ 经常□ 总是□

20. 您有一阵阵脸部发热或燥热的感觉吗？

从不□ 很少□ 时有时无□ 经常□ 总是□

21. 您容易口舌溃疡吗？

从不□ 很少□ 时有时无□ 比较容易□

非常容易□

22. 您有四肢冰冷冰冷的感觉吗？

从不□ 很少□ 时有时无□ 经常□ 总是□

23. 您有腰部及膝盖怕冷的感觉吗？

从不□ 很少□ 时有时无□ 经常□ 总是□

24. 您容易感冒吗？

从不□ 很少□ 一般□ 经常□ 总是□

25. 您感冒后好得快吗？

很快□ 比较快□ 一般□ 比较慢□ 很慢□

26. 您有这样那样的小病小疾吗？

从不□ 很少□ 一般□ 经常□ 总是□

27. 您鼻塞流涕吗？

从不□ 很少□ 一般□ 经常□ 总是□

28. 您容易打喷嚏吗？

很不容易□ 比较不容易□ 一般□

比较容易□ 非常容易□

29. 您对食物或常用药物过敏吗？

从不□ 很少□ 时有时无□ 经常□ 总是□

30. 您有排便困难的感觉吗？

从不□ 很少□ 时有时无□ 经常□ 总是□

31. 您排便需要药物帮助吗？

从不□ 很少□ 有时需要□ 经常需要□

几乎每次需要□

32. 便秘是否成为您的负担或烦恼？

没有□ 很少□ 有时影响□ 影响较大□

影响很大□

33. 您头痛吗？

从不□ 很少□ 时有时无□ 经常□ 总是□

34. 您颈部酸痛吗？

从不□ 很少□ 时有时无□ 经常□ 总是□

35. 您膝关节或脚后跟酸痛吗？

从不□ 很少□ 时有时无□ 经常□ 总是□

36. 近一个月来，您身体有疼痛吗？

从不□ 很少□ 时有时无□ 经常□ 总是□

37. 近一个月来，您有腰背疼痛吗？

从不□ 很少□ 时有时无□ 经常□ 总是□

38. 您觉得疼痛妨碍您去做自己需要做的事情吗？

从不□ 很少□ 一般□ 经常□ 总是□

39. 近一月来，您有咽喉不适的感觉吗？

从不□ 很少□ 时有时无□ 经常□ 总是□

40. 近一月来，您感到胸闷吗？

从不□ 很少□ 时有时无□ 经常□ 总是□

41. 近一月来，您有手脚麻木感吗？

从不□ 很少□ 时有时无□ 经常□ 总是□

42. 您有孤独感吗？

从不□ 很少□ 时有时无□ 经常□ 总是□

43. 您常叹气吗？

从不□ 很少□ 一般□ 经常□ 总是□

44. 您有想向别人倾诉苦闷的愿望吗？

从不□ 很少□ 时有时无□ 经常□ 总是□

45. 您会责备自己吗？

从不□ 很少□ 时有时无□ 经常□ 总是□

46. 您会觉得活着没意义，对生活失去兴趣吗？

从不□ 很少□ 时有时无□ 经常□ 总是□

47. 近一月来，您有心情郁闷不舒畅的感觉吗？

从不□ 很少□ 时有时无□ 经常□ 总是□

48. 您有心里不踏实的感觉吗？

从不□ 很少□ 时有时无□ 经常□ 总是□

49. 您遇事容易紧张吗？

从不□ 很少□ 时有时无□ 经常□ 总是□

50. 您会无缘无故感到担心或害怕吗？

从不□ 很少□ 时有时无□ 经常□ 总是□

51. 近一月来，您常感到心烦意乱吗？

从不□ 很少□ 时有时无□ 经常□ 总是□

52. 您做事的时候会不由自主地分心走神吗？

从不会□ 很少会□ 偶尔会□ 经常会□
总是会□

53. 您常有困难太多，自己不能克服的感觉吗？

从不□ 很少□ 时有时无□ 经常□ 总是□

54. 您感觉到自己的生存压力大吗？

非常大□ 比较大□ 一般□ 不太大□ 没有□

55. 您是否感到社会发展得太快，常有自己不能适应的感觉吗？

没有□ 很少有□ 有点□ 明显有□
非常明显有□

56. 您对自己今后的工作、生活感到担心吗？

从不担心□ 不太担心□ 偶尔担心□
比较担心□ 非常担心□

57. 您对自己近期所从事的职业满意吗？

很不满意□ 不太满意□ 说不清□
比较满意□ 非常满意□

58. 您对自己的办事能力满意吗？

很不满意□ 不太满意□ 一般□
比较满意□ 非常满意□

59. 您处理自己所面临的问题时是否很有信心？

没有□ 有点□ 基本有□ 有□ 非常有□

60. 您对自己的未来有信心吗？

没有□ 说不清□ 还可以□ 比较有□
非常有□

61. 您对自己的人际关系感到满意吗？

很不满意□ 不太满意□ 一般□ 比较满意□
非常满意□

62. 日常生活中您感觉到安全吗？

很不安全□ 不大安全□ 还可以□
比较安全□ 很安全□

63. 您对自己目前学习、工作地适应情况如何？

很不适应□ 不太适应□ 一般□ 比较适应□
非常适应□

64. 您对自己的性生活满意吗？

很不满意□ 不太满意□ 一般□ 比较满意□
非常满意□

65. 您认为自己现在处于以下什么状态？

健康□ 临近亚健康□ 亚健康□ 疾病□

索　引

条 目 标 题 汉 字 笔 画 索 引

说　明

一、本索引供读者按条目标题的汉字笔画查检条目。

二、条目标题按第一字的笔画由少到多的顺序排列，按画数和起笔笔形横（一）、竖（丨）、撇（丿）、点（、）、折（乛，包括丁乚𠃍等）的顺序排列。笔画数和起笔笔形相同的字，按字形结构排列，先左右形字，再上下形字，后整体字。第一字相同的，依次按后面各字的笔画数和起笔笔形顺序排列。

三、以拉丁字母、希腊字母和阿拉伯数字、罗马数字开头的条目标题，依次排在汉字条目标题的后面。

五画

六画

七画

八画

九画

十画

十一画

条 目 外 文 标 题 索 引

Q

内 容 索 引

说 明

一、本索引是本卷条目和条目内容的主题分析索引。索引款目按汉语拼音字母顺序并辅以汉字笔画、起笔笔形顺序排列。同音时，按汉字笔画由少到多的顺序排列，笔画数相同的按起笔笔形横（一）、竖（丨）、撇（丿）、点（、）、折（乛，包括丁乚𠃌等）的顺序排列。第一字相同时，按第二字，余类推。索引标目中夹有拉丁字母、希腊字母、阿拉伯数字和罗马数字的，依次排在相应的汉字索引款目之后。标点符号不作为排序单元。

二、设有条目的款目用黑体字，未设条目的款目用宋体字。

三、不同概念（含人物）具有同一标目名称时，分别设置索引款目；未设条目的同名索引标目后括注简单说明或所属类别，以利检索。

四、索引标目之后的阿拉伯数字是标目内容所在的页码，数字之后的小写拉丁字母表示索引内容所在的版面区域。本书正文的版面区域划分如右图。

a	c	e
b	d	f

A

阿月浑子（pistache） 255d

哀（sad） 52f

埃莉诺·厄尔曼（Elinor Ulman, 1910~1991 年） 219d

癌症心理治疗十八法 217f

爱（love） 52b

爱德华·利文斯顿·特鲁多（Edward Livingston Trudeau, 1848~1915 年） 162f

嗳气（belching） 204b

安神菜 257d

安神定志（tranquillization method） 239a

安神丸 239a

按摩 229e

按跷 229e

案玩 229f

案杌 229e

暗示疗法（suggestive therapy） 212a

懊憹 202b

B

白疕 162a

白驳风 167d

白癜 167d

白癜风（vitiligo） 167d

《白虎通·嫁娶》 27e

《白虎通·情性》 15e, 35f, 51f

白龙皮 241d

白芍（paeoniae radix alba） 243d

白术芍药散 236c

白屑风（seborrheic dermatitis; white-scaled wind） 168d

白正勇 40e

百本 243b

百合（lily bulb） 254d

百合地黄汤（baihe dihuang decoction） 258c

百合蒜 254d

百会（GV 20） 224c

班固 15e, 24a, 27e, 35f, 51f, 55d, 56c

斑秃 171e

半夏白术天麻汤（banxia baizhu tianma decoction） 237f

半夏厚朴汤（banxia houpu decoction） 235f

半夏秫米汤（banxia shumi decoction） 258e

包岩 128d

胞衣不出 133d

胞衣不下（retention of placenta） 133d

胞胀不下 133d

饱嗝 204b

《宝台经藏愿文》 36a

《保婴撮要》 66c, 122c, 149d

《报任少卿书》 52a, 59b

《抱朴子·博喻》 56e

《抱朴子·至理》 51d

暴惊 199b

悲（grief） 52c

N

Y

Z

拉丁字母

阿拉伯数字

本卷主要编辑、出版人员

执行总编　谢　阳

编　　审　张之生

责任编辑　孙文欣

索引编辑　王小红

名词术语编辑　王晓霞

汉语拼音编辑　潘博闻

外文编辑　顾　颖

参见编辑　周艳华

绘　　图　北京天露霖文化科技有限公司

责任校对　张　麓

责任印制　卢运霞

装帧设计　雅昌设计中心·北京